H. Nimier

Médecin principal de 1re classe
Professeur au Val-de-Grâce

Blessures du Crâne et de l'Encéphale par coup de feu

AVEC 158 FIGURES DANS LE TEXTE

Paris, FÉLIX ALCAN, éditeur, 1904.

BLESSURES DU CRANE ET DE L'ENCÉPHALE

PAR COUP DE FEU

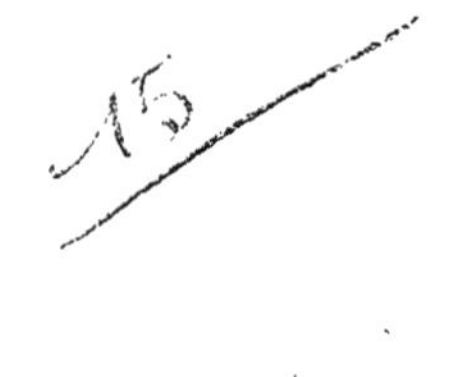

A LA MÊME LIBRAIRIE

DU MÊME AUTEUR

EN COLLABORATION AVEC M. ED. LAVAL

Les armes blanches. *Leur action et leurs effets vulnérants,* 1 vol. in-12, avec 39 gravures. . . . . 6 fr.

Les explosifs, les poudres, les projectiles d'exercice. *Leur action et leurs effets vulnérants,* 1 vol. in-12, avec 18 gravures. . . . . 3 fr.

Les projectiles des armes de guerre. *Leur action vulnérante,* 1 vol. in-12, avec 36 gravures. . . . . 3 fr.

De l'infection en chirurgie d'armée. *Évolution des blessures de guerre,* 1 vol. in-12, avec gravures. . . . . 6 fr.

Traitement des blessures de guerre, 1 vol in-12, avec 52 gravures. . 6 fr.

EN COLLABORATION AVEC M. F. DESPAGNET

Traité élémentaire d'ophtalmologie, 1 volume gr. in-8, avec 428 gravures. . . . . 20 fr.

CHIRURGIE DU SYSTÈME NERVEUX

BLESSURES
DU CRANE ET DE L'ENCÉPHALE
PAR COUP DE FEU

PAR

Le Dr H. NIMIER

Médecin principal de 1re classe
Professeur au Val-de-Grâce

AVEC 158 FIGURES DANS LE TEXTE

PARIS
FÉLIX ALCAN, ÉDITEUR
ANCIENNE LIBRAIRIE GERMER-BAILLIÈRE ET Cie
108, BOULEVARD SAINT-GERMAIN, 108

1904

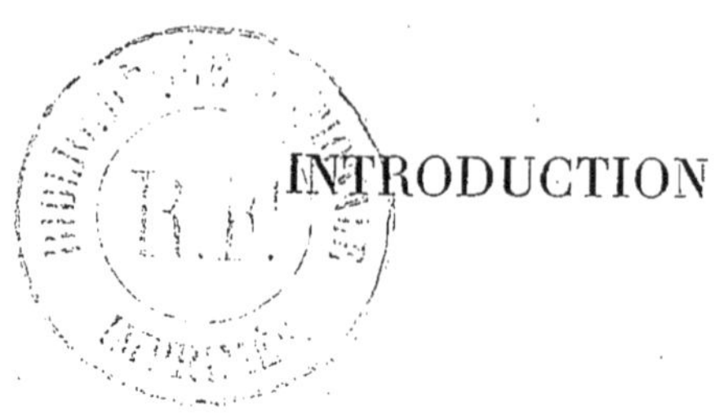

INTRODUCTION

L'étude des blessures par coup de feu de l'encéphale ne semble pas présenter le même intérêt aux chirurgiens et aux neurologistes ; la lecture des nombreuses observations que ces traumatismes ont fournies à la littérature médicale ne le prouve que trop. Bon nombre, en effet, de ces dernières sont incomplètes, et cela parce que l'analyse clinique n'a pas été assez fouillée par le chirurgien, qui, généralement, ne possède plus la fine anatomie et les détails de la physiologie quelque peu flottante encore de l'appareil nerveux central.

De l'ensemble des symptômes qu'il observe, le chirurgien s'efforce de déduire l'anatomie de la lésion causée par le projectile, afin d'y trouver une raison pour intervenir ou au contraire pour justifier son abstention. Le neurologiste, par contre, en rapprochant les données de la clinique des lésions que lui décèle l'autopsie, cherche la confirmation ou le complément des opinions physiologiques qu'il professe sur les fonctions de l'encéphale. Or, pour qui réfléchit, ces deux points de vue, bien loin d'être inconciliables, se complètent l'un l'autre. Un coup de feu de l'encéphale doit être tenu pour une expérience de vivisection sur l'homme, avec cette particularité expérimentale que tout l'effort du chirurgien doit tendre à reculer au moins, sinon à prévenir, une issue fatale, parfois encore tendre simplement à respecter l'effort de la nature vers une réparation de règle incomplète. Du reste, les traces éloignées du traumatisme, tout comme ses désordres primitifs, fournissent des données précieuses. Au total, une observation clinique bien prise, complétée par les constatations opératoires ou cadavériques, doit pouvoir être tenue par le physiologiste pour un protocole d'expérience de vivisection, et considérée par le chirurgien comme un de ces documents dont l'étude sert de fondement à l'édification de l'expérience.

Recueillir de telles observations constitue un travail délicat; aussi pour le faciliter aux débutants, dans les pages qui suivent, consacrées à l'étude des coups de feu du crâne et de l'encéphale, je ne craindrai pas d'entrer dans les détails d'anatomie et de physiologie normales, afin de mettre en parallèle le fonctionnement de l'organe sain et les manifestations de l'organe lésé. La connaissance des affections médicales du système nerveux n'a progressé que du jour où les neurologistes ont rapproché l'anatomie normale et les lésions existantes, les données de la physiologie et les constatations de la clinique. Pareille tâche devait être entreprise au point de vue chirurgical. Pour la mener à bien, je n'ai pas hésité à reproduire de très nombreuses observations comme justification des divers chapitres traités; mais, afin de les rendre plus nettes, elles ont été rédigées suivant le plan logique de la succession normale des faits. Par suite, le lecteur qui en prendra connaissance, y trouvera des tableaux cliniques dont, un jour ou l'autre sans doute, il rencontrera la reproduction sur un lit de blessé.

Paraphrase de leçons faites au Val de Grâce, ce travail ne saurait avoir la prétention d'être complet, tout au plus est-il une ébauche. La question des traumatismes du crâne et de l'encéphale est loin d'être épuisée. Chirurgiens, nous réclamons aux physiologistes de nous éclairer sur le fonctionnement normal d'organes dont nous devons nous efforcer de leur décrire les désordres accidentels.

I

BLESSURES DU CRANE PAR COUP DE FEU

Dans l'étude des coups de feu du crâne, tout au moins pour ce qui est de la description anatomique des lésions, une division naturelle du sujet s'impose. Elle est basée sur les différences de constitution anatomique et de rapports que présentent les deux segments de la boîte crânienne : la *voûte* et la *base du crâne.* Tandis que la première, avec son revêtement de parties molles relativement peu épais, et la configuration spéciale, en segment d'ovoïde creux et fragile, de son squelette, s'offre pour ainsi dire aux coups des projectiles, la base du crâne au contraire, avec ses trois étages et ses épaississements, se masque derrière la face et le support vertébral. Il est vrai que la clinique ne respecte pas toujours cette division favorable au pathologiste, et que parfois c'est le *crâne dans son entier* que le projectile fracasse ou fait éclater.

Les désordres anatomiques observés dans les coups de feu de la région crânienne dépendent de deux facteurs distincts : 1° la force vive dont est animé le projectile ; 2° la résistance des tissus qui s'opposent à sa marche. Du conflit de ces deux puissances, il résulte qu'une partie de la force vive de l'outil vulnérant est *transmise* aux tissus : cuir chevelu, crâne, méninges, encéphale, au sein desquels elle se *transforme* et dont, par suite, elle altère la structure. Pour nous rendre compte de cette altération de structure, il convient de rechercher dans quelles conditions ont lieu la transmission et la transformation de la force vive.

Le mécanisme de la transmission de la force vive est en rapport avec les modes d'action du projectile qui agit comme un marteau, en raison de son mouvement de propulsion ; comme une fraise, quand il est doué d'un mouvement de rotation sur son axe ; comme un coin, par suite de sa forme cylindro-ogivale ou sphérique.

La transformation de la force vive, elle, dépend du mécanisme de la résistance des tissus de la région, et de ceux-ci, deux surtout nous intéressent : l'un, le tissu osseux, résiste, grâce à la cohésion très grande de ses molécules et grâce aussi à son élasticité ; sous l'effort, il vibre, se fragmente, se mobilise. L'autre, le tissu nerveux, beaucoup moins cohérent, éteint les vibrations qui lui sont transmises, se laisse facilement dissocier et mobiliser.

Selon la quantité de force vive dont il est animé, le projectile 1° heurte le crâne, 2° perfore la paroi frappée, s'arrête dans la cavité crânienne, bute sur la paroi opposée, perfore celle-ci; 3° enfin fait éclater le crâne. Par suite il y a suivant les cas : 1° *contusion* ; 2° *plaie, pénétration* ou *perforation* ; enfin 3° *éclatement* du crâne et de l'encéphale.

Avant de décrire ces lésions crânio-encéphaliques, nous nous occuperons tout d'abord des désordres produits par les projectiles dans les parties molles qui revêtent le crâne.

I. — LÉSIONS DES PARTIES MOLLES DU REVÊTEMENT CRANIEN.

Si le cuir chevelu, la calotte musculo-aponévrotique fronto-occipitale et le périoste constituent à la majeure partie de la voûte crânienne un mince revêtement, en arrière la boîte osseuse est masquée par l'épais et large trousseau d'insertion des muscles de la nuque, et latéralement la fosse temporale est comblée par du tissu cellulo-graisseux, un muscle, une solide et large aponévrose.

Sous le choc des projectiles ces divers tissus présentent des lésions en général d'un minime intérêt, si l'on fait abstraction des dangers que leurs débris font courir en tant que source d'infection pour l'encéphale, dans lequel ils peuvent être projetés.

Banales seront les *simples contusions* provoquées par le heurt d'un projectile sur une coiffure assez résistante pour l'arrêter, fait parfois observé dans la pratique civile, et aussi chez les militaires qu'un casque métallique protège quelque peu contre les petits éclats d'obus ou les balles arrivées près du terme de leur course. Tel fut le cas de cet officier de cavalerie chez lequel, au dire de

Percy [1], le casque déprimé par une balle se trouva si solidement fixé dans une bosse sanguine formée autour de la dépression du métal, qu'il fallut couper la coiffure pour la retirer.

Quant aux *plaies* des parties molles crâniennes, si elles résultent du choc d'un débris de gros projectile, il est rare que le squelette ne soit pas atteint en même temps. Dans le cuir chevelu et les couches sous-jacentes, ce sont des sections parfois nettes, comme produites par un instrument tranchant, ce qu'est en réalité tout fragment d'obus à la mélinite. Autrement, ce sont des plaies déchirées, des lambeaux contus et refoulés, résultat d'un choc oblique qui frôle, étire et surmonte la résistance élastique des tissus. Ainsi s'explique cette plaie de vingt centimètres de longueur, mesurant toute la région temporo-occipitale gauche chez un blessé de 1870 inscrit sur les relevés de Chenu. Enfin, nous n'insisterons pas sur les dégâts qui résultent des broiements par de lourds et volumineux projectiles; alors la perte de substance intéresse et le revêtement cutané et le crâne, voire encore son contenu.

Provoquées par le contact d'un petit projectile, les plaies peuvent être des gouttières dues au frôlement de la balle qui, selon la région crânienne atteinte et la direction du trajet suivi, se limitent à un point de contact ou se prolongent en un sillon plus ou moins long et aussi plus ou moins profond, en rapport avec l'intimité du contact du corps vulnérant et de la partie touchée. Les bords de la solution de continuité sont déchirés, ecchymosés, le fond noirâtre, parsemé de cheveux, constitué par le derme escharifié, ou, si le cuir chevelu a été intéressé dans toute son épaisseur, l'os est à nu, plus ou moins lésé lui-même.

C'est lors de ces coups obliques que les projectiles, civils surtout, peuvent se perdre dans la fosse temporale ou dans l'épaisseur de la nuque. Ici même, vu la solidité relative du squelette, la balle, après heurt sur l'occipital, ricoche et trace un trajet brisé (Tuffier [2]). Une gêne des mouvements du cou indique plus ou moins la lésion. S'il s'agit d'une balle logée sous l'aponévrose temporale qui la masque, la douleur locale éprouvée par le blessé lorsqu'il serre les dents, la difficulté de la mastication révèlent cette complication qui peut entraîner une suppuration profonde avec fusées

1. Percy, in Marjolin, *Leçons de pathol. chirurg.*, 1836, p. 354.
2. Tuffier, *Société de chirurg.*, 29 mars 1899, p. 408.

dans la fosse zygomatique et vers l'articulation temporo-maxillaire, voire même avec propagation consécutive intracrânienne, s'il existe quelque fissure osseuse. Ce serait se leurrer d'une erreur que de croire pareils désordres impossibles à notre époque. Tout récemment pareil fait nous était communiqué, et cependant le traitement chirurgical avait été correct.

Dans la pratique de guerre, plus encore que dans la pratique civile, ces diverses lésions des tissus superficiels s'accompagneront, pour ainsi dire de règle, de *lésions osseuses* avec troubles cérébraux dus à la transmission jusqu'à l'encéphale de la force vive des projectiles.

Quelque peu différente sera la lésion, si la balle, frappant presque d'aplomb le cuir chevelu, y creuse un trou d'autant plus arrondi que la direction du choc est plus voisine de la normale au plan intéressé, d'autant plus ovalaire, qu'elle est plus inclinée sur lui. Trop faible pour perforer l'os, le projectile s'arrête sur lui, se déforme quelque peu, puis glisse entre le crâne et son revêtement, décrivant une ébauche de ces trajets de contour, assez fréquents dans l'ancienne chirurgie pour que l'on dût à leur propos discuter le diagnostic de coup de feu pénétrant ou non. Actuellement, un seul trou dans le cuir chevelu, sans lésion osseuse sous-jacente cliniquement appréciable, fait parfois songer à la sortie du projectile par rebondissement, et nous devons à Smith[1] un exemple prouvant que pareil diagnostic risque d'être erroné ; il s'agit alors d'une ébauche du trajet de contour.

Observation I. — Smith.

Le patient dans une tentative de suicide s'était tiré une petite balle de revolver qui, entrée au niveau de l'éminence frontale gauche, faute de symptômes précis, fut considérée comme ressortie par son trou d'entrée, le chirurgien n'attachant aucune importance à une tuméfaction presque imperceptible siégeant sur le pariétal à cinq centimètres de la plaie frontale. Or cette prétendue exostose, quelques jours plus tard s'accentua, devint mobile sous le doigt, et une incision a son niveau permit d'extraire la balle aplatie et étalée en marguerite.

Le projectile frappe d'aplomb le crâne ; il broie le disque de

1. Smith, The strength of the skull in resisting the entrance of bullets. *The British med. Journal,* 1893, I, p. 66.

parties molles qu'il rencontre, et en entraîne dans sa course les débris : cheveux, pellicules épidermiques... Tout cela, si l'os est perforé, s'accroche aux aspérités du trou osseux, est projeté excentriquement entre l'os et la dure-mère, ou encore sous cette membrane dans l'espace méningé, ou enfin dans la lumière et même dans l'intimité des parois du trajet cérébral, particularités sur lesquelles nous aurons à revenir à propos de l'infection dans les coups de feu de l'encéphale.

Si, évitant le voisinage du vertex, un petit projectile pénètre dans la région temporale ou encore à la nuque, traversant la peau qui cède grâce à l'épaisseur des parties molles sous-jacentes, il laisse comme trace cutanée de son passage une simple fente, une petite plaie étoilée; en un mot, il y aurait lieu de rappeler ici les discussions auxquelles de tout temps se sont livrés les chirurgiens militaires sur les caractères des orifices cutanés. Pareille question est pour nous dénuée d'intérêt.

La balle a pénétré dans le crâne ; le périoste, tout à l'heure contus, déchiré en petits lambeaux plus ou moins refoulés dans la direction oblique du coup, est maintenant perforé. S'il existe de plus des fissures osseuses, à leur niveau la membrane est plus ou moins largement décollée ; une trace sanglante les dessine et attire l'attention.

Non seulement la balle a pénétré, mais encore elle est allée heurter la paroi crânienne opposée ; elle l'a fissurée et, cette fois encore, c'est une ecchymose sous-périostique qui trahirait la lésion profonde, si le chirurgien allait à sa recherche.

Le dégât osseux plus important consiste-t-il en un soulèvement d'esquilles ? au décollement et à la déchirure plus ou moins complète du périoste s'ajoute une infiltration sanguine qui, à ce niveau, épaissit les parties molles du revêtement crânien. La balle s'est-elle échappée à travers l'os ? alors elle peut rester prisonnière sous ces plans superficiels qu'elle a décollés, contusionnés et partiellement déchirés. Autrement, ceux-ci ont fui devant elle ; ils lui ont résisté grâce à leur élasticité ; mais finalement trop faibles, ils ont éclaté, et le projectile s'est fait jour, non pas à travers une perte de substance nettement arrondie, mais par un pertuis, par une fente, à bords déchirés en forme de lambeaux. Ces derniers atteignent leurs dimensions maxima, quand il y a eu éclatement, explosion du crâne; ils sont alors largement éversés autour d'un trou béant; parfois même un lambeau de cuir chevelu est projeté au loin avec les débris du crâne et de son contenu. Plus fréquemment, il est vrai, on notera le contraste qui existe entre l'éclatement de la boîte crânienne et les perforations relativement étroites de son revêtement, lequel, maintenant en place les esquilles, conserve à la tête une forme humaine.

Observation II. — Bercher (inédite).

Chez un soldat, qui s'était tiré sous le menton une balle du fusil modèle 1886, Bercher constate une plaie d'entrée du diamètre d'une pièce de cinquante centimes, et au sommet du crâne un trou un peu plus large qui donne issue à du sang mélangé de matière cérébrale. Au toucher l'on sent sous la peau de la face les fragments mobiles des deux maxillaires; des esquilles du supérieur s'échappent par une fente cutanée à la racine du nez, et, sous le cuir chevelu relativement intact, la main perçoit le fracas de la boîte crânienne. Une incision ayant réuni les trois plaies du vertex, du nez et du menton, la tête se sépare aussitôt en deux moitiés.

A propos des coups de feu dits *explosifs*, nous aurons à revenir sur ces désordres.

II. — COUPS DE FEU DE LA VOUTE CRANIENNE.

Déjà nous avons signalé que, selon la quantité de force vive dont il est animé, le projectile : 1° heurte le crâne ; 2° perfore la paroi frappée, s'arrête dans la cavité crânienne, bute sur la paroi opposée, perfore celle-ci; 3° enfin fait éclater le crâne. Par suite nous avons à étudier suivant les cas : 1° la *contusion*; 2° la *plaie*, la *pénétration* ou la *perforation*; 3° l'*éclatement* du crâne et de l'encéphale.

1° Contusions cranio-encéphaliques.

La *contusion crânienne* relève de l'action du projectile agissant comme un marteau. Ou bien celui-ci frappe d'aplomb et s'arrête au contact de l'os; ou bien le coup est porté obliquement, voire même tangentiellement à la paroi crânienne que la balle frôle en un point.

Grâce à la cohésion de ses molécules le tissu osseux au point frappé fuit et dessine un *cône de dépression*; puis, grâce à son élasticité, il revient à sa position première qu'il dépasse quelque peu pour osciller ensuite, pour vibrer comme un timbre sous le choc du marteau. Les vibrations ainsi produites, loin de se localiser au point de choc, se répandent tout autour de lui ; mais, en raison du défaut d'homogénéité et de l'irrégularité de forme de la paroi crânienne, elles sont irrégulièrement transmises dans le sens du coup reçu et perpendiculairement à sa direction. Finalement elles s'éteignent dans les masses osseuses de la base et les tissus mous encéphaliques auxquels elles se propagent par contiguïté.

En outre de la déformation localisée au point de choc, c'est-à-dire en sus du cône de dépression, le crâne frappé par le projectile présente une déformation plus générale : c'est une *zone de soulèvement* qui entoure la zone déprimée. Le projectile, supposons, a frappé au vertex ; la voûte crânienne, par la pensée, peut être décomposée en une série d'arcs dont une extrémité est implantée dans la base du crâne, et dont l'autre au vertex se trouve fortement déprimée. Les courbures, par suite, se sont exagérées et l'ensemble de ces arcs constitue la surface crânienne, renflée plus ou moins régulièrement autour de la zone déprimée. Si le crâne était une sphère régulière, le maximum de soulèvement correspondrait au plan des diamètres perpendiculaires à l'axe de la pression (Braquehaye [1]). En réalité, la zone de soulèvement revêt plutôt la forme d'un ellipsoïde plus ou moins complet, selon que le point percuté est plus ou moins éloigné de la base du crâne et voisin du vertex.

Notons de plus que, par suite de la structure architecturale du crâne, l'effort, dont le point d'application se trouvera dans un cône de dépression au vertex, se transmettra à la base suivant des voies principales : les six arcs-boutants qui réunissent cette dernière à la pièce sincipitale. Ce mode de transmission de l'effort peut, en particulier, provoquer une poussée vers l'extérieur des voûtes orbitaires dont la concavité diminue.

L'intégrité de la base crânienne toutefois est encore plus menacée lorsque le choc, portant sur la ceinture osseuse péribasilaire, provoque une poussée en même temps qu'un soulèvement de toute la périphérie de cette ceinture — à l'exception du point frappé — une augmentation de courbure des voûtes orbitaires et sans

1. Braquehaye, *Thèse*, Bordeaux, 1894.

doute aussi des autres segments angulaires qui, disposés autour du corps du sphénoïde, composent la base du crâne, augmentation plus marquée dans le segment correspondant au pôle crânien opposé au coup. Il y a alors resserrement en éventail des segments angulaires de la base autres que le segment frappé, segments angulaires qui sont tout simplement la partie basilaire des entre-boutants crâniens (Chipault[1]). C'est par ce mécanisme que peuvent être expliquées certaines fissurations isolées ou *fractures indirectes* de la base du crâne à la suite du choc d'une balle sur la voûte, faits sur lesquels nous aurons à revenir.

En résumé, le coup de marteau, donné par le projectile, provoque une série de mouvements dans la paroi crânienne ; c'est de la *commotion osseuse.* Il peut faire plus, vaincre la cohésion du tissu osseux et produire une *lésion osseuse macroscopique.*

Tantôt il s'agit d'une simple *empreinte* de la balle, un *enfoncement* léger de la *table externe* déprimée en cône dans le diploé sous-jacent assez épais pour faire tampon et protéger la lame profonde. La lésion sur la table externe figure alors un trait rectiligne, plus souvent un arc, quelquefois une circonférence ou un ovale plus ou moins régulier et complet. Elle est si rare, en dehors de la paroi antérieure des sinus frontaux et de la mastoïde, qu'elle a même été révoquée en doute, et l'on peut poser comme règle générale qu'elle s'accompagne sur la table interne de fissures plus nombreuses et plus étendues.

Tantôt la surface du crâne paraît extérieurement intacte au point frappé, tandis qu'à son intérieur il existe en regard de ce point des *fissures,* une *fracture limitée à la lame vitrée.* Cette lésion n'offre rien qui doive étonner, si l'on veut réfléchir que les molécules de la rondelle osseuse anormalement déprimée en cône sont plus sollicitées à se séparer sur la face convexe que sur la face concave du dit cône : la première, c'est-à-dire la lame vitrée, est relativement plus distendue que la seconde. De là, une ou plusieurs fissures, lesquelles peuvent circonscrire une ou plusieurs esquilles intéressant la seule lame vitrée. Ces lamelles osseuses, obéissant à l'élasticité des parties voisines qu'elles n'ont pas complètement abandonnées, refoulées également par la dure-mère restée intacte, reprennent leur position première. Dans certains cas par contre, la table interne forme une saillie vulnérante du côté du cerveau.

1. Chipault, in *Traité de chirurgie* de Le Dentu et Delbet, t. IV, p. 617, 1897.

Il se peut même que quelques parcelles osseuses se détachent et, mobilisées par le choc, pénètrent dans les tissus sous-jacents. Ces lésions sont assimilables aux dégâts que cause sur la paroi inté-

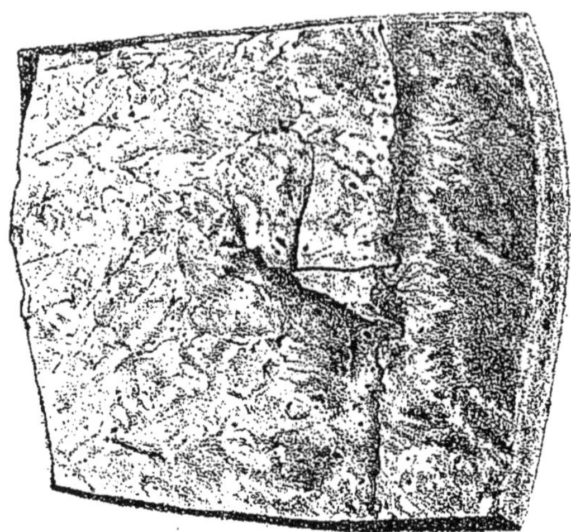

Fig. 1. — Contusion du crâne avec fissures étoilées de la table interne (Otis).

rieure d'une coupole cuirassée le choc d'un obus, tout à fait assimilables à ces blessures cutanées que, au cours de l'expédition du

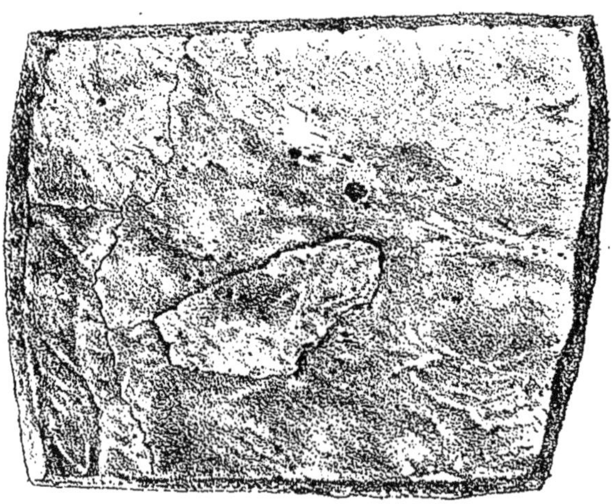

Fig. 2. — Contusion du crâne avec fracture isolée de la table interne (Otis).

Tonkin, nous avons vues produites par des éclats de tôle, chez des combattants protégés derrière les paraballes des canonnières.

Les figures 1 et 2 empruntées à l'Histoire chirurgicale de la guerre d'Amérique corroborent les nombreux faits cliniques analogues rapportés surtout par les anciens chirurgiens militaires.

OBSERVATION. — S. COOPER[1].

Un blessé de Waterloo, frappé par une balle sur le pariétal droit, présentant des phénomènes de compression, est trépané. A peine le trépan a-t-il scié la table externe que celle-ci s'enfonce dans la couronne, laissant en place la table interne qui était non seulement fracturée, mais déprimée en un point de plus de un centimètre dans les méninges et le cerveau.

OBSERVATION. — BAUDENS[2].

Un soldat, frappé par une balle sur le pariétal droit, présentait une paralysie du bras et mourut d'encéphalite aiguë en quatre jours. A l'autopsie, on trouva une fracture de la lame vitrée dont une esquille longue de plus de un centimètre s'était détachée et comprimait le cerveau ; à l'extérieur, le crâne ne présentait ni fêlure, ni contusion apparente.

Legouest[3], également, a trouvé chez un blessé de Crimée une fracture isolée de la table interne d'un pariétal, dont les fragments étaient enfoncés vers l'intérieur du crâne sous forme de cône.

La diversité des aspects de la lésion limitée à la table interne découle de son mécanisme de production. Si le choc du projectile est bien perpendiculaire à la surface rencontrée, le cône formé est régulier et l'éclatement revêt la forme de *fissures radiantes* du sommet du cône déprimé, d'une *fracture en roue*, ensemble d'esquilles triangulaires dont l'un des sommets répond encore au sommet du cône. Si le choc du projectile est tangentiel, la paroi se déprime en gouttière dont le fond éclate sur la lame vitrée, en une *fissure unique* qui court suivant la direction du coup, ou en une *fracture à deux valves* que limitent la fissure précédente et deux autres fissures curvilignes, traces des limites de la zone déprimée.

Dans d'autres cas, le choc porté *perpendiculairement* à la surface crânienne a été assez intense pour vaincre, sur *toute l'épaisseur*

1. S. Cooper, *Surgical Dictionnary*, 8e édit., p. 899.
2. Baudens, *Clinique des plaies d'armes à feu*, 1836, p. 80.
3. Legouest, *Traité de chirurg. d'armée*, 2e édit., 1872, p. 207.

de la paroi dans la portion déprimée, la cohésion du tissu osseux. Le cône de dépression se transforme en une pyramide à pans plus ou moins nombreux dont les arêtes forment des fissures radiées (fig. 3). Si l'on veut encore, dans la dépression conique ou plutôt pyramidale due au coup, la paroi osseuse est subdivisée en esquilles triangulaires qui, séparées par des fissures radiées équidistantes, ont leur sommet concentrique et dont les bases se prolongent les unes les autres en une fissure circulaire, concentrique au point de choc ; c'est la base du cône de dépression, c'est la limite entre le tissu osseux qui a cédé et celui qui a résisté. Au

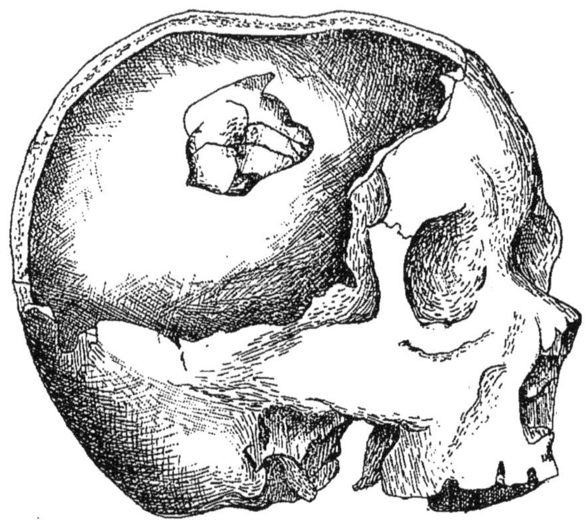

Fig. 3. — Enfoncement en forme de cône des esquilles. — Coup de feu avec revolver d'ordonnance de 11 millimètres, choc perpendiculaire.

total la *fracture figure une roue* (fig. 4). Il est toutefois à remarquer que, en raison sans doute de la texture différente des deux tables, la lésion diffère souvent d'aspect, suivant qu'on la considère sur la surface extérieure ou sur la surface intérieure du crâne. Les fissures radiées sur l'une et l'autre ne se correspondent pas toujours ; en outre, elles peuvent se prolonger au delà de la fissure circulaire.

Dans quelques cas, en particulier au niveau de l'écaille du temporal, là où la paroi crânienne est mince, il est possible de voir le projectile détacher comme à l'emporte-pièce le disque osseux sur lequel il porte le coup de marteau, et ce disque intact se déplace un instant, laisse passer la balle, puis sous l'effort du contenu crânien, à la manière d'une porte qui se ferme, il revient oblitérer le pertuis osseux.

Si le projectile frappe *tangentiellement* la voûte osseuse, par le même mécanisme il provoque encore une fracture de toute l'épaisseur de la paroi, mais l'aspect de la lésion est modifié. La balle a déprimé en gouttière la surface crânienne ; sur la face externe, deux fissures curvilignes, limites de la zone déprimée, se regardant par leur concavité, circonscrivent une *esquille ovalaire,* contuse en son milieu, fissurée ou brisée en plusieurs éclats. Alors

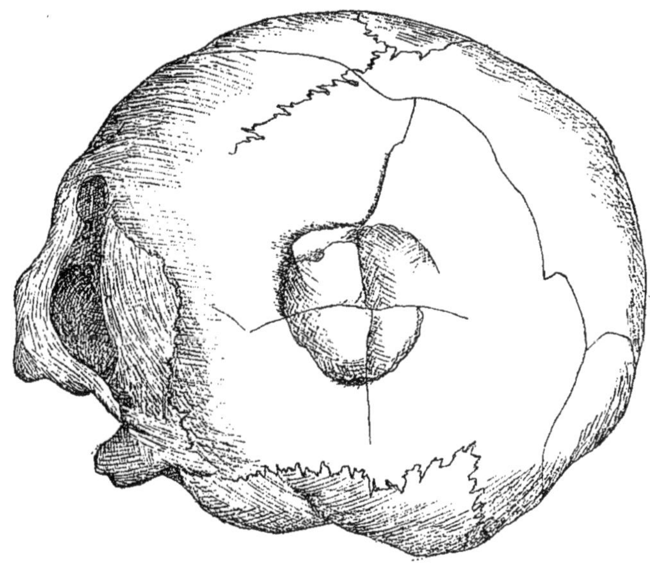

Fig. 4. — Fracture en roue. Soulèvement sous forme de cône des esquilles au point d'arrêt de la balle après pénétration dans le crâne. Coup de feu avec revolver d'ordonnance de 11 millimètres tiré à 2 mètres.

sur la face interne, tantôt il n'existe qu'une fissure parallèle à la direction suivie par la balle, tantôt elle aussi présente deux ou plusieurs esquilles simulant deux valves. De règle, enfin, les esquilles sont enfoncées et transmettent au contenu crânien l'effort du projectile (fig. 5).

En vertu, il est vrai, de l'élasticité du squelette, en vertu aussi de la pression excentrique du contenu crânien, les esquilles déplacées tendent dans une certaine mesure à reprendre leur situation normale. La meilleure preuve de ce fait, c'est qu'il n'est pas rare de trouver des cheveux engagés dans une fissure. L'on a même cité naguère des cas de pénétration dans le cerveau d'un fragment de projectile en plomb, alors qu'à l'autopsie la paroi crânienne ne présentait qu'une étroite fissure, laquelle s'était ouverte un instant pour laisser passer le corps étranger.

Parfois encore certaines de ces esquilles sont projetées dans le sens de la course du projectile, vers le centre de la cavité si le choc est perpendiculaire, ou vers le bord antérieur de la gouttière tracée par le projectile frappant tangentiellement. C'est l'ébauche de la fracture avec perte de substance, dont nous aurons à nous occuper après avoir étudié *la réaction du contenu crânien sous le coup de marteau porté par le projectile.*

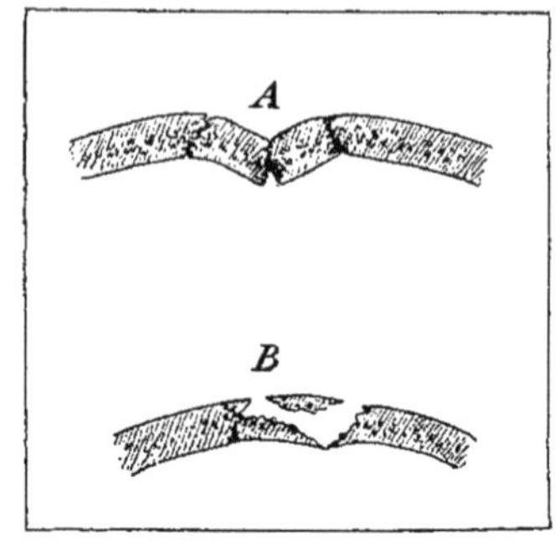

Fig. 5. — Fractures par contact tangentiel. — Schéma A, enfoncement avec fissures. Schéma B, enfoncement et broiement (Makins).

Nous venons de voir que, dans ce coup de marteau, le crâne est devenu le siège de *vibrations* ou de *déformations,* les unes passagères, les autres laissant des traces durables sous forme de fissures ou d'esquilles. Des organes contenus dans le crâne, l'*encéphale* nous intéresse surtout en tant que réaction à la violence qui lui est transmise par la coque osseuse destinée à le protéger. Le cerveau par son volume, aussi bien que par ses fonctions, mérite tout particulièrement notre attention.

Plongé dans le liquide céphalo-rachidien, dont la densité est un peu inférieure à la sienne, le cerveau, d'après le principe d'Archimède, flotte pour ainsi dire, si bien que son poids physiologique serait réduit à 35 ou 45 grammes au lieu de 1 500, poids moyen du cerveau pesé dans l'air. Il repose donc sur la base du crâne, mais assez légèrement pour ne pas oblitérer par compression les vaisseaux qui l'irriguent.

D'après Sappey encore, la quantité moyenne du liquide sous-arachnoïdien dans le crâne varie de 130 à 135 grammes ainsi répartis : 35, ou le quart environ, à la partie inférieure de la cavité crânienne, et le reste, les trois quarts, dans la partie supérieure. Le grand confluent central de la base de l'encéphale contient de 6 à 8 grammes de liquide, les deux confluents postérieurs 5, et les confluents situés aux deux extrémités du corps calleux, chacun de 2 à 3 seulement. Il existe en outre, dans les canaux prismatiques et triangulaires, une certaine quantité de liquide, soit 10 grammes environ. Au total donc 30 à 35 grammes de liquide à la base, et de 90 à 100 entre la face supérieure des hémisphères cérébraux et la voûte osseuse, tous les confluents communiquant entre eux comme aussi avec le lac bulbo-spinal et le quatrième ventricule. Tel est le matelas liquide qui relie la coque osseuse à l'encéphale, dont nous devons étudier la participation au traumatisme.

En considérant tout d'abord le premier degré de l'altération crânienne, la mise en mouvement du tissu osseux sous forme de vibrations, de dépressions et de soulèvements passagers, l'on est amené à admettre que ces mouvements sont transmis à l'encéphale par l'intermédiaire des méninges et du liquide céphalo-rachidien. Sous l'influence de cette irritation anormale se produit-il un *trouble de la circulation encéphalique* : anémie artérielle et stase veineuse consécutive dans la couche corticale des hémisphères et dans les différents centres, trouble de circulation qui pourrait dans certains cas entraîner des altérations diffuses et persistantes de la nutrition de l'organe? Ne peut-on aussi bien admettre que l'excitation mécanique de l'encéphale provoque un *trouble du jeu normal des neurones,* parfois même des altérations anatomiques de ces éléments nerveux? La question n'est pas encore élucidée. Nous y reviendrons plus loin.

Le projectile a dessiné au point de choc un cône de dépression, assez marqué pour que le matelas liquide ayant été latéralement refoulé, la paroi osseuse déprimée vienne au contact du cerveau qui, non seulement résiste au choc, mais de plus peut, lui aussi, fuir devant le coup, jusqu'à ce que la paroi crânienne opposée l'arrête. Par suite, deux lésions cérébrales sont possibles : l'une, *lésion directe,* siège au point que la balle heurte par l'intermédiaire du crâne déprimé ; l'autre, en regard de ce point sur la face cérébrale opposée résulte de la contusion du cerveau projeté en masse contre ce plan résistant : c'est une *lésion par contre-coup*. Sa production est soumise à plusieurs conditions. Tout d'abord, il faut que l'impulsion transmise soit assez puissante pour projeter l'organe avec une certaine violence. De plus, il convient que, par suite de la situation du point frappé par le projectile, le cerveau ne soit pas projeté contre une des lames fibreuses : faux du cerveau, tente du cervelet, susceptibles de modérer son déplacement et d'absorber toute la violence de l'effort.

Quant au déplacement du liquide sous-arachnoïdien, lui auss

ne peut-il être cause de lésions encéphaliques ? Le *flot de percussion* (Duret[1]) qui fait irruption dans le quatrième ventricule n'est-il pas susceptible de produire des foyers hémorragiques à la surface et dans l'épaisseur du bulbe ?

De ces trois foyers de lésions cérébrales, de règle la *contusion au point d'impact du projectile* est seule prononcée. Elle l'est d'autant plus que l'enfoncement crânien ou la fracture sont plus accentués. Il convient d'autre part de tenir compte de son isolement ou de sa communication avec l'extérieur ou, plus exactement encore, avec la lésion du cuir chevelu sus-jacent : celle-ci n'est-elle pas en effet normalement infectée ?

Ce *foyer cérébral,* au dégré le plus minime de contusion, est constitué sous la dure-mère par une infiltration de sang dans la pie-mère et l'arachnoïde, par un piqueté sanguin de la couche nerveuse superficielle.

Plus accentuée, la contusion s'accompagne de dilacérations de la dure-mère et des membranes sous-jacentes. Sous ces dernières ecchymosées la substance cérébrale est broyée, rouge violacé, parfois on y trouve implantés une esquille, quelques cheveux, jadis même un fragment de plomb ; sur une coupe perpendiculaire à la surface libre, c'est comme un chevelu, une série de minces lamelles nerveuses, des caillots ; la profondeur du foyer est variable comme sa largeur.

Exceptionnelle paraît être la *contusion cérébrale par contre-coup* en rapport avec la fuite de l'organe devant le projectile. Sans doute, bien rares sont les cas où elle a été recherchée, et cliniquement elle a échappé de règle à l'examen. Il s'agit ici encore d'extravasation sanguine dans les méninges et la couche nerveuse superficielle.

Enfin les désordres bulbaires, explicables par la pénétration brusque dans le quatrième ventricule du flot de liquide céphalo-rachidien mobilisé par le choc, nous paraissent devoir être exceptionnels dans les conditions traumatiques que nous avons admises.

. Dans les pages précédentes, nous avons envisagé les désordres dus au coup de marteau porté sur le crâne par un petit projectile ; lorsque pareille violence résulte du choc d'un *gros projectile,* l'étendue de la surface de contact favorisant la transmission de

1. Duret, *Thèse,* Paris, 1878.

l'effort, l'effet produit est particulier. Il se rapproche de ce que l'on observe dans la pratique civile à la suite des coups portés sur la tête. Sous l'influence de la dépression de la paroi crânienne au point heurté, des traits fissuriques radiés et circulaires tendent encore à se produire. La figure ainsi déterminée est plus ou moins régulière, celle de la fracture en roue, ou, vu l'obliquité fréquente du choc, vu la résistance variable suivant les régions de la boîte crânienne, la lésion présente une série d'esquilles en forme de croissants emboîtés pour ainsi dire les uns dans les autres. Du foyer fracturaire de plus partent des disjonctions des sutures et des fissures qui, de la voûte, gagnent la base qu'elles

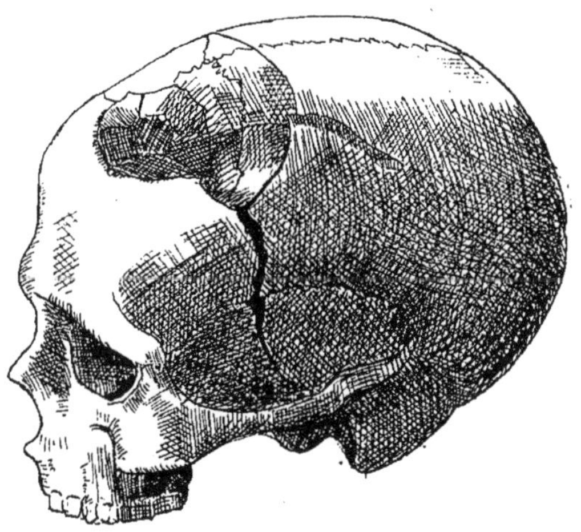

FIG. 6. — Enfoncement du crâne par choc de gros projectile (Otis).

sillonnent. Déprimées sous le choc, les esquilles agissent sur le cerveau d'autant plus que la réduction de capacité de la boîte crânienne l'empêche de fuir ; aussi, outre la déchirure du cuir chevelu, le pincement possible de ses débris et des cheveux entre les esquilles, l'on constate la dilacération des méninges et la contusion du cerveau, voire même des lésions à distance par projection du liquide céphalo-rachidien dans les cavités ventriculaires. La figure 6, empruntée au livre d'Otis, fournit un bon exemple de ces fractures avec enfoncement par choc d'un gros projectile.

L'enfoncement, du reste, peut faire défaut, ou plutôt, en raison de l'élasticité de la région crânienne, les fragments de la voûte qui s'est brisée en fuyant devant le coup se redressent. Tel est sans doute le cas chez un blessé de Sébastopol, dont la figure 7 reproduit la blessure. Provoqué par le choc d'une bombe, le dégât osseux consiste ici autour d'un pertuis central, en cinq fissures radiées auxquelles s'ajoute une disjonction partielle de la suture lambdoïde, tandis que deux rangées de fissures dessinent deux circonférences plus ou moins complètes, concentriques au point de contact.

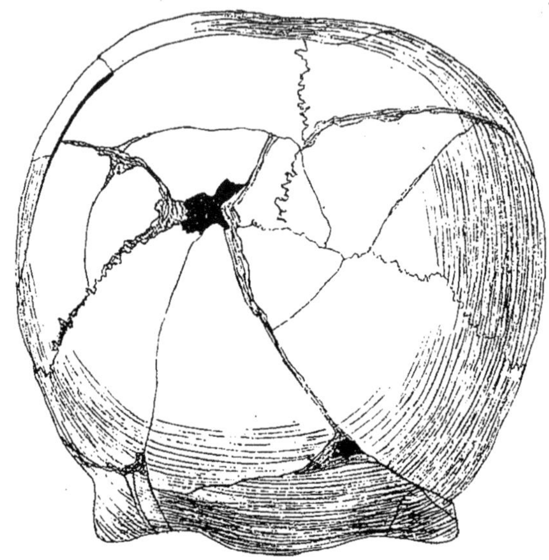

Fig. 7. — Fracture avec fissures radiées et circulaires et disjonction des sutures par choc d'une bombe (Musée du Val-de-Grâce).

2° Plaies, pénétrations ou perforations cranio-encéphaliques

Les lésions osseuses précédemment étudiées, isolées ou concomitantes sur les deux tables crâniennes, résultent du simple coup de marteau porté par le projectile. Ce dernier, outre son mouvement de propulsion, possède d'ordinaire un mouvement de rotation qui lui permet d'agir sur l'os en l'usant comme le ferait une fraise, cela aussi bien dans un contact tangentiel que dans un choc perpendiculaire. De plus, du moment que le projectile s'enfonce dans l'obstacle, tant que son diamètre maximum n'a pas pénétré, il agit comme un coin. Nous devons donc relater maintenant les dégâts produits par la balle *agissant comme un marteau, une fraise et un coin.*

Ce mode d'action complexe explique, dans le cas de contact

tangentiel du crâne par une balle, la forme de la perte de substance. C'est une *gouttière* à bords réguliers, tranchants, à fond constitué par le diploé ou la table interne. Cette table est sillonnée de fissures qui délimitent les esquilles, indices de son éclatement par dépression, celle-ci due au coup de marteau du projectile dont l'action de fraise se traduit par la perte de substance osseuse. Ici l'os a été détruit par usure, et, dans certains cas, l'usure porte sur toute l'épaisseur du crâne qui ainsi présente un *trou* ovalaire, allongé dans le sens de la course du projectile, ou mieux, une *gouttière* perforée complètement en son milieu (fig. 8 et 9). Quant à l'action de coin, elle est surtout nette, lorsque la balle, frappant d'aplomb, laisse comme trace de son passage dans l'os un *trou circulaire* d'un *calibre inférieur* au sien. Sollicitant l'élasticité du tissu osseux, elle s'est engagée par la pointe de son ogive, ou, si elle est ronde, par un point de sa surface, puis elle a fait effort latéralement, jusqu'au moment où son plus grand diamètre a dépassé la paroi crânienne.

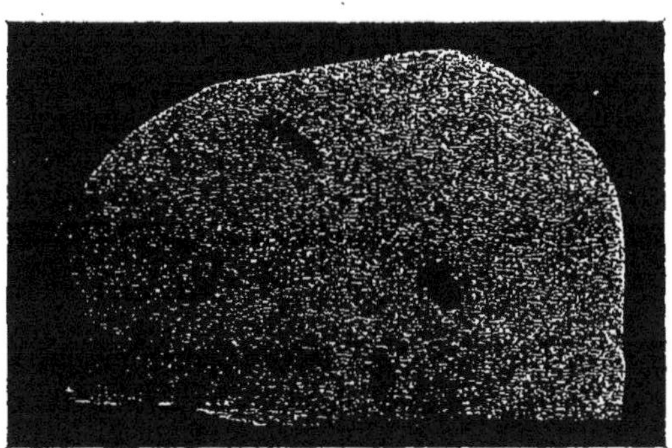

Fig. 8. — Gouttière par contact tangentiel (balle Lebel tirée à 1 500 mètres). Coup de feu perforant (balle Lebel tiré à 1 500 mètres), trou d'entrée. (le crâne est vu par sa face externe).

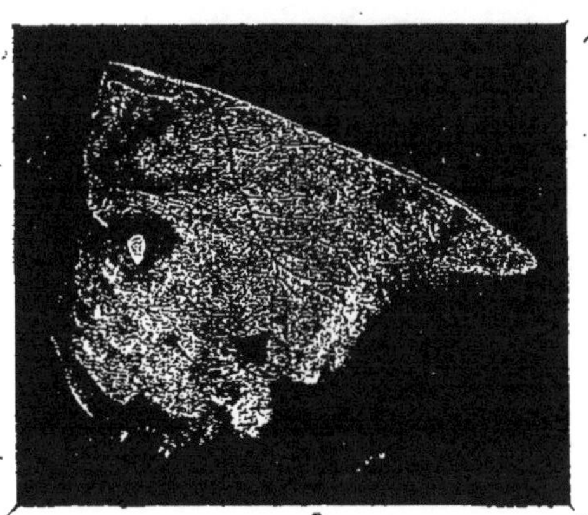

Fig. 9. — Gouttière par contact tangentiel (balle Lebel tirée à 1 500 mètres). Coup de feu perforant (balle Lebel tirée à 1 500 mètres), trou d'entrée. Le crâne est vu par sa face interne.

Si l'on examine de près le trou ainsi produit, l'on constate bien sur la table externe son bord net, tranchant, et son diamètre inférieur à celui du projectile ; mais vu sur la table interne, il paraît élargi par la présence d'un anneau que limite une circonférence extérieure quelque peu sinueuse et dont la surface donne l'impression d'un éclatement. La balle, en effet, a creusé par friction et broiement le pertuis de la table externe soutenue par le plan osseux sous-jacent, tandis que celui-ci, frappé à son tour, s'est trouvé sans soutien, s'est déprimé en un cône qui, comme nous le savons, a éclaté en esquilles, puis celles-ci ont disparu par

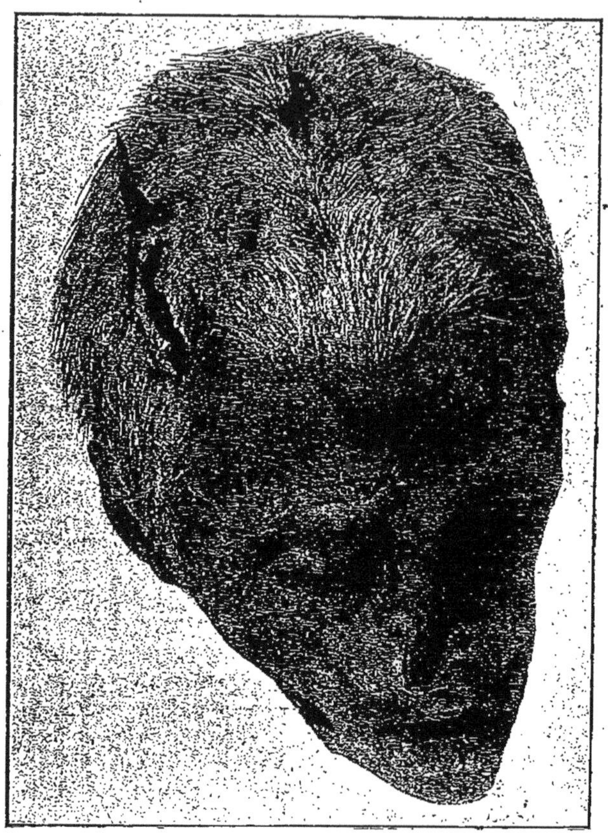

Fig. 10. — Gouttière par coup de feu antéro-postérieur tangentiel (balle de revolver d'ordonnance de 8 millimètres, tirée à 5 mètres).

broiement et par projection. Entre les deux orifices, le trajet osseux est un trou conique, à petite base superficielle, à large base interne (fig. 8 et 9).

Frappant quelque peu obliquement, le projectile, par le même mécanisme que tout à l'heure, creuse dans la paroi crânienne un *trou ovale* (fig. 10). Sur la table externe on note alors, à l'une des extrémités de l'ellipse, une petite esquille en croissant légèrement déprimée ou à sa place un bord net et tranchant, tandis que l'autre pôle présente une petite esquille également en croissant, mais légèrement soulevée, ou encore à ce niveau la table externe a été abrasée en coup d'ongle. L'action de coin du projectile dans les deux cas est manifeste ; sa pointe s'est creusée un trou net,

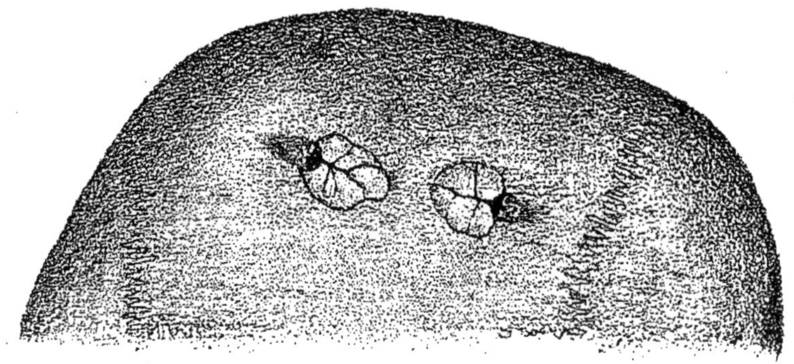

FIG. 11. — Perforation superficielle du crâne (Makins).

puis sa partie élargie faisant effort a déprimé d'une part, a soulevé de l'autre, le tissu qui s'oppose à sa progression sans élasticité suffisante (fig. 11 et 12).

Enfin, c'est à ces perforations obliques que se rattache cette particularité de la balle de plomb de pouvoir se couper sur le bord du pertuis osseux, et alors, ou bien elle y reste à cheval, ou

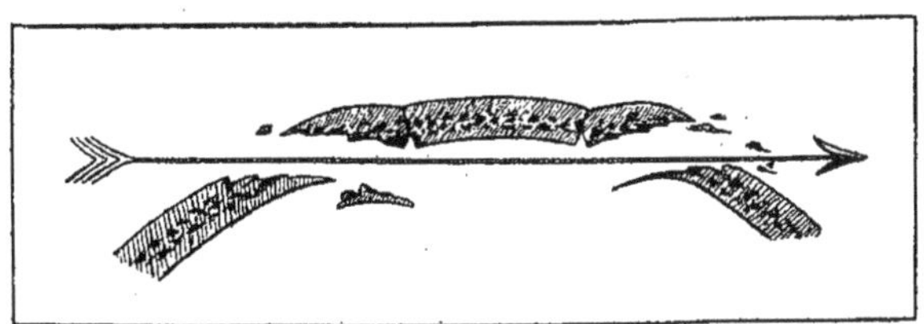

FIG. 12. — Perforation de la voûte crânienne. Schéma des trous d'entrée et de sortie (Makins).

bien, divisée, elle poursuit sa marche, partie sous le cuir chevelu, partie dans la boîte crânienne.

La figure concave de la voûte du crâne exerce parfois une influence sur la marche des projectiles, écrit Baudens [1] qui eut l'occasion « d'observer, ainsi qu'un grand nombre de chirurgiens d'armée, que les balles peuvent, dans certains cas, entrer dans

1. Baudens, *Cliniques des plaies d'armes à feu*, 1836, p. 90.

le crâne et suivre la courbure de sa face interne, de manière à passer entre elle et la dure-mère et à ménager la pulpe cérébrale. Dans une circonstance analogue, Larrey a retiré, par le trépan appliqué à la région occipitale, une balle qui était entrée à travers l'os frontal ». Pareils trajets ne sont pas impossibles aux balles des révolvers civils actuels.

Une fois entré dans le crâne, le projectile du fusil de guerre actuel n'éprouve plus grande résistance jusqu'à ce qu'il heurte la paroi opposée. Il peut cependant arriver que sa force vive ait été

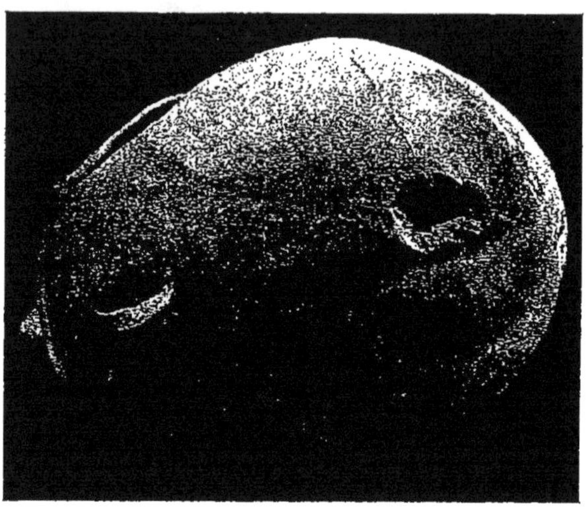

Fig. 13. — Perforation superficielle antéro-postérieure du crâne. Trou d'entrée, trou de sortie avec fissures radiées (balle Lebel tirée à 200 mètres).

assez épuisée par l'effort produit pour qu'il doive s'arrêter. Ce sont surtout les balles de révolver civil qui s'arrêtent parfois contre la dure-mère intacte ou immédiatement sous elle; en pratique, plus souvent l'arrêt a lieu dans l'épaisseur du tissu nerveux; mieux encore au contact de la faux du cerveau ou de la tente du cervelet. La résistance élastique de ces lames fibreuses d'autre part est suffisante pour provoquer la *réflexion* du projectile, réflexion plus explicable encore lorsque ce dernier a couru jusqu'au contact de la paroi osseuse opposée à son trou d'entrée. Ici la réflexion dépend d'une part de la vitesse du projectile, insuffisante pour lui permettre de franchir l'obstacle, et d'autre part de l'inclinaison du plan de résistance par rapport à la trajectoire du projectile qui ricoche à sa surface. Le trajet intracrânien *direct* depuis le trou d'entrée se poursuit au delà du point de ricochet par un trajet *récurrent*, dont la direction dépend de l'angle formé par la trajectoire de la balle et le plan frappé, dont la longueur est en rapport avec la force vive du projectile et la résistance qu'il éprouve.

Enfin il est encore possible que la balle, du fait du choc qu'elle subit contre la paroi qui l'arrête, éprouve un mouvement de bascule, si bien que la radiographie la montre, le culot en avant, la pointe dirigée vers son trou d'entrée.

Avant d'étudier les dégâts du contenu crânien dans le cas de pénétration du projectile, il nous faut encore indiquer les dégâts produits par le choc de ce dernier contre la *paroi qui s'oppose à sa sortie*. Nous pourrons être bref, car ce qui a été dit à propos des lésions de la paroi osseuse que la balle a rencontrée à l'entrée, est encore de mise à propos de la paroi opposée. A noter toutefois que, ici, la table interne est la première frappée, qu'elle l'est directement, tandis que l'externe à son tour réagit à la violence simplement transmise. L'on note par suite suivant les cas : *contusion de la table interne et fissures de l'externe, fissures des deux tables, fracture de toute l'épaisseur de la paroi* dont les *esquilles*, limitées par des fissures rayonnantes et circulaires, sont plus ou moins soulevées en cône ; enfin un degré de plus, la balle est sortie par un *trou* dont les caractères sont superposables à ceux constatés sur la paroi d'entrée ; les lésions de la table interne répondent ici à celles de la table externe là-bas, et vice versa.

Suivant les cas, le péricrâne est alors simplement ecchymosé, contus ou déchiré avec infiltrations sanguines, tandis que la dure-mère est perforée, déchirée, plus ou moins largement décollée.

Si l'on peut comparer les lésions produites par le projectile sur les deux parois crâniennes qu'il a heurtées et perforées, il convient de tenir compte des *régions frappées*.

Dans les coups de feu antéro-postérieurs et postéro-antérieurs, la balle à l'entrée frappe une surface plus ou moins convexe, à la sortie une surface plus ou moins concave, la résistance qu'elle en éprouve est différente. Ainsi à l'entrée, heurtant d'aplomb au front un plan qui se laisse difficilement déprimer, elle creuse un trou comme à l'emporte-pièce, tandis qu'à sa sortie à l'occiput, par suite de la facilité d'enfoncement de la surface concave rencontrée, on constate autour du trou des fissures radiées, une fracture en roue plus ou moins parfaite (fig. 14 et 15).

Dans les coups de feu transversaux à hauteur des tempes les

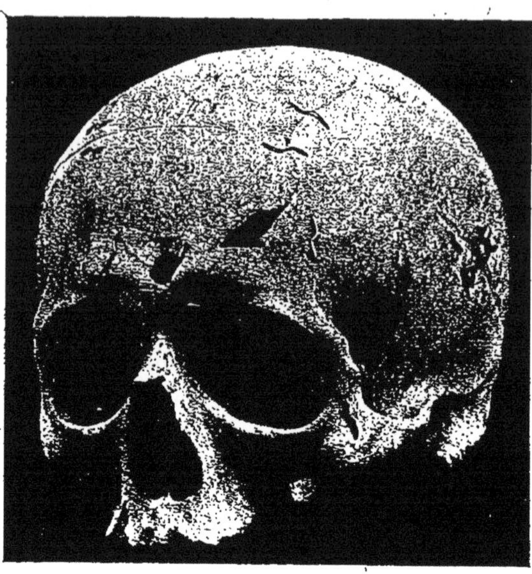

Fig. 14. — Coup de feu perforant antéro-postérieur (balle Lebel tirée à 1 000 mètres). Trou d'entrée et fissures qui en émanent.

conditions offertes par la paroi crânienne sont peu différentes

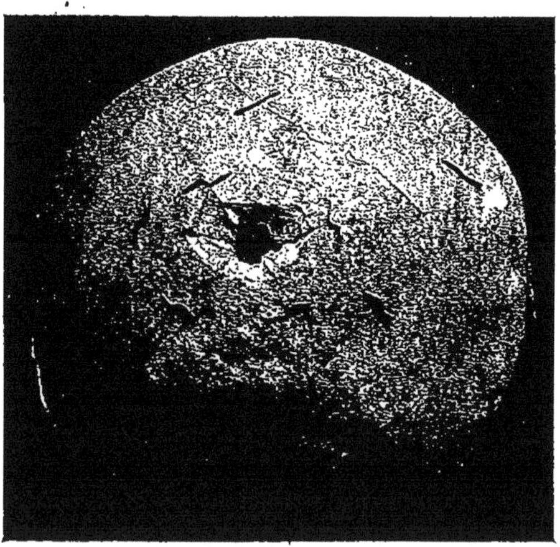

Fig. 15. — Coup de feu perforant antéro-postérieur (balle Lebel tirée à 1 000 mètres). Trou de sortie avec les fissures radiées et circulaires (fracture en roue) et la terminaison des fractures émanées du trou d'entrée.

d'un côté à l'autre pour le projectile qui les aborde par leur face externe ou interne : les orifices d'entrée ou de sortie, par suite, offrent des aspects moins distincts. C'est un trou parfois avec

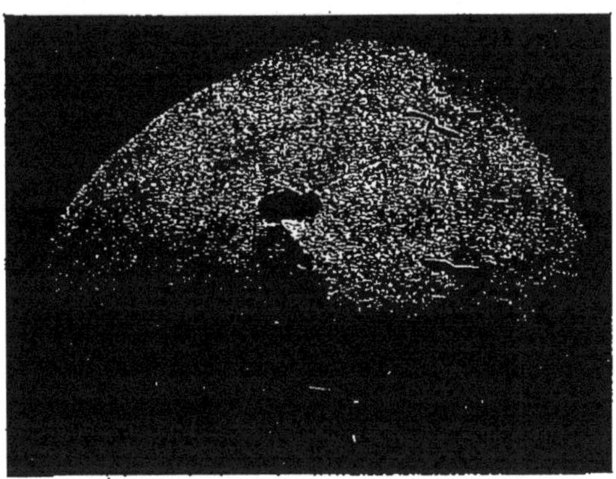

Fig. 16. — Coup de feu perforant du vertex à l'occiput (balle Lebel tirée à 1 500 mètres). Trou d'entrée.

esquilles périphériques, plus ou moins triangulaires, déprimées dans le sens de direction du projectile (fig. 16 et 17).

L'étude de la réaction du cerveau sous l'action du projectile qui

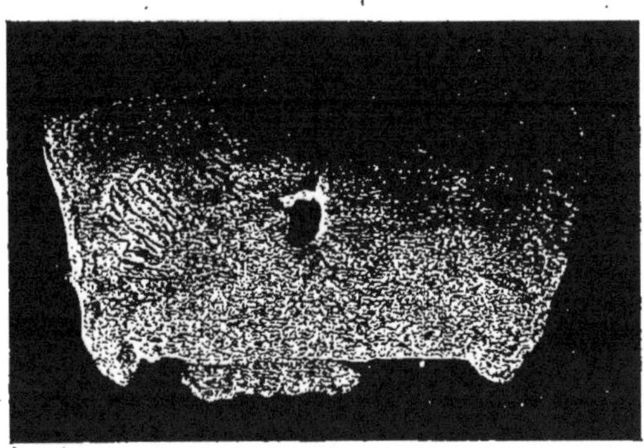

Fig. 17. — Coup de feu perforant du vertex à l'occiput (balle Lebel tirée à 1 500 mètres). Trou de sortie.

le pénètre ou le traverse a été l'objet d'expériences de la part de Tillmann[1]. Elles lui ont permis de constater un allongement passager du diamètre du cerveau (frappé hors du crâne par le projectile) perpendiculaire au trajet de la balle. Le cerveau

1. Tillmann, Ueber Schussverletzungen des Gehirns. *Archiv. f. klin. Chirurg.*, 1898, p. 608.

augmente donc de volume ou plus exactement ses molécules constitutives sont projetées vers la paroi crânienne dont la résistance les oblige à revenir à leur position première. Ce déplacement moléculaire n'est possible qu'avec des modifications de cohésion du tissu ; celui-ci subit un tiraillement dans le sens perpendiculaire au trajet de la balle, tiraillement dont l'intensité diminue progressivement du trajet vers la surface de l'organe. Cette *expansion* du reste obéit à une force modérée, puisque, si l'on tire sur un cerveau extrait du crâne, il suffit d'une enveloppe de toile résistante pour en empêcher l'éclatement.

Quant au *trajet intracérébral,* trace du passage du projectile lui-même, il se présente avec des particularités anatomiques sur lesquelles nous reviendrons plus loin.

3° Éclatement cranio-encéphalique.

Nous venons d'étudier la perforation crânio-encéphalique simple ; l'éclatement du *crâne* présente, en plus des trous que nous avons décrits et des fissures qui peuvent y être annexées, des fissures qui, parties des orifices d'entrée et de sortie de la balle, se portent au loin ou courent de l'un à l'autre.

Un premier point à bien établir, c'est que les *sutures* n'influent en rien sur la direction des fêlures ; elles sont coupées ou suivies par elles indifféremment. Quand elles se trouvent sur la ligne du choc et que celui-ci est violent, elles peuvent être disjointes.

D'une façon générale, les fissures tracent l'un des méridiens de la sphère crânienne, parallèles à la direction de la violence traumatique ; autrement dit, elles sont antéro-postérieures dans les coups de feu fronto-occipitaux ou occipito-frontaux, transverses quand le projectile a passé d'une tempe à l'autre. Parmi ces fissures, quelques-unes présentent une régularité presque schématique. La balle a perforé le frontal où se voit un *trou,* et, parmi les diverses fissures radiées qui en émanent, les deux horizontales se prolongent l'une l'autre, constituant une *fissure transverse frontale* qui détache l'écaille du frontal de sa portion orbitaire, coupe au-dessus des apophyses orbitaires externes l'extrémité des lignes temporales ; puis, elle descend dans la fosse temporale. Là, en un point presque identique à droite et à gauche, sur la grande aile du sphénoïde, ses deux extrémités se bifurquent. De chaque côté la branche de bifurcation supérieure court horizontalement d'avant en arrière, et toutes deux tendent à se rejoindre à l'occiput, circonscrivant ainsi la calotte par une *fissure circulaire*. La branche de bifurcation inférieure, oblique en bas et en arrière dans la fosse temporale, croise la racine postérieure de l'apophyse zygomatique, intéressant dans la profondeur la base du rocher et la paroi du conduit auditif; enfin elle vient mourir sur l'apophyse mastoïde correspondante.

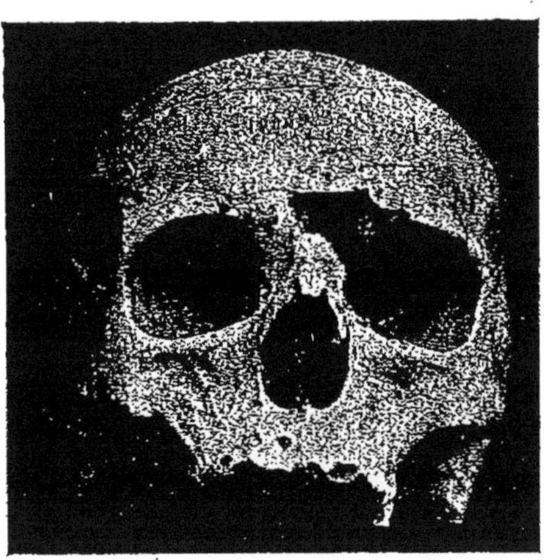

FIG. 18. — Coup de feu perforant postéro-antérieur (balle Lebel tirée à 1 000 mètres). Trou de sortie et fissure transversale frontale.

Les deux *fissures obliques postéro-inférieures* droite et gauche avec la *fissure transverse frontale* tendent à détacher le massif osseux de la face (fig. 18 et 19).

Autrement, émanée d'un trou de passage situé à l'occiput, au sommet du lambda, les fissures radiées se prolongent sur l'ovoïde crânien. Tantôt elles courent sur le vertex pour venir tomber sur une fêlure transverse frontale partie d'un trou antérieur; tantôt

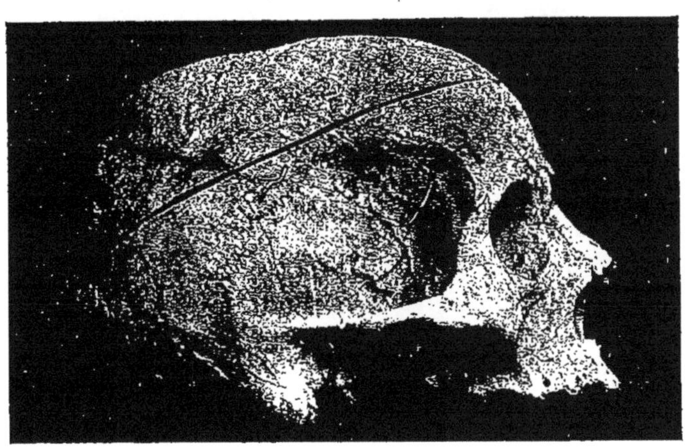

FIG. 19. — Coup de feu perforant postéro-antérieur (balle Lebel tirée à 1 000 mètres). Fissure transversale frontale, fissure circulaire, fissure oblique postéro-inférieure.

symétriques, elles passent à la hauteur de la portion pariétale des fosses temporales, tendant à se rejoindre en avant et à détacher la calotte crânienne (fig. 14 et 15).

Dans les coups de feu transversaux on retrouve encore la *fissure circulaire*; mais au lieu de détacher la partie supérieure de la boîte osseuse de l'inférieure, elle semble vouloir diviser le crâne en deux moitiés antérieure et postérieure (fig. 21 et 22).

Si la balle, au lieu de perforer le crâne aux deux extrémités d'un diamètre, le traverse aux extrémités d'un arc assez court, de

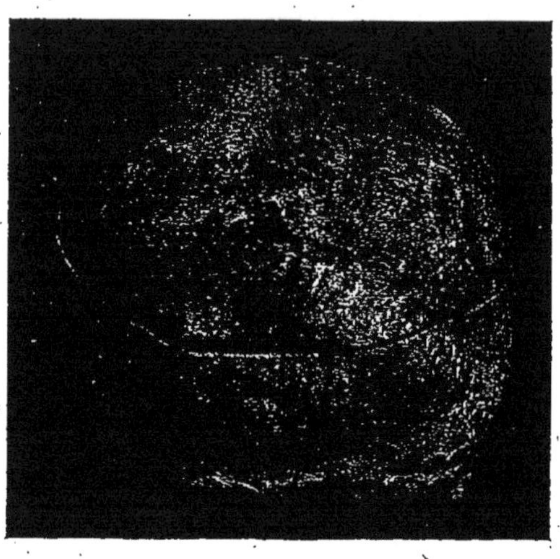

Fig. 20. — Coup de feu perforant postéro-antérieur (balle Lebel tirée à 1 000 mètres). Trou d'entrée et fissures émanées du trou de sortie.

l'orifice d'entrée part dans la direction du trou de sortie une ou plusieurs fissures radiées que coupent des arcs de fissures circulaires, concentriques au trou d'entrée; de là une série d'esquilles trapézoïdales, rectangulaires ou en croissant, situées de chaque côté de la fissure principale (fig. 16).

Pour expliquer la production de ces dégâts osseux, nous devons, comme précédemment, invoquer la transmission au crâne d'une partie de la force vive du projectile et sa transformation sous forme de mouvements aboutissant à la rupture osseuse. Mais de plus, ne convient-il pas de faire intervenir ici l'effort excentrique du contenu encéphalique qui, lui aussi, emprunte à la balle une partie de sa force vive? Cet effort du reste ne devient-il pas manifeste lorsque dans un coup de feu tiré à courte distance avec un fusil de guerre, quelque vingt mètres par exemple, *le crâne saute?*

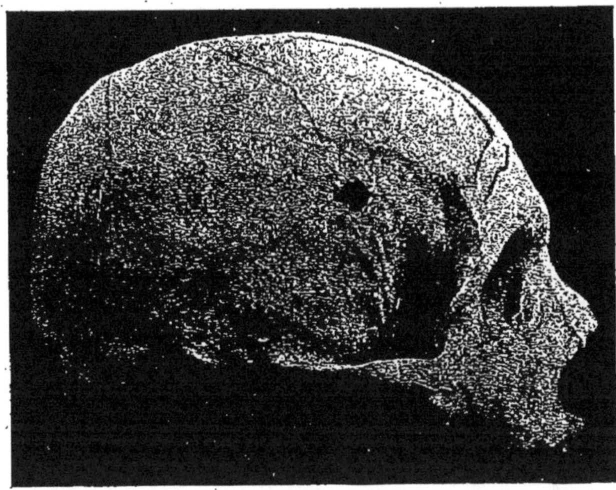

Fig. 21. — Coup de feu perforant transversal (balle Lebel tirée à 400 mètres). Trou d'entrée.

Parfois toute la voûte est brisée en esquilles petites, les unes projetées au loin avec les débris du cerveau, les autres encore

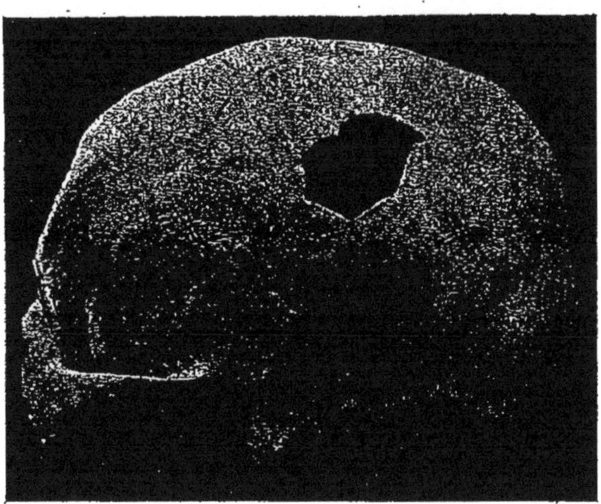

Fig. 22. — Coup de feu perforant transversal (balle Lebel tirée à 400 mètres). Trou de sortie.

adhérentes au cuir chevelu déchiré en lambeaux violemment rejetés vers la face ou le cou (fig. 23); la base crânienne elle-même est sillonnée de fissures dont quelques-unes correspondent plus ou moins aux sutures. Plus souvent encore le fracas osseux est moins considérable ; les esquilles donnent la sensation dite d'un sac de noix sous le cuir chevelu perforé par place, et largement déchiré au niveau du trou de sortie par lequel a fui une gerbe d'esquilles et de débris cérébraux. Du reste, les dimensions de cet orifice de sortie ne sont pas toujours en rapport avec le degré de la lésion osseuse. Les expériences de tir sur le sujet nous ont

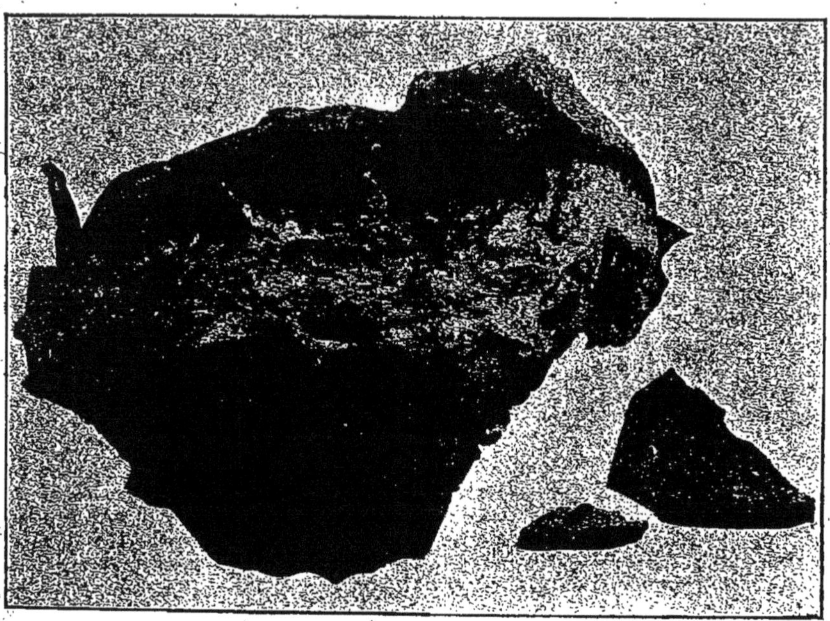

Fig. 28. — Coup de feu antéro-postérieur explosif (balle Gras tirée à 6 mètres).

fourni toute la gamme entre l'explosion du crâne et sa perforation avec longues fissures sans libération d'esquilles.

L'effort excentrique produit sur le crâne par le contenu crânio-encéphalique, que traverse une balle animée d'une force vive puissante, se laisse encore apprécier dans certaines fractures indirectes de la base, lesquelles, siégeant au niveau des voûtes orbitaires, présentent cette particularité bien significative que l'esquille circonscrite par les fissures est refoulée vers l'extérieur et déprimée vers l'orbite. Nous aurons à revenir plus loin sur ce sujet.

De leurs expériences, qui corroborent les nôtres, Von Coler et

Schjerning[1] concluent que, dans les coups de feu tirés avec la balle de guerre actuelle (8 millimètres) à une *distance inférieure ou égale à* 50 *mètres*, le projectile se creuse un trou d'entrée et un trou de sortie dans le crâne que des fissures, ne répondant à aucun type, réduisent en éclats. Le plus souvent le cuir chevelu maintient encore les esquilles, mais lui aussi présente comme trous d'entrée et de sortie deux pertes de substance par où s'échappe la matière cérébrale. Sur la dure-mère, largement perforée en regard des trous crâniens, des déchirures courent d'un trou à l'autre.

Déjà dans le *tir à* 100 *mètres* le fracas crânien paraît moindre et moins irrégulier. L'on reconnaît une certaine systématisation des lignes de fractures; celles qui partent du trou d'entrée se laissent distinguer de celles qui émanent du trou de sortie. Ces deux systèmes de fissures s'enchevêtrent sur la voûte crânienne, orientées vers leur orifice d'origine comme vers un pôle. Coupant ou suivant les sutures, certaines rayonnent du trou d'entrée au trou de sortie; certaines sont concentriques à l'un ou à l'autre; se coupant, elles circonscrivent de nombreuses esquilles adhérentes au périoste qui, lui, est déchiré et décollé sur leurs bords. Des débris de tissu nerveux font hernie, parfois à l'entrée, de règle au trou de sortie. Du reste les dimensions de ce dernier ne dépassent guère deux à trois centimètres et répondent peu au désordre profond (fig. 24).

Jusqu'à 800 *mètres* environ autour des deux trous crâniens se voit le double système des fissures radiées et des fissures circulaires. Plus loin ces dernières commencent à devenir moins bien dessinées; elles disparaîtraient dans les coups à 1600 *mètres*, alors que persisterait encore une fissure de jonction entre les deux orifices représentés chacun par un trou net. A partir de 2 000 *mètres*, la netteté des deux trous sans fissures serait la règle. Dans un coup de feu accidentel tiré de la distance de 2 700 mètres, Von Coler et Schjerning ont noté l'arrêt de la balle dans la cavité crânienne.

Il importe de ne pas prendre à la lettre *les rapports précédents entre les lésions crâniennes et les distances de tir*. Indépendamment même des résistances variables des divers crânes, les conditions

1. Von Coler et Schjerning, *Ueber die Wirkung und kriegschirurgische Bedeutung der neuen Handfeuerwaffen*, 1894, p. 359.

sur le cadavre diffèrent assez de celles offertes par le vivant pour que cette remarque s'impose. Néanmoins nous relevons que dans la série de nos expériences, toutes les autres conditions étant respectées, un seul facteur a varié : la vitesse ou plus exactement la force vive du projectile, et les lésions crâniennes ont varié comme on l'a vu. Or, si l'on reproduit les mêmes tirs sur des

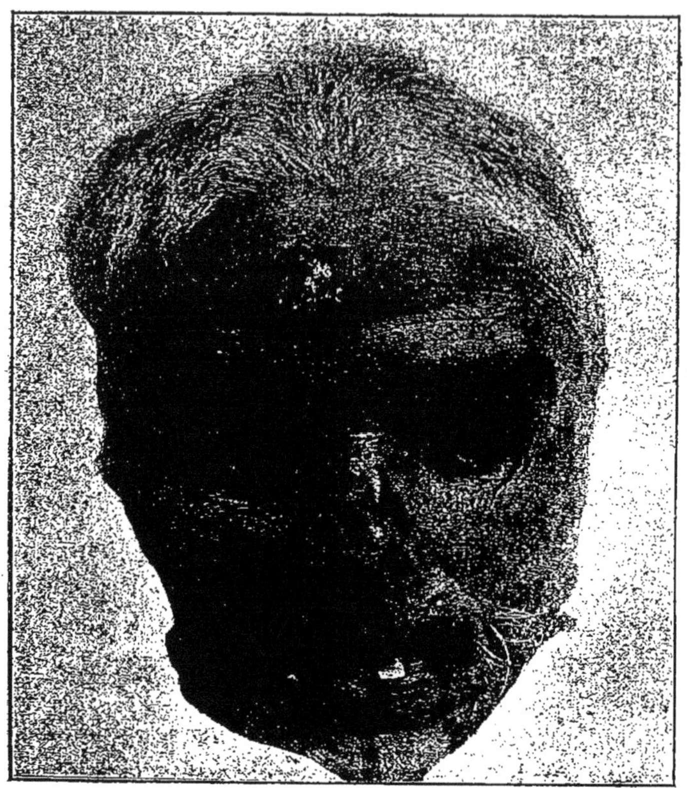

Fig. 24. — Coup de feu perforant antéro-postérieur (balle Lebel tirée à 6 mètres). Trou d'entrée avec hernie du cerveau.

crânes vides, l'on n'obtient plus d'effets explosifs, particularité suffisante pour établir que dans leur production le contenu crânien joue un rôle réel.

Une expérience de Tillmann [1] éclaire la question. Cet observateur tire à 5 mètres sur deux crânes pleins et étudie les *photographies prises au cinématographe*. Une première photographie

1. Tillmann, Ueber Schussverletzungen des Gehirns. *Arch. f. klin. Chirurg.*, t. LVII, p. 608, 1898.

montre le crâne comme soufflé; au niveau de l'orifice de sortie se voit une projection véritable, en forme de gerbe, de molécules cérébrales; au niveau du trou d'entrée, la paroi crânienne est intacte. Sur la deuxième photographie cette paroi n'existe plus et les molécules cérébrales volent de tous côtés. Jusque sur la huitième épreuve cet effet explosif s'accentue, les molécules cérébrales sont projetées en l'air. Sur la douzième épreuve, on voit que la base du crâne s'est fracturée en deux parties dont l'une est tombée sur le sol. Si l'on remarque que l'effet du projectile s'est inscrit sur les douze premières photographies, comme le cinématographe employé donnait cinquante épreuves à la seconde, l'on peut calculer que le crâne a sauté en un quart de seconde; la voûte n'a même demandé qu'un vingt-cinquième de seconde pour se briser.

Autre constatation intéressante: Tillmann projetant sur un écran des photographies cinématographiques d'un crâne traversé par une balle tirée à 5 mètres, remarque que le profil supérieur de la voûte crânienne, d'abord inférieur à une ligne tracée, le déborde sur les deux premières épreuves, puis sur la troisième revient à son premier niveau. Le crâne a donc été comme soufflé un instant. Pour cela il faut que la balle en passant abandonne au contenu crânien une partie de sa force vive et que les molécules ainsi animées fassent effort de dedans en dehors sur la paroi qui les enserre. L'effort du reste n'est pas égal en tous sens; la projection en gerbe plus accentuée vers le trou de sortie n'en fournit-elle pas la preuve? Cet éclatement de la tête est d'ailleurs susceptible d'une comparaison vulgaire: un coup de pied dans un melon bien mûr, le dissocie en parcelles, qui, faisant éclater son enveloppe, sautent de tous côtés et surtout dans la direction du coup.

Une dernière remarque enfin permet d'isoler ce qui appartient à l'action directe du projectile sur le crâne de ce qui résulte de son action indirecte par l'entremise de la matière cérébrale mobilisée. Dans l'expérience de Tillmann la balle perfore la tête en un huitième de seconde et celle-ci réclame un quart de seconde pour sauter; au moment où le crâne éclate, le projectile plus rapide que les molécules cérébrales est à 25 centimètres au delà de son trou de sortie; il est déjà loin quand les projectiles secondaires achèvent de briser la résistance de la paroi crânienne.

Nous avons pu de notre côté avec un cinématographe battant 120 à la seconde photographier des têtes traversées par une balle de fusil Gras, le coup tiré à 5 mètres [1].

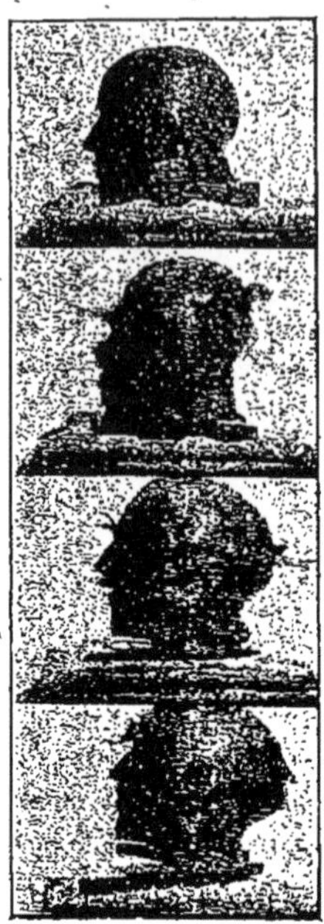

Fig. 25. — Cinématographie d'un coup de feu perforant antéro-postérieur (balle Gras tirée à 5 mètres. 120 clichés à la seconde).

Sur une première série de clichés on constate que la tête particulièrement résistante n'a pas sauté ; les esquilles du crâne éclaté ont été maintenues par le cuir chevelu. La première figure montre la tête avant le coup ; sur la seconde on note une gerbe de fines particules qui émergent du *trou d'entrée* de la balle laquelle est encore dans le crâne ; celui-ci est manifestement déformé, le *vertex est soulevé*. Dans la troisième figure, la tête, qui était simplement posée sur une tablette, *se soulève dans son entier* ; mais de plus elle présente une *projection de la région occipitale* qui s'ouvre largement et, *au delà de cet orifice se voit la balle* qui par suite n'a guère mis plus de 2/120 ou 1/60 de seconde pour traverser le crâne. Enfin sur la dernière image le déplacement total de la tête s'est accentué et *les deux orifices d'entrée et de sortie se sont élargis* (fig. 15).

4° Fissures indirectes de la voute.

Bien que les auteurs ne signalent l'existence de *fissures indirectes* ou de *fractures indirectes* qu'au niveau de la base du crâne, ces lésions se rencontrent, exceptionnellement il est vrai, à la voûte. Baudens[2] nous dit : « Puisqu'un choc porté sur le pariétal *droit,* par exemple, tend à redresser la voussure du pariétal du côté *gauche,* il est aisé de comprendre que la lame externe de cet os peut rester intacte, alors que les fibres de la lame vitrée auront pu se rompre seules dans quelques points et faire saillie à l'intérieur du crâne. » Deux fois le professeur du Val-de-Grâce a constaté pareille lésion chez des soldats morts à la suite de coup de feu du crâne. Ainsi

1. Ces expériences ont pu être faites grâce au concours de M. Gaumont, directeur du Comptoir général de photographie.

2. Baudens, *Cliniques des plaies d'armes à feu*, 1836, p. 121.

donc pour lui « les *fractures par contre-coup* se présentent souvent sous forme de *fentes situées dans le point diamétralement opposé à l'action du projectile*. Cette loi est toutefois sujette à de légères variations, car si l'os voisin est plus faible, c'est lui qui se rompra. D'autres fois, au lieu d'une fente, on rencontre l'écartement plus ou moins considérable d'une suture. »

Quelque peu différentes comme localisation se présentent les fissures isolées dans les faits suivants, elles ne se trouvent pas au point diamétralement opposé au trou d'entrée du projectile, ce ne sont plus comme celles de Baudens, des *fractures par contre-coup*.

Observation. — Tuffier[1].

Chez un suicidé une balle a traversé le crâne transversalement, entrée au-dessus du pavillon de l'oreille droite et sortie au-dessous de la partie postérieure de la ligne courbe temporale gauche. Les deux trous ne présentent pas de fissures; mais en avant existent trois traits de fractures irradiés de la bosse frontale gauche comme d'un centre: l'un gagne en arrière le milieu du pariétal gauche, les deux autres descendent obliquement à travers les deux arcades sourcilières et les voûtes orbitaires de façon à limiter un fragment frontal triangulaire à sommet supérieur. De plus, en arrière se voit une longue fissure courbe passant au-dessus de la protubérance occipitale sans atteindre l'orifice d'entrée.

Il semblerait que dans ce cas la violence a eu pour effet, en aplatissant la région temporale, de faire éclater les deux pôles de l'ovoïde crânien.

Un mécanisme analogue peut être invoqué dans un fait de Rücker ; cette fois le coup porté sur le frontal désunit les deux sutures squameuses.

Observation. — Rücker[2].

Une balle de pistolet tirée à quinze pas perfore le frontal à 4 centimètres au-dessus de la racine du nez et à 1 centimètre à droite de la ligne médiane ; très aplatie, elle s'arrête sous la pie-mère au niveau des 1re et 2e circonvolutions pariétales gauches.

En écartant le muscle temporal gauche on trouve correspondant à la suture écailleuse une traînée de sang et l'on constate non seulement un

1. Tuffier, *Bulletin de la Soc. anat.*, 1881, p. 145.
2. Rückert, *Thèse*, Dorpat, 1881.

écartement de cette suture, mais la pression sur l'écaille montre qu'elle est mobile. Du côté droit également la suture squameuse, aussi bien en dedans qu'en dehors, est tracée par une ligne rouge et de ce côté aussi, la pression sur l'écaille révèle une légère mobilité.

III. — COUPS DE FEU DE LA BASE DU CRANE.

La base du crâne souffre des atteintes des projectiles dans trois conditions différentes : ou bien la balle vient frapper directement le tissu osseux qui ferme en bas la boîte crânienne *(fractures directes)*, ou bien elle a frappé la voûte, et de la lésion qu'elle y a produite, part, ainsi que nous l'avons déjà dit, une ou plusieurs fissures qui s'irradient dans la base *(fractures irradiées)*, ou enfin cette dernière présente des fissures tout à fait indépendantes du point d'impact du projectile *(fractures indirectes)*.

1. Fractures directes.

Si en temps de guerre l'on observe rarement des blessés atteints de fractures directes de la base du crâne, les suicides en temps de paix fournissent par contre de nombreux exemples de ce désordre. Tantôt il s'agit d'un coup de feu tiré suivant un plan plus ou moins horizontal à hauteur de la tempe, de l'orbite ou de l'oreille. Tantôt la balle a pénétré sous le menton ou par la bouche, et, dans ce cas, elle a pu se faire jour à travers le vertex. Inversement Coindreau [1] signale un suicide par coup de mousqueton suspendu au-dessus de la tête et, dans les conditions de la guerre moderne, pareille direction des projectiles à travers le crâne ne présentera rien de surprenant chez les tireurs couchés.

Nous ne saurions décrire dans tous leurs détails les désordres provoqués par une balle courant horizontalement à hauteur du plancher de chacun des étages de la base du crâne. En avant, ce sont les *voûtes orbitaires* et la *lame criblée* qui seront intéressées et avec elles le contenu des orbites et l'appareil de l'olfaction. A noter d'une part : l'infiltration sanguine ou l'hématome palpébral et orbitaire, la lésion des nerfs, vaisseaux ou muscles orbitaires, des globes oculaires ; de l'autre : l'épistaxis et les

1. Coindreau, Suicide par coup de feu, singularité du mode de tir. *Archives de med. milit*, 1886, t. VIII, p. 141.

troubles de l'olfaction, et surtout les dangers d'infection de l'encéphale dont les lésions sur la face inférieure des lobes frontaux sont plus ou moins muettes au point de vue clinique.

Dans les coups de feu horizontaux de l'*étage moyen,* une première difficulté se présente ; vu la direction même de ce plan, le projectile peut être passé sous lui et être allé se perdre du côté de la base de l'apophyse ptérygoïde sans provoquer de désordre crânien proprement dit, ou bien la balle a effectivement atteint le sphénoïde. Nous aurons l'occasion de citer plus tard des faits de ce genre avec lésion non seulement de la corne sphénoïdale du cerveau, mais aussi des troncs nerveux (trijumeau, oculo-moteurs commun et externe, pathétique) ou encore des sinus caverneux et du tronc carotidien.

Les blessures du *rocher* par armes de guerre ne sauraient nous arrêter : elles méritent une étude spéciale. Avec la balle de guerre, voire même avec celle du revolver d'ordonnance, l'on obtient des perforations complètes d'un côté à l'autre ; les multiples esquilles des deux pyramides sont maintenues plus ou moins solidement par l'épaisse couche fibreuse qui double la face inférieure des os. Les dégâts des oreilles moyenne et interne échappent d'autre part à toute description, et, poûr qui sait l'anatomie, il est facile de soupçonner les désordres des multiples troncs nerveux et vasculaires qui longent ou traversent les rochers, comme aussi les lésions des lobes cérébraux temporo-occipitaux et du cerveau moyen.

Très bien résumées par Chipault[1] les blessures du rocher par projectiles civils présentent de multiples variétés. Quelquefois la lésion est superficielle, limitée aux parties molles avec contusion osseuse plus ou moins légère ; d'ordinaire la balle a pénétré et a gagné la profondeur, soit en traversant les parties voisines du conduit auditif, soit en suivant ce dernier. Dans le premier cas, le trou d'entrée peut être en avant ou au-dessus du méat ; plus souvent il est en arrière sur l'apophyse mastoïde dans laquelle la balle est restée ; continuant son trajet, celle-ci a pénétré dans le conduit auditif, puis s'est logée dans l'oreille moyenne ou même dans l'interne. Tirée directement dans le conduit à bout portant avec l'arme hermétiquement appliquée sur le méat, la balle peut s'arrêter à son niveau (Lamarque), plus souvent elle atteint l'oreille moyenne, peut-être sans léser les parois du con-

1. A. Chipault, in *Traité de chirurgie* de Le Dentu et Delbet, 1897, t. IV, p. 572.

duit auditif (Dudon), de règle en en dilacérant une et de préférence la postérieure ; elle se réfléchit sur elle, en l'enfonçant plus ou moins, puis pénètre dans la caisse, le long de la paroi interne de laquelle elle glisse plus ou moins (Poirier et J.-B. Charcot). D'autres fois, le projectile longe la paroi antérieure du conduit et lèse souvent l'articulation temporo-maxillaire ; enfin exceptionnellement il suit les parois supérieure ou inférieure. Arrivé dans l'oreille moyenne, il y est simplement logé (Duplay) ou de règle il pénètre dans l'une des parois qu'il fait éclater et dans laquelle il s'incruste. Parfois il provoque une fracture transversale du rocher ou son éclatement. Comme la balle, ainsi que nous venons de le voir, suit souvent le conduit auditif, la carotide interne est fréquemment lésée (Variot, Demons, Terrier, Reverdin, Barette, Leclerc), le premier coude de son canal osseux est en effet exactement dans l'axe du conduit. A noter encore la lésion de la veine jugulaire (Poirier), du tympan, de la corde du tympan, des osselets, du labyrinthe et enfin des nerfs voisins du rocher (facial, trijumeaux oculo-moteurs).

Quand nous étudierons au point de vue clinique les coups de feu de la région cérébelleuse, on en relèvera la rareté. Aussi il nous suffira ici de signaler les sinus veineux qui circonscrivent la *loge cérébelleuse* et peuvent participer à ses lésions.

Courant d'avant en arrière au-dessous de la base crânienne, un projectile peut l'intéresser en un point, ne serait-ce que par quelques fissures. Tel ce blessé de 1870[1], chez lequel une balle entrée à la racine du nez perfore les cellules ethmoïdales inférieures, l'antre d'Hyghmore, la grande aile du sphénoïde, ouvre l'articulation temporo-maxillaire, lèse la face inférieure du rocher et la mastoïde.

Dans les suicides par coup de feu tirés *dans la bouche* ou *sous le menton* les dégâts au niveau de la base du crâne varient suivant l'inclinaison donnée au canon de l'arme par rapport au plan osseux menacé. C'est ainsi que le projectile pourra traverser une orbite ou les fosses nasales et atteindre l'étage antérieur, ou bien c'est la selle turcique ou l'une des fosses temporales qui est perforée, ou enfin le projectile va se loger dans le rocher ou pénétrer dans la loge cérébelleuse. Mais, comme le fait remarquer Legouest[2], à l'action

1. *Sanitäts Bericht über die deutschen Heere im Kriege gegen Frankreich*, 1870-71, B. III, Sp. Th. I, p. 66.
2. Legouest, *Traité de chirurgie d'armée*, 2e édit., 1872, p. 288.

du projectile, peut s'ajouter celle des gaz de la charge de poudre et, surtout dans les cas de suicide par fusils de guerre, il se produit une véritable explosion de la tête — face et crâne. Alors non seulement la base est fracassée, mais la voûte est plus ou moins projetée au loin. Les projectiles civils par contre doués de moins de force de pénétration pourront se loger dans les cellules ethmoïdales ou les sinus frontaux, ouvrir le corps du sphénoïde et la selle turcique, s'implanter dans un rocher, etc. Inutile de revenir sur ce que nous avons dit, il y a un instant, des désordres concomitants. Quelques exemples illustreront mieux ces coups de feu.

Observation. — Doumeng (inédite).

Chez un suicidé une balle du fusil 1886 est entrée au niveau de l'os hyoïde et est sortie 1 centimètre en arrière du bregma à gauche et tangente à la ligne médiane. Elle est entrée dans le crâne au niveau du sinus sphénoïdal et de la selle turcique qui a éclaté, les apophyses clinoïdes postérieures sont intactes. De la selle turcique partent cinq fissures : deux symétriques se dirigent d'arrière en avant de chaque côté de l'apophyse crista-galli ; puis, arrivées à la partie moyenne de l'étage supérieur, elles tournent à droite et à gauche pour se perdre sur les faces latérales. Deux autres également symétriques se dirigent en dehors et en arrière, parallèles à la crête du rocher à travers les trous déchiré antérieur, hiatus de Fallope et petit rond, remontent sur les faces latérales et tournent brusquement en arrière pour se perdre sur les pariétaux. Enfin une cinquième divise la grande aile gauche du sphénoïde.

Le sinus caverneux gauche a été perforé, mais la carotide est restée intacte.

Le corps pituitaire et le chiasma ont été détruits, puis la balle a creusé un canal admettant l'index à travers le ventricule moyen, les couches optiques, le trigone cérébral, détruisant le septum lucidum et ouvrant les ventricules latéraux, perforant le corps calleux, sillonnant la face interne de l'hémisphère gauche à un centimètre en avant du plan rolandique. Enfin elle s'est échappée par un simple trou au vertex.

Observation. — Reboud (inédite).

L'orifice d'entrée de la balle du fusil modèle 1886 est situé à la partie postérieure de la voûte palatine ; la face et les lèvres ne présentent pas traces de brûlures, mais ces dernières ont quelques déchirures. Les deux maxillaires supérieurs sont brisés sur la ligne médiane et quelques dents arrachées. L'orifice de sortie se voit sur la ligne médiane au niveau de la protubérance occipitale ; ses dimensions sont un peu supérieures à celles d'une pièce de deux francs. La matière cérébrale sort en bouillie.

La voûte crânienne est intacte ainsi que les méninges, excepté au niveau de l'orifice de sortie où elles ont éclaté en étoile à la réunion du cerveau et du cervelet. Après section médiane de la masse cérébrale on constate une légère abrasion du lobe occipital droit et la mise en bouillie du lobe droit et d'une partie du lobe gauche du cervelet.

La base du crâne est complètement disloquée par des fractures multiples avec ou sans esquilles ; une large fente médiane court de la crête coronale du frontal au trou occipital ; les fentes sphénoïdales sont démesurément élargies et les deux temporaux sont symétriquement brisés à 1 centimètre en avant du bord supérieur des rochers.

Observation. — Piquot (inédite).

La balle du fusil 1886 est entrée dans le cou un peu au-dessous de la saillie du cartilage thyroïde ; le trou cutané arrondi, de 8 à 9 millimètres de diamètre, admet difficilement le bout du petit doigt, il est entouré d'une zone noirâtre de 2 centimètres de rayon. La sonde cannelée traverse le larynx, perforé en arrière à 3 centimètres environ plus haut que sa perforation antérieure, puis elle s'engage à travers l'axis et l'atlas jusque dans le canal vertébral où l'on perçoit son trou de passage sur le côté gauche du tube rachidien, à 1 centimètre au-dessous du rebord occipital.

Le projectile a labouré le bulbe et la partie postérieure du cervelet, puis, engagé dans l'extrémité du sillon interhémisphérique, il a particulièrement intéressé l'hémisphère cérébral droit.

La partie supérieure du sphénoïde est également fissurée, mais le trait de fracture s'arrête au rebord antérieur de la selle turcique en arrière et à la lame criblée de l'ethmoïde en avant. La gouttière basilaire paraît intacte.

Le trou de sortie dans le cuir chevelu est un peu plus grand que le trou cutané d'entrée ; il s'en est écoulé du sang, et quelques débris cérébraux. Il correspond à un trou osseux situé, à peu près exactement, au point de réunion des trois traits de la suture lambdoïde et échancrant surtout l'occipital. Il en part, à droite et en arrière, trois fissures qui circonscrivent deux très grosses esquilles, l'une au dépens du pariétal droit, l'autre de la partie droite de l'occipital. Sur le pariétal gauche s'étend une fissure transversale, longue de 6 à 7 centimètres. D'avant en arrière, l'occipital est nettement fissuré jusqu'au trou vertébral et la mobilité de son segment gauche indique l'existence d'une autre fissure allant également jusqu'au trou vertébral. Du trou occipital, à gauche un peu en arrière du trou condylien antérieur, part un autre gros trait de fracture intéressant transversalement toute l'épaisseur du rocher, en arrière de l'apophyse mastoïde et se terminant à l'angle postérieur du temporal.

Les coupes pratiquées sur la région antérieure du cerveau montrent les ventricules latéraux et moyen remplis de sang coagulé.

Comme exemple des désordres produits par le passage d'une balle de la voûte vers la base du crâne nous citerons un fait de mort accidentelle due à un coup de feu avec la balle du fusil de guerre autrichien.

Observation. — H. Freund[1].

A gauche sur le frontal près de la ligne des cheveux et à 5 millimètres de la verticale menée par l'angle interne de l'œil se voit un trou de 8 millimètres de diamètre, d'où partent deux fissures ; l'une monte vers la voûte et atteint le pariétal, l'autre descend vers la voûte orbitaire gauche qui est fracassée. Le contenu orbitaire est déchiré, le maxillaire supérieur gauche brisé en plusieurs morceaux ; près du milieu du voile du palais existe un petit trou, puis toute trace du trajet disparaît jusqu'à une fente de l'œsophage à hauteur du bord supérieur du cartilage thyroïde : au delà les tissus du côté droit du cou sont infiltrés de sang jusqu'au trou de sortie. Celui-ci se voit au niveau de l'extrémité interne de la clavicule droite, intéressant la poignée du sternum ; c'est une perte de substance, ovale, mesurant 5 sur 3 centimètres (fig. 26).

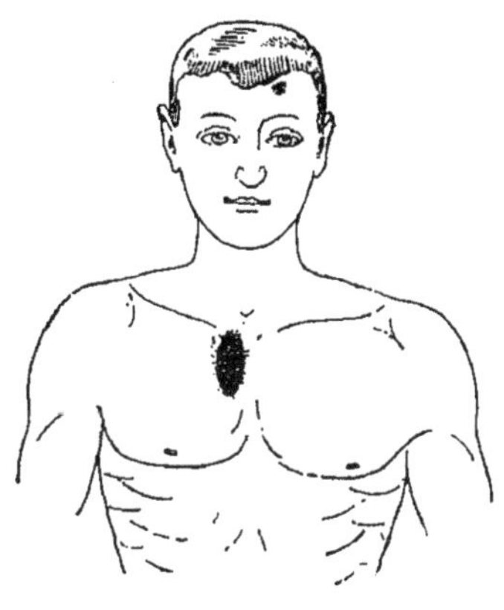

Fig. 26.

Très intéressant au point de vue médico-légal est le cas déjà signalé de Coindreau dont le suicidé avait suspendu son mousqueton par la gachette à un clou et avait fait partir le coup en tirant sur le canon. La voûte du crâne en effet était éclatée, la boîte crânienne grande ouverte était absolument vide. Cette particularité et l'existence dans l'angle interne de l'œil droit d'un trajet de balle très net, la disparition de l'œil, de la paroi supérieure de l'orbite et du frontal avaient fait admettre, vu encore la posture assise du cadavre, que le coup avait été tiré de bas en haut, le mousqueton étant tombé à terre. Mais en déshabillant le sujet, on reconnut qu'il existait à la cuisse droite un séton et l'on trouva la balle déformée arrêtée dans le pantalon.

1. H. Freund, Ein forensisch und chirurgisch interessanter Fall von Schussverletzung. *Wiener mediz. Wochenschr.*, 31 juillet 1897, p. 1421.

2. Fractures irradiées.

Nous ne reviendrons pas sur ce que nous avons déjà dit de ces fractures à propos des lésions de la voûte.

3. Fractures indirectes.

Dans une trentaine d'observations nous avons pu relever à la suite de blessures par coup de feu de la voûte crânienne des fissures ou même des fractures intéressant la base. Dans tous ces cas la lésion basilaire indirecte intéresse les points relativement faibles du squelette : ce sont surtout une ou les deux voûtes orbitaires qui sont lésées, ou la lame criblée de l'ethmoïde. On a encore vu la fissure courir à travers la selle turcique et une grande aile du sphénoïde, en même temps que la portion criblée de l'ethmoïde était isolément fissurée. Les voûtes orbitaires, l'ethmoïde, la grande aile du sphénoïde et l'écaille du temporal ont pu être aussi indirectement fissurées. Citons encore une double fissure parallèle à la ligne médiane entre la protubérance occipitale interne et le trou occipital. Enfin il convient de mettre en vedette cette particularité que, dans les fractures de la voûte orbitaire, l'esquille ou les esquilles délimitées par les fissures tantôt font saillie vers l'intérieur du crâne, tantôt au contraire sont déprimées vers la cavité orbitaire. Il semble même que dans certains cas il y ait eu successivement impulsion dans ces deux sens : le fragment osseux a déprimé la graisse orbitaire et celle-ci, glissant au-dessus de lui, est allée faire hernie dans la cavité crânienne. Quant au cortex cérébral il peut se trouver quelque peu contusionné par les esquilles déplacées.

Fait à noter, il n'existe pas de relation évidente entre la direction de la fissure basilaire et le trajet suivi par le projectile, ce qui cependant, vu la diversité des fissures observées ne veut pas dire que la brisure se produit toujours suivant une ligne de moindre résistance toujours la même, suivant une fissure tracée pour ainsi dire à l'avance.

Rücker[1], qui réussit à produire des fractures indirectes de la

1. Rücker, *Experimentelle und kasuitische Beiträge zur Lehre von de Hohlenpression bei Schussverletzungen des Schädels*. Thèse, Dorpat, 1881.

base par coup de feu, se servait d'un pistolet de 7 millimètres et tirait à des distances variant entre 2 à 17 centimètres sur des crânes trépanés, des crânes non injectés et des crânes injectés. Sur les premiers, la substance cérébrale jaillissait par le trou du trépan, et si celui-ci était fermé par un bouchon, le bouchon était projeté à une distance souvent considérable. Sur les seconds, il obtenait simplement des fêlures partant des orifices d'entrée et de sortie. Enfin sur les crânes frais et injectés il relevait toujours l'existence de fragments osseux plus ou moins mobiles, très nettement projetés de dedans en dehors et *quelquefois des fractures indirectes*. Pour lui, la lésion résulte d'une augmentation de pression dans l'intérieur du crâne. En vertu du principe de Pascal, quand une balle pénètre dans la cavité crânienne, elle détermine une augmentation brusque et considérable de la pression intracrânienne et celle-ci se transmet avec une égale force sur toute l'étendue de la paroi osseuse qui cède en un point faible.

En 1884, Moty soutenait encore devant la Société de Chirurgie la théorie de la pression hydraulique, mais Chauvel [1] fit observer que pareille explication ne convenait pas pour certains faits non douteux où des esquilles de la base, isolées par les traits d'une fracture indirecte, étaient refoulées non vers l'extérieur mais vers l'intérieur de la boîte crânienne. D'autre part, presque à la même date, Bergmann [2] rapportant des exemples de fractures indirectes sans pénétration de la balle dans l'intérieur du crâne, se refusait également à admettre que l'augmentation de la pression intracrânienne pût suffir pour déterminer ces lésions. Par contre, Tilmann [3] considère encore les fractures indirectes des voûtes orbitaires comme résultant de l'action du projectile sur le cerveau.

Chipault et Braquehaye [4], reprenant à leur tour l'étude expérimentale de la question, ont tout d'abord prouvé la réalité de l'augmentation de la pression intracrânienne à la suite des coups de feu pénétrants. En outre, dans une expérience, grâce à un coup tangentiel de haut en bas et d'avant en arrière au niveau de la protubérance occipitale externe, ils ont produit une dépres-

1. Chauvel et Moty, *Bulletin de la Société de chirurg.*, 1884.
2. Bergmann, Die Lehre von den Kopfverletzungen. *Deutsche Chirurg.*, 1880, p. 213.
3. Tillmann, Ueber Hirnverletzungen durch stumpfe Gewalten. *Arch. f. klin. Chirurg.*, 1902, t. LXVI, p. 791.
4. Chipault et Braquehaye, *Arch. gén. de méd.*, 1895, t. IV, p. 696.

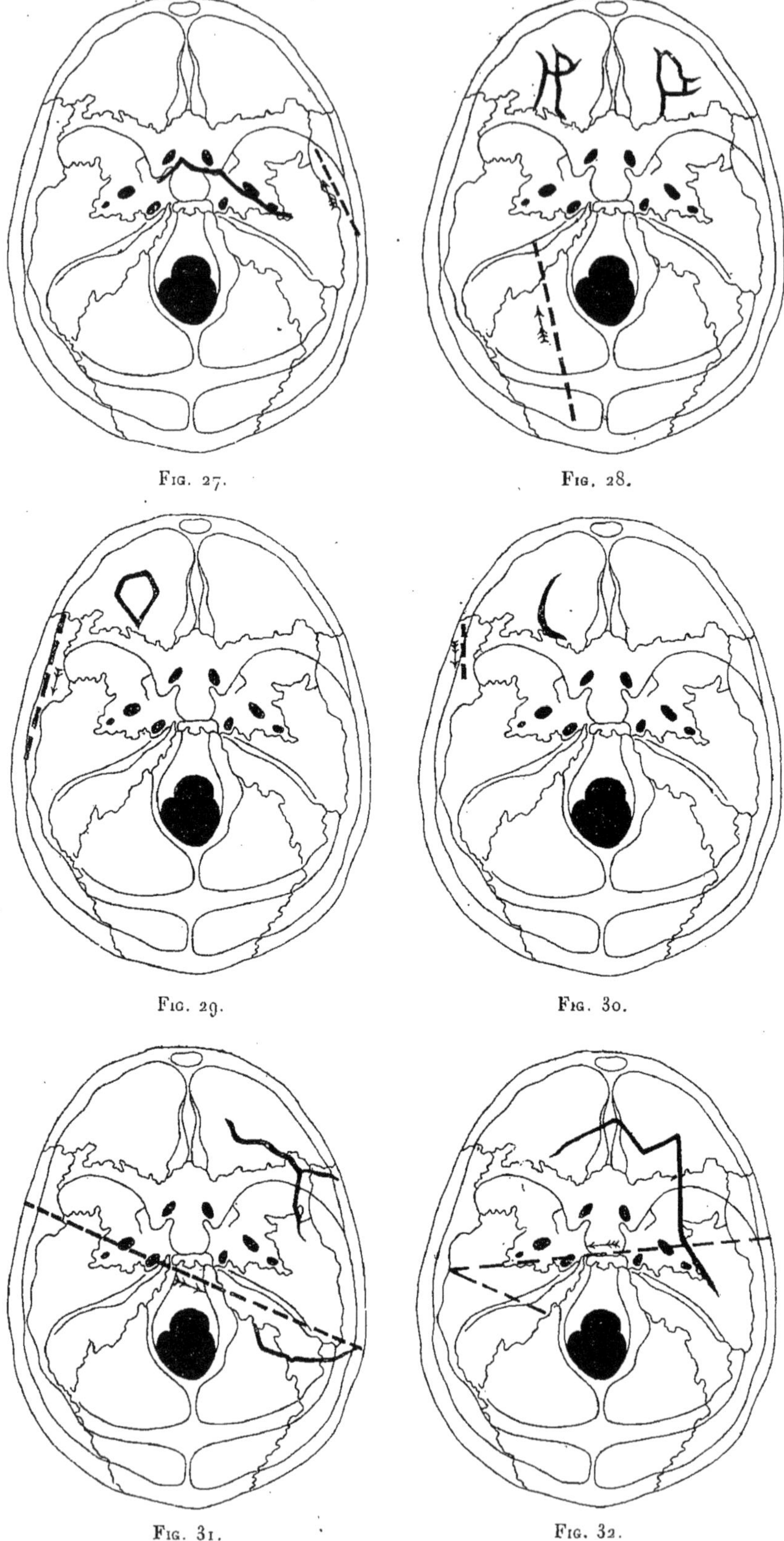

Fig. 27. Fig. 28.

Fig. 29. Fig. 30.

Fig. 31. Fig. 32.

Schémas de fractures indirectes de la base du crâne (les traits pleins représentent les fissures, les pointillés indiquent le trajet suivi par le projectile).

sion longitudinale sans pénétration de la balle et leur appareil enregistreur a fourni un graphique très net. On y constatait une projection énorme de la voûte orbitaire vers l'intérieur de la cavité crânienne, projection identique, sauf son intensité plus grande à celle notée à la suite des traumatismes ordinaires, dépression dont le corollaire indispensable est le resserrement angulaire de l'entreboutant correspondant.

Chipault et Braquehaye concluent par suite que : 1° dans les coups de feu *avec pénétration* de la balle dans le crâne, la théorie de la pression hydraulique explique parfaitement la localisation des fractures indirectes au niveau des voûtes orbitaires avec projection des fragments vers la cavité de l'orbite.

2° Pour expliquer les fractures indirectes *sans pénétration* du projectile, il faut recourir à une théorie mixte qui, tout en reconnaissant à l'exagération de la pression intracrânienne un certain effet, attribue un rôle parallèle au resserrement en éventail des fragments basilaires. Ce rôle permet de comprendre que, en pareil cas, les esquilles peuvent être en tout ou en partie projetées vers la cavité crânienne, quoique moins franchement que dans les fractures indirectes par traumatisme vulgaire; dans ceux-ci en effet il n'y a pas exagération de la pression intérieure, mais simple resserrement basilaire. A l'appui de cette intervention d'un véritable effort transmis par le squelette, l'on peut invoquer la coexistence, avec un éclatement de la voûte orbitaire gauche, d'une fissure dans le maxillaire droit constatée comme conséquence du passage d'une balle du milieu de la suture coronale à l'angle inférieur du pariétal droit, particularités que nous avons pu voir sur une pièce de l'*Army medical Museum*, à Washington.

Parmi les exemples de fractures indirectes de la base consécutives à la pénétration d'un projectile dans le crâne et susceptibles d'être expliquées par l'intervention d'une augmentation de pression intracrânienne, le fait du président Lincoln est le plus connu.

Observation. — Otis[1].

La balle ronde tirée presque à bout portant avait perforé l'occipital à 5 centimètres de la ligne courbe supérieure et 1 à gauche de la ligne médiane.

1. Otis, The medic. and surg. History of the war of the Rebellion. *Surgical*, part I, vol. II, p. 305.

En explorant le trajet avec une sonde de Nélaton, on trouva à 6 centimètres de profondeur une esquille, à 10 centimètres la pièce de l'occipital détachée par la balle et à 15 centimètres le projectile. La mort survint le lendemain et on put constater que la balle avait passé à travers le lobe postérieur du cerveau, pénétré dans le ventricule latéral et s'était logée dans la substance blanche, juste en avant du corps strié gauche. La perforation de l'occipital était circulaire, régulière, plus étendue sur la table interne. En outre, les deux voûtes orbitaires étaient fracturées et les fragments refoulés vers la voûte crânienne, les orbites étaient gorgées de sang, on remarquait des ecchymoses sur les deux yeux et une propulsion du globe oculaire.

Il est à noter que dans ce cas le déplacement des fragments orbitaires vers l'intérieur du crâne ne plaide pas en faveur d'une exagération de la tension intracrânienne au moment de la blessure; par contre, l'infiltration sanguine dans les orbites et la propulsion des globes oculaires autorisent à l'admettre. Malheureusement l'état du cortex en regard de la lésion orbitaire n'est pas indiqué ; il eût peut-être permis de trancher la question.

Fait que nous avons déjà noté, la situation de la fracture indirecte par pénétration d'une balle dans le crâne n'est pas en rapport avec le trajet suivi par cette dernière. La preuve en est dans un cas de Tiling, où un coup de feu transversal produit des lésions orbitaires à rapprocher de celles signalées chez le président Lincoln atteint par un projectile courant d'arrière en avant.

Observation. — Tiling[1].

La balle était entrée à $1^{cm},5$ en avant et 3 au-dessus du rebord osseux du méat auditif droit et sortie 1 centimètre en arrière et $3^{cm},5$ au-dessus du rebord osseux du méat gauche dans le pariétal.

On constate une longue fissure passant au-dessus de la protubérance occipitale interne; partie à droite de l'orifice d'entrée de la balle elle n'atteignait pas le bord gauche de l'occipital; de plus, comme lésion indirecte existait une fissure courant à travers les deux voûtes orbitaires.

On peut se demander si dans ce cas les deux fissures occipitale et orbitaire ne dessinent pas une ébauche de disjonction entre la voûte et la base crânienne sous l'influence moins de l'exagération de la pression intérieure que du choc latéral porté successivement sur les deux parois perforées.

1. Tiling, *Petersburger mediz. Wochenschr.*, 1880, p. 621.

Comme exemple de fracture indirecte sans pénétration nous choisissons un des faits rapportés par Bergmann.

OBSERVATION. — BERGMANN[1].

Parallèlement à la moitié postérieure de la suture sagittale et à 2 centimètres en dehors s'étend une perte de substance piriforme, longue de 3 centimètres, large de $1^{cm},5$. Son extrémité antérieure la plus large est encerclée à distance par une fissure qui limite une pièce osseuse déprimée vers la cavité crânienne. Partout ailleurs ses bords sont irrégulièrement lisses ; les lésions s'étendent plus loin sur la table externe que sur l'interne. Deux fissures en partent, l'une se dirigeant en dedans et en arrière, l'autre en dehors et en arrière. Au-dessous de la perte de substance, le cortex contient des fragments osseux et des débris de plomb.

En outre, comme fracture indirecte, il existe une fracture de la moitié droite de la lame criblée de l'ethmoïde et d'une grande partie de la surface orbitaire qui lui est contiguë. Celle-ci est disjointe d'avec la lame ethmoïdale et déprimée. De sa partie déprimée partent trois fissures, l'une en avant, la moyenne à travers sa partie moyenne, la troisième en arrière ; réunie à la précédente celle-ci isole complètement une petite esquille.

On remarquera que contrairement à la donnée théorique, établie expérimentalement par Chipault et Braquehaye, il n'y a pas sur cette pièce saillie des esquilles orbitaires vers l'intérieur du crâne. Il est même à signaler que nous n'avons pu trouver beaucoup de cas dans lequel cette particularité fût notée ; l'inverse, c'est-à-dire la dépression esquilleuse vers l'orbite, est plus souvent indiquée. Ceci tend bien à établir que la fracture indirecte résulte non seulement du resserrement en éventail des fragments basilaires, mais aussi de l'exagération de la pression intracrânienne, cette dernière action corrigeant par un refoulement vers l'extérieur la projection vers la cavité crânienne que provoque la première.

Enfin, des fractures indirectes précédentes, dans lesquelles la lésion caractéristique se trouve à une grande distance du point d'application de la violence traumatique, Chipault et Braquehaye séparent les fêlures qui commencent à une petite distance du point frappé. Ces fractures se produisent lorsque le contact de l'agent traumatique a lieu par une large surface sur un point particulièrement solide de la paroi crânienne. Alors le trait de

1. V. Bergmann, *Centralbl. f. Chirurgie*, 1880.

fracture au lieu de commencer sur l'arc-boutant frappé, qui est très solide, commence sur les entre-boutants voisins qui le sont beaucoup moins.

Observation. — Huguier[1].

Un homme reçoit à bout portant sur la protubérance occipitale externe un coup de fusil chargé à petits plombs : la table externe reste intacte, la table interne présente une fêlure quadrilatère et à distance se voient trois fissures intéressant toute l'épaisseur de l'os en d'autres points que celui qui a été frappé : l'une transversale coupe la partie mince de l'occipital comprise entre les lignes courbe supérieure et inférieure, les deux autres descendent à droite et à gauche le long de la crête occipitale jusqu'au trou occipital.

Comme les fractures directes, cette variété de fractures indirectes, ou mieux *fracture à petite distance du point d'application de la violence* se manifeste, dans la zone de dépression osseuse directement produite par l'agent traumatique, aux points faibles de cette zone, lorsque ce sont des points solides qui ont été frappés.

1. Huguier, Des plaies d'armes à feu. *Bulletin de l'Acad. de méd.*, 1848, p. 38.

II

LÉSIONS DE L'ENCÉPHALE

Nous sommes en réalité peu renseignés sur les lésions du tissu nerveux causées par l'action des projectiles. Sans doute, son *infiltration sanguine,* son *broiement* au niveau des points particulièrement traumatisés nous sont connus, mais nous nous payons de mots en parlant de *compression* et de *commotion* du cerveau. Quelles sont en pareil cas les altérations subies par les neurones, nous l'ignorons, les anatomo-pathologistes ne les ayant pas encore histologiquement précisées.

Nous n'avons pas la prétention de résoudre le problème ; mais, nous plaçant surtout au point de vue clinique, nous nous efforcerons d'indiquer le mécanisme de production des lésions connues ou supposées et de remonter de cette base anatomique à l'explication du symptôme observé. Dans l'étude des blessures de l'encéphale on ne saurait séparer l'anatomie et la physiologie, les lésions et les symptômes.

Suivant l'usage, nous envisagerons successivement la *commotion,* la *compression* et les *plaies* de l'encéphale, intercalant en bonne place les *lésions de la dure-mère* et des *vaisseaux* artériels (méningée moyenne) et veineux (sinus de la dure-mère).

1. Commotion de l'encéphale.

Une balle qui frappe le crâne, qu'il y ait ou non lésion de la substance cérébrale, agit par l'ébranlement général communiqué aux éléments nerveux, et les symptômes immédiats de ce traumatisme ne sont autres que l'expression de la *commotion encéphalique.*

Pour interpréter la pathogénie de ce complexus clinique,

Duret[1] fait observer : 1° que sous le choc porté sur le crâne un *flot de liquide* se forme autour des hémisphères et dans les ventricules et 2° que, grâce à ce flot, la violence subie en un point se répercute dans toutes les régions des centres nerveux. Pour le chirurgien Lillois, le flot liquide exerce ordinairement ses effets les plus graves et les plus étendus dans les lacs arachnoïdiens de la base du cerveau, au niveau du collet du bulbe, principalement enfin au niveau du plancher bulbaire et sur les corps restiformes. Au moment du heurt, il se produit un excès de tension brusque autour des vaisseaux dans les gaines lymphatiques de Robin et, déjà de ce fait, résulte une *anémie momentanée des centres nerveux* dans leur totalité. Plus intime même d'après Polis[2] est l'ébranlement de la substance encéphalique. Sans doute tous les espaces sous-archnoïdiens communiquent les uns avec les autres et avec les gaines lymphatiques qui accompagnent les petits vaisseaux jusque dans la profondeur du tissu nerveux, mais de plus, les cellules elles-mêmes sont complètement entourées d'un manchon liquide. Tout le système nerveux central est parcouru par des espaces liquides qui le pénètrent de la façon la plus intime. Par suite, sous l'influence de la dépression momentanée d'un segment de la voûte crânienne, le liquide est refoulé jusqu'aux éléments nerveux eux-mêmes et les phénomènes de commotion sont dus à la réaction des diverses parties du cerveau sous l'influence des modifications de leur équilibre normal. Chassé des espaces sous-arachnoïdiens, le liquide distend les gaines périvasculaires jusqu'aux plus petits vaisseaux qu'il fait éclater. Le contenu des capillaires se répand dans la gaine, d'où de fréquents piquetés hémorragiques dans les régions les plus diverses du cerveau. Les vaisseaux des espaces sous-arachnoïdiens se rompent également, de là la coloration diffuse de la surface cérébrale (Polis). Au total, l'ébranlement transmis agit d'une part sur les *vaisseaux de l'encéphale,* de l'autre sur les *éléments nerveux* eux-mêmes. Mais, à la violence mécanique que ceux-ci subissent, ne tarde pas à s'ajouter des *troubles nutritifs* qui résultent du désordre circulatoire. Celui-ci entraîne en effet une insuffisance de nutrition, voire même une intoxication des cellules nerveuses et névrogliques.

1. Duret, *Études expérimentales sur les traumatismes cérébraux*. Thèse, Paris, 1878, p. 153.
2. A. Polis, Sur la commotion cérébrale. *Revue de chirurgie*, 1894, p. 708.

Acceptant la manière de voir de Durante, Roncali[1] estime que pour expliquer la commotion il faut recourir à l'hypothèse de l'ébranlement de la masse encéphalique avec *polarisation et désorientation des molécules,* polarisation et désorientation qui troublent ou suspendent pour un certain temps une bonne partie des fonctions des éléments nerveux. Sous l'influence d'une forte secousse, toutes les cellules du neurone peuvent d'une façon solidaire rester « en suspens ». Étant admis cette abolition subite dans le fonctionnement des échanges matériels et dynamiques de toute cellule nerveuse, on comprend pourquoi, dans cette cellule, sont abolis d'une part son apport nutritif et d'autre part l'élimination de ses déchets, d'où sa *mort* possible par *dénutrition* et *auto-intoxication.*

Quant à la nature du désordre intime qualifié de polarisation et de désorientation cellulaire, nous ne sommes pas fixés. La mort du sujet peut suivre immédiatement ou très rapidement le traumatisme qui a eu pour conséquence une commotion grave du neurone, sans qu'on trouve rien à l'examen microscopique de l'encéphale. Par contre, dans la commotion non mortelle, on a constaté dans les cellules ganglionnaires des lésions identiques à celles que l'on note dans les intoxications. Or toutes les cellules de l'organisme animal, lorsqu'elles viennent en contact avec des substances toxiques soit organiques, soit inorganiques ou encore sous l'influence des leucomaïnes s'altèrent, il y a diffusion de la substance chromatique du noyau, ou *chromatolyse.* En outre les recherches de Lugaro sur les cellules nerveuses des animaux fatigués ont démontré que la fatigue détermine une diminution progressive du protoplasma cellulaire et de la substance chromatique laquelle, perdant sa disposition caractéristique, se dissout dans le protoplasma ; puis le noyau se réduit, se déforme, se déplace vers la périphérie du corps cellulaire. Pareil désordre, effet secondaire de la violence mécanique, retentit jusqu'aux prolongements protoplasmiques et aux dernières ramifications du prolongement cylindraxile ; de là, diminution des contacts entre les neurones, augmentation des obstacles au passage de l'onde nerveuse et une diminution notable de l'activité cérébrale. On peut admettre par suite que la commotion, lorsqu'elle détermine simplement une suspension temporaire des fonctions vitales, n'est autre chose

1. Roncali, *Une théorie nouvelle de la commotion cérébrale,* in Chipault, Travaux de neurologie chirurgicale, avril-juillet 1900, p. 225.

qu'une *rétraction des neurones,* avec suppression des contacts nerveux protoplasmiques (Roncali).

Après avoir ainsi cherché à rendre compte des altérations subies par les éléments cellulaires de l'encéphale il convient de revenir sur les *désordres vasculaires* provoqués par la commotion. Primitivement, il y a anémie par excès brusque de tension dans les gaines périvasculaires ; puis cette *anémie* est augmentée et surtout entretenue par une *contracture vasculaire réflexe,* dont le point de départ est dans l'irritation des corps restiformes et de toutes les parties sensibles du mésocéphale. Enfin, à cette contracture vasculaire généralisée succède une *paralysie vasculaire* aussi étendue qui suspend les échanges entre le sang et les éléments nerveux (Duret).

Polis envisage d'une façon quelque peu différente l'influence de la commotion sur la vascularisation de l'encéphale. Dans les ébranlements modérés, qui s'accompagnent dans la grande majorité des cas de ralentissement du cœur, il se produit une contraction vasculaire due à l'action directe de la violence subie par les vaisseaux, mais pour la venue de laquelle on ne peut cependant pas exclure complètement l'intervention du *centre vasomoteur* lui aussi excité directement. Pour les ébranlements intenses, accompagnés d'accélération du cœur, liée à la paralysie du vague, il s'agit au contraire d'une paralysie des vaisseaux cérébraux due incontestablement à l'action du traumatisme sur ces vaisseaux eux-mêmes.

De plus encore, nous avons signalé l'existence de petits *foyers miliaires* ou *diffus* dans l'encéphale commotionné ; or, ils déterminent autour d'eux des zones de *congestion réflexe* qui peuvent devenir confluentes, recouvrir toute la surface des hémisphères, du mésocéphale et de la moelle elle-même. La réaction inflammatoire en dernier lieu, généralisant les troubles vasculaires, jette un trouble profond dans le fonctionnement encéphalique.

De ce rapide aperçu on peut conclure que l'*état de la vascularisation du système nerveux* règle dans une large mesure la gravité des phénomènes consécutifs aux violences crâniennes. La commotion a d'autant plus de chances de se produire et d'être grave que la circulation encéphalique est insuffisante ou troublée (altération sénile ou athéromateuse des vaisseaux, troubles circulatoires de l'ivresse, du coup de chaleur). L'intensité de la violence a naturellement une grande valeur, mais un traumatisme léger peut produire une commotion grave chez un individu dont la vascularisation cérébrale est troublée, alors qu'une violence beaucoup plus forte peut ne déterminer qu'un étourdissement passager, si la circulation cérébrale est intacte (Polis).

Peut-être encore faut-il expliquer, par les modifications circulatoires qu'ils provoquent, l'influence des deux temps de la *respiration* sur la venue des phénomènes de commotion. Sudre [1] en effet prétend que, lorsque un animal reçoit un choc violent sur le crâne en *période inspiratoire,* toujours se produisent les phénomènes qui indiquent la répartition du choc sur toute la surface de l'encéphale et caractérisent la commotion cérébrale, tandis que dans un choc porté en période expiratoire les symptômes trahissent une lésion localisée, une contusion du cerveau.

Deux conditions influent encore sur l'aspect clinique du commotionné. D'une part, c'est le *point d'application* sur le crâne de la force percutante ; de l'autre, et ceci a une importance particulière dans les coups de feu, c'est la *coexistence de lésions localisées* dues à l'action directe de l'agent vulnérant sur certaines régions de l'encéphale. Disons de suite que ces lésions localisées s'accusent pour certaines d'entre elles au moins par des symptômes en rapport avec le rôle fonctionnel de la partie lésée, mais dont nous ferons abstraction, leur étude nous occupera plus tard.

Quant à l'influence du point d'application de la force sur le crâne, elle se traduit dans les contacts *frontaux* par un choc liquide surtout basilaire, protubérantiel ou bulbaire, quelquefois médullaire. Lorsque le choc est *occipital,* le retentissement se fait à la fois dans les lobes frontaux, dans les parties postérieures de l'hémisphère et au niveau du bulbe. Dans les chocs *latéraux* la répercussion a lieu sur l'hémisphère du côté opposé ; mais ici, comme dans les cas de coups de feu tirés dans la bouche et lésant la *base du crâne,* en raison du peu de résistance du squelette l'ébranlement communiqué est souvent trop faible pour provoquer une commotion cliniquement appréciable.

De la prédominance de la commotion en telle ou telle région de l'encéphale résultent des variétés cliniques que l'on peut schématiser de la manière suivante :

La commotion intéresse surtout le *cerveau* proprement dit,

1. Sudre, *Thèse,* Bordeaux, 1886, p. 43.

l'atteinte de son fonctionnement se traduit par l'affaiblissement ou la disparition de l'activité psychique : actes intellectuels, mouvements volontaires, perception des impressions extérieures. Le *bulbe* particulièrement commotionné trahit ses souffrances par des modifications de la respiration, de la circulation, de la nutrition générale. Enfin la *moelle* elle-même, troublée dans son fonctionnement, l'indique par des désordres des mouvements réflexes, des paralysies des sphincters et des membres, une dilatation vasculaire généralisée.

Vu la rareté des cas de commotion observés dès le début par un chirurgien, nous rapporterons les deux suivants. L'un a trait à un homme tombé d'un premier étage auprès duquel Polis arriva presque aussitôt après l'accident.

OBSERVATION. — POLIS[1].

Le blessé était dans le coma, complètement insensible, la face d'une pâleur cadavérique, les pupilles larges et rigides, aucun signe d'excitation musculaire. R. très ralentie (4 à 5 par minutes au début), profonde et irrégulière, avec pauses de longueurs très inégales. P. plein, très tendu, très ralenti (48) et fort irrégulier ; il s'accélérait lors de chaque mouvement respiratoire et devenait très rare et régulier pendant les pauses.

L'irrégularité de P et R persista 20 minutes environ, puis s'atténua pendant une demi-heure, P 60 et R 12 à 14, tension musculaire diminuée, sensibilité réflexe de la cornée revenue.

Au bout de 15 heures, retour complet de la connaissance.

Ce cas est particulièrement intéressant en raison même de la compétence de l'observateur, et cela bien qu'il ne s'agisse pas d'une commotion absolument pure, puisque du 4e au 7e jour après la blessure un peu de fièvre et quelques accès épileptiformes débutant par le membre supérieur droit firent admettre un foyer de contusion cérébrale en plus de la commotion encéphalique. Nous en rapprocherons l'observation suivante également empruntée à Polis[2].

OBSERVATION. — POLIS.

Un jeune homme s'était pour ainsi dire en notre présence tiré un

1. Polis, Sur la commotion cérébrale. *Revue de chirurgie*, 1894, p. 677.
2. A. Polis, *id.*, p. 706.

coup de revolver dans la tempe droite. Le pouls qui, à notre arrivée, était complètement disparu, vraisemblablement après une hausse considérable, mais passagère de la pression sanguine, telle que nous l'avons signalée dans notre étude expérimentale, se releva rapidement à la suite de la respiration artificielle pratiquée pendant quelques minutes, et reprit de la force et de l'ampleur. La respiration elle-même se rétablit, stertoreuse et irrégulière à la vérité, mais persista pendant 4 heures.

A la fin de cette période, le pouls et la respiration devinrent de nouveau misérables ; néanmoins la respiration artificielle réussit encore à relever la pression sanguine pendant quelques minutes. La mort survint donc ici, en réalité, par épuisement du centre respiratoire, le centre vasomoteur ayant, comme dans nos expériences, conservé beaucoup plus longtemps son excitabilité.

La commotion peut être *foudroyante*, la mort survenant par *syncope respiratoire* et *cardiaque*. Autrement elle se traduit par des phénomènes légers disparus en quelques instants, ou les symptômes constituent un complexus plus ou moins inquiétant.

Dans la *forme grave* de la commotion on reconnaît une première phase clinique caractérisée par le *stade tétanique* de ses manifestations. Outre la perte de l'intelligence, des mouvements volontaires et des perceptions sensibles, on note que la respiration est suspendue pendant un temps variable, puis reste pénible à cause du spasme qui contracture les voies respiratoires. Le pouls se précipite d'abord, puis devient lent et plein ; le cœur bat avec effort. Tous les muscles de l'économie se contractent, d'où tétanisme produit par les muscles volontaires, hausse de la pression sanguine amenée par la contraction des muscles des vaisseaux, évacuation des urines et des matières fécales causée par les muscles de la vessie et du rectum. La température interne s'élève souvent d'une façon notable, un ou deux degrés.

La seconde phase, *phase paralytique* est caractérisée par la détente des phénomènes précédents. Il y a coma, sopor ou somnolence, résolution musculaire, insensibilité. La respiration devient fréquente et superficielle. Le pouls reste lent, mais prend de l'ampleur, car le cœur se contracte mollement et le système musculaire est très relâché et offre au sang une voie facile. La température centrale s'abaisse, car le sang, qui au moment du spasme avait été refoulé dans les viscères digestifs, revient à la périphérie.

Après ces deux premières phases cliniques directement liées à la commotion encéphalique survient parfois une *période de réaction congestive* et *inflammatoire* autour des lésions vasculaires et nerveuses provoquées par la commotion.

Le coma continue, ou la somnolence et le sopor lui survivent ; la sensibilité reste obtuse ; les mouvements ne s'exécutent qu'inconsciemment et sous l'influence de fortes excitations ; voilà, dit Duret, les faits cérébraux. Les troubles bulbaires consistent dans les caractères fébriles du pouls et de la respiration, dans l'élévation de la température. Les actions médullaires sont souvent exaltées.

De l'étude précédente il convient de faire ressortir l'importance des troubles respiratoires et circulatoires chez les commotionnés, données dont il y aura lieu de se souvenir à propos de leur traitement.

2. Compression de l'encéphale.

A priori l'encéphale sera comprimé toutes les fois que le coup de feu, 1° aura *réduit la capacité* de la boîte crânienne en déprimant sa paroi sur un point quelconque, ou 2° lorsqu'il aura provoqué une *augmentation du contenu crânien*, soit en y restant lui-même logé, soit en y déterminant un épanchement sanguin. En clinique toutefois les choses ne sont pas aussi simples que tendraient à le faire croire ces données étiologiques. Sans doute, dans ces conditions anormales l'encéphale sera plus ou moins comprimé ; mais l'agent même de cette compression joue un rôle plus complexe, il agit comme irritant, non seulement du tissu nerveux, mais encore de ses enveloppes, en particulier de la dure-mère. Joignons à cela que, en sus de la lésion, cause directe de la compression, le projectile peut avoir provoqué, en plus même de la commotion, d'autres lésions encéphaliques dont les manifestations symptomatiques compliquent encore la scène clinique.

Autant que faire se peut nous nous proposons d'étudier tout d'abord la compression encéphalique qui suivant le cas est *générale* ou *locale*. Une large dépression de la paroi crânienne, un hématome important provoqueront ou bien une brusque réduction de la capacité crânienne ou une augmentation progressive de son contenu. De là dans les deux cas une compression encéphalique *générale*, grâce au matelas liquide qui baigne les centres nerveux, et de plus une compression *brusque* dans l'un des cas, *progressive* dans l'autre. En y réfléchissant même cette compression générale n'est pas forcément égale en tous les points de l'encéphale. L'encéphale en effet est loin de *transmettre* également dans toutes les directions la pression exercée en un de ses points, et cela grâce à la viscosité de la substance cérébrale, grâce aussi à l'existence des lames fibreuses (faux du cerveau, tente et faux du cervelet) qui compartimentent la cavité crânienne. Nous avons donc à prévoir des *troubles fonctionnels diffus* et des *troubles fonctionnels localisés* ; de plus leurs caractères varieront suivant le caractère brusque ou progressif de la lésion causale.

La *compression encéphalique brusque,* telle qu'on l'observe dans les fractures du crâne par enfoncement, au point de vue de ses effets physiologiques doit tout d'abord être rapprochée de la commotion ; c'est-à-dire que nous en faisons une lésion caractérisée par les désordres (déjà décrits) nerveux et vasculaires liés au refoulement brusque du liquide céphalo-rachidien dans les cavités centrales et dans l'intimité même des tissus des centres nerveux. A cela même peuvent se borner ses effets, ainsi que le démontre l'expérience XLVII de Duret[1]. Par pression entre les branches d'un étau chez un chien fut produite une fracture du crâne avec enfoncement de plus d'un centimètre et, après disparition des phénomènes de commotion survenus au moment du bris des os, il ne se produisit aucun autre symptôme.

Toutefois la permanence de la réduction de la cavité crânienne constitue une première condition pathogénique susceptible de différencier pour l'encéphale la compression de la commotion. Il est vrai que la résorption d'une partie du liquide céphalo-rachidien, l'extensibilité des ligaments vertébraux, l'affaissement partiel des sinus veineux peuvent dans certains cas suffire pour compenser l'espace perdu. Peut-être même faut-il encore invoquer le redressement des esquilles sous les efforts d'expansion du cerveau. Étant donné de plus que la réduction du volume crânien dans les fractures par projectile est d'ordinaire minime relativement à la capacité de la cavité crânio-rachidienne, on comprend que les phénomènes de compression pure soient exceptionnels en pareil cas.

L'observation suivante établit même que la compression peut

1. Duret, *Thèse,* Paris, 1878, p. 234.

cliniquement rester muette bien qu'elle provoque une altération du tissu nerveux.

OBSERVATION. — S. LAMB[1].

A l'autopsie d'un sujet un fragment de la boîte crânienne de forme irrégulièrement ovale, mesurant 4 centimètres sur 1cm,5, fut extrait de la scissure de Sylvius droite entre la première circonvolution temporale, la pariétale ascendante et la supramarginale. La *première de ces circonvolutions était un peu atrophiée comme par une compression.* Le fragment osseux était enchassé dans les vaisseaux de la pie-mère ; de petits fragments de plomb y adhéraient encore. Le coup de feu datait de 1856 ; la guérison avait été prompte et complète sans retentissement physique ni intellectuel.

A tort on attribue à la compression tous les symptômes qui résultent de la coexistence au point d'application de la force, c'est-à-dire au point enfoncé, d'un foyer de contusion nerveuse, symptômes variables du reste suivant les régions nerveuses lésées. Il convient plutôt dans l'analyse du cas clinique de différencier les symptômes suivant qu'ils résultent de la *destruction immédiate* du tissu nerveux ou de son *irritation persistante* après le choc. Pour les premiers la compression n'a plus rien à voir, tandis que les esquilles déprimées, si elles sont pointues, déterminent des troubles vasculaires réflexes, de la congestion des méninges et de l'encéphale. Leur présence sera plutôt révélée par des secousses musculaires localisées, par des attaques épileptiformes ; elles peuvent encore causer assez rapidement de la somnolence, du coma. On dit alors que les troubles vasculaires, causes de ces manifestations symptomatiques, sont dus à l'irritation locale de l'encéphale ou de son enveloppe et non à sa compression, Si, au lieu des esquilles, l'on envisage le projectile logé dans le crâne, la même remarque est de mise ; en général du reste il ne trahit pas sa présence, sauf venue d'accidents infectieux.

Ce n'est pas à dire cependant que la compression pure ne provoque aucun symptôme ; la gêne qu'elle apporte à la circulation doit donner lieu à des troubles fonctionnels. Dans les conditions habituelles des fractures par projectiles avec enfoncement, le trouble circulatoire, en général, reste localisé dans la région

1. S. Lamb, *The N.-Y. med. Journal*, 3 août 1891.

comprimée. Alors, d'après Duret, si la compression est légère et intermittente de manière à suspendre un instant le cours du sang, puis à en permettre le retour brusque, on peut observer, pendant quelque temps, une exaltation de la fonction.

OBSERVATION. — DURET.

Chez un chien, après ablation des deux tiers de la voûte crânienne, Duret enclave une plaque de liège entre le crâne et la partie antérieure de l'hémisphère droit. L'animal étant complètement revenu à lui, si on appuie sur la plaque de liège, il s'endort, tombe dans le coma et se met à pousser des aboiements très caractérisés. Aussitôt qu'on enlève le doigt, il cesse d'aboyer. A chaque pression les paupières se ferment, la bouche s'ouvre et la langue devient pendante. L'aboiement se produit par une contraction spasmodique du diaphragme et par le resserrement des lèvres de la glotte, sous l'influence de la colonne d'air chassée du thorax. En même temps la respiration est très accélérée.

La mise en jeu des centres corticaux moteurs résulte, d'après Duret, du trouble circulatoire passager provoqué à leur niveau par la compression intermittente.

L'observation suivante, comparable à l'expérience précédente, note au contraire une suppression de la fonction sous l'influence d'une compression intermittente.

OBSERVATION. — CULLERIER [1].

On apporta à l'hôpital Saint-Louis un blessé qui, pour se suicider, venait de se tirer un coup de pistolet à bout portant sur le front. L'os frontal était complètement enlevé. Les lobes antérieurs du cerveau étaient à nu mais n'étaient pas entamés. L'intelligence était intacte, ainsi que la parole. Ce malheureux survécut pendant plusieurs heures et on fit sur lui l'expérience suivante. Pendant qu'on l'interrogeait, on appliquait sur les lobes antérieurs le plat d'une large spatule, on *comprimait légèrement et la parole était tout à coup suspendue*; le mot commencé était coupé en deux. La faculté du langage reparaissait dès qu'on cessait la compression.

Ces deux faits établissent donc que, outre les désordres nerveux et vasculaires produits au début de la compression brusque, il en est d'autres qui résultent de la permanence même de son action ; suivant son intensité, ces derniers sont généraux ou locaux.

1. Cullerier, in Auburtin, *Considérations sur les localisations cérébrales et en particulier sur le siège de la faculté du langage articulé*. Paris, 1865.

En règle générale, à la suite des coups de feu, l'enfoncement ne provoque, après les phénomènes de commotion, que des désordres de compression locale en rapport par suite avec les fonctions de la partie comprimée, nous ne saurions ici les passer en revue (*voir les chapitres relatifs aux blessures des diverses régions de l'encéphale*).

Nous signalerons seulement un fait de Demons, qui établit bien la relation entre les désordres fonctionnels et la compression par une esquille ; celle-ci enlevée, le blessé guérit.

Observation. — Demons [1].

B..., frappé par un éclat d'obus à la région pariétale gauche présente un enfoncement tel que l'un des fragments fait saillie à l'extérieur de toute la moitié de son épaisseur, tandis que l'autre est déprimé sur un cercle large comme une pièce de deux francs et pénètre par une pointe.

Dès les premiers jours apparaît une hémiplégie droite qui persiste dans le membre supérieur.

Six semaines après la blessure, Demons enlève l'esquille enfoncée et aussitôt la paralysie du bras cesse complètement.

La *compression encéphalique progressive*, liée à une augmentation du contenu crânien, résulte des *épanchements sanguins* dans l'intérieur du crâne.

A la vérité la formation d'un *abcès* peut s'accompagner d'une augmentation de la tension intracrânienne, mais la lenteur de son évolution, sa substitution à une certaine quantité de substance nerveuse, donnent à l'affection une allure spéciale, laquelle résulte encore des phénomènes inflammatoires concomitants. Il ne saurait donc être ici question de cette cause de compression. Restent donc les épanchements sanguins que nous allons étudier au seul point de vue de la compression que provoque leur présence dans le crâne (*voir plus loin la description des hémorragies intracrâniennes*).

Duret [2] doit ici être cité presque textuellement.

Pour produire des phénomènes de pression généralisés, c'est-dire cérébro-bulbaires, capables de causer la *mort* rapidement, il est nécessaire que l'excès de pression produite atteigne 10 ou 15 centimètres de mercure et se rapproche de la tension artérielle.

1. Demons, in Chenu, *Statistique de la guerre de* 1870-71, p. 362.
2. Duret, *Thèse*, Paris, 1878, p. 237.

Or, l'écoulement sanguin, fourni par un vaisseau intracrânien blessé, ne s'arrêtera qu'une fois établi l'équilibre entre la pression à son intérieur et la tension du liquide épanché. Celle-ci découle surtout des résistances physiques opposées à l'épanchement du sang. Un épanchement dans les parties les plus denses des centres nerveux, dans la protubérance ou le bulbe, par exemple, est souvent moins abondant que dans le centre ovale ; car, dans ce dernier lieu, la pulpe nerveuse se laisse facilement distendre et déchirer. Et cependant les vaisseaux lésés peuvent avoir le même calibre dans les deux cas et les liquides qu'ils contiennent ont la même tension. Au contraire, les hémorragies dans la cavité arachnoïdienne, où les résistances sont moindres, deviennent facilement plus considérables. Entre la dure-mère et les os, le sang fera effort pour décoller cette membrane et une partie de la tension artérielle sera épuisée contre cette résistance. Ainsi, les cas dans lesquels une hémorragie, par le fait de son abondance et de l'excès de tension, occasionne la mort, doivent être rares, si l'on excepte ceux où elle devient mortelle par la brusquerie de son irruption, par *choc apoplectique.*

Dès que l'excès de pression dans la cavité crânienne atteint 8 à 10 centimètres de mercure des phénomènes cérébro-bulbaires se manifestent. Sans doute cette pression est insuffisante pour déprimer complètement la paroi des grosses artères, mais elle agit sur le système des capillaires par l'intermédiaire du liquide contenu dans leurs gaines, et ainsi se trouve diminuée la quantité de sang afférente à chaque partie des centres nerveux. Les phénomènes observés le plus souvent sont *cérébraux* (suivant le dégré, affaiblissement, assoupissement et somnolence pour les facultés intellectuelles ; faiblesse musculaire ou impuissance pour les facultés motrices, engourdissement et perte de la sensibilité générale ou sensorielle pour les parties sensitives). Dans les cas graves seulement, le pouls, la respiration, la chaleur animale sont troublés, parce que la circulation du *bulbe* résiste mieux aux pressions extérieures.

Mais bientôt, ajoute Duret, des réflexes vasculaires viennent compliquer la pathogénie symptomatique. Par *irritation réflexe,* les vaisseaux se paralysent, la congestion et l'inflammation surviennent et donnent lieu à des troubles cérébraux, assez semblables à ceux que produit l'excès de pression. C'est ainsi qu'il convient d'expliquer les cas où chez un blessé, devenu comateux, on pratique le trépan quelque temps après l'accident et, un petit caillot du volume d'une noisette étant extirpé, les troubles généraux cessent comme par enchantement

Si l'on veut avoir une idée nette du rôle des épanchements sanguins dans la pathogénie des troubles cérébraux après le traumatisme, il est indispensable d'examiner les effets produits selon leur siège.

Les *épanchements sanguins entre la dure-mère et les os* résultent d'une rupture des branches de l'artère méningée moyenne. En raison de la résistance qu'il éprouve, l'écoulement s'arrête, avant que l'excès de pression produit à l'intérieur du crâne ait atteint le dégré nécessaire pour équilibrer la tension artérielle. Si l'épanchement ainsi produit est volumineux, il élève la tension générale intracrânienne, d'où des *phénomènes cérébraux* et *bulbaires* plus ou moins accentués; de plus, il comprime l'hémisphère et occasionne des *symptômes en foyer* dus à l'anémie de la région comprimée.

Si l'épanchement est de moyenne intensité, il anémie l'écorce cérébrale sous-jacente et peut donner lieu à des troubles bien localisés.

Enfin un petit caillot situé entre la dure-mère et les os manifestera sa présence par des spasmes musculaires ou des contractures réflexes, causés par l'irritation des *nerfs de la dure-mère.*

Dans la cavité arachnoïdienne l'hémorragie peut s'étendre au point de couvrir la convexité des hémisphères, descendre vers la base en entourant les pédoncules cérébraux, la protubérance, le bulbe et la moelle ou encore elle remonte de la base vers la voûte. Le sang provient alors soit d'un vaisseau de la pie-mère, soit d'un rameau du tronc basilaire, des vertébrales, ou des cérébelleuses.

D'après Duret, abstraction faite de la résorption si puissante de la séreuse qui tend à le réduire, un pareil épanchement sanguin atteindra 100 à 120 grammes sans produire de phénomènes de pression généralisés cérébro-bulbaires. Mais cela ne veut pas dire qu'il ne trahira sa présence par aucun symptôme. Il est capable d'agir et par *pression locale* et par *irritation réflexe* ; ses effets du reste varient suivant qu'il siège sur la convexité des hémisphères ou à leur base.

Une hémorragie de la *convexité* de l'hémisphère rarement devient assez abondante pour causer rapidement la mort, car l'excès de pression qu'elle occasionne suspend l'écoulement du sang lorsqu'il s'approche du degré normal de la tension artérielle. Le plus souvent l'épanchement agit par pression directe, par anémie de l'écorce et produit des phénomènes purement cérébraux (engourdissement intellectuel, somnolence, sopor, coma, fatigue musculaire, résolution des membres...) et ces symptômes sont susceptibles de s'amender grâce à la résorption du sérum sanguin et à la rétraction du caillot.

A la *base,* l'épanchement sanguin intra-arachnoïdien détermine des attaques tétaniques par irritation des parties sensibles de la base, pédoncules cérébraux, corps restiformes, nerfs sensitifs, etc. Rarement elles se terminent par la mort; pour une pareille issue il faut que le sang épanché ne trouve pas place soit dans la cavité cérébrale où il peut remonter, soit dans le rachis où il peut descendre.

Les hémorragies *veineuses* de la cavité arachnoïdienne donnent rarement lieu à des symptômes de compression proprement dits; car le sang qui sort des veines n'a pas une tension suffisante (Duret).

Les *hémorragies intraventriculaires* s'accompagnent de *phénomènes de choc* extrêmement prononcés, il existe un tétanisme presque continuel et très violent. Pour Duret il s'agit d'une contracture réflexe, survenant par excitation, au niveau du bulbe, des corps restiformes qui se trouvent atteints au moment où le liquide pénètre dans la cavité du quatrième ventricule dont ils forment la paroi. Du côté de la respiration on note tout d'abord une syncope respiratoire, puis la respiration revient pénible, stertoreuse, le bruit respiratoire résultant de la contracture des muscles de la glotte ; enfin, grâce au rétablissement de la circulation dans les noyaux des pneumogastriques, les mouvements respiratoires s'accélèrent. Le pouls, lui aussi, au moment du choc se ralentit, puis se relève lentement. En un mot, les phénomènes de la respiration et de la circulation sont identiques, mais plus accusés que ceux qui suivent la commotion encéphalique.

La caractéristique des pressions intraventriculaires, c'est la prédominance des phénomènes bulbaires (tétanisme, pouls, respiration, température). C'est ce qui les distingue des pressions sur les hémisphères où les phénomènes cérébraux proprement dits sont plus accusés.

De ses recherches expérimentales sur les troubles encéphaliques par excès de pression intracrânienne, Duret tire les conclusion suivantes :

Tout corps étranger, introduit dans la cavité du crâne, non seulement *agit localement* sur les parties sous-jacentes ; mais encore, si la diminution de la capacité du crâne est suffisante, il peut avoir une *action générale* sur les centres nerveux. De là deux ordres de phénomènes dans la compression : les *troubles locaux* et les *troubles myélencéphaliques (cérébro-bulbo-médullaires).*

I. TROUBLES GÉNÉRAUX (cérébro-médullaires). — La condition physique indispensable à leur production est un certain degré d'élévation dans la pression intracrânienne ou une diminution suffisante dans la capacité du crâne.

La pression, exercée en un point quelconque des hémisphères, est répartie, par le liquide rachidien, sur toute la surface des centres nerveux, et, en particulier, autour des vaisseaux, jusque dans les gaines lymphatiques de Robin. Il en résulte un trouble dans la circulation des centres nerveux, trouble dont l'intensité augmente, en raison directe de la pression exercée ou de la diminution de capacité du crâne :

1° A un faible degré, le cours du sang intracérébral n'est pas notablement modifié ; l'absorption d'une partie du liquide cephalo-rachidien, l'extensibilité des ligaments vertébraux, l'affaissement des sinus veineux, suffisent à fournir l'espace. On n'observe pas alors de phénomènes nerveux généralisés.

2° A un degré moyen, les vaisseaux comprimés laissent pénétrer moins de sang dans les centres nerveux ; il y a anémie plus ou moins prononcée de ces organes. Il en résulte des troubles *cérebraux* (somnolence, fatigue ou impuissance musculaire, obtusion ou perte de la sensibilité), des troubles *bulbaires* (lenteur du pouls, gêne de la respiration et abaissement de la température) et des troubles *médullaires* (diminution des actions réflexes, du tonus vasculaire et de la tonicité musculaire).

3° A un degré élevé, la circulation dans les centres nerveux est presque complètement suspendue ; c'est alors le coma ou sommeil des centres nerveux supérieurs, c'est la gêne considérable des fonctions bulbaires, le pouls excessivement lent, la respiration pénible et stertoreuse ; c'est la descente progressive et considérable de la température ; c'est enfin l'abolition complète des fonctions médullaires, c'est-à-dire l'affaissement et l'impuissance musculaire, l'atonie complète des vaisseaux et la disparition rapide des actes réflexes.

4° Dès que le degré de pression a dépassé notablement la tension artérielle, l'arrêt du sang dans les organes nerveux est complet; c'est la mort.

II. Troubles locaux. — Ils sont le résultat de l'action directe du corps comprimant sur les parties sous-jacentes.

A la face convexe des hémisphères, cette action peut être limitée à l'écorce grise et aux faisceaux blancs voisins, ou s'étendre jusqu'aux faisceaux de l'expansion pédonculaire, aux pédoncules eux-mêmes et au bulbe. Cela dépend du degré de compression et du siège du corps comprimant.

1° Si l'écorce grise est seule affectée, on observera des phénomènes d'exaltation ou de paralysie, selon le degré de pression, en particulier pour les régions motrices: des secousses musculaires localisées ou des monoplégies.

2° Si l'hémisphère est dans toute son épaisseur comprimé sur la base du crâne, on pourra constater une hémiplégie (compression antérieure) ou une hémianesthésie (compression postérieure).

3° Enfin si la compression aplatit le bulbe et l'artère basilaire sur la gouttière basilaire, les troubles bulbaires se surajouteront et domineront la scène pathologique. Dans ce cas la mort pourra survenir en peu de temps, si la pression persiste, par arrêt du cœur et de la respiration (Duret).

3. Plaies de la dure-mère.

Dans les coups de feu du crâne, les lésions de la *dure-mère* sont en rapport dans une large mesure avec les désordres de la paroi osseuse dont elle est la doublure. Sous l'influence de la dépression conique que la balle imprime à l'os, la dure-mère le suit dans son déplacement; mais parfois elle l'abandonne lorsqu'il se redresse, car elle est moins élastique que lui. De là un décollement favorable à la production d'un hématome sus-dure-mérien, particularité surtout observée au niveau de la fosse temporale. Dans les mêmes conditions, lorsqu'il s'est produit une fracture isolée de la table interne, tantôt la dure-mère est simplement *décollée*, tantôt les esquilles de la lame vitrée l'ont plus ou moins pénétrée et *déchirée*. Enfin, lorsque le projectile a déterminé une solution de continuité de toute l'épaisseur de la paroi crânienne, la dure-mère parfois suffit à l'arrêter, cela s'il s'agit d'une de ces balles que lancent presque sans force certains revolvers civils; la membrane fibreuse est simplement décollée, on a même cité des cas dans lesquels le projectile, frappant obliquement, après avoir décollé la dure-mère, a couru entre celle-ci et l'os suivant la concavité de la voûte. Quant aux *perforations* de la dure-mère, leurs caractères dépendent, au niveau du trou d'entrée de la balle dans le crâne, plus de la projection des esquilles que de l'action directe du projectile. La membrane refoulée et décollée est de plus trouée et souvent la perte de substance présente des déchirures irrégulières, traces moins de l'éclatement de la membrane déprimée que de sa dilacération par les esquilles. Au trou de sortie, quand la balle s'échappe du crâne, la dure-mère, soutenue par l'os, a moins de chances d'être décollée ; aussi présente-t-elle d'ordinaire un orifice plus net qu'à l'entrée. Toutefois, dans le cas de fracture esquilleuse, la membrane, perdant alors son appui, se laisse distendre et déchirer, voire encore dilacérer en lambeaux plus ou moins détachés et même projetés au loin, lorsque le crâne éclate ou saute, comme on le dit vulgairement.

De ses recherches et de celles de quelques physiologistes, tel Bochefontaine, Duret[1] conclut que la dure-mère possède des *nerfs sensitifs* éminemment excitables. Par suite, si les lésions *destructives* provoquent une anesthésie locale de la membrane, ses lésions *irritatives* se traduisent 1° par de la douleur, des hypéresthésies, des névralgies, des phénomènes réflecto-moteurs ; 2° par des spasmes réflexes où des contractures dans les muscles de la vie de relation ou dans les muscles de la vie végétative.

Les spasmes ou contractures des muscles de la vie organique peuvent survenir dans la face, les yeux, le cou, le tronc ou les membres. Ils siègent tantôt du même côté que la lésion, tantôt du côté opposé. Ces troubles tendent à *se diffuser* et à envahir les groupes musculaires voisins. Ils n'ont jamais la localisation, la mesure et le caractère intentionnel qui apparaissent dans les lésions corticales des hémisphères cérébraux. Ils se transforment fréquemment en contractures permanentes.

Les troubles vasculaires réflexes, dus à l'irritation des nerfs de la dure-mère, consistent dans des spasmes ou dans des paralysies congestives des vaisseaux des hémisphères cérébraux et des globes oculaires, soit du même côté, soit du côté opposé.

Il convient de tenir compte de ces données dans l'analyse du

1. Duret, *Thèse*, Paris, 1878, p. 298.

complexus clinique consécutif à un coup de feu de tête. En particulier, pour Duret, elles permettent de comprendre les contractures secondaires consécutives aux lésions de la convexité des hémisphères. Ces contractures sont d'ordinaire diffuses dès l'apparition et ne se limitent pas à la moitié opposée du corps, ainsi que le font les troubles fonctionnels issus d'une lésion de l'écorce.

Des symptômes des lésions dure-mériennes directement produites par le traumatisme, il convient encore de rapprocher ceux qui traduisent la souffrance de la membrane actionnée par des *lésions voisines,* en particulier les lésions congestives. Nous comparons leur action, écrit Duret, à celle des lésions congestives de la conjonctive oculaire qui engendrent si facilemeut les spasmes dans les muscles des paupières et de la face, des globes oculaires eux-mêmes. Comme les globes oculaires enfin, les hémisphères sont sans cesse animés de mouvements (d'expansion et de retrait), d'où des frottements, des tiraillements possibles de la dure-mère, une irritation de ses nerfs et des phénomènes signalés ci-dessus.

Si les accidents dus à l'irritation de la dure-mère sont rarement observés au cours des interventions chirurgicales, sur le sujet chloroformé, les chirurgiens d'armée ont eu par contre nombre de fois l'occasion de préciser la relation existant entre l'épine irritative et les symptômes réflexes dure-mériens. Mathew rapporte le fait suivant :

OBSERVATION. — MATHEW.

Un soldat anglais frappé par un éclat d'obus présente une fracture avec dépression du pariétal droit. Il accuse, dès le jour même de la blessure, une céphalalgie si violente qu'on ne peut le maintenir au lit, et le lendemain il est presque fou de douleur. Une trépanation pratiquée le quatrième jour permit d'enlever un fragment de bois arrêté contre la dure-mère. Immédiat fut le soulagement. Le blessé guérit.

Bertherand[1] de son côté signale une fracture du pariétal suivie de convulsions tétaniques, de l'opisthotonos, lequel disparut sitôt l'ablation d'une esquille déprimée sur la dure-mère. Nombreux du reste sont les faits analogues.

1. Bertherand, *Campagne de Kabylie (expédition de 1854 à 1857)*, 1862, p. 99.

4. Désordres du liquide céphalo-rachidien.

Ainsi que nous l'avons signalé, après avoir indiqué sa répartition à la surface et dans les cavités de l'encéphale, le liquide céphalo-rachidien joue un rôle important dans le mécanisme de production de certains désordres provoqués par les coup de feu de tête. Ici, il ne sera question que de *l'écoulement à l'extérieur* de ce liquide auquel un projectile a ouvert une voie anormale. Cet écoulement manque, ou tout au moins est assez peu prononcé, dans de nombreux cas pour échapper à l'attention des chirurgiens. La situation de la perforation de la dure-mère et de l'os peut, du simple fait de la pesanteur, la tête étant sur l'oreiller, s'opposer à l'issue du liquide. L'étroitesse du trajet, son obstruction par la bouillie cérébrale expliquent encore qu'il en soit ainsi. Certaines blessures, par contre, exposent à une perte liquide abondante : ce sont celles qui siègent au niveau ou près de la base crânienne et qui communiquent facilement avec la peau ou mieux encore avec la cavité naso-pharyngienne. Les deux faits suivants en fournissent la preuve.

Observation. — Dupont[1].

Un sous-officier, le 9 novembre 1894, se tire dans la bouche une balle de revolver d'ordonnance du poids de 14 grammes. On constate sur le palais osseux près de la ligne médiane à hauteur de la première molaire un trou qui permettrait l'introduction du doigt et sur la voûte du crâne une bosse sanguine couvrant toute la région fronto-pariétale droite.

Pas de perte de connaissance, aucun symptôme de lésions en foyer, forte hémorragie par le nez et la bouche.

Une incision cruciale permet d'extraire un peu en avant de la ligne bi-auriculaire et un centimètre à droite de la ligne médiane des esquilles sur la largeur d'une pièce de cinq francs, ainsi que la balle déformée et implantée dans la substance cérébrale.

Les suites furent très simples ; à noter seulement un léger subdélire par moments, de la brièveté dans les réponses et *surtout pendant longtemps l'issue du liquide céphalo-rachidien par l'orifice du palais.*

Le 23 novembre, pour combattre la hernie cérébrale on couvre d'une plaque d'aluminium l'hiatus de la voûte, mais celle-ci provoque de violentes douleurs.

1. Dupont, *Acad. de méd. de Belgique*, 1896, p. 878.

En se combinant avec les traces de sublimé restant après le lavage de la plaie, l'aluminium produit un tel dégagement de chaleur qu'il n'est pas supporté et doit être enlevé.

Août 1896. — Le blessé fut réformé pour une épilepsie dont la réalité fut contestée.

Plus instructive encore est une observation de Demarquay, car l'autopsie du blessé permit de constater, non seulement une large ouverture du grand réservoir antérieur céphalo-rachidien, mais de plus, par le fait de la déchirure du corps pituitaire, l'ouverture simultanée des cavités ventriculaires.

Observation. — Demarquay [1].

Un homme se tire un coup de pistolet dans la bouche, tombe sans connaissance, hémorragie abondante par la bouche et le nez.

Le lendemain figure pâle exprimant la stupeur et l'étonnement, paupières mobiles, vision et audition intactes, intelligence nette, commissure labiale droite un peu affaissée. Trou à la partie moyenne du palais. *Il s'écoule par les fosses nasales une quantité vraiment énorme de sérosité sanguinolente.* Douleur très vive dans toute la partie postérieure de la tête, mouvements du malade mal assurés et mal coordonnés. Mort au bout de quelques heures.

La balle avait pénétré dans le palais à l'union des maxillaires et des palatins en les fracturant, avait détruit le corps du sphénoïde et la partie postérieure du vomer, puis s'était logée dans la selle turcique un peu au-dessus de la partie moyenne et légèrement à droite.

Le *corps pituitaire* était détruit de ce côté. Méninges du sommet et de la base du crâne sauf au niveau de la selle turcique dans l'état normal, cerveau ferme sans injection, corps striés et couches optiques intacts.

Il peut se faire encore que l'écoulement du liquide céphalo-rachidien n'ait pas lieu aussitôt après la blessure, mais se produise secondairement, ainsi qu'en témoigne l'observation d'une blessure de la tête par éclat d'artifice observée par Chassagnac.

Observation. — Chassagnac [2].

Les portions gangrenées se détachèrent, la suppuration entraîna ce qui s'était simplement ramolli ; il se détacha en tout du cerveau une

1. Demarquay, in Aran, Fractures du crâne. *Arch. gén. de méd.*, 1844, 4e série, t. VI, p. 325.
2. Chassagnac, *Thèse de concours*, Paris, 1842, p. 160.

portion du volume au moins d'un œuf de poule... Depuis plusieurs jours à chaque pansement on voyait une sérosité presque limpide, provenant du milieu de la plaie, sortant en *gouttelettes*, parfois en *jet* à chaque soulèvement du cerveau.

Le liquide provenait d'une petite ouverture d'une ligne environ de diamètre, non cachée par les bourgeons charnus qui formaient autour d'elle une saillie assez marquée.

Le blessé étant mort au 32e jour de sa blessure, on put reconnaître que, en avant et en dedans du corps strié, existe un trajet de trois ou quatre lignes creusé au milieu des parties, imparfaitement obstrué par la substance cérébrale, d'un rouge jaunâtre, demi-liquide et faisant communiquer le ventricule latéral gauche avec le milieu de la plaie.

Quant au *mélange de sang* ou de *pus* avec le liquide céphalo-rachidien, nous serons amenés à nous en occuper à propos des hémorragies intracrâniennes et aussi des coups de feu qui intéressent les cavités ventriculaires.

5. Plaies des vaisseaux intracraniens.

(*Artère méningée moyenne, sinus veineux de la dure-mère.*)

Malgré la multiplicité de ses voies, la circulation de l'encéphale échappe presque complètement au domaine de la chirurgie générale qui ne comprend guère que les traumatismes de l'*artère méningée moyenne,* les lésions des *sinus longitudinal supérieur* et *latéraux* et les *anévrysmes caverno-carotidiens.* Ce sont là aussi les désordres principaux qui, provoqués par les projectiles, attireront notre attention. Toutefois, d'après ce que nous avons écrit déjà sur la commotion et la compression de l'encéphale, l'on doit saisir l'importance du rôle pathogénique des désordres circulatoires dans les coups de feu du crâne. Or, si nous sommes renseignés sur les épanchements sanguins qui succèdent à la déchirure artérielle ou veineuse des troncs précédemment désignés, les observations sont muettes sur les plaies des branches artérielles et veineuses qui irriguent l'écorce ou l'intimité des centres nerveux, et cependant nombre d'observations signalent l'existence de caillots, de foyers de bouillie nerveuse et sanglante sans indiquer la source de l'hémorragie. De même, dans les cas de mort après survie, les protocoles d'autopsie ne mentionnent pas l'état de la circulation, sauf une brève note, s'il y a lieu, sur les désordres vasculaires inflammatoires. A en juger cependant par l'importance au point du vue médical des lésions vasculaires du cerveau, il serait intéressant de rechercher leur influence possible sur les désordres fonctionnels que parfois laissent après eux les coups de feu de l'encéphale.

D'après son expérience, basée sur les blessures de la guerre du Transvaal, Makins[1] trouve que dans les coups de feu du crâne la quantité de l'hémorragie, même lorsqu'il y avait lésion des sinus veineux, fut au total étonnamment faible chez les blessés qui avaient pu être enlevés du champ de bataille. Il n'a vu aucune hémorragie de la méningée moyenne, malgré un relevé de nombreuses fractures croisant les lignes de direction de l'artère ou de ses grosses branches. Enfin, l'exploration des plaies lui a permis de noter que l'épanchement sanguin d'ordinaire ne faisait que remplir un espace devenu libre par la perte de tissu cérébral. Toutefois dans les cas rapidement mortels de coup de feu intéressant la base du crâne l'hémorragie souvent fut cause de la mort. De même, dans les observations de suicide par coup de feu avec les armes de guerre, lorsque la balle pénètre de bas en haut dans le crâne, les déchirures vasculaires au niveau des gros troncs veineux et artériels de la base, suffisent souvent pour expliquer la mort rapide, le sang trouvant sa voie à travers le trajet inférieur du projectile et dans les espaces circum et intra-hémisphériques dont il tend à chasser le liquide céphalo-rachidien.

Dans certains cas ces hémorragies basilaires permettent une survie de quelque durée, et alors il est souvent bien difficile de poser le diagnostic des lésions intracrâniennes. Nous en trouvons la preuve dans une observation de J. Lépine, cataloguée commotion cérébrale, et caractérisée à l'autopsie par un vaste hématome et plusieurs trajets intracérébraux qui, n'intéressant pas les noyaux gris de la base et du mésencéphale, avaient permis la survie.

OBSERVATION. — Jean LÉPINE[2].

Un homme âgé de 53 ans est apporté à l'hôpital dans le coma ; il est inerte, les yeux demi-clos, paraît à certains moments comprendre et tenter une réponse ; les membres soulevés retombent, peut-être la paralysie est-elle plus flasque à droite, réflexes rotuliens normaux à gauche,

1. Makins, *Surgical expériences in South Africa* (1899-1900), p. 266.
2. J. Lépine, Commotion cérébrale, blessure du cerveau par coup de feu. *Lyon médical*, 1er juin 1902, p. 819.

faibles à droite. La piqûre semble perçue seulement à la plante des pieds, où elle provoque un mouvement de retrait (sans réflexe de Babinski), et à la joue gauche, où elle détermine quelques contractions des muscles de la face et quelques mouvements d'élévation du sourcil.

Déglutition des liquides possible sans reflux par le nez, trismus modéré empêchant l'exploration complète de la bouche.

Pupilles contractées, égales ; P. 108, tendu, régulier ; R. 30, régulière, bruyante ; T. 38°,8 ; incontinence d'urine. A la région sacrée droite escarre commençante avec phlyctène.

Dans le conduit auditif droit trace légère de sang coagulé.

Survie de quatre jours et cinq nuits : la température s'élève d'une manière continue pour atteindre 41° au moment de la mort. L'état général faiblit. L'escarre progresse ; les marques de subconscience deviennent sans cesse moins précises.

Autopsie. — Sous la voûte crânienne intacte existe un vaste hématome sous-dural qui couvre le sommet des deux lobes frontaux, surtout le gauche. A droite la dure-mère est tendue et intacte au-dessus du caillot ; à gauche à la partie antérieure de l'hématome se trouve un orifice de la méninge qui retient un fragment de balle, laquelle n'a pas laissé de traces sur la calotte osseuse. Le centre de cet orifice est à 10 millimètres en dehors du plan de la face interne de l'hémisphère.

La face inférieure du cerveau présente dans l'hémisphère gauche un orifice de 11 millimètres environ, assez loin sur la verticale du précédent. De plus, dans l'hémisphère droit, un peu plus en dehors qu'à gauche, mais au même niveau dans le sens sagittal, existe un orifice identique à celui de gauche, une fissure en part et serpente le long du rocher ; il n'y a pas d'orifice de sortie.

Au niveau de la selle turcique la base présente deux orifices masqués par des esquilles, de la bouillie cérébrale et un vaste caillot.

Les fosses nasales avaient été traversées, mais étaient absolument libres de débris et sèches. Les deux trajets aboutissaient à un orifice unique dans le palais osseux, immédiatement en arrière de l'arcade dentaire supérieure, large de 13 millimètres, ovalaire transversalement.

Dans l'hémisphère gauche, en outre du trajet vertical de la balle trouvée dans l'orifice méningé, existe parallèlement au sinus longitudinal supérieur à 1 centimètre en dehors de lui un deuxième trajet partant de l'orifice supérieur du premier et aboutissant en plein lobule paracentral ; là se trouvait un fragment de balle ; celui-ci avait sectionné de nombreux vaisseaux corticaux d'où l'hématome sus-jacent.

Dans l'hémisphère droit un seul trajet vertical, très semblable au premier trajet de l'hémisphère gauche ; le projectile se trouvait juste sous la dure-mère qu'il n'avait pas traversée. Caillot insignifiant.

A. — *Blessure de la méningée moyenne.*

C'est encore dans les coups de feu de la base du crâne que la partie initiale de la *méningée moyenne* risque d'être lésée. Lorsqu'il pénètre dans la cavité crânienne par le trou petit rond et le canal osseux oblique qui souvent lui fait suite, le tronc méningé moyen adhère à l'os, auquel aussi est solidement fixée la dure-mère. Il semble par suite que, à ce niveau, l'artère soit menacée, non seulement par le contact direct du projectile, mais aussi par la simple propagation d'une fissure. De plus, à noter que l'épanchement sanguin, si le vaisseau est ouvert, en raison de l'adhérence de la dure-mère se produira en dehors de l'arachnoïde et sera considérable.

Bien que le fait suivant, rapporté par Spencer, manque de confirmation anatomique, il peut trouver place ici, tout au moins comme un exemple des lésions de la méningée moyenne un peu au-dessous de son entrée dans le trou petit rond. Nous n'avons pas trouvé d'exemple de lésions répondant à la partie basilaire du vaisseau.

OBSERVATION. — H.-N. SPENCER[1].

Spencer fut consulté en mai 1880 par un homme de 25 ans qui, dix-huit mois auparavant, avait reçu une chevrotine dans la tête. Le projectile était entré à 2 centimètres au-dessous et $2^{cm},5$ en avant du conduit auditif externe gauche et était sorti du côté opposé juste au-devant du tragus. Aussitôt après l'accident, le blessé tomba et resta plusieurs heures sur la terre humide exposé à un froid vif. Il ne se produisit aucune hémorragie artérielle, mais il s'écoula par la plaie une grande quantité de sang veineux.

Au bout de 3 à 4 jours l'oreille gauche perçut des battements qui, d'abord faibles, augmentèrent graduellement d'intensité. De 3 à 5 semaines seulement après l'accident, le blessé reconnut qu'il entendait moins bien qu'auparavant ; il n'existait du reste ni vertige auriculaire, ni trouble de l'équilibre. Un médecin porta néanmoins le diagnostic : lésion traumatique du labyrinthe.

Dix-huit mois après l'accident le blessé se plaignait surtout de battements que l'on entendait parfaitement en appliquant un stéthoscope sur le pavillon de l'oreille gauche. Il existait en outre une diminution de l'acuité auditive surtout marquée à gauche. Le tympan était sain, en revanche la muqueuse pharyngo-nasale était rouge et œdématiée.

Spencer crut tout d'abord devoir rattacher les battements à la compression de la carotide par un fragment osseux, ou à son oblitération partielle par un caillot fibrineux ; mais, vu la persistance du phénomène, il rejeta ensuite cette hypothèse et admit l'existence de deux affections distinctes :

1. H.-N. Spencer, *Transactions of the Americ. otolog. Soc.*, 21 juillet 1880, in *Annales des mal. de l'oreille, du larynx*, 1881, t. VII, p. 61.

1° Une *otite moyenne chronique* due au refroidissement subi par le blessé et favorisée par la propagation à l'oreille moyenne de l'inflammation des tissus lésés. (Sous l'influence du traitement l'ouïe devint meilleure à gauche qu'à droite : le contraire de ce qui existait auparavant).

2° Un *anévrysme de l'artère méningée moyenne* du à la blessure probable de la partie postérieure du vaisseau, un peu au-dessous de son entrée dans le trou épineux, à la hauteur de l'union de l'atlas avec l'axis.

La facilité avec laquelle ces battements s'entendaient, fait supposer que l'anévrysme était contigu à la paroi crânienne.

Parvenu dans la cavité crânienne le *tronc de l'artère méningée moyenne*, écrit Chipault[1], se porte en dehors et en haut, et, après un trajet plus ou moins long, se divise d'ordinaire un peu au-dessous de l'angle postérieur du ptérion, en deux branches, une antérieure et une postérieure. La branche antérieure se partage en trois rameaux : un rameau frontal qui se dirige d'arrière en avant et se distribue à la face interne du frontal, un rameau coronal qui monte en arrière de la suture coronale, s'en écartant de plus en plus, un rameau pariétal qui est situé au-dessus de la suture temporo-pariétale et va gagner la bosse pariétale. La branche postérieure, située à quelques centimètres au-dessus de la suture écailleuse, la coupe bientôt pour se rendre à la face interne de la partie postérieure du pariétal. Toutes ces branches artérielles sont accompagnées de veines dont la plus volumineuse, sinus sphéno-pariétal de Breschet-Poirier, est située en avant du rameau coronal de la branche antérieure de l'artère. Artères et veines, situées dans le plan de la dure-mère et se creusant des gouttières plus ou moins profondes à la face interne du crâne, sont fixées, les veines surtout, à la face interne de celui-ci par des ramuscules qui, perpendiculaires à leur direction, s'atrophient avec l'âge et permettent ainsi le décollement de la dure-mère (fig. 33).

La *zone décollable*, selon Gérard Marchant[2], s'étend d'avant en arrière depuis le bord postérieur des petites ailes du sphénoïde jusqu'à deux ou trois centimètres de la protubérance occipitale interne ; de haut en bas, depuis quelques centimètres en

1. A. Chipault, in *Traité de chirurgie* de Le Dentu et Delbet, 1897, t. IV, p. 665.

2. Gérard Marchant, Des épanchements sanguins intracrâniens. *Thèse*, Paris, 1881 et Mémoire sur les déchirures de l'artère méningée moyenne. *Revue de chir.*, 1880.

dehors de la faux du cerveau jusqu'à une ligne horizontale qui, partant du bord postérieur des petites ailes du sphénoïde, rencontrerait le bord supérieur du rocher et passerait au-dessus de la portion horizontale du sinus latéral. Elle mesure environ treize centimètres de largeur sur douze de hauteur. On comprend dès lors qu'en règle générale l'épanchement sanguin consécutif à la lésion des vaisseaux méningés se fasse dans l'espace virtuel situé entre l'os et cette dure-mère décollable. Le traumatisme, par son action directe, par la dépression des fragments osseux mobilisés, commence le décollement et l'hémorragie l'achève sous l'*influence de la pression sanguine*.

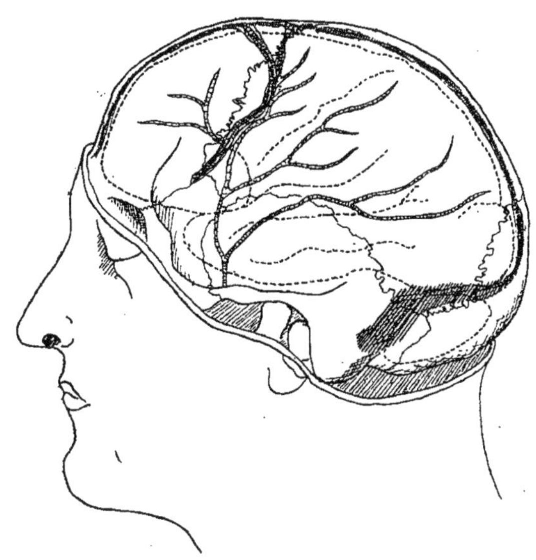

FIG. 33. — Artère méningée moyenne et sinus sphéno pariétal.

Envisageant les *hématomes* de la pratique civile, Gérard Marchant[1] nous dit que leur poids peut atteindre 300 grammes, que le caillot qui en résulte mesure de 8 à 10 centimètres de hauteur sur 8 ou 9 de large et 6 à 7 d'épaisseur. Dans son ensemble ce caillot est comparable à une calotte moulée entre la concavité de la voûte crânienne et la convexité aplatie du cerveau ; Marchant insiste encore sur l'état villeux de la face externe de la dure-mère. La fibrine, qui se dépose sur elle dans les premières heures de l'accident, rend le caillot cohérent, d'où sa dilacération, quand le chirurgien cherche à le détacher. Du reste, en son centre, comme au point qui correspond à la plaie artérielle, il est fréquent de voir le caillot moins consistant ; parfois même le sang est encore liquide.

Malgré le peu de pouvoir absorbant de la dure-mère et de la

1. G. Marchant, in Le Dentu et Delbet, *Traité de chirurgie*, t. III, p. 519.

paroi osseuse le caillot peut se résorber plus ou moins, si l'on s'en rapporte à l'observation suivante.

OBSERVATION. — LEGOUEST et SERVIER [1].

Un soldat blessé à Solférino en 1859, mourut en janvier 1862 d'une maladie accidentelle et, à l'autopsie, on trouva entre les os et la dure-mère au niveau du frontal, une matière jaune safranée, de consistance pâteuse, reste d'un épanchement en voie de lente résorption.

Dans les blessures par coup de feu de la région de la tempe, il peut se faire que la perforation osseuse permette au sang de s'épancher à la fois sous la dure-mère et dans le tissu cellulaire sous-temporal, d'où une tuméfaction généralisée de la fosse temporale ou au contraire la formation à son niveau d'une *tumeur pulsatile*. Il existe un *hématome en bouton de chemise sous-temporal et sus-dural*.

OBSERVATION. — H. MORESTIN [2].

Jeune fille, 24 ans, le 18 février se tire quatre coups de revolver de 7 millimètres dans la tempe droite ; hémorragie arrêtée par le pansement, pas de perte de connaissance.

Le lendemain état très satisfaisant, seulement mal de tête et difficulté d'ouvrir la bouche, deux plaies se voient à la partie supérieure de la région temporale, deux autres près de l'arcade zygomatique, tuméfaction légère de la région.

Les jours suivants, au centre de la tempe se dessine une voussure hémisphérique répondant aux deux plaies inférieures, saillie comparable à la moitié d'une noix, circonscrite, pulsatile à battements réguliers, très doux, isochrones aux pulsations artérielles, pas de souffle à l'auscultation ; indolente et réductible à la pression ; la peau avait un peu perdu de sa mobilité à son niveau.

Anévrysme faux primitif par blessure d'une artère de la loge temporale ou de la méningée ou, vu l'absence de souffle, *hématome enkysté* en rapport avec un vaisseau.

24 *février*. — L'intervention paraît indiquée par la teinte rosée tirant sur le rouge de la peau, d'où menace de réouverture des plaies. Large lambeau à pédicule inférieur ouvrant la loge temporale ; les deux balles supérieures, aplaties sur le crâne, sont extraites ; la troisième est retirée de l'angle antérieur de la loge temporale ; ouverture de la poche pulsatile située partie dans, partie sous le muscle tem-

1. Legouest et Servier, in *Dictionnaire de Dechambre*, art. *Crâne*.

2. Morestin, Coup de feu de la tempe, Hématome temporal pulsatile. *Bulletin de la Soc. anat.*, juillet 1902, p. 691.

poral ; elle est remplie de sang noir et de quelques caillots, et communique par un orifice arrondi avec l'intérieur du crâne, à l'union de la grande aile du sphénoïde et de l'angle antéro-inférieur du pariétal. Après élargissement de ce pertuis osseux, la dure-mère non perforée montre deux petites branches de la méningée moyenne qui saignent et sont pincées; il existe entre la membrane et l'os une poche qui, revenue sur elle-même, dépasse les dimensions d'une pièce de deux francs ; elle renfermait une balle et quelques esquilles. Il s'agissait donc d'un *hématome en bissac* qui, après évacuation fut fermé et drainé.

Guérison complète le 15 mars.

Le caractère pulsatile de la tuméfaction tenait à sa disposition en bissac ; les battements du cerveau se transmettaient à l'extérieur en refoulant à chaque mouvement d'expansion une partie du contenu de la poche interne dans la poche externe ; le liquide était en perpétuel va et vient. (Il n'est pas fait mention de l'influence des mouvements de la respiration.)

Dans les coups de feu de la tempe avec lésion de l'artère méningée et hématome sus-durale les phénomènes dus à la compression par le caillot sont parfois masqués par la coexistence des symptômes de lésions profondes et le diagnostic, sauf intervention chirurgicale, est alors impossible.

OBSERVATION. — BOUGLÉ[1].

Une jeune femme se tire un coup de revolver dans la tempe droite et est apportée dans le service de Tillaux ; on constate du coma sans aucun autre symptôme.

A l'autopsie : perforation régulière du temporal ; en regard la dure-mère est décollée sans être rompue et un gros caillot existe entre la face externe de la membrane et la face interne de l'os. Une balle de 5 millimètres est trouvée dans son épaisseur. Il existe une attrition très considérable de la corne du lobe sphénoïdal correspondant.

Par contre, des symptômes de lésion localisée parfois, en décidant le chirurgien à intervenir, feront découvrir un épanchement sanguin méconnu.

OBSERVATION. — BODAMER[2].

Un jeune homme de 18 ans reçoit par accident un coup de pistolet dans la tempe gauche et arrive à l'hôpital n'accusant aucune douleur, aucun trouble de l'intelligence.

Le chirurgien en explorant la plaie, constate simplement que l'os est dénudé et entamé. Le lendemain, en raison de la venue d'une aphasie

1. Bouglé, *Mercredi médical*, 21 novembre 1894, p. 580.
2. Bodamer, *Medical News*, mars 1887.

légère, il trépane. La balle a fait éclater la table interne et sans avoir pénétré, sans avoir déplacé d'esquilles, elle a blessé la méningée moyenne qui a fourni un large caillot.

Au réveil l'aphasie a disparu. Guérison rapide.

En raison même de la situation du tronc et des branches méningées dans l'épaisseur de la dure-mère, l'ouverture vasculaire peut laisser couler le sang sur les deux faces de la membrane. Il y a *hématome en bouton de chemise sus et sous-dural*. Il semble toutefois qu'en pareil cas l'épanchement extra-dure-mérien soit moins important que l'épanchement profond, ainsi qu'on le constate dans le fait suivant, lequel fournit un bon exemple de compression encéphalique, tout en présentant une symptomatologie relativement complexe qui se comprend, si l'on veut bien remarquer que le sang épanché agit et par *compression* et par *irritation*.

Observation. — Al. Mouchet [1].

Chez un suicidé, la balle est entrée deux travers de doigt en arrière de l'apophyse orbitaire externe droite et à la même distance au-dessus de l'arcade zygomatique. Léger écoulement sanguin par la plaie. Résolution complète, sensibilité émoussée, coma ; R. régulière ; P. 66 ; pupilles inégales, la gauche un peu dilatée ; perte du réflexe lumineux des deux côtés ; quelques vomissements alimentaires, évacuations fécales involontaires ; le cathétérisme fournit une urine sans sucre, ni albumine.

Deux heures plus tard : R. 40 du type Cheine Stokes presque parfait, pauses d'une quinzaine de secondes avec reprises croissantes pendant un nombre de secondes à peu près égale. P. 88, T. 38°,6.

Le lendemain matin, T. 40° ; P. 150 ; R. fréquente, stertoreuse, plus régulière, sueurs abondantes, évacuations alvines et incontinence d'urine, pupilles égales, très contractées.

Quatre heures de l'après-midi : T. 42°,4 ; P. aussi fréquent, pupilles punctiformes.

A l'autopsie : perforation de l'écaille droite à deux travers de doigt au-dessous de la ligne courbe temporale supérieure, léger épanchement sanguin à la surface externe de la dure-mère et blessure d'une branche de la méningée moyenne ; au-dessous de la dure-mère, hémorragie considérable sur toute l'étendue de l'hémisphère droit à la base comme sur la convexité. A gauche épanchement sanguin sur la zone rolandique.

La balle est entrée dans le pied de la 3e frontale droite par un trou qui accepte le pouce, elle s'est présentée pour sortir et s'est arrêtée

1. Al. Mouchet, *Bulletin de la Soc. anat.*, 1893, p. 134.

au niveau du pli courbe gauche à un travers de doigt en arrière de la pariétale ascendante et deux travers au-dessus de la terminaison de la scissure de Sylvius. Au-dessus du point d'arrêt de la balle, dans toute la partie supérieure du lobe pariétal gauche, existe un épanchement pie-mérien abondant qui gagne la face interne de l'hémisphère et en arrière le lobe paracentral. Le corps calleux est dilacéré à sa partie centrale. Rien dans le bulbe, ni dans le quatrième ventricule. Légère vascularisation du cervelet.

En regard de ce cas d'épanchement sanguin diffusé sous la dure-mère, nous rappelons une observation de J.-L. Petit, dans laquelle au contraire le sang paraissait épanché au niveau du point contusionné. C'est de plus un exemple de commotion légère immédiate et de compression apparaissant après un *intervalle de temps libre de symptômes appréciables.*

Observation. — J.-L. Petit [1].

Un grenadier, frappé sur le muscle crotaphyte par l'éclat d'une bombe, tombe par terre, il est relevé et lorsqu'il est revenu à lui, on juge sa blessure d'autant moins considérable qu'il n'a qu'une bosse légère, sur laquelle on applique une compresse ; on le saigne et on le conduit à l'hôpital. A peine y est-il arrivé qu'il tombe dans l'assoupissement ; on a recours aux saignées, on ouvre la tumeur de la tempe qui était devenue beaucoup plus grosse et on ne trouve point de fracture à l'os qui n'est même pas dénudé ; on le trépane et on ne trouve pas de sang épanché sous l'os.

Cinq à six heures après l'intervention, le blessé commence à parler, il répond aux questions, s'agite, prend de la nourriture, puis retombe dans le coma. Quand on lève le premier pansement, la dure-mère fait saillie à travers l'orifice trépané ; elle a une couleur bleuâtre ; on l'ouvre par une incision cruciale et l'on retire deux cuillerées de sang moitié fluide, moitié coagulé. Deux heures après, l'opéré est complètement revenu à lui. Il fit ensuite une guérison rapide.

Un signe sur lequel Wiesmann attire l'attention au point de vue du diagnostic des hémorragies de la méningée moyenne, c'est la *dilatation de la pupille du côté lésé.* Il l'aurait relevé 70 fois sur 257 cas et Rasenhoff aurait pratiqué une fois la trépanation avec succès sur ce seul symptôme. Hutchinson explique sa venue par la compression de la racine de l'oculo-moteur, quand l'hémorragie s'est diffusée sur la base du crâne.

1. J.-L. Petit, *Traité des maladies chirurgicales et des opérations qui leur conviennent.* T. III, p. 65, 1774.

Citons enfin un exemple d'*anévrysme de la méningée moyenne* à la suite d'un coup de feu.

Observation. — Consolini [1].

Chez un homme de 34 ans, qui avait reçu un coup de feu au crâne et chez lequel il avait dû enlever la majeure partie du temporal, Consolini observa pendant la cicatrisation le développement d'un *anévrysme* de la méningée moyenne dans la plaie elle-même. La compression de la carotide primitive affaissait la tumeur et faisait disparaître ses pulsations. Le sac s'étant rompu et ayant donné lieu à une hémorragie, on essaya d'abord le tamponnement avec de la charpie imbibée de perchlorure de fer ; l'hémorragie s'arrêta, mais la tumeur reparut. La compression digitale de la carotide primitive fut alors instituée et, au bout de trois mois, le malade quittait l'hôpital, complètement guéri.

B. — *Blessures des sinus veineux.*

Des *sinus de la dure-mère* aucun ne se trouve hors de l'atteinte possible des projectiles. Le *longitudinal supérieur* et les deux *latéraux* en raison de leurs rapports avec la voûte étant particulièrement exposés, nous en étudierons d'abord les traumatismes et consacrerons ensuite un chapitre spécial aux lésions des *sinus caverneux,* dont des rapports avec la *carotide interne* donnent au complexus clinique un aspect spécial.

1. Blessures du sinus longitudinal supérieur.

Commençant par un cul-de-sac dans le trou borgne à hauteur de la bosse nasale, le *sinus longitudinal supérieur* se dirige en arrière sous la voûte crânienne, suit sur une longueur de 32 à 34 centimètres la ligne médiane, et, approximativement en regard de l'inion, il se continue d'ordinaire avec le sinus latéral droit ou, moins souvent, il se bifurque et se prolonge dans les deux sinus latéraux ; parfois encore il se fusionne avec eux pour constituer un véritable pressoir d'Hérophile. Dans son intérieur le sang coule d'avant en arrière.

Sa forme est celle d'un prisme triangulaire à base supérieure ;

1. Consolini, in de Santi, Des tumeurs anévrysmales de la région temporale. *Arch. gén. de méd.*, 1885, t. XV, p. 173.

il est latéralement flanqué de nombreux lacs sanguins creusés dans l'épaisseur de la dure-mère et sa largeur va grandissant à mesure qu'il se rapproche de l'inion. D'après Luys[1] ses dimensions seraient, au niveau de la jonction des sutures fronto-pariétale et sagittale, de $15^{mm},7$ de large et de 6 de haut, et, vers le milieu de la ligne naso-inienne, $21^{mm},5$ sur $7^{mm},75$. On conçoit dès lors que la cavité du sinus longitudinal supérieur, augmentée d'une part des lacs sanguins et d'autre part de la cavité des veines cérébrales qui lui sont accolées, couvre une région chirurgicale

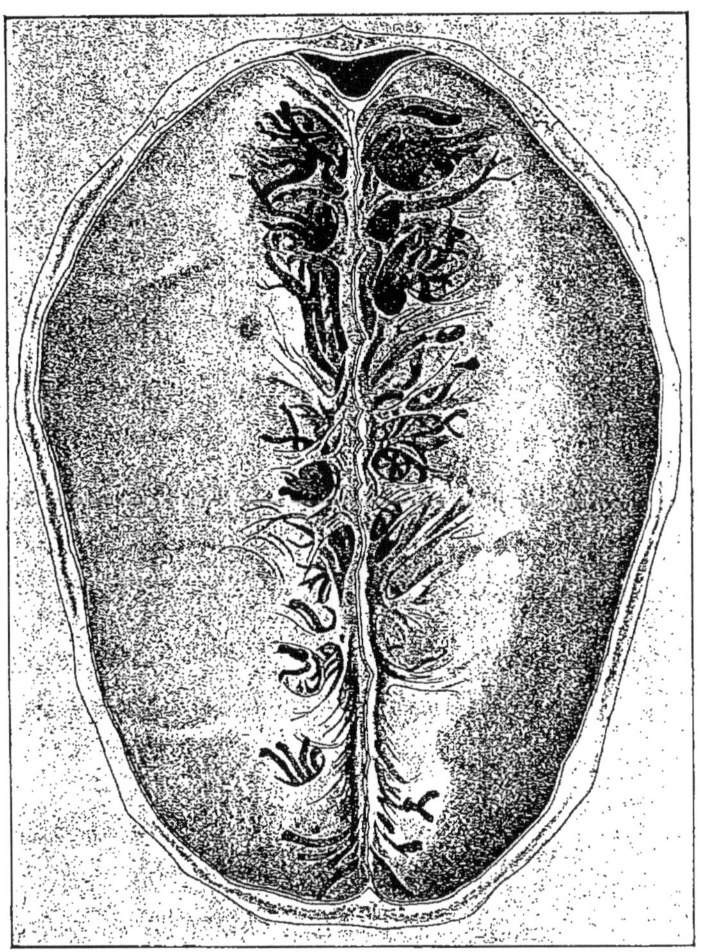

FIG. 34. — Sinus longitudinal supérieur (Luys).

1. Luys, Les lésions traumatiques des sinus de la dure-mère. *Thèse*, Paris, 1900.

dangereuse relativement large. Par suite, il convient avec Luys d'estimer que pour éviter sûrement la lésion du sinus ou de ses affluents directs, il faut bien compter au moins deux bons centimètres de chaque côté de la ligne naso-inienne, tout au moins entre la partie supérieure du frontal et la protubérance occipitale. Une autre condition, favorable à la déchirure du sinus, c'est son adhérence intime avec l'os. Comme celle-ci est plus marquée en arrière qu'en avant, l'ouverture du vaisseau produira un épanchement sanguin qui aura plus de tendance à être sus-dure-mérien quand la lésion sera antérieure, et sous-dure-mérien, quand elle se rapprochera de l'inion.

Particulièrement exposé aux coups de feu, le sinus longitudinal éclate sous le choc d'une balle contre la paroi osseuse qu'elle ne brise pas ou bien la déchirure du vaisseau résulte du contact direct soit du projectile, soit plus souvent encore des esquilles qu'il déplace.

Observation. — Longmore [1].

Passant de droite à gauche et de bas en haut, à hauteur de l'angle des sutures sagittale et lambdoïde, une balle sectionne le cuir chevelu et le péricrâne sur une longueur d'une dizaine de centimètres. On note chez le blessé une inconscience complète, de la dilatation et de l'immobilité des pupilles, des vomissements, une respiration difficile, un pouls très faible.

La mort survient le lendemain de la blessure et l'autopsie montre sous l'os intact plusieurs petites ouvertures dans le sinus longitudinal, dilaté par un caillot sur une longueur de près de huit centimètres. Il existe en outre suivant la trajectoire du projectile deux points de contusion cérébrale sur chaque hémisphère ; les vaisseaux de la pie-mère sont congestionnés, les sinus latéraux très dilatés et la dure-mère décollée au niveau des fosses occipitales.

Observation. — Schmucker [2].

Un soldat reçoit sur la tête un éclat d'obus, il est trépané deux fois et meurt après une survie de dix-huit jours. A l'autopsie on voit implantée dans le sinus longitudinal supérieur une esquille pointue, longue de près de deux centimètres. Les parois du vaisseau sont couvertes de granulations charnues et sa cavité remplie de sang coagulé et d'un mélange de sang et de pus.

1. Longmore, *The Lancet*, 1855. t. I, p. 607.
2. Schmucker, *Wahrnehmungen aus der Wundarzneikunst*. Frankenthal, 1784, t. I, p. 41.

Dans ces deux faits il n'est pas question d'épanchements sanguins, et chose à noter, la même remarque est de mise à propos des deux suivants.

Observation. — H. Larrey [1].

Fracture du vertex par le choc d'une petite bombe : enfoncement des pariétaux à quelques lignes de profondeur sur une surface large comme la main. Débridement, extraction des esquilles, ouverture énorme du crâne, déchirure du sinus longitudinal supérieur, hémorragie veineuse abondante, réprimée par une compression méthodique.

L'état du blessé est très satisfaisant jusqu'au cinquième jour ; à la levée du pansement, nouvelle hémorragie également arrêtée par la compression.

Le blessé était parvenu à un état rassurant, lorsqu'il fit un effort pour prendre un objet éloigné de sa portée, perdit l'équilibre au bord de son lit, tomba sur la tête et mourut subitement.

Sans doute, chez le blessé de Larrey, la déchirure du sinus était restée oblitérée jusqu'au moment de l'intervention ; Irvine par contre signale un cas d'hémorragie primitive.

Observation. — L.-G. Irvine [2].

Chez un officier blessé à Colenso, on constate un petit trou d'entrée, au vertex sur la ligne médiane et un trou de sortie à la partie supérieure du front à quatre centimètres environ à droite de la ligne médiane : ils sont réunis l'un à l'autre par une fissure ; celle-ci laisse écouler du sang veineux ; il en est de même de la plaie antérieure, d'où s'échappe en plus de la bouillie cérébrale. Paralysie complète du bras gauche, incomplète de la jambe. A demi-conscient le blessé fut opéré 36 heures après la blessure, la plaie antérieure fut élargie et une couronne de trépan placée sur la fissure en un point d'où le sang paraissait s'échapper. Un pansement fut appliquée et la guérison de la plaie fut obtenue.

Un mois après la blessure, le bras était revenu à peu près à l'état normal, les mouvements de la hanche et du genou rétablis, le pied restait tombant. La cérébration se montrait un peu lente.

Il ne semble pas du reste que les coups de feu du crâne avec ouverture des sinus entraînent une hémorragie primitive notable,

1. H. Larrey, *Étude sur la trépanation du crâne dans les lésions traumatiques de la tête*, 1869, 16e observ., p. 102.
2. L.-G. Irvine, *The Lancet*, 25 octobre 1902, p. 1116.

l'irrégularité même de la lésion sinon favorise l'hémostase, du moins gêne l'écoulement sanguin lequel s'accentue surtout au moment de l'intervention. Par contre, quand il s'agit d'une large ouverture des sinus latéraux ou de la terminaison du sinus longitudinal, l'hémorragie peut devenir rapidement grave, voire même mortelle. Au lieu de couler en nappe ou en jet continu, le sang veineux s'échappe alors en jets saccadés, isochrones aux mouvements respiratoires. Un blessé, au moment de la toux, crachait littéralement le sang par le sommet de la tête, et le jet liquide sautait à la distance de 4 pieds, soit 1 m,40, (Putnam[1]). On a de plus avancé que, lorsque la perte de sang a été abondante, la pression dans l'intérieur des sinus peut devenir négative, l'air est alors aspiré dans le système veineux, si le chirurgien ne s'y oppose par le tamponnement ou le pincement de l'orifice sinusal.

Au lieu de trouver sa voie vers l'extérieur le sang peut du sinus s'épancher dans l'intérieur du crâne et, ainsi que l'ont montré les observations rapportées, le blessé présente les symptômes locaux et généraux des épanchements sanguins intracrâniens avec cette particularité d'un intervalle entre le moment de l'accident et l'apparition des troubles dus à la compression. Cet *intervalle libre,* il est vrai, souvent se trouve masqué par les phénomènes symptomatiques de la lésion concomittante du cerveau.

2. Blessures des sinus latéraux.

D'abord logé sous forme d'un prisme triangulaire à base superficielle dans la gouttière latérale de l'occipital et dans l'épaisseur du bord convexe de la tente du cervelet, le *sinus latéral* se trouve ainsi sous-jacent au tiers postérieur de la ligne naso-inienne. Il la quitte au niveau de l'astérion et, coudé presque à angle droit, il oblique en bas, en avant et en dedans suivant la gouttière mastoïdienne creusée de règle sur la face interne de la moitié postérieure de l'apophyse. Cette dernière lui fournit un revêtement osseux qui, de 3 à 4 millimètres d'épaisseur en haut, atteint 2 et 3 centimètres en bas. Profondément enfin le sinus latéral contourne l'apophyse jugulaire de l'occipital, plonge dans le trou déchiré postérieur, puis se continue avec la jugulaire interne.

2. Putnam, *Med. Rec. N.-Y.*, 1894, t. XLVI, p. 43.

Généralement plus large que le gauche, le sinus droit mesure un ou un centimètre et demi de large. Toujours facilement décollable dans sa portion horizontale, le canal veineux adhère intimement à l'os dans le reste de son trajet.

Chez un blessé de la Révolution de 1830, H. Larrey observa

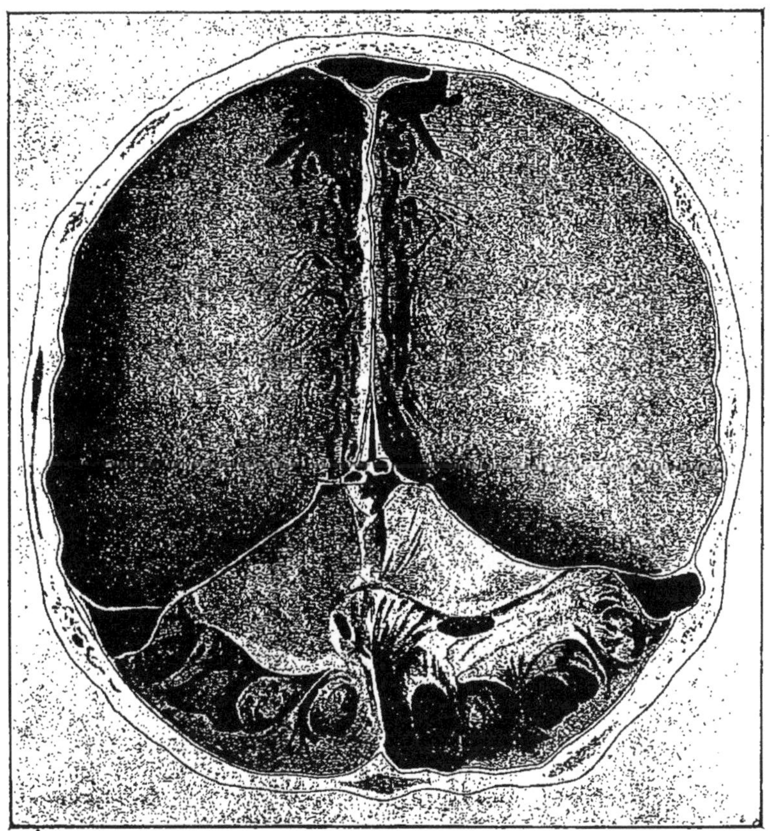

Fig. 35. — Sinus latéraux et terminaison du sinus longitudinal supérieur (Luys).

une lésion du sinus latéral au niveau de son coude, au point où, en raison de la jonction de ses portions adhérente et facilement décollable, il est particulièrement exposé à se rompre.

Observation. — H. Larrey[1].

L..., le 29 juillet 1830, est frappé par une balle qui, entrée au niveau

1. H. Larrey, Relation chirurgicale des événements de juillet 1830. *Rec. de Mém. de méd. milit.*, 1831, t. XXX, p. 114.

de la mastoïde droite, a laissé deux plaies, l'une dans l'anthélix et l'autre au niveau de l'arcade zygomatique. La mastoïde est échancrée à sa base et la partie écailleuse du temporal fracassée.

Le blessé présente les symptômes d'une commotion violente et de compression du cerveau. Les plaies sont débridées, on extrait quelques esquilles, l'une d'elles figure presque une petite couronne de trépan et après son extraction il s'écoule du sang épanché. Bien que soulagé immédiatement, le blessé, sourd du côté blessé, fait aux questions des réponses incohérentes, paraît n'avoir que des souvenirs confus ; tous ses membres sont engourdis.

L'état s'améliore jusqu'au 1er septembre, mais, le blessé ayant fait une chute en allant à la selle, « il ressentit au même moment une commotion si violente dans l'encéphale qu'il en résulta une apoplexie, bientôt suivie de mort ».

A l'autopsie on note : un épanchement de pus sanguinolent dans le sinus longitudinal supérieur, une rupture des parois membraneuses du sinus latéral droit, de l'injection des veines cérébrales ; un épanchement séro-sanguinolent dans les ventricules latéraux, à la surface du cervelet et à l'entré du canal rachidien.

Très ancienne également est l'observation suivante.

Observation. — Nancrède[1].

La seule plaie du sinus que j'aie observée siégeait dans le sinus latéral droit ; elle avait été produite par une petite balle de pistolet. Je soupçonnai la nature véritable de la blessure en apprenant qu'il y avait eu un écoulement de sang abondant, et, d'après le trajet suivi par la balle dans l'apophyse mastoïde. L'hémorragie ne se renouvela pas ; on supposa que la balle avait pénétré profondément dans le cerveau et le blessé mourut de pyohémie.

L'examen nécroscopique fit voir que le projectile avait juste pénétré dans le sinus en comblant la perte de substance produite par lui ; le trou s'élargit peu à peu par ulcération au point de permettre à la balle de tomber dans la lumière du vaisseau, hors duquel elle coula quand on ouvrit le cerveau.

Nous devons à M. Perrin un exemple des lésions du sinus avec épanchement progressif se traduisant après un *intervalle libre* par des phénomènes de compression.

Observation. — M. Perrin[2].

Un capitaine fut atteint en Crimée, le 1er juin au soir, par un éclat

1. Nancrède, *Encyclopédie internat. de chir.*, t. V, p. 53.

2. N. Perrin, Fracture du crâne par coup de feu, hémorragie intracrânienne deux heures après l'accident. Guérison, in Bauchet, *Thèse d'agrégation*, Paris, 1860, p. 124.

de bombe triangulaire qui détermina à 2 centimètres au-dessus de l'apophyse mastoïde gauche, une fracture avec enfoncement de la paroi osseuse. Le blessé qui était tombé sur le coup, se releva peu d'instants après en déclarant qu'il ne ressentait aucun mal. Il insista même pour continuer son service ; mais, une heure après l'accident, il éprouva une sorte d'étourdissement avec faiblesse considérable dans les membres supérieurs et inférieurs, accompagnée de troubles de la vue et de l'ouïe ; les deux côtés du corps paraissaient atteints au même degré.

Pendant le trajet du fossé de bataille à l'ambulance des tranchées, trajet que le capitaine entreprend de faire à pied, les accidents s'accentuent avec une telle rapidité, qu'une demi-heure après leur apparition et avant l'arrivée à l'ambulance, le blessé tombe comme une masse inerte. Le système musculaire est dans la résolution complète, la sensibilité périphérique et sensorielle est éteinte, les paupières supérieures sont abaissées, les pupilles sont dilatées et immobiles, le pouls est lent et dépressible, la respiration rare, stertoreuse ; en un mot coma profond.

Même état pendant 48 heures. Après cette période le blessé recouvre progressivement les sens. A la fin du troisième jour la sensibilité et le mouvement ont reparu, il ne lui reste que quelques conceptions délirantes, un peu d'hésitation et d'embarras dans la parole, la perte complète de la mémoire ; mais la sensibilité et le mouvement sont revenus si intégralement dès le quatrième jour après l'accident que le patient s'enfuit de l'ambulance, poursuivi par l'idée qu'il était prisonnier des Russes.

Au vingtième jour, les fonctions de l'encéphale étaient tout à fait rétablies. Au quarantième, M. S... est envoyé en France en convalescence, et six mois après il reprend son service ne conservant d'autre trace de sa blessure qu'un enfoncement du crâne suffisant pour loger une petite noix.

3. Blessures des sinus caverneux et circulaire.

Parmi les sinus veineux qui sillonnent la base du crâne, les deux *sinus caverneux* et le *sinus circulaire* malgré leur situation profonde nous fournissent quelques considérations chirurgicales intéressantes.

Logé sur le sphénoïde dans la gouttière caverneuse correspondante, chaque sinus caverneux prolonge la veine ophtalmique et s'abouche en arrière avec les sinus *pétreux*, *basilaire* et *transverse*. Sa paroi externe affecte avec des troncs nerveux des rapports sur lesquels il nous faudra revenir. Sa paroi interne répond au corps pituitaire et reçoit l'embouchure du sinus circulaire. L'inférieure repose sur une lamelle osseuse qui la sépare du sinus osseux sphénoïdal. La supérieure est recouverte par les insertions de la tente du cervelet et perforée en avant par la carotide interne qui, dans l'intérieur du sinus, décrit un S véritable. Quant au sinus circulaire, il entoure en ellipse le corps pituitaire, s'ouvrant latéralement dans les deux sinus précédents. Au total toute

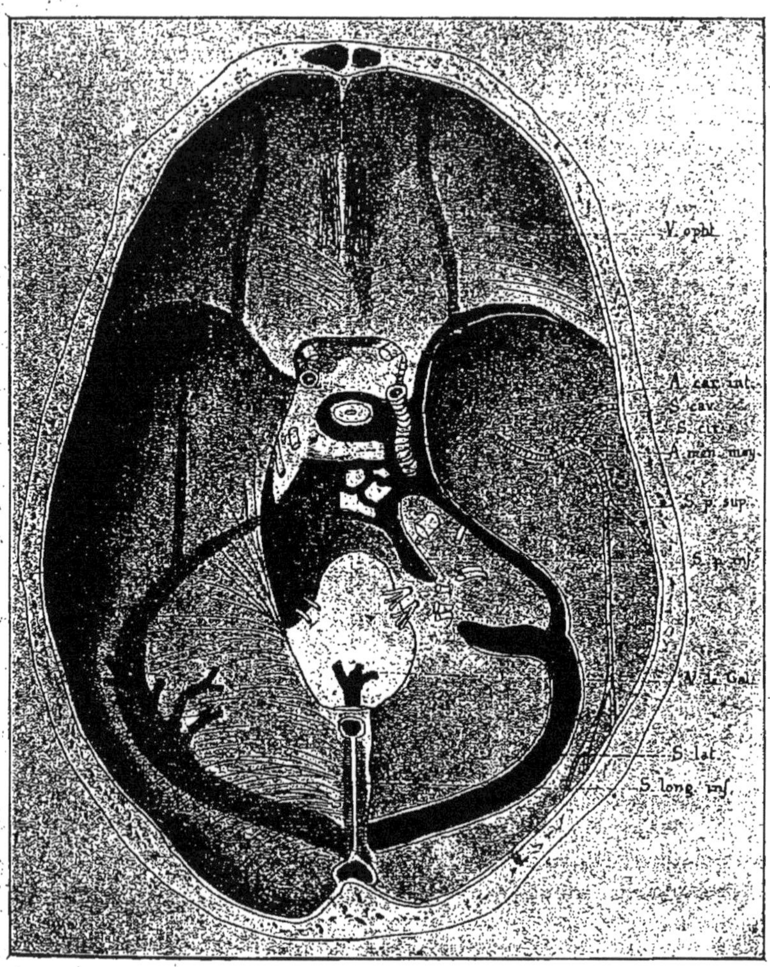

Fig. 36. — Sinus de la base du crâne.

la selle turcique est occupée par un vaste sinus qui entoure le corps pituitaire. De ses rapports avec les artères carotides internes, et les nerfs des 3°, 4e, 5e et 6e paires découlent les principaux symptômes qui en trahissent les lésions par coup de feu.

Observation. — Rehn [1].

Dans la séance du 5 avril 1902, Rehn montre à la *Société allemande de chirurgie*, un jeune homme chez lequel il a extrait une balle de revolver qui, entrée à la tempe droite, s'était logée dans le sinus caverneux droit. Après l'accident on avait noté, sans troubles visuels, une ophtalmoplégie droite incomplète, les 3e, 4e et 6e paires étaient intéressées, ainsi du reste que le trijumeau. L'état général restait bon, lorsque au sixième jour apparurent brusquement des crises fréquentes de convulsions généralisées, une accélération de R. et P. La radiographie montrait la balle au voisinage du sinus caverneux.

Un large lambeau osseux est taillé à la tempe, on trouve un épanchement de sang considérable au niveau du lobe temporal, dans lequel le trajet de la balle est agrandi, et, après de nombreuses recherches, la balle est saisie par la pince et extraite du corps du sphénoïde. L'hémorragie très violente est arrêtée par le tamponnement. Aussitôt après l'opération, on constate une diminution des convulsions. Les suites opératoires ont été bonnes et le blessé, guéri sans aucun trouble psychique, conserve une parésie du nerf moteur oculaire commun.

Tandis que dans ce cas l'artère carotide interne ne paraît pas avoir été touchée, il n'en est pas de même dans les faits suivants, exemples d'*anévrysme* par déchirure de l'artère dans le sinus.

Observation. — Treacher-Collins [2].

L'auteur rapporte avoir vu un blessé porteur d'une exophtalmie pulsatile provoquée par une balle que la radiographie montrait à la base de l'apophyse basilaire. Le bruit caractéristique était perçu non seulement par le patient, mais par les personnes placées auprès de lui. On tenta sans succès la compression digitale, puis Openshaw lia l'artère carotide primitive. L'opération tout d'abord améliora la situation, mais huit mois plus tard la lésion s'était reproduite, toutefois à un moindre degré.

Plus complet au point de vue de l'évolution clinique est le fait d'exolphtalmos pulsatile suite de coup de feu qui a été publié par Bide.

Observation. — Bide [3].

Un jeune homme de 19 ans, le 10 février 1891, se tire quatre balles

1. Rehn, *Centralbl. f. Chirurg.*, 1902, n° 26, supplément 55.
2. T. Collins, *The Lancet*, 11 mai 1901, p. 1337.
3. Bide, *Bulletin de la Soc. de chir.*, 10 février 1897, p. 111 (Voir aussi *Lyon médical*, 10 avril 1892).

de revolver dans la bouche et est soigné par Poncet : hémorragie buccale assez abondante, diminution marquée de la vision avec exophtalmie du côté gauche, seulement léger gonflement et rougeur des paupières à droite. La vision de l'œil gauche s'améliora progressivement et l'exophtalmie disparut, si bien que le blessé s'engagea.

Vers le mois de juillet 1891, le blessé accuse encore de vives douleurs orbitaires s'irradiant le long des branches du trijumeau ainsi que des battements assez forts pour rendre le sommeil impossible.

En décembre 1891 et janvier 1892 on note de l'exophtalmie à droite, il se produit de la diplopie qui disparaît rapidement. Le 28 janvier 1892, l'homme est réformé.

Il entre dans le service de Gayet, où le 2 février on relève V = OD et OG 9/10 ; OD : emmétrope, OG, myopie de 1 dioptrie, pupilles égales réagissant bien. A l'ophtalmoscope : OD papille très rouge paraissant animée de battements, veines grosses et tortueuses. OG papille très blanche, vaisseaux petits.

A partir du 9 février, il existe un thrill très net qui disparaît par la pression la plus légère, mais que remplacent alors des battements plus accusés que précédemment.

Le 5 *avril* 1892, on note comme traces de l'ancien traumatisme : 1° une cicatrice peu apparente, sensible, très dure au toucher, siégeant sur le voile du palais en arrière et près de la ligne médiane ; 2° sur la voûte palatine et du côté droit un point pâle cédant sous la pression.

Du côté de l'œil droit, protrusion et abaissement de l'œil avec injection conjonctivale notable et dilatation veineuse sur la paupière supérieure. Vers l'angle supéro-interne de l'orbite, on perçoit au toucher des battements faibles, isochrones au pouls ; à l'auscultation, un souffle doux, continu avec renforcement, systolique, se propageant jusqu'à la région occipitale. La pression sur le globe est douloureuse : prolongée, elle réduit en partie l'exorbitis. La compression de la carotide droite supprime les battements et le thrill qui ne sont plus perçus ni par le malade ni par le chirurgien. Les pupilles sont égales et réagissent bien. L'œil gauche est normal.

On tenta la compression de la carotide qui ne fut pas tolérée et le blessé quitta l'hôpital.

Du 3 décembre 1892 au 31 janvier 1893, il séjourna dans le service de Tillaux.

Le 25 *avril* 1893, il entre à Madrid dans le service de Bide.

Le 4 *mai*, on note avec une vision intacte, une exophtalmie externe du côté droit, l'œil semble hors de l'orbite, la cornée est déviée en bas et en dehors, la conjonctive vascularisée est d'un rouge vineux ; les deux paupières sont couvertes de veines dilatées et tortueuses, surtout la supérieure qui est en ptosis et qui relevée se luxe en arrière du globe. La pression est trop douloureuse pour qu'on puisse explorer la réductibilité de l'exophtalmie.

A l'angle supéro-interne de l'orbite, existe une tumeur pulsatile douloureuse au toucher, animée de battements perceptibles à l'œil et au doigt, et siège d'un thrill très manifeste. A l'auscultation, sur la tempe et l'occiput on entend un bruissement continu et un bruit de souffle isochrone au pouls. Ces deux bruits se propagent sur le côté gauche du crâne. La compression de la carotide droite les supprime.

Perçus par le blessé, ces bruits l'obsèdent depuis plus d'un mois, ainsi que des douleurs profondes, et des douleurs péri-orbitaires irradiées sur les branches du trijumeau. L'insomnie est complète. Le patient se tient debout, la tête en arrière, car dès qu'il l'incline, il est pris d'étourdissements, de vertiges, et tombe la face contre terre. Il menace de se suicider.

L'examen ophtalmoscopique pratiqué donne à peu près les résultats déjà signalés.

Le 5 *mai*, ligature de la carotide primitive droite. Avant le réveil de l'opéré, on constate la disparition des bruits anormaux, des battements et du thrill. Réveillé, il dit que ses souffrances ont disparu.

6 *mai*. — A l'examen ophtalmoscopique on note : l'image du fond de l'œil droit rappelle celle de l'embolie de l'artère centrale de la rétine. Celle-ci est exsangue, mais il existe deux petites hémorragies en flammèches au pourtour, en haut et en bas de la papille qui, rosée n'a pas de contours bien nets. Le fond de l'œil renvoie la lueur rougeâtre normale.

Le patient n'accuse pas de troubles visuels. Il existe un peu de retrait du globe.

La plaie opératoire guérit par première intention. Dès le 15e jour, le patient pouvait se livrer à quelques petits travaux et, au bout de trois semaines, il était occupé comme infirmier.

L'exophtalmie diminue d'un tiers dans les trois premières semaines, de même que le ptosis de la paupière supérieure. Elle ne disparut pas complètement pendant les dix-huit mois qui suivirent l'opération.

7 *novembre* 1893. — OD, suracuité visuelle ; OG, V = 1 — réfraction : emmétropie — accommodation, 5 dioptries. Propulsion de l'OD moindre qu'avant l'opération (à peu près de un demi-centimètre), avec inclinaison de la cornée en bas et en dedans. Tension à peu près égale des deux côtés.

La pupille droite réagit beaucoup plus vite que celle de gauche à la lumière et se contracte davantage. Inversement, la pupille gauche se dilate beaucoup plus dans l'obscurité ou dans le demi-jour que celle de droite.

Strabisme convergent droit ; diplopie dans le regard en face.

A l'ophtalmoscope, la circulation s'est complètement rétablie jusque dans la périphérie du fond de l'œil, rien qui rappelle l'embolie de l'artère centrale ni les deux petites hémorragies. Pas de pouls artériel.

Les deux champs visuels sont à peine réduits pour le blanc, mais ils le sont beaucoup et d'une façon concentrique pour les couleurs.

Dans cette observation il est à remarquer que l'exophtalmie après l'accident s'est manifestée à gauche, puis a disparu; peut-être faut-il l'attribuer avec Bide à la pénétration dans l'orbite gauche d'une balle devenue muette par la suite. Quant à l'exophtalmose pulsatile droite, manifestement due au développement d'un anévrysme artério-veineux siégeant probablement au niveau du sinus caverneux et de la carotide interne, il présente comme particularité l'intégrité de la vision de l'œil du même côté. Du reste il convient encore de signaler que celle-ci n'a pas été troublée d'une façon appréciable par la ligature de la carotide qui de plus n'a produit aucun trouble cérébral.

Dans le fait suivant encore la lésion sinuso-carotidienne retentit sur la circulation papillaire, malheureusement nous n'avons pu savoir quel trouble en résulta du côté de l'acuité visuelle.

Observation. — Pereda [1].

Jeune homme, 24 ans, se tire dans le cou une balle de revolver de 12 millimètres. Quatre mois après l'accident on trouve au bord supérieur du cartilage thyroïde à 2 centimètres à gauche de la ligne médiane une petite cicatrice ; dysphagie, voix voilée, sans lésion appréciable. Le globe de l'œil gauche est saillant, congestionné, violacé ; les veines de la conjonctive sont variqueuses, les sinus de Fontana et le canal de Schlemm sont injectés de sang ainsi que les paupières. Sensibilité et mobilité de l'œil conservées, malgré une parésie des muscles droits d'où diplopie passagère dans les mouvements extrêmes. L'exophtalmie est réductible sous une douce pression qui laisse percevoir des battements isochrones au pouls, sans thrill ou en tout cas avec un thrill extrêmement léger. L'auscultation sur l'œil est négative, mais le malade perçoit un bruit qu'il compare à celui d'un ruisseau et qui augmente spontanément avec les efforts.

La compression de la carotide gauche diminue l'exophtalmie, les battements et le bruit subjectif.

A l'ophtalmoscope : papille très œdématiée, veines triplées de volume et très tortueuses.

Il est regrettable qu'une radiographie ne soit pas donnée à l'appui de l'opinion de Pereda lequel suppose que la balle a dû fracturer le corps du sphénoïde et fissurer la paroi osseuse du sinus caverneux intéressant aussi la paroi artérielle.

Tandis que dans les observations précédentes l'on peut admettre que la lésion du sinus et de l'artère résulte non pas directement du choc du projectile, mais bien d'une *déchirure liée à un déplacement osseux* par fracture du sphénoïde, il n'en saurait être de même dans les faits suivants. Ici le corps vulnérant est constitué

1. Pereda, *Rev. de medicina y cirujia practica*, février 1901.

par des grains de plomb et, en particulier l'autopsie du blessé de Schlaefke montre la paroi carotidienne percée et trois ouvertures qui trahissent bien leur action.

Observation. — Holms [1].

Coup de feu avec plomb de chasse n° 5; deux grains pénètrent dans l'œil *gauche*. Trois semaines après, légère exophtalmie de l'œil *droit*, bruit de souffle dans le côté droit de la tête. Six semaines plus tard, œil gauche perdu, fistules scléroticales. Œil droit : exophtalmie considérable, vision parfaite, pulsations, bruit de soufflet sur l'œil et la la tempe arrêté par compression de la carotide.

Traitement par le veratrum viride et l'ergot ; guérison graduelle en quelques mois.

L'auteur admet une blessure de la carotide dans le sinus.

Observation. — Schlaefke [2].

Coup de feu dans la bouche avec une arme chargée de plombs de chasse. Sans connaissance pendant 14 jours ; on constate alors une hémiplégie droite. Un mois après, exophtalmie à gauche ; quatre mois après, tumeur pulsatile à l'angle interne avec souffle ; onze mois plus tard, tumeur plus volumineuse, souffle continu avec redoublement. Veines des paupières développées.

Ligature de la carotide primitive (Kœnig). Pulsations et souffle arrêtés ; au bout de douze jours légère réapparition ; trois mois après, gonflement du côté gauche du cou, dyspnée, peu d'exophtalmie, tumeur à l'angle interne de la grosseur d'une noisette. Mort.

Le sinus caverneux gauche est beaucoup plus large que le droit, ses parois sont très épaissies ; les veines de l'orbite, en particulier la sus-orbitaire et la frontale, sont énormément dilatées, leurs parois sont si épaissies qu'elles ressemblent à des artères. La portion incluse de la carotide interne est dilatée en forme d'anévrysme et communique par trois ouvertures avec le sinus caverneux. L'artère ophtalmique est normale.

Observation. — Silcock [3].

Quelques années auparavant le patient a eu les yeux détruits par un coup de fusil à petits plombs. Trois ou quatre jours après, bruit de sifflement dans la tête.

1. Holms, *Amer. J. of the anat. Sc.*. juillet 1864.
2. Schlaefke. *Archiv. f. ophtal.*, 1879, t. XXV, p. 112.
3. Silcock, *The Lancet*, 1886, t. II, p. 72.

Il existe une tumeur à l'angle interne de l'orbite gauche, s'étendant sur le dos du nez, pulsatile, développée un an après l'accident. La compression de la carotide arrête les bruits et les pulsations.

Hülke conseille l'électrolyse qui est repoussée par les membres de l'*Ophtalmological Society*.

Enfin Wilms[1] appelle l'attention sur l'existence de *manifestations douloureuses* qu'il attribue à la lésion du *réseau sympathique carotidien* au niveau du sinus caverneux. Dans trois cas de coup de feu de la tête cet observateur a noté pendant quelques jours une hyperalgésie très singulière, localisée au niveau du cou et parfois à la partie supérieure du thorax, c'est-à-dire dans le domaine des nerfs cervicaux. La lésion n'ayant pas atteint cette région, l'on peut se demander s'il ne s'agissait pas de zones hyperalgésiques, conformément aux observations faites par Head, zones qui se trouveraient sous la dépendance du système nerveux sympathique. L'innervation sympathique de l'artère carotide interne dépend du sympathique cervical et des considérations anatomiques font admettre à Wilms que la balle devait avoir frappé la région du sinus caverneux, pour arriver par ricochet dans le lobe temporal où la radiographie décelait sa présence. La nature de ces troubles de la sensibilité, caractérisés par leur bilatéralité et par l'intégrité des fonctions sensitives proprement dites, confirmèrent l'explication proposée qui ne satisfait pas F. Müller. Celui-ci tient la question pour plus complexe et caractérise cette hyperesthésie en la comparant au « mal aux cheveux » qui survient après les excès alcooliques.

C. — *Contusions et plaies de l'encéphale.*

Dans les paragraphes précédents il a déjà été question de différentes lésions du tissu nerveux encéphalique provoquées par les coups de feu. Indépendamment des altérations microscopiques signalées par quelques auteurs comme effets de la *commotion*, nous y avons noté la coexistence de petites *hémorragies*, voire encore des *déchirures* intéressant, en sus des petits vaisseaux, les éléments nerveux eux-mêmes. Dans la *compression*, le *tassement* subit au maximum par la région sous-jacente à l'épanchement n'a pas

1. Wilms, Des zones hyperalgésiques dans les blessures de la tête par armes à feu. *Société allem. de chir.* Berlin, 2-6 juin 1903, in *Semaine méd.*, 17 juin 1903, p. 195.

été, que nous sachions, histologiquement étudié. Cependant, fidèles à la théorie, les auteurs admettent de son fait une gêne de la circulation et, pour ainsi dire, une expression partielle du liquide céphalo-rachidien qui normalement imprègne le cerveau.

De même, quand on parle de *contusion cérébrale*, on entend la transformation des tissus en une bouillie de débris de cellules et de fibres nerveuses mélangés au sang extravasé. La coloration rouge plus ou moins foncée de la partie et son ramollissement caractérisent à l'œil nu le désordre dont l'étendue varie comme surface et profondeur suivant les conditions du traumatisme.

Un fait particulièrement à noter au point de vue de l'évolution ultérieure des lésions, c'est l'existence ou l'absence de communication du foyer contus avec le milieu extérieur. Sans doute on a signalé l'infection d'une contusion cérébrale provoquée, sans rupture appréciable de la table externe, par des esquilles détachées et projetées de la table interne. Que les germes infectieux en pareil cas soient fournis par la plaie infectée superficielle, sise en regard du foyer profond, leur migration ayant lieu à travers l'os lui aussi contus, le fait est possible, sans qu'il y ait lieu d'invoquer l'infection par la voie sanguine générale. Plus souvent, il est vrai, ces contusions, en apparences fermées, se trouvent en fait communiquer par une fissure avec l'extérieur, en particulier avec les cavités sous-basilaires, telles que les sinus frontaux, les fosses nasales, ou le pharynx nasal, sans omettre les voies auditives. De là au point de vue pronostique et thérapeutique des indications intéressantes.

Quand il y a *plaie* encéphalique, quand un projectile a parcouru les centres, les *orifices* et le *trajet*, traces de son passage, sont fort variables suivant son calibre, le mouvement dont il est animé, les corps étrangers et surtout les esquilles qu'il mobilise.

Tel grain de plomb, chevrotine ou même petite balle de revolver traversera le tissu cérébral sans laisser d'indices macroscopiques de son passage ; tel autre projectile plus volumineux y déterminera des désordres qui varieront depuis un *trajet* contus, rendu virtuel par l'affaissement de ses parois, jusqu'à une *explosion* complète de l'encéphale. La lecture des nombreuses observations que nous rapportons dans ce travail fournira le complément de la description schématique qui va suivre.

Trajet intracérébral. — Le *trajet intracérébral*, trace du

passage du projectile, est en général fusiforme, avec *trou d'entrée* plus large que le *trou de sortie*. Si le sable osseux ou les esquilles projetées expliquent bien la supériorité du diamètre du trou d'entrée, il est probable que l'élargissement conique de la première moitié du trajet résulte encore de l'action concomittante des molécules nerveuses mobilisées par le projectile, lequel tend à en creuser seul la seconde moitié, ses auxiliaires perdant rapidement leur force vive.

La *lumière* du canal, dont le diamètre est supérieur au calibre de la balle, est oblitérée par l'affaissement des parties voisines et la présence de tissu nerveux broyé, bouillie rouge sang ou brun noirâtre plus ou moins intense ; parfois on y trouve aussi des corps étrangers, sable osseux ou esquilles, cheveux, le projectile lui-même.

La paroi du trajet dans la substance cérébrale présente une zone dont l'épaisseur atteint parfois deux et trois centimètres, *zone de contusion nerveuse*. Près du trou d'entrée l'on peut y voir du sable osseux, ou la loupe y montre des *fissures radiées* dont certaines se laissent suivre sur une longueur de quatre à cinq centimètres jusqu'à la surface de l'hémisphère. De règle encore les dégâts sont moins prononcés dans la substance blanche que dans la grise dont la vascularité est plus grande et la densité moindre.

Pour expliquer la production de ces lésions cérébrales, nous invoquerons la transformation de la force vive abandonnée par le projectile. Broyant le tissu nerveux sous son action de marteau, le faisant éclater et le fissurant par son action de coin, il tend à mobiliser les molécules dissociées et à leur imprimer un double mouvement de projection dans la direction que lui-même suit et de projection latérale, hélicoïdale en rapport avec son propre mouvement de rotation. C'est cette mobilisation devenue évidente des parcelles cérébrales que nous retrouverons comme caractéristique des dégâts produits dans l'explosion de l'encéphale.

L'étude histologique des lésions nerveuses du pourtour du trajet creusé dans le cerveau par un projectile demanderait à être reprise avec toutes les ressources actuelles de la technique microscopique. Dans le fait suivant on pourra voir qu'une balle animée d'une force vive puissante a pu traverser le cerveau en provoquant une infiltration sanguine abondante à la surface et dans les cavités de l'organe, cela sans que son mouvement se soit diffusé dans le tissu nerveux ou tout au moins sans qu'il s'y soit transformé en désordres histologiquement appréciables. Une seule observation ne suffit pas, il est vrai, pour nous éclairer.

OBSERVATION. — H. NIMIER[1]

Un militaire se suicide d'un coup de fusil Lebel. La balle pénètre exactement au centre de la région sushyoïdienne et sort au vertex, un

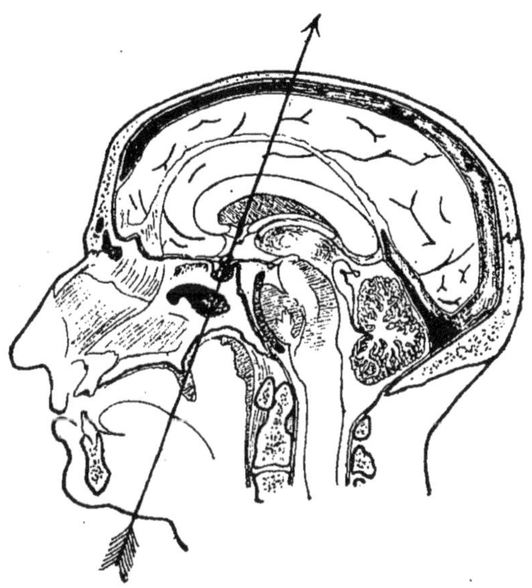

FIG. 37. — Coup de feu perforant de la base au vertex (balle Lebel. Suicide).

peu à droite de la ligne médiane. Dans le cuir chevelu, le trou de sortie est petit et très légèrement dilacéré ; il renferme un peu de matière cérébrale. Le crâne ne paraît pas déformé, mais, dépouillé des parties molles, il présente, ainsi que le montrent les figures 39 et 40, un orifice d'où partent six fissures radiantes, deux antéro-postérieures, deux transversales et deux obliques en arrière et en dehors. Ces fissures, sauf la postérieure, rejoignent une fissure circulaire horizontale qui détache presque complètement la voûte crânienne de la base au niveau du front et des fosses temporales. La base crânienne, enfin, nous offre, correspondant à peu près à la selle turcique, le trou d'entrée d'où s'irradient quatre fissures, dont trois rejoignent les trois fissures antérieures de la voûte, la quatrième allant mourir à droite du trou occipital (fig. 38). Ces lésions osseuses multiples montrent bien que l'action du projectile sur le crâne ne s'est pas limitée aux deux points qu'il a ren-

1. H. Nimier, *Communication au Congrès de médecine militaire de Washington*, 1902.

contrés sur sa route. Voyons si la même diffusion de l'action traumatique est appréciable dans la masse nerveuse encéphalique.

Dans le cerveau, la balle a détruit le chiasma optique et la partie antérieure de la couche optique droite ; elle a perforé le corps calleux un peu à droite de son centre et broyé, suivant une gouttière ascen-

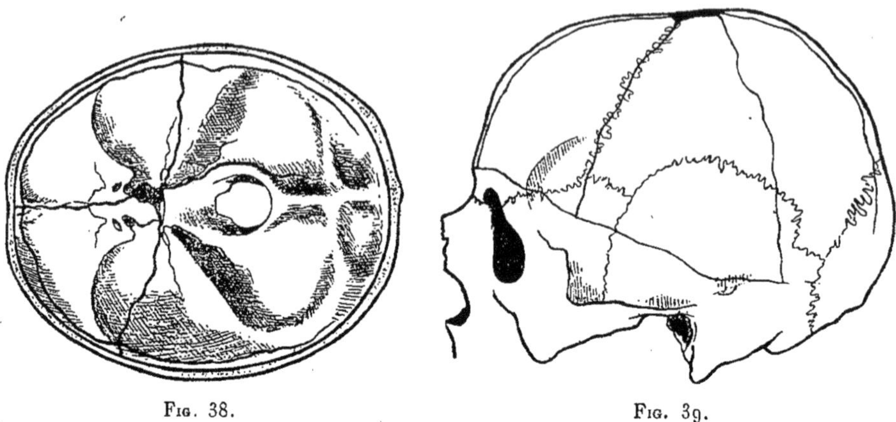

Fig. 38. Fig. 39.

dante d'un diamètre double du sien, la face interne de l'hémisphère droit jusqu'en avant du lobule paracentral. Tout l'espace arachnoïdien est gorgé de sang, à la base comme à la surface des hémisphères ; les deux ventricules latéraux et le quatrième en sont remplis.

Seul, cet engorgement sanguin indique que le projectile n'a pas limité son action vulnérante au trajet cérébral qu'il a parcouru. Il reste toutefois à constater si l'intégrité microscopique du tissu nerveux est bien réelle, et, pour ce faire, il faut en appeler à un examen histologique.

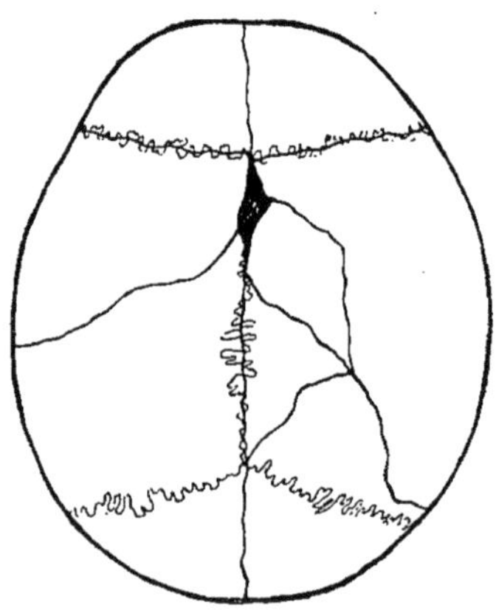

Fig. 40.

Des fragments de la couche optique lésée, des cornes droites frontale et occipitale, de la protubérance, du bulbe et du cervelet ont été prélevés, et mon camarade, le professeur agrégé Dopter, les a examinés suivant les procédés de technique histologique actuellement recommandés en pareil cas. Or, et ceci me semble intéressant, il a constaté, dans ces diverses pièces, l'absence de toute lésion anatomique du tissu nerveux.

De règle, surtout avec les projectiles de guerre actuels, le trajet est *rectiligne,* mais il n'en est pas toujours ainsi avec les balles de calibre moindre et surtout de vitesse inférieure tirées dans les armes civiles.

Naguère du reste la balle ronde du fusil de guerre, après avoir traversé la paroi osseuse dans certains cas, poursuivait son trajet entre l'os et le cerveau en le moulant pour ainsi dire sur la concavité de la voûte crânienne.

Plus souvent encore le trajet du projectile est *brisé*. En voici d'abord un exemple d'autant plus curieux qu'il s'agit d'un blessé de la guerre du Transvaal.

OBSERVATION. — L.-G. IRVINE [1].

Blessé à la tête par une balle Mauser, un soldat est examiné le soir du troisième jour de l'accident ; il présente un petit trou d'entrée sur la saillie du malaire droit au-dessous de la commissure palpébrale externe, pas de trou de sortie. Il existe une paralysie complète du bras et de la jambe droits sans parésie de la face ; les pupilles sont égales, mais paresseuses ; état de demi-conscience.

Le lendemain matin, trépanation au centre de la région rolandique gauche, la dure-mère ne bat pas et bombe ; après son incision le cerveau fait un peu saillie ; après issue d'une quantité considérable de sang les battements reparaissent. La balle fut recherchée en vain avec la sonde.

Mort le lendemain.

Le projectile a traversé le malaire, le corps du sphénoïde, dépassé la ligne médiane, pénétré dans la fosse cérébrale moyenne par un petit trou sans grandes fissures, frappé la face antérieure du rocher gauche vers son milieu, y laissant un petit fragment de plomb ; il s'est ensuite réfléchi directement en haut vers le vertex, est entré dans la partie antérieure du lobe temporo-sphénoïdal gauche, a creusé un trajet intracérébral dilacéré, de $2^{cm},5$ environ de diamètre, a heurté la voûte à $2^{cm},5$ de la ligne médiane en faisant une petite déchirure à la dure-mère et enfin s'est à nouveau réfléchi en arrière et en bas dans l'épaisseur des circonvolutions frontale et pariétale ascendantes pour s'arrêter vers le milieu de cette dernière.

Il s'agissait d'une balle Mauser décalottée qui n'avait subi qu'un échappement incomplet avec flexion du noyau, d'où sans doute les réflexions qu'elle avait subies.

Cette question des trajets brisés a été étudiée expérimentalement par Delbet et Dagron [2] qui se sont servis à cet effet de revolvers civils des calibres de 5, 7 et 9 millimètres. Dans 45

1. L.-G. Irvine, *The Lancet*, 25 octobre 1902, p. 1118.
2. Delbet et Dagron, *Bulletin de la Soc. anat.*, 1891, p. 334.

expériences, 26 fois la balle a traversé l'encéphale et a ricoché décrivant un trajet récurrent plus ou moins long, variant de 1 à 7 et 8 centimètres.

Tirée dans la région de la tempe, la balle a présenté un trajet récurrent dirigé d'avant en arrière plus ou moins obliquement. Une fois il était presque vertical, une fois très oblique en haut et en arrière ; dans tous les autres cas presque horizontal.

Au point osseux frappé par le projectile les auteurs ont constaté une déchirure de la dure-mère et une fois seulement une fracture. Ils font de plus observer que dans un seul cas le trajet récurrent resta superficiel, la balle, après avoir éraillé la convexité des circonvolutions sur une longueur de six centimètres, s'était arrêtée dans la substance grise. De règle, la balle ricochée pénètre dans la profondeur du cerveau et s'y arrête.

Quelques observations cliniques confirmeront les résultats expérimentaux.

Observation. — Verdelet (inédite).

Un jeune homme se tire une balle de revolver du calibre de 7 millimètres dans la région temporale droite et succombe rapidement.

A l'autopsie, la balle, entrée à la région temporale droite, a traversé de bas en haut le lobe frontal droit, s'est réfléchie sur le sommet du crâne pour traverser ensuite le lobe frontal gauche obliquement de haut en bas et venir s'arrêter dans la fosse temporale interne gauche.

Observation (inédite).

Suicide par balle de revolver d'ordonnance de 11 millimètres.

La balle, après s'être creusé un trou d'entrée cutané et osseux circulaire à la tempe droite, a enlevé tangentiellement une portion ovalaire de la paroi supéro-interne de l'orbite, a traversé les lobes frontaux du pied de la 3e circonvolution frontale droite au sommet de la 2e frontale gauche, s'est aplatie sur le frontal en déterminant deux fissures de la table interne et une fissure en X de l'externe, s'est réfléchie à angle droit en arrière et, après avoir labouré la face externe du cerveau en croisant la scissure de Sylvius, elle s'est arrêtée dans la 2e circonvolution temporale gauche.

Observation. — Dagron [1].

Homme, 27 ans, se suicide le 23 janvier dans la soirée. Deux heures

1. Dagron, *Bulletin de la Soc. anat.*, 1891, p. 112.

après : petite plaie d'où s'écoule un peu de sérosité sanguinolente derrière l'apophyse orbitaire externe droite, demi-coma, P. et R. normaux, quelques vomissements bilieux ; le blessé répond par oui et non aux questions.

Nuit très calme, au matin le patient abattu, paraît écouter, mais ne répond que par des battements des paupières ; la supérieure droite s'élève et s'abaisse moins que la gauche. Hémiplégie faciale incomplète à droite, pas de trouble de la motilité des yeux, ni de la langue, ni des membres, pas de trouble de la sensibilité. Incontinence d'urine sans rétention. P. 65.

On admet une perforation des deux lobes frontaux avec lésion de la 2e circonvolution frontale gauche. Lavement purgatif.

25 *janvier* (3e jour). — L'hémiplégie faciale incomplète persiste, le membre supérieur droit est plus flasque que le gauche, la main droite tient moins bien les objets que la gauche, la sensibilité est retardée à droite. Incontinence d'urine. R. calme ; P. 68.

Hypersécrétion sébacée de la face et du tronc : la figure est huileuse, une feuille de papier à cigarette posée sur la peau se couvre de matière grasse. Cette hypersécrétion a persisté jusqu'à la mort.

26 *janvier*. — L'hémiplégie faciale et l'incontinence d'urine persistent ; la parésie du bras droit a plutôt diminué. On note dans la journée et la nuit quatre attaques convulsives durant une à deux minutes : convulsions cloniques dans les muscles de la face et du bras droit, déviation conjuguée des yeux à droite, puis période de dépression. Le blessé de temps à autre paraît comprendre, mais ne parle pas.

Mort par congestion pulmonaire le 30, malgré une légère amélioration des symptômes nerveux.

Autopsie. — La balle a pénétré dans l'étage antérieur, a rasé en l'éraillant la dure-mère de la voûte orbitaire, traversé le lobe frontal droit de droite à gauche et de bas en haut, pénétrant à l'union des faces externe et inférieure, puis elle est sortie à la face interne au devant du corps calleux. Elle a ensuite pénétré dans le lobe frontal gauche où l'on voit la 2e frontale détruite près de la frontale ascendante et de la circonvolution de Broca ; il existe sous la pie-mère des circonvolutions fronto-pariétales, une légère suffusion sanguine qui semble provenir du fond de la scissure de Rolando à hauteur de la 2e frontale. Au niveau de cette dernière existe une petite ecchymose de la dure-mère sans lésion osseuse.

Sur une coupe on reconnaît le trajet du ricochet de la balle qui, après contact sur la dure-mère, s'est réfléchie d'avant en arrière, passant sous la circonvolution frontale ascendante qu'elle a perforée au fond du sillon de Rolando, puis elle a pénétré sous la pariétale ascendante et s'est arrêtée au-dessus de la scissure de Sylvius sous l'écorce de la portion antéro-supérieure du lobule du pli courbe. Il n'existe aucun foyer hémorragique intra-cérébral.

Enfin à noter l'hépatisation du poumon droit.

Au lieu d'un trajet unique, l'encéphale peut être sillonné de *plusieurs trajets*. En particulier, lorsque le projectile entraîne des esquilles, celles-ci, au lieu de suivre exactement le canal qu'il creuse, d'ordinaire divergent et creusent autant de trajets distincts; certaines parfois gagnent l'hémisphère opposé, produisant ainsi une altération considérable du cerveau. Autrement le suicidé se tire plusieurs balles dans la tête, ou encore il a logé plusieurs projectiles dans son arme, enfin le projectile unique dont il s'est servi peut se diviser en perforant le crâne.

Observation. — G. Bikeles [1].

La balle a traversé le frontal du côté droit, a pénétré dans l'hémisphère droit à la limite des circonvolutions frontales médiane et inférieure ; là se voit un trou de 2 centimètres derrière lequel le canal s'élargit jusqu'à mesurer 3 centimètres, puis il se ramifie. Un rameau se dirige vers la partie inférieure et interne du cerveau pour se terminer au-devant du corps strié ; le trajet principal se prolonge jusqu'au sillon de Rolando et se divise en deux branches, dont l'une se rend à F_2 et l'autre à F_3. Ces deux canaux cheminent parallèlement sur une certaine longueur, séparés par un pont de substance nerveuse de 2 centimètres d'épaisseur. Le premier se termine à la surface externe de la pariétale ascendante, le second se prolonge jusqu'au droit de la 3e circonvolution occipitale. En rencontrant l'occipital, la portion de projectile s'est déviée et a couru à travers les circonvolutions occipitales jusqu'à la base du cerveau. Le dernier trajet ainsi formé est long de 1cm,5 et le corps étranger est arrêté sur le bord supérieur du cunéus.

Arrêtée dans le *trajet en cul-de-sac* qu'elle a creusé, la balle reste au contact de l'obstacle, paroi osseuse ou lame fibreuse (faux du cerveau, tente du cervelet), contre laquelle elle a épuisé le restant de sa force vive, ou bien, si elle a ricoché, son arrêt peut avoir lieu en pleine substance nerveuse. Il est de plus à remarquer que, obéissant à l'action de la pesanteur, le projectile arrêté recule pour ainsi dire dans la voie qu'il a parcourue, à preuve le fait suivant.

Observation. — Loison (inédite).

Le suicidé s'est tiré dans la tête une balle de revolver civil de 5 millimètres ; elle a pénétré dans le côté droit du crâne à 9 centimètres au-dessus et 3 en arrière du conduit auditif, le trou cutané entouré

1. G. Bikeles, *Neurol. Centralbl.*, 1899, p. 871.

d'une aréole noircie et brûlée, mesure environ 6 millimètres de largeur. Au pourtour du trajet extra-crânien le tissu cellulaire et le muscle temporal sont infiltrés de sang. Dans l'écaille, un trou ovalaire de 1 centimètre environ présente deux petites fissures sur son bord supérieur et donne passage à de la matière cérébrale sortie à travers la dure-mère que perfore une boutonnière à grand axe vertical, dont le milieu coupe la branche postérieure de la méningée moyenne. Il ne s'est pas produit d'hématome extra ou intra-dure-mérien ; seule existe une infiltration sanguine diffuse sous la pie-mère au-dessus de la scissure de Sylvius, et avant la mort, il y a eu une forte hémorragie externe.

Dans le cerveau, la balle a pénétré le pied de la pariétale ascendante droite y laissant un trou éclaté de 4 à 5 centimètres de large, obstrué par des fragments de plomb et des esquilles détachées de la table interne.

Le séton court ensuite à travers la substance grise des circonvolutions pariétales ascendantes, 1re et 2e pariétales et se termine à l'union des faces externe et interne de l'hémisphère par un orifice plus petit que celui d'entrée, il mesure 2 centimètres et intéresse la paroi inférieure du sinus longitudinal supérieur.

La balle, très aplatie suivant son axe, est retombée par son propre poids dans le trajet, à une profondeur de 1 centimètre, elle n'a fait aucune impression sur l'os.

Le déplacement du projectile sous l'action de la pesanteur était bien connu des anciens chirurgiens qui conseillaient, en maintenant la tête du patient en bonne position, de mettre cette particularité à profit pour favoriser l'issue spontanée de la balle à l'extérieur ou tout au moins son retour vers l'orifice d'entrée et faciliter ainsi sa saisie par le chirurgien.

D. — EXPLOSION ENCÉPHALIQUE.

En regard des perforations encéphaliques à lésions limitées au trajet du projectile, il convient de placer les dilacérations étendues, les *explosions du contenu crânien,* produites également par le passage d'une balle, mais d'une balle agissant par une surface de frappe large et avec une force vive considérable. Comme désordres de transition, ce sont d'abord dans les tissus nerveux, à distance du trajet du projectile, un *piqueté hémorragique,* quelques *déchirures profondes,* quelques *suffusions sanguines sous la pie-mère* ou *dans les cavités ventriculaires.* Le mouvement du projectile, transmis aux tissus qu'il heurte, refoule et frotte, se propage à distance par transmission de molécule nerveuse à molécule nerveuse voisine, de là la dissociation plus ou moins accusée suivant les conditions de résistance des tissus intéressés et de propagation de la violence. Cette dissociation peut être telle que le cerveau non seulement est réduit en bouillie, mais encore que ses débris sont projetés au loin avec les esquilles de la boîte crânienne. La force vive, transmise par l'agent vulnérant, a détruit la cohésion du tissu et s'est répartie sous forme de *force disponible*, de mouvement, entre les diverses molécules libérées. Ces désordres sont faciles à reproduire expérimentalement quand on tire avec la balle du fusil de guerre de 11 millimètres, sur une tête placée à quelques mètres de distance. Ainsi que nous avons déjà eu l'occasion de le montrer à propos des fractures du crâne, la cinématographie permet de saisir le désordre dans les divers temps de son évolution. Avec les armes civiles et même avec les fusils de guerre actuels, dont le calibre est relativement faible, l'explosion crânio-encéphalique est presque une rareté. Avec les projectiles actuels, les éclats d'obus eux-mêmes il y aura *abrasion* étendue, *contusion* violente et limitée plutôt qu'*explosion du contenu crânien.*

Chez les suicidés, à l'action du projectile s'ajoute celle des *gaz* produits par la déflagration de la charge de poudre, et cette dernière action est surtout manifeste lorsque le jet gazeux, au lieu de s'étaler au pourtour du trou d'entrée du projectile, pénètre à sa suite dans les tissus. Ceci arrive lorsque le canon de l'arme est tenu en contact même de la peau.

Observation. — Gilbert (inédite).

Un cavalier se suicide avec la carabine modèle 1874 (balle en plomb de 11 millimètres).

Le cadavre est trouvé assis sur un banc, les genoux pliés et les pieds légèrement soulevés au-dessus du sol, la partie supérieure du corps renversée en arrière appuie par la nuque et l'occiput contre le mur près duquel le banc est placé. Le pied droit est déchaussé, le gros orteil et le bord interne de la plante tournés en dedans et en adduction. Les bras sont ramenés en avant, les mains crispées avec les doigts infléchis vers le pouce comme pour tenir un objet, sans doute le canon de la carabine qui est tombée à terre. Le visage est calme, la bouche entr'ouverte, les yeux ouverts, les narines obstruées par un caillot.

La balle est entrée à la tempe droite en avant du tragus ; là existe une plaie cutanée, verticale, longue de 5 centimètres, présentant en son milieu le trou du projectile et, au-dessus comme au-dessous, la déchirure produite par l'expansion des gaz emprisonnés entre le tégument et le crâne.

A gauche le frontal, le pariétal, le temporal et une partie de l'occipital sont réduits en esquilles ou ont disparu, et par cette large brèche la cavité crânienne s'est complètement vidée de son contenu. Le cerveau et ses enveloppes soulevés et projetés par la gerbe gazeuse forment une bouillie sanguinolente mélangée d'esquilles, quelques éclaboussures se remarquent sur le mur au-dessus du point d'appui de la tête.

En passant nous noterons la rigidité particulière du cadavre, sur laquelle nous aurons à revenir.

Il convient de relever que le contenu crânien peut être chassé en totalité *sans être dissocié*. Ce fait a été mis en relief par Krönlein.

Observation. — Krönlein [1].

Un homme âgé de 32 ans se suicide en se tirant à bout portant dans la tempe gauche une balle du Vetterli Suisse 1889 (balle à chapeau d'acier de 7^{mm},6 et de 600 mètres de vitesse initiale).

Le cadavre est couché sur le dos, le chapeau déchiré à droite du vertex et, du même côté, à 65 centimètres de la tête, en un seul morceau les deux hémisphères reposent par la base sur le gazon, un mètre plus loin le cervelet dont le lobe gauche est intact et l'autre broyé, auprès de lui quelques esquilles.

Le cerveau a été arraché transversalement au niveau du bulbe, sa convexité est à peu près intacte et recouverte par la pie-mère non ecchymosée : par contre la base est fortement dilacérée, mais on ne reconnaît pas de trajet du projectile.

La moitié droite de la voûte crânienne est largement éventrée ; sa cavité ne renferme que quelques caillots desséchés. Au-dessus de l'oreille gauche se voit un trou d'entrée déchiré dans sa partie inférieure, arrondi en haut, mesurant 4 centimètres sur 2^{cm},5. Sur le côté droit de la tête existe une plaie du cuir chevelu de 20 centimètres de long sur 8 à 10 de large ; le temporal et une partie du pariétal ont disparu, le frontal présente des fissures multiples ; à la base une fracture court d'un rocher à l'autre, tous deux sont broyés.

Au total le cerveau et le cervelet se sont détachés l'un de l'autre et du bulbe et se sont *envolés*. L'on pourrait objecter que le contenu crânien s'est déplacé sous l'influence de la chute du corps et cette manière de voir paraît avoir été admise par C. W. Browne [2] qui, auprès du cadavre d'un suicidé, trouva isolés les

1. Krönlein, Ueber Schädel-Hirnschüsse aus unmittelbarer Nähe mittels kleinkalibriger Mantelgeschosse. *Centralbl. f. Chirurg.*, 1899 (*Beiträge*, p. 49).
2. C.-W. Browne, A case illustrating the effect of gunshot injury. *The Lancet*, 26 août 1893, p. 520.

uns des autres les deux hémisphères cérébraux et le cervelet. L'homme, assis sur le bord du lit, était tombé la face contre terre, après s'être tiré dans la tête une balle du fusil Martini Henry laquelle avait passé du frontal à l'occipital en faisant éclater le crâne.

Par contre, Krönlein rapporte le fait d'un cadavre trouvé à

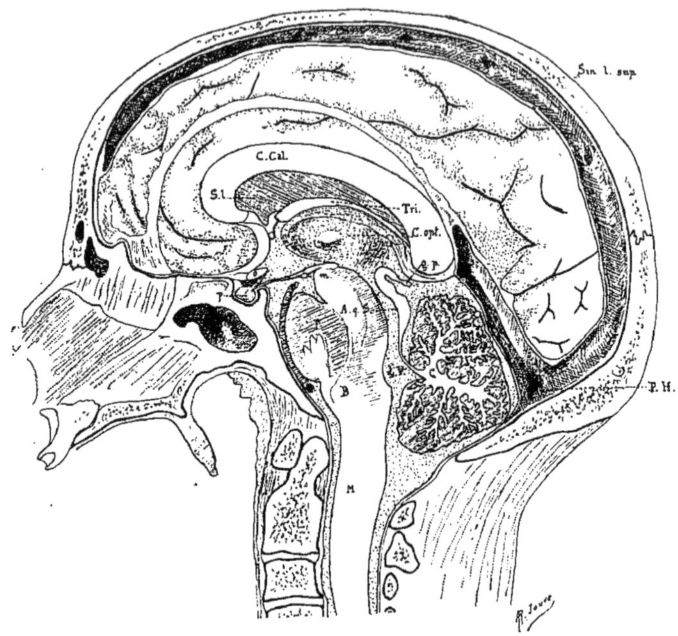

Fig. 41. — Coupe antéro-postérieure du crâne. — Confluents basilaires du liquide rachidien et sinus veineux.

moitié assis et derrière lequel était tombée la majeure partie du cerveau; elle avait donc pu être projetée hors du crâne.

Des cinq faits similaires que nous avons relevés dans les Archives du Comité de Santé nous ne voulons retenir que cette particularité de la projection hors du crâne de l'encéphale intact, sauf, par suite de la séparation de ses segments normaux, sa subdivision dans certains cas en deux ou trois fragments.

Pour expliquer que l'encéphale plus ou moins intact puisse ainsi être chassé du crâne, diverses théories ont été invoquées. Reger [1], fait observer que le désordre accompagne les lésions de

1. Reger, Die Krönlein'schen Schädelschüsse. *Arch. f. klin. Chir.*, 1901, t. LXIV, p. 689.

la base du crâne ; là se trouvent les gros vaisseaux, différents sinus veineux, le golfe de la veine jugulaire interne, la fusion des sinus pétreux supérieur et inférieur et du sinus transverse (fig. 41). Toutes ces cavités vasculaires sont pleines de sang et d'autre part l'espace sous-arachnoïdien est, comme les aqueducs du rocher, rempli de liquide, c'est dire que le projectile traverse une région éminemment favorable au développement de la pression hydraulique. De plus, les sinus de la base communiquent avec le sinus longitudinal, avec le sinus droit, conditions qui favorisent encore l'éclatement de la voûte et la déchirure de la tente du cervelet. Par suite, sous l'effort produit par la balle et transmis par les liquides intracrâniens, le crâne éclate et l'encéphale est projeté au loin.

Cette explication n'est pas admise par O. Tillmann, qui, entre autres, cite le fait suivant.

Observation. — O. Tillmann[1].

K..., âgé de 35 ans, en juillet 1898 se suicide avec un vieux pistolet de poche à deux canons et du calibre de 8 millimètres. Un quart d'heure plus tard le médecin trouve le cadavre couché sur le dos ; le cerveau intact entre les jambes avait été projeté au plafond, ainsi que le témoignait une tache de sang. La face était intacte, la calotte crânienne détruite depuis la racine du nez jusqu'à la protubérance, les yeux éclatés. Le cervelet était resté en place ; les esquilles de la voûte avaient été dispersées dans la chambre.

Comme il fut impossible de retrouver la balle on admit que l'arme avait été chargée avec de l'eau.

Krönlein rejette pour sa part l'hypothèse d'un *coup d'eau*, ne croyant pas possible que les armes se chargeant par la culasse, comme les fusils de guerre, puissent être remplies d'eau et que, au cas où pareil coup eût été tiré, le fait serait constatable, l'intérieur du canon restant oxydé. O. Tillmann par contre a démontré expérimentalement que, par dessus une cartouche détachée de sa balle, la bourre fermait assez bien le canon du fusil allemand pour qu'une charge d'eau introduite avec un entonnoir pût être tirée, et de plus qu'elle ne laissait pas trace de rouille. L'effet d'un pareil projectile tiré à bout portant sur un crâne est tout à fait analogue à celui que l'on obtient avec la cartouche ordinaire : petit trou d'entrée, grand trou de sortie, et

1. Otto Tillmann, *Deutsche milit. Zeitschrift*, février 1900, p. 65.

projection du contenu réduit en bouillie. On remarquera toutefois que remplir d'eau un canon de fusil exige une dose de sang-froid que ne possède guère un candidat au suicide.

L'eau du reste n'est pas utile dans l'arme pour produire les dégâts qui nous occupent. Tillmann, à juste titre encore, avance en effet que si l'embouchure du canon est bien appliquée contre la peau, lorsque le coup part, la colonne d'air qui remplit l'arme, le projectile, puis les gaz de la charge pénètrent dans l'obstacle.

Or la pression initiale des gaz qui chassent la balle allemande atteint 3300 atmosphères, aussi est-il facile de concevoir que la masse gazeuse qui se précipite dans le crâne le fasse sauter et en chasse le contenu. Pas n'est besoin du reste que la balle creuse la voie d'entrée. Le chirurgien allemand, pour le prouver, tire une cartouche de guerre dépouillée de sa balle et fermée par une simple rondelle de carton de 1,5 millimètre d'épaisseur ; le canon est appliqué contre la tempe, où se produit une plaie en croix de 6 sur 7 centimètres, présentant en son centre un trou osseux de 25 sur 35 millimètres avec fissures radiées et circulaires multiples, intéressant la voûte et la base du crâne. En regard de la perte de substance osseuse, le cerveau était détruit sur une profondeur de 6 centimètres, mais les conditions du contenu crânien sont trop différentes, sur le cadavre et sur le vivant, pour que le désordre nerveux mérite d'être particulièrement retenu. Avec Tillmann il suffit de reconnaître que les gaz à eux seuls sont capables de s'ouvrir un entrée dans la boîte crânienne.

Il n'est même pas besoin d'une charge de poudre aussi puissante que celle de la cartouche de guerre pour produire la large ouverture de la boîte crânienne, la simple cartouche à blanc peut suffire, ainsi que le démontrent certaines observations de suicides.

Observation. — (Inédite).

Un jeune soldat se suicide en se tirant un coup de feu à blanc dans la région temporale droite.

Autopsie. — En dehors de la plaie temporale, les téguments de la face et du crâne sont partout intacts.

La plaie, irrégulièrement arrondie, et assez large pour permettre l'introduction de deux doigts, est située exactement au-devant de l'orifice d'entrée du conduit auditif et correspond à l'articulation temporo-maxillaire. Les bords en sont déchiquetés, un peu décollés, mais sans trace de brûlure ; on y trouve un mélange de fines esquilles, de caillots sanguins et de substance cérébrale, mais point de grains de poudre, point de débris de la fausse balle. Cette dernière remarque s'applique aussi à la peau des régions voisines.

Les doigts enfoncés dans la plaie pénètrent largement, d'une part, dans la cavité crânienne, d'autre part, dans la bouche. On constate que l'apophyse zygomatique, le condyle du maxillaire, l'écaille et une partie, tout au moins, de la partie pétreuse du temporal ont été fracturés comminutivement. Les circonvolutions cérébrales sous-jacentes sont, pour ainsi dire, réduites en bouillie : la zone de destruction occupe certainement un bon tiers de la masse encéphalique. On en extrait des amas au sein desquels se trouvent de nombreux fragments d'os, de formes et de dimensions variables, mais aucun autre corps étranger.

La dissection du cuir chevelu montre sur les deux pariétaux, en sus de l'orifice signalé, un long trait de fracture légèrement sinueux.

Le pariétal droit est intéressé dans toute son étendue ; le gauche, dans son tiers supérieur seulement. A droite, le trait de fracture affecte une direction à peu près parallèle à la suture fronto-pariétale, dont il est distant de deux travers de doigt. A gauche, il s'infléchit en arrière vers la suture lambdoïde. Les fragments du pariétal droit présentent dans les deux tiers inférieurs, un écartement de 2 centimètres environ. Cet écartement diminue ensuite progressivement, pour disparaître au niveau du pariétal gauche.

A l'exception de la suture sagittale légèrement disjointe en son milieu, des autres sutures de la voûte n'offrent rien d'anormal.

Dans les observations de Krönlein et de Tillmann, même si l'on admet que le coup a été tiré sans balle, mais à bout portant, le jet gazeux a perforé le crâne, puis a diffusé entre l'encéphale et son enveloppe osseuse ; celle-ci a éclaté, et la masse nerveuse a été projetée en l'air, puis est retombée. Sans doute dans le cas de Krönlein, le broiement des rochers rend plausible l'action directe d'une balle et dans les faits qu'il nous a été donné de relever, sa présence était indiscutable.

Quoi qu'il en soit du reste, si la projection du cerveau ne s'observe pas plus souvent chez les suicidés, une raison en est fournie par la difficulté d'obtenir un appui exact de l'extrémité du canon sur la surface arrondie que présente la tête, d'où la fuite possible vers l'extérieur du jet gazeux. D'autre part, pour que la projection ait lieu, il convient que les gaz se dirigent de bas en haut, pénétrant à travers ou au ras de la base crânienne au-dessous du cerveau. Si le choc gazeux porte plus haut, en plein sur la face externe de l'hémisphère par exemple, il localisera ses effets au point qui s'oppose à sa marche, il broiera le tissu avant d'en chasser les débris.

III

LÉSIONS CRANIO-ENCÉPHALIQUES INFECTÉES

Si, à l'action purement mécanique exercée sur les tissus par le projectile, vient s'ajouter l'*action des germes infectieux*[1], les désordres revêtent secondairement des caractères anatomiques particuliers. Parfois, c'est uniquement la *plaie du cuir chevelu* qui suppure et, même à notre époque, pareille complication réclame une certaine réserve pronostique en raison des dangers de propagation profonde et surtout de propagation au contenu crânien. C'est également là le point noir dans les cas de *fracture crânienne* à foyer suppurant, et, si pour le chirurgien le désordre osseux permet de prévoir soit une *ostéite persistante,* soit un *séquestre,* il doit plus encore faire craindre une *infection profonde.* Cette dernière se présente avec des allures diverses.

Ou bien c'est un abcès entre l'os et la dure-mère intacte *(abcès sus-dure-mérien)* ou bien le pus se collecte au-dessous de celle-ci à la surface du cerveau *(abcès sous-dure-mérien)* ou bien c'est dans l'intimité même des centres nerveux que se trouve l'abcès *(abcès profond).* Autrement, la suppuration n'est plus localisée, mais d'emblée on voit évoluer une *méningite suppurée,* un *méningo-encéphalite.* Enfin la suppuration peut encore gagner l'intérieur des *ventricules.*

1. Hernie cérébrale.

Le schéma précédent des effets de l'infection encéphalique présente une grosse lacune car il n'y est pas fait mention de la *hernie du cerveau* : celle-ci n'est en fait qu'une manifestation de l'encéphalite localisée ou de certains abcès profonds. Les traumatismes de guerre en effet ne sauraient produire que bien

1. Nimier et Laval, *De l'infection en chirurgie d'armée.* Paris, F. Alcan, 1900.

exceptionnellement des destructions crâniennes suffisamment étendues (quoique non rapidement mortelles) pour que mécaniquement le cerveau, privé de ses enveloppes osseuse et fibreuse, puisse se déplacer et faire hernie. De même, il ne saurait être question de hernie cérébrale, lorsque le tissu nerveux réduit en bouillie s'écoule par le pertuis que le projectile a creusé dans le crâne. Il y a hernie lorsque, 24 à 36 ou 48 heures après le traumatisme, vient faire saillie par la brèche crânienne une masse de substance nerveuse en partie diffluente et désorganisée, en partie normale au moins à l'œil nu, masse dans laquelle peuvent se rencontrer encore des caillots et des esquilles. Puis cette hernie grossit, atteint le volume d'un marron, d'un œuf, s'étale en champignon; sa coloration se fonce, devient rouge noirâtre ; elle est turgescente, saignant au contact, laissant exsuder un liquide séro-purulent. D'abord animée de pulsations isochrones au pouls, élastique, partiellement réductible, elle devient irréductible, flasque, et tend à se sphacéler ou à se couvrir de bourgeons charnus.

Les dimensions de la hernie sont en rapport avec celles du trou osseux qui lui livre passage et, avec les petits projectiles actuels, on l'observe surtout dans les coups de feu tangentiels, ou encore quand le chirurgien a élargi la perte de substance crânienne. Elle se voit de préférence à la voûte, aux régions frontale et pariétale, voire aussi occipitale, exceptionnellement à la base, sauf cependant au niveau de la voûte orbitaire.

Ce qui chasse le tissu nerveux vers l'extérieur, c'est l'augmentation de tension intracrânienne due à la dilatation vasculaire et à la transsudation séreuse consécutives aux troubles vasculaires que provoquent la contusion et l'irritation de l'encéphale, prétend Areizla[1]. Cette exagération de la tension est plutôt la conséquence de l'infection qui agit en augmentant le volume des parties enflammées, en rendant plus diffluente la substance nerveuse ramollie : encéphalite et abcès, telles sont les deux lésions qui habituellement provoquent la hernie.

Observation. — Holmes[2].

Il y a quelques années, on amena chez M. Hawkins à Saint-George's

1. Areizla, *De los fracturas del craneo y de la trepanacion*, 1887.
2. Holmes, *System of Surgery*, t. II, p. 167.

Hospital un garçon de 10 ans qui s'était tiré accidentellement une balle dans la tête ; elle avait brisé le malaire droit et s'était logée dans le crâne. Pendant sept jours il n'y eut pas de symptômes cérébraux apparents, puis du délire et des convulsions survinrent ; du sang et de la matière cérébrale sortirent de la plaie qui se remplit d'une tumeur molle fongueuse ; le blessé perdit connaissance et mourut trente heures plus tard.

A l'autopsie on vit qu'une grosse masse de substance cérébrale sortait par un hiatus creusé aux dépens du sphénoïde et du temporal ; la substance cérébrale autour de la hernie était très vasculaire et jaunâtre.

Cette observation est particulièrement curieuse en tant qu'exemple de hernie cérébrale sortie à travers l'étage moyen de la base du crâne.

Observation. — Senn[1].

A. W... est admis à l'hôpital de Siboney, le 11 juillet 1898, porteur d'un coup de feu au niveau de l'occipital reçu le 2 juillet. Les orifices d'entrée et de sortie sont presque contigus. Hernie cérébrale et abcès cérébral profondément situé, incisé et drainé. La hernie est en partie recouverte par la peau. Les facultés mentales sont intactes, il n'existe aucun symptôme pouvant faire penser à une lésion des centres. Mais le blessé perd ses forces et ne tardera pas à succomber.

Observation. — Senn.

J. R... blessé le 1er juillet 1898 et transporté sur le *Relief* présentait une hernie cérébrale de la grosseur d'un œuf de poule, 2cm,5 au-dessus de la protubérance occipitale. Les orifices d'entrée et de sortie de la balle avaient été réunis et des esquilles avaient été enlevées à diverses reprises. La hernie occupait l'orifice de sortie qui suppurait.

Hémiplégie marquée à gauche avec contracture de l'avant-bras en flexion, sensibilité intacte ; parole claire, mais idées confuses ; les pupilles réagissent à la lumière, incontinence d'urine, T. 40°,5 ; P. et R. normaux.

Ces deux faits prouvent que, malgré les conditions actuelles des blessures de guerre, la hernie cérébrale n'est pas à rayer de nos prévisions. Elle peut même survenir tardivement.

1. Senn, Recent experiences in military surgery after the battle of Santiago. *Med. Record*, 3 juillet 1898, p. 147.

Observation. — Podrazki[1].

Un garçon de 15 ans reçoit une balle au-dessus de l'extrémité interne du sourcil gauche. Environ six semaines plus tard, alors que disparaissaient les symptômes cérébraux provoqués par le traumatisme, se montre dans la plaie du front une tumeur rougeâtre, molle, qui peu à peu se couvrit de granulations, puis d'un tissu cicatriciel très solide. Cette tumeur ayant été prise pour un kyste sébacé reçut un coup de bistouri qui provoqua une forte hémorragie.

Lorsque Podrazki vit le blessé, la tumeur avait le volume d'une noix et au fond de l'incision pratiquée se voyait de la substance cérébrale. Une tentative de réduction produisit un ralentissement du pouls, des vertiges et de la cyanose. En même temps on perçut à la région occipitale une tumeur plate, élastique, sensible à la pression et légèrement réductible.

Sept mois plus tard, la tumeur frontale se cicatrisa après avoir augmenté de volume. Sa partie antérieure était élastique et translucide, sa partie postérieure plus compacte. A la base on percevait les bords irréguliers de la perte de substance osseuse. La tumeur était pulsatile, se *réduisait* en partie par la pression, mais avec *production de vertiges et ralentissement du pouls*.

Podrazki évacua par ponction le liquide séreux de la partie antérieure, puis réduisit le segment postérieur ; la guérison survint après oblitération cartilagineuse de la brèche crânienne.

2. Abcès sus-dure-mérien.

Dans des coups de feu relativement heureux le choc tangentiel, porté sur le crâne par le projectile, fissure ou fracture l'os sans déchirer la dure-mère. Simplement décollée, elle se trouve séparée de la voûte par une petite collection sanguine, véritable milieu de culture pour les germes infectieux qui y pénètrent à travers la plaie superficielle ou y arrivent après avoir de proche en proche envahi l'os contusionné. Ainsi se formera une nappe purulente plus ou moins étalée entre l'os et la dure-mère, celle-ci protégeant les tissus profonds. Au total l'abcès sus-dure-mérien est un incident que le chirurgien doit à l'occasion soupçonner et ouvrir.

3. Abcès sous-dure-mérien.

Plus sérieuse est la lésion, lorsque l'infection se propage

1. Podrazki, in Lewis A. Lebeau, *De l'encéphalocèle acquise*. Thèse, Paris, 1875.

au-dessous de la dure-mère, même lorsque ses effets restent localisés en un point des méninges molles et de l'encéphale sous-jacent. Sous le choc il y a eu fracture ou même simple fissure osseuse avec déchirure de la dure-mère, c'est-à-dire une porte d'entrée pour les germes, et foyer de contusion méningée et cérébrale, c'est-à-dire un milieu de culture favorable au développement de ces germes. Si, au pourtour de la zone contuse et infectée, les tissus sains résistent et édifient une barrière solide, la lésion restera localisée, et l'on pourra dire qu'il y a eu *méningo-encéphalite, localisée*, simple abcès sous-dure-mérien ; mais trop souvent celui-ci n'est que le prélude d'une *méningo-encéphalite généralisée*.

OBSERVATION. — BOUILLAUD[1].

Un garçon de 17 ans est frappé par une balle qui lui perce la lèvre supérieure, passe dans la narine droite, perfore la voûte de l'orbite droite, traverse le crâne et sort à la partie supérieure du coronal près de la suture sagittale. La tête se tuméfie au point de devenir monstrueuse. On incise la plaie de l'orbite, d'où il s'échappe à la levée du premier appareil environ gros comme un œuf de matière cérébrale. L'œil étant devenu gros, on incise la paupière supérieure, elle donne issue à une esquille et à de la matière cérébrale. On panse mollement les plaies avec des plumasseaux trempés dans de l'eau d'arquebusade, puis plus tard dans un digestif animé d'esprit de vin ; les saignées tant du pied que du bras ne sont point oubliées.

Le quatrième jour, la suppuration se traduit par l'écoulement de matières un peu fluides, lequel dès le lendemain devient très considérable.

Depuis les saignées, le blessé est assez bien à quelques faiblesses près ; le douzième jour, celles-ci augmentent ; le treizième, l'abondante issue de matières fournies par les plaies, cesse et le blessé devient abattu et assoupi. M. Bagieu retire alors de la plaie supérieure une grosse esquille, puis, comme l'état ne s'améliore pas et que la rétention du pus persiste, le quinzième jour, il incise largement la peau et la dure-mère et donne ainsi jour à la suppuration qui se tarit peu à peu, si bien que le blessé guérit complètement.

Ce fait non-seulement rappelle l'usage ancien des saignées, porté parfois jusqu'à l'abus, dans le traitement des plaies de tête, mais de plus il démontre l'importance du libre écoulement du pus vers l'extérieur dans les cas de plaie profonde infectée.

1. Bouillaud, *Traité de l'encéphalite*, p. 331.

Du reste à en croire Ehrnrooth[1] le tissu nerveux encéphalique se laisse difficilement pénétrer par le streptocoque et le staphylocoque qui rarement envahissent les cellules nerveuses elles-mêmes, mais s'arrêtent dans le système lymphatique des parties extérieures de l'écorce. Il est vrai que, grâce à l'envahissement lymphatique, l'infection peut se propager au loin dans le crâne et même dans les régions extracrâniennes.

Observation. — Bailly[2].

Le 13 octobre 1870, X..., âgé de 24 ans, est atteint à la tête par un fragment d'obus ; renversé, étourdi, il ne perd pas connaissance et est amené au Val-de-Grâce.

Sur la région frontale externe gauche, à 3 centimètres au-dessus du sourcil, existe une petite plaie elliptique, nettement coupée, grande comme une pièce de deux francs, avec l'os noirci et dénudé sur la largeur d'une pièce de cinquante centimes ; les bords n'en sont pas décollés. Pansement à la glycérine alcoolisée.

Pendant les cinq premiers jours, rien à noter, puis le blessé se plaint de douleur au niveau de la plaie, il dort mal, perd l'appétit. Le 15e jour, il éprouve un refroidissement, et le lendemain, la paupière de l'œil gauche est œdémateuse et paralysée. Le 18e jour se montre à l'angle interne une petite tumeur fluctuante ; le blessé est dans le coma et meurt la nuit suivante.

A l'autopsie on constate que un peu en dehors de la plaie cutanée, la tablette externe du frontal est légèrement désagrégée et enfoncée au niveau de l'angle formé par les sutures du frontal avec le pariétal et le sphénoïde. Le lobe frontal gauche est plongé dans le pus qui a décollé la dure-mère déchirée par une esquille de la table interne, puis a passé à travers la fente sphénoïdale jusque dans l'orbite, venant finalement faire saillie à l'angle interne des paupières.

Au lieu de se propager à l'extérieur du crâne par la *voie lymphatique*, l'infection peut intéresser le *réseau veineux* et provoquer une *phlébite*, terminaison qui fut admise dans le cas suivant.

Observation. — Sanitäts Bericht[3].

Un Français, blessé le 16 août 1870, est porteur d'une grande plaie avec fracture à la partie supérieure droite de la tête. Au bout de quel-

1. Ehrnrooth, Influence du traumatisme du crâne sur la naissance et l'évolution des maladies infectieuses de l'encéphale. *Congrès internat. de neurol.*, 1900, p. 223.
2. Bailly, *Bulletin de la Soc. anat.*, 1886, p. 628.
3. *Sanitäts Bericht...*, 1870-71, vol. III, Sp. Th., p. 81. Obs. VIII.

ques jours la fièvre apparaît ; le 29 août elle est très prononcée, sans symptôme de compression cérébrale, puis subitement le patient perd connaissance, présente des évacuations alvines involontaires et de l'œdème de toute la moitié droite du visage, en particulier au niveau des paupières. La mort arriva le 5 septembre, l'autopsie ne fut pas pratiquée.

4. Abcès du cerveau.

On réserve le nom *d'abcès du cerveau* à des foyers d'encéphalite localisée plus ou moins profonds, consécutifs au séjour d'un corps étranger, à une extravasation sanguine par commotion ou plutôt par contusion, à un thrombus suppuré. De règle en chirurgie d'armée la collection purulente est consécutive à une plaie pénétrante du crâne. Ses dimensions dépassent parfois celles d'un œuf de pigeon ou d'un œuf de poule.

Un abcès récent dans la substance du cerveau consiste en une cavité arrondie, de forme irrégulière, avec des parois formées par du tissu cérébral en suppuration dont les lambeaux, baignant dans le pus, pendent à l'intérieur de la cavité. Tout au pourtour le tissu nerveux est dans un état de ramollissement rouge, inflammatoire, tandis qu'au delà la substance cérébrale contiguë à cette zone ramollie est œdémateuse ; souvent aussi on constate autour du ramollissement rouge une zone de ramollissement jaune. Le pus contenu dans l'abcès est épais et verdâtre ; il exhale quelquefois une odeur fétide.

Certains abcès ont une évolution absolument torpide et, au cours d'une autopsie ou d'une intervention, on les trouve entourés d'une membrane d'enveloppe résistante qui enkyste un contenu en voie de dessiccation ou de caséification, fait exceptionnel dans le cas d'abcès traumatique.

Le plus souvent l'abcès suite de coup de feu est unique, parfois cependant il en existe plusieurs.

Observation. — Ballance[1].

Chez un blessé de Ballance une balle était entrée à l'angle interne du sourcil droit et s'était échappée à 5 centimètres au-dessus et à droite de la protubérance externe. Hémiplégie gauche, puis trois mois

1. Ballance, *Brit. med. Journ.*, 6 oct. 1900, p. 227.

plus tard P. 54, névrite optique, strabisme externe, dilatation de la pupille droite. Le chirurgien ouvre un abcès du lobe occipital. Le blessé meurt et l'autopsie montre un abcès dans le lobe pariétal et un point de ramollissement au genou de la capsule interne.

La poche purulente peut grossir soit grâce à la fusion de plusieurs poches voisines, soit grâce à son expansion. Du fait de ce développement encore, il lui arrive de crever dans les ventricules ou dans les méninges, d'où des accidents d'encéphalo-méningite suraiguë. Rarement le pus se fait spontanément jour à travers la paroi crânienne au niveau de la blessure, mais sa présence s'y trahit par le développement d'une hernie cérébrale.

Ainsi que l'on pourra en juger par un certain nombre d'observations citées au cours de ce travail, le tableau clinique que présentent les abcès du cerveau est remarquable par sa diversité. La lésion se dévoile quelques jours, plus souvent quelques mois, des années après le traumatisme dont les phénomènes immédiats ont pu être ceux d'une simple commotion cérébrale. Pendant cette période de latence le blessé paraît avoir conservé toutes ses facultés physiques et intellectuelles. Puis il se plaint d'une céphalalgie plus ou moins intense, d'hyperesthésie, ou de dysesthésies sensorielles ; on constate chez lui un changement d'humeur, un affaiblissement de l'intelligence et de la mémoire. Enfin surviennent les symptômes essentiels de l'affection, les désordres fonctionnels indices d'une compression ou d'une destruction localisée de la substance cérébrale (centres ou faisceaux qui en émanent). On observe alors soit des convulsions circonscrites, soit des paralysies limitées à un groupe musculaire, à un membre ou à une partie du domaine d'innervation d'un nerf moteur (facial). Parfois aussi surviennent des convulsions généralisées, intéressantes lorsqu'elles indiquent un œdème aigu du cerveau, ou encore l'hydrocéphalie interne chronique complique l'abcès du cerveau, quand celui-ci tend à réduire la capacité du quatrième ventricule ou à comprimer l'aqueduc de Sylvius. L'ouverture de l'abcès dans les ventricules, accident auquel succède la paralysie cérébrale étendue et la mort, s'observe surtout comme suite de l'ouverture dans les ventricules latéraux des abcès situés en plein dans les lobes pariétaux ou frontaux. Autrement encore, la mort résulte de l'ouverture de la poche à la base du cerveau, d'où une *méningite diffuse* rapidement mortelle.

Certains blessés encore succombent avec des accidents de *pyémie*.

Enfin dans les cas heureux, mais exceptionnels, le pus se fraye un passage par le nez ou l'oreille, plus facilement sans doute par une plaie de la voûte. L'aspect de cette plaie s'est modifié pendant la formation de l'abcès ; les bourgeons charnus ont pâli, se sont affaissés. Un signe plus important consiste dans l'absence des pulsations cérébrales au niveau de l'abcès. Toutefois, quand au fond de la plaie se trouve la dure-mère, une esquille logée entre cette membrane et le cerveau, une extravasation sanguine à ce niveau, alors les battements du cerveau étant supprimés, l'erreur est possible. De plus il convient encore de noter que, grâce à la mollesse normale du tissu encéphalique, le palper ne permet pas de sentir la fluctuation que masque quelquefois l'induration du tissu au pourtour de la poche abcédée.

5. Encéphalo-méningite.

Les plaies cérébrales infectées, l'abcès sous-dure-mérien traduisent en réalité une encéphalo-méningite localisée ; toutefois, c'est seulement lorsque celle-ci déborde plus ou moins largement la région cérébrale traumatisée, ou se généralise à l'encéphale, que l'on parle d'*encéphalo-méningite*. Quoi qu'il en soit, cette complication des coups de feu du cerveau n'est pas seulement à craindre dans le cas de plaie largement ouverte et infectée ; on l'a vue survenir grâce à une simple fissure crânienne ou même par propagation des germes d'un foyer d'ostéo-myélite crânienne. Nous avons encore à la signaler comme complication plus ou moins tardive des abcès profonds du cerveau.

Anatomiquement l'encéphalo-méningite débute par la décomposition putride et la suppuration du foyer de contusion cérébrale ; aux détritus, aux caillots, s'ajoute un exsudat inflammatoire parfois assez abondant pour comprimer localement le cerveau. Bientôt l'inflammation s'étend, elle trouve dans l'*espace sous-arachnoïdien* une voie facile ; le tissu conjonctif très vasculaire de la pie-mère fournit de nombreux leucocytes qui se répandent dans le liquide céphalo-rachidien. Ainsi que le clinicien peut s'en assurer grâce à la *ponction lombaire,* ce liquide tantôt est incolore et tient en suspension des flocons de fibrine, tantôt il se rapproche du pus par sa couleur et sa consistance. Au début la pie-mère est sillonnée de stries jaunâtres sur le trajet des vaisseaux, puis peu à peu celles-ci se confondent en une plaque plus ou moins étendue.

Dans le *cerveau*, l'inflammation ne se propage pas aussi facilement, grâce à l'absence de cloisons de tissu conjonctif, au peu d'épaisseur des parois vasculaires, à l'isolement relatif des territoires capillaires. Tantôt l'encéphalite est consécutive à la méningite et se traduit par un grand nombre de petits foyers corticaux qui se fusionnent tardivement. Tantôt un foyer de contusion cérébrale se ramollit et suppure ou se putréfie ; au pourtour, des phénomènes inflammatoires coexistent, et bien au delà la substance cérébrale s'œdématie.

Théoriquement la *symptomatologie* de l'encéphalo-méningite comporte trois ordres de symptômes : les uns traduisent la *méningite* (symptômes diffus de compression cérébrale), d'autres l'*encéphalite* (symptômes localisés d'irritation, puis de destruction); enfin les plus importants peut-être (symptômes fébriles) caractérisent la résorption des *toxines* produites dans les foyers de décomposition intracrâniens.

Parfois l'affection éclate quelques heures après le traumatisme, plus souvent du troisième au sixième jour, quelquefois seulement vers la troisième semaine. Cliniquement elle présente *deux périodes* : l'une d'*irritation*, l'autre de *paralysie*. Tout d'abord il y a surexcitation ; le blessé arrache son pansement, se plaint de céphalalgie au niveau de la plaie, baille, grince des dents, crache souvent ; son front est plissé, sa figure grimaçante, « il fume sa pipe ». Le myosis, l'inégalité des pupilles, le nystagmus, la rotation de la tête d'un côté, la déviation conjuguée des yeux ont été notés. Le caractère est changé, désagréable ; la conscience est déjà altérée ; des rêvasseries pendant les moments de somnolence, de véritables accès de délire pendant la veille en fournissent la preuve. A cette période, les désordres moteurs consistent soit dans une agitation générale, soit dans des secousses musculaires, des convulsions locales ou généralisées. Parfois on observe des paralysies localisées traduisant une altération profonde et rapide de l'écorce cérébrale sur la convexité des hémisphères. Enfin les vomissements sont ordinaires ; le pouls est dur et ralenti, sauf dans les cas de fièvre intense.

Du côté de la plaie, un pus sanieux et abondant, des bourgeons charnus, flasques, œdémateux, une hernie cérébrale dénotent l'inflammation.

Après un laps de temps qui varie de vingt-quatre heures à quelques jours, commence la période de paralysie. Les phénomènes d'excitation d'abord intermittents, peu à peu font place à la somnolence, au coma avec paralysie des sens, avec résolution musculaire complète. La face est pâle, les traits tirés, le corps couvert d'une sueur froide et visqueuse. Le pouls d'abord ralenti, s'accélère peu à peu, devient de plus en plus petit. La fièvre est continue ou plus souvent présente des rémissions matinales notables.

Finalement le blessé s'éteint dans le collapsus, du quatrième ou huitième jour ; quelquefois aussi la mort arrive avant que les phénomènes de paralysie aient eu le temps de se produire[1].

6. Présence de corps étrangers dans les coups de feu du crane.

A propos de l'infection des coups de feu du crâne nous avons signalé le rôle des débris du cuir chevelu, des cheveux, voire des parcelles détachés de la coiffure, nous n'y ne reviendrons pas ici. Nous nous bornerons à relater les particularités qui résultent du séjour dans la blessure des *esquilles* et des *projectiles*.

Esquilles. — Véritables projectiles indirects animés par le choc de la balle, les esquilles, en particulier les éclats de la table interne, pénètrent plus ou moins profondément, soit entre la paroi osseuse et la dure-mère, soit plus souvent encore à travers la perforation de cette dernière dans l'intérieur même du cerveau.

Superficielle, tantôt l'esquille agira sur l'écorce cérébrale et provoquera des accidents de compression ou d'excitation dont on trouvera de nombreux exemples dans les chapitres relatifs aux lésions des diverses régions cérébrales. Après pénétration profonde les débris osseux sont en général mal tolérés et le cerveau parfois s'efforce, semble-t-il, de les expulser, si bien que le chirurgien, après une extraction primitive qu'il a jugée complète, est surpris quand ultérieurement il rencontre au même point de nouvelles esquilles remontées à la surface. Nous en avons tardivement trouvé de sous-jacentes à la cicatrice déprimée du cuir

1. Chauvel et Nimier, *Traité pratique de chirurgie d'armée*, 1890, p. 310.

chevelu, et séparées de la surface cérébrale, elle aussi déprimée, par une petite poche kystique sorte de *bourse séreuse* qui résultait sans doute des mouvements d'expansion du cerveau (fig. 40).

Si, primitivement, le petit foyer de contusion, que l'esquille a produit autour d'elle à son point d'arrêt, suppure et devient le centre d'un *abcès cérébral,* cet accident survient parfois encore après une période assez longue de tolérance plus ou moins com-

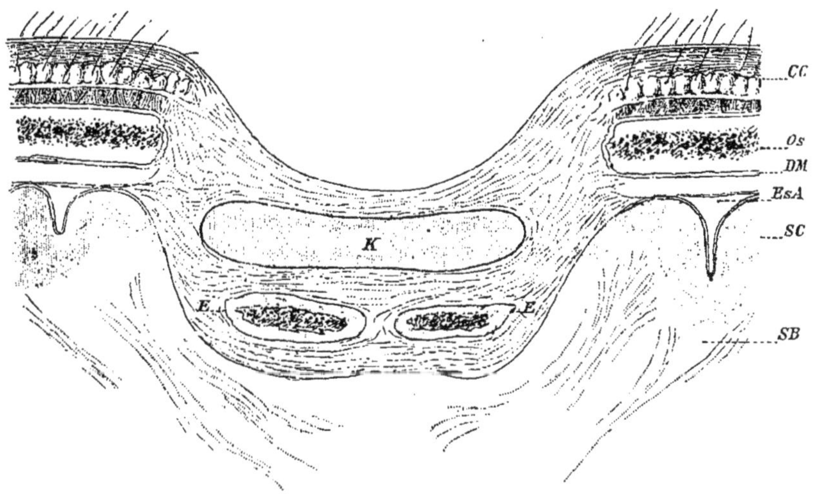

Fig. 40. — Cicatrice d'un coup de feu par balle avec séjour d'esquilles. *CC*, cuir chevelu. — *Os*, crâne. — *DM*, dure-mère. — *EsA*, espace sous-arachnoïdien. — *SC*, substance grise. — *SB*, substance blanche. — *K*, kyste. — *E*, esquille avec revêtement d'un tissu kystique.

plète, et, sans que la cause du réveil de l'inflammation puisse être découverte. Le fait suivant en fournira un exemple.

Observation. — Le Roux (inédite).

X... le 27 novembre 1897 se tire dans la tempe droite une balle de revolver d'ordonnance qui laisse, comme traces de son passage à travers le cuir chevelu, deux plaies distantes de 6 à 7 centimètres. Une certaine quantité de substance cérébrale a été projetée au dehors. Après la disparition des accidents de commotion cérébrale, il persiste une hémiplégie gauche incomplète.

En *décembre,* extraction par la plaie supérieure (trou de sortie) de deux esquilles.

En *janvier* 1898, extraction du culot de la cuirasse de la balle dont un fragment, enclavé dans l'os épaissi et éburné, est enlevé à la gouge et au maillet, le 6 *avril.*

A la fin de *mai* la plaie est encore fistuleuse. Il persiste une semi-paralysie des membres gauches, des vertiges, de la tendance à la rotation vers la gauche avec nausées, accidents provoqués par la marche.

Le 5 *juin*, après un voyage, le blessé se plaint d'une exagération de son état vertigineux et, à la fin du mois, il accuse par intermittences de la céphalalgie ; aussi le 29 juin on débride la fistule et l'on reconnaît que la perte de substance crânienne ovalaire de 1cm,5 est fermée par une membrane fibreuse.

Les 3 et 4 *juillet*, la céphalalgie augmente ; le 6, elle est intolérable ; subitement, après deux vomissements bilieux, l'hémiplégie devient complète.

Le 7, trépanation dans une zone située à peu près à hauteur du milieu du sillon de Rolando droit. La dure-mère est injectée, épaissie, infiltrée, adhérente solidement au pourtour du trou osseux. Deux couronnes de trépan sont enlevées et le stylet, pénétrant par un pertuis de la dure-mère, rencontre des esquilles qui sont enlevées après débridement. La plaie opératoire est drainée et fermée, T. s. 38°.

8 *juillet*. — T. 37°,2 ; le pansement souillé est refait.

9 *juillet*. — Pas de fièvre, tête lourde, vomissement ; la jambe et le bras gauches ne sont plus complètement paralysés.

10 *juillet*. — T. s. 38°,3.

11 *juillet*. — T. m. 36°,2. La céphalalgie paraît avoir complètement disparu ; le blessé peut soulever la jambe au-dessus du plan du lit et tenir horizontalement le bras gauche.

20 *juillet*. — L'état général est très amélioré ; il y a encore par intermittences de la céphalalgie qui cède à l'antipyrine : la main gauche donne 5 kilogrammes au dynamomètre. La plaie reste fistuleuse et fournit une notable quantité de pus. A partir du 28 juillet, la céphalalgie devient vive, tenace et l'hémiparésie s'accentue.

30 *juillet*. — Mise à nu de la dure-mère au-dessus de laquelle se trouve un abcès de 30 à 40 grammes de pus bien lié, désinfection et pansement ouvert.

L'état du patient empire.

3 *août*. — La plaie est le siège de vives douleurs, l'hémiplégie gauche est complète, demi-coma, selles involontaires, vomissements bilieux. On observe dans le bras droit et les lèvres un tremblement continuel.

La température oscille entre 39° et 39°,7. L'état s'aggrave et la mort arrive le 12 août.

A l'autopsie, outre la perte de substance crânienne, on note des adhérences méningées, épaisses et vasculaires, un vaste clapier purulent au niveau de la partie moyenne de la circonvolution frontale ascendante, de la partie adjacente de la pariétale ascendante et de la 2e frontale.

Les ventricules sont distendus par de la sérosité.

SÉJOUR DES PROJECTILES. — Lorsque dans un coup de feu de tête le projectile s'est logé en dehors de la boîte crânienne, il peut se faire que la radiographie seule permette de déceler sa présence et de localiser son siège. Tuffier [1] dans un cas l'a trouvée en défaut ou tout au moins il a reconnu qu'elle exposait à méconnaître l'existence de fissures, voire même de fractures de la boîte crânienne le projectile s'étant arrêté *au-dessous du plan osseux*. Il s'agit d'un blessé chez lequel une balle avait pénétré en avant du tragus par un trajet que le stylet ne pouvait suivre jusqu'à l'os. Des accidents septiques étant survenus, la ponction lombaire fournit du liquide céphalo-rachidien teinté de sang, tandis que la radiographie montrait la balle arrêtée dans le temporal. L'intervention permit de constater que le projectile avait fracturé la paroi crânienne et projeté des esquilles à travers la dure-mère.

Enfoncée dans la profondeur de la *fosse temporale*, la balle pourra provoquer primitivement par dilacération musculaire et plus tard par lésion inflammatoire, quelque trouble de la mastication. Dans l'*orbite,* ce sont surtout des grains de plomb qui s'arrêteront plus ou moins au contact de la voûte orbitaire et ici encore, à défaut de la radiographie, la lésion de l'un des organes de l'appareil visuel parfois fera soupçonner leur présence. Enfin, grâce au peu d'épaisseur du cuir chevelu et malgré leur petitesse habituelle, les projectiles civils arrêtés *sur la voûte crânienne* sont de règle perceptibles à la simple palpation, tout au moins quand a disparu l'infiltration sanguine primitive.

Arrêtée dans l'*épaisseur de la paroi crânienne* la balle demeure incrustée par le choc même qu'elle a porté, et aussi grâce aux productions osseuses qui parfois tendent à la recouvrir. Ou bien elle reste silencieuse, ou bien elle provoque des phénomènes de compression ou d'irritation, parfois enfin, après une latence plus ou moins prolongée, elle devient le point de départ d'accidents inflammatoires, soit par réveil des agents infectieux qu'elle avait entraînés avec elle, soit encore que les tissus qui l'entourent fournissent un terrain favorable au développement de microbes en circulation accidentelle dans le sang.

Chez un de ses malades, notre collègue Mignon a été conduit à pratiquer l'extraction d'une balle logée dans l'épaisseur de la paroi temporale en raison d'accidents cérébraux assez mal déterminés.

1. Tuffier, *Société de chir.*, 6 novembre 1901, p. 1009.

Observation. — Mignon[1].

X... pendant la convalescence d'une fièvre typhoïde se tire un coup de revolver dans la tempe droite. Il perd connaissance, reste subdélirant pendant cinq jours.

Depuis l'accident, c'est-à-dire depuis trois ans, il est sujet à des crises nerveuses mal déterminées, à des douleurs locales et à des vertiges fort pénibles et à peu près constants.

Il existe dans la région temporale droite une petite cicatrice bleuâtre, située à deux travers de doigt en arrière de l'apophyse orbitaire externe et à un travers de pouce au-dessus de l'arcade zygomatique. Par la radiographie on localise un projectile à 2 centimètres environ en arrière de l'apophyse orbitaire externe droite et sur une ligne horizontale passant par cette apophyse. Il paraît enclavé dans la partie supérieure de la grande aile du sphénoïde et fait peut-être saillie dans l'orbite ou plutôt du côté de la fosse sphénoïdale droite.

Une incision permet au doigt de sentir les rugosités du projectile dans l'angle antéro-inférieur de la fosse temporale et, après dégagement, il est enlevé. A sa place existe une perte de substance osseuse de 7 à 8 millimètres à travers laquelle la sonde cannelée s'arrête dans des tissus mous, rouges et fongueux.

Les suites opératoires furent très simples, et deux mois plus tard le blessé restait débarrassé de ses douleurs et de ses vertiges.

Nous relèverons dans ce cas la constatation au-dessous de la balle d'un *foyer de fongosités* bien apte le cas échéant à s'infecter et à devenir le siège d'un abcès.

Enfin la suppuration ne reste pas localisée autour du projectile; elle se diffuse et le patient succombe tardivement à une *méningite suppurée*.

Observation. — Frelich[2].

Un étudiant, âgé de 21 ans, reçoit dans la tempe droite une balle de revolver qui est recherchée sans succès. Au bout de trois semaines il est guéri, avec cécité de l'œil droit. Neuf mois plus tard: violente céphalalgie et mort au dix-neuvième jour.

La balle avait pénétré dans l'orbite après avoir rompu le nerf optique, elle était logée dans un cal de la voûte orbitaire. Toute la base des deux hémisphères cérébraux, la moelle allongée et la partie supérieure de la moelle baignaient dans le pus qui remplissait aussi les ventricules.

1. Mignon, *Bulletin de la Soc. de chir.*, 23 janvier 1901, p. 39.
2. Frelich, *Münchener med. Woch.*, 25 août 1891.

Si, après avoir perforé la paroi osseuse, le projectile y reste enclavé en totalité ou en partie sur un point de la voûte crânienne, il y favorisera la formation d'un foyer d'*ostéite* et la persistance d'une *fistule*. L'intégrité de la dure-mère en pareil cas peut mettre pendant longtemps à l'abri d'accidents encéphaliques sérieux.

OBSERVATION (inédite).

K..., sergent-major, dans la matinée du 16 août 1870, à Rezonville, est atteint par une balle qui, tirée à 250 mètres, a sans doute subi un ricochet. Le choc porte à gauche sur le turban du képi doublé à l'intérieur d'une épaisse bande de papier. Abasourdi par le coup, aveuglé par le sang, le sous-officier se retire à quelques centaines de pas, se repose quelque temps, gagne le poste de secours où un pansement très sommaire lui est appliqué sur la tête, et, après une marche de deux kilomètres, arrive à l'ambulance où il reste sans être repansé jusqu'au lendemain matin. Transporté sur voiture à Metz en trois heures, il est débarrassé de la charpie et des bandes de son premier pansement qui est refait de la même manière, puis il est recueilli dans une famille qui le garde jusqu'au 7 octobre. Chaque jour le pansement est refait et, à diverses reprises, on extrait de la plaie : du cuir, du drap, du papier, des graviers.

Une légère réaction avec suppuration de la plaie vers le huitième jour de la présence à Metz se traduisit du côté du cerveau par des troubles de la sensibilité du bras droit : « le sens du toucher avait totalement disparu au point qu'il m'était impossible de me servir de la main droite » et cependant tous les mouvements étaient possibles. La marche était très difficile, mais cela par suite des douleurs que la moindre secousse réveillait dans la tête.

Cet état persista environ un mois, puis la plaie incomplètement guérie, le blessé reprit son service comme sous-lieutenant jusqu'à son envoi en Allemagne après la capitulation de Metz.

De retour de captivité en juin 1871, sa blessure suppurant toujours, il fait son service jusqu'en juin 1873 et reçoit alors l'ordre d'aller à l'hôpital, son chef de bataillon ayant été frappé de ce qu'il conservait les cheveux longs pour masquer la plaie du cuir chevelu.

Le médecin principal Marmy lui enleva une balle Dreysse qui était à cheval sur le bord du trou osseux et vingt jours plus tard, la plaie était définitivement cicatrisée.

En *décembre* 1902, le blessé, chef de bataillon en retraite, n'a plus jamais souffert de sa blessure. Il présente sur la moitié gauche du crâne une cicatrice déprimée qui superficiellement mesure la largeur d'une pièce de cinquante centimes et admet la pulpe de l'index, lequel dans la profondeur perçoit un plan solide sans battements. Son bord antérieur est tangent à la ligne bi-auriculaire, son centre se trouve un peu au-dessus du milieu de la distance qui sépare le plan horizontal tangent au vertex et la ligne horizontale menée par la queue du sourcil.

Cette observation fournit un curieux exemple de perte du sens musculaire tout en démontrant le peu de réaction du cerveau séparé par la dure-mère d'une fistule crânienne suppurante.

Le crâne et la dure-mère ayant été traversés, le projectile, suivant la quantité de force vive dont il dispose encore, peut s'échapper à travers la paroi crânienne opposée ou, ce qui nous intéresse pour l'instant, il s'arrête dans la cavité osseuse, soit parce qu'il a buté contre l'obstacle que lui oppose le tissu osseux ou même l'une des lames fibreuses (faux du cerveau ou tente du cervelet), soit simplement parce que, à bout de mouvement, il s'arrête en plein tissu nerveux. Le lecteur trouvera dans les observations rapportées par nous de nombreux exemples de balles logées en divers point de l'encéphale et, grâce à la radiographie, leur localisation ne peut manquer à l'avenir de devenir encore plus précise.

Arrêté par la *paroi osseuse* qu'il a fracturée et déprimée sans pouvoir s'échapper au travers, le projectile y restera plus ou moins solidement encastré par les aspérités de sa propre surface et les irrégularités des esquilles et plus tard des néoformations osseuses. Autrement les méninges épaissies peuvent contribuer à le maintenir dans une poche que complète le tissu cérébral plus ou moins altéré. Ainsi logée après une tolérance parfois de longue durée la balle provoquera des accidents d'infection, preuve le fait suivant.

Observation. — Geschwind[1].

Chez une femme morte de méningite on trouve à l'ouverture du crâne une couche de pus verdâtre sur la convexité des hémisphères avec quelques traces d'encéphalite superficielle, puis, logée dans la fosse occipitale supérieure gauche entre les méninges et l'os qui ne présente aucune empreinte, une balle de revolver du volume d'un gros pois. Du point où elle est logée part dans la substance cérébrale même une cicatrice très nette qui traverse toute la surface inférieure du cerveau et aboutit au-dessus du chiasma optique et de l'entrée du nerf optique gauche dans l'orbite. Les parties visibles des nerfs crâniens ne parais-

1. Geschwind, *Bulletin de la Soc. de chir.*, 26 octobre 1887, p. 593.

sent pas avoir été lésées. Il n'existe aucune trace de fracture des os de l'orbite, aucune cicatrice cutanée.

Quatre ans auparavant cette femme avait reçu un coup de revolver dans la région de l'œil. Elle avait traîné la jambe, s'était servie difficilement du bras du même côté, puis s'était assez bien remise pour reprendre son métier de fille publique. Elle continuait à l'exercer, lorsque, une huitaine avant sa mort, elle avait été prise subitement d'une « attaque » alors qu'elle jouait tranquillement aux cartes.

Arrêtée *en plein dans le tissu cérébral* la balle peut y séjourner longtemps et n'y provoquer qu'un minimum de lésion anatomique.

Observation. — Ricard[1].

Un homme meurt de tétanos en 1888, depuis 1870 il a subi chaque année une attaque d'épilepsie sans du reste s'inquiéter autrement d'une blessure qu'il avait à la tête.

A l'autopsie dans l'hémisphère droit au niveau du lobe sphénoïdal, adhérence entre les méninges et la substance cérébrale, et à près de 2 centimètres de profondeur on trouve une balle longue de $3^{cm},5$ et de 15 millimètres de calibre, enveloppée par une membrane mince, transparente, assez adhérente, qui la sépare du tissu nerveux sain et non vascularisé.

Si dans ce cas la balle paraît avoir trahi sa présence par des attaques d'épilepsie, il est des faits de tolérance absolue. L'un des plus extraordinaire nous est fourni par un soldat américain qui blessé le 27 mars 1899 aux Philippines par une balle Mauser la conserva et reprit son service.

Observation. — Girard[2].

J. G..., blessé le 27 mars 1899, aux Philippines par une balle Mauser qui entre deux centimètres au-dessus du bord supérieur de l'orbite gauche et huit millimètres à gauche de la ligne médiane. Pendant quelques heures, inconscienc ecomplète, sauf quelques courts intervalles de semi-conscience avec violente douleur dans la tête. Les jours suivants sont marqués par des nausées extrêmes, des vomissements persistants, une intolérance absolue de l'estomac avec exagération du mal de tête surtout pendant les trois premiers jours. Celui-ci diminue à la fin de la première semaine, revient par intermittences, grandement exagéré par les efforts, la chaleur et surtout l'action directe sur la

1. Ricard, *Gazette des hôp.*, 1888.
2. Girard, in Borden, *The use of the Röntgen ray by the medical department of the United States Army in the war with Spain* (1898)-1900, p. 42.

tête des rayons du soleil qui provoquent de plus des vertiges et presque la perte de connaissance. Pendant plusieurs semaines tout travail cérébral, la lecture, fut suivi de douleur dans le fond des orbites et au vertex. Le blessé a éprouvé une perte temporaire de la mémoire des événements anciens et du nom de ses compagnons. La vision de l'œil gauche est conservée, un peu de faiblesse et de photophobie, ptosis à à gauche pendant les premières semaines.

Le 20 *août*, la radiographie décèle la présence du projectile dans le lobe temporal gauche (fig. 43).

Le 1er *octobre*, six mois après la blessure, le blessé accuse des crises

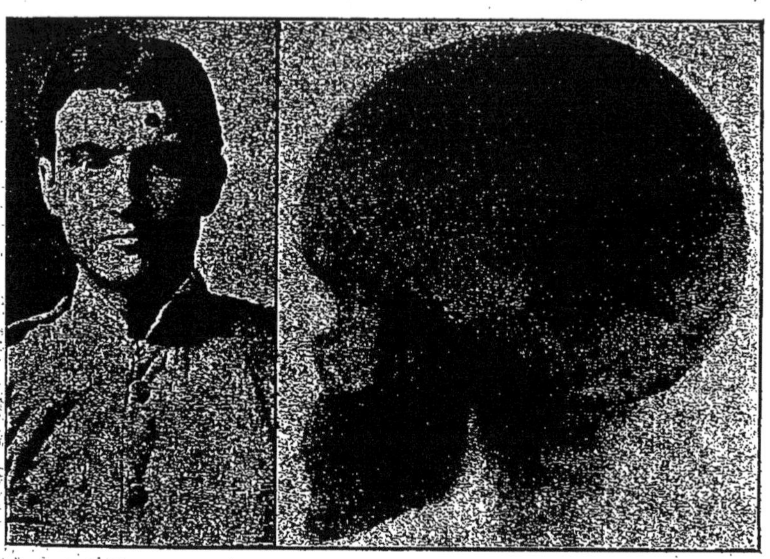

Fig. 43. — Séjour d'une balle Mauser dans le lobe temporal gauche (Girard).

de douleur au niveau de la région lombaire durant environ cinq minutes; quand il ressent de la douleur dans la tête, elle siège un peu en avant de l'éminence pariétale gauche, il persiste une légère confusion dans les idées et de la lenteur dans l'idéation. On constate de plus de la faiblesse des membres supérieur et inférieur du côté droit.

Du côté de l'œil gauche : douleur en arrière de l'œil, plus ou moins vive, augmentée par l'usage et diminuée par la fermeture des paupières. Un peu d'affaiblissement visuel et de photophobie ainsi que du ptosis, et une légère diplopie ; pupille plus dilatée, moins sensible à la lumière, champ visuel normal.

L'audition est normale, l'odorat est plus aigu à droite, de même le goût qui est émoussé sur les deux tiers antérieurs de la langue. Le tact est légèrement affaibli à droite.

Le réflexe du genou est très marqué à droite et moins exagéré à gauche ; le réflexe du poignet marqué à droite, absent à gauche, clonus du cou de pied et réflexe patellaire absents ; réflexe crémastorien marqué des deux côtés.

Il existe une légère incoordination de la marche les yeux fermés.

L'état du blessé est devenu assez satisfaisant pour qu'il soit retourné reprendre son service à Manille..

Tous les auteurs du reste se sont intéressés à ces cas de tolérance du cerveau pour les projectiles, tolérance parfois extraordinaire en raison de sa durée. Guthrie[1] parle d'un soldat qui vécut onze mois après un coup de feu de tête avec séjour de la balle sur le *corps calleux*. Un blessé du Williamson survécut quinze mois avec une balle logée dans un *ventricule latéral*. S. Gross[2] rapporte d'après Gibson le cas d'un homme mort après avoir conservé six ans une balle dans le *lobe antérieur* du cerveau et d'après Cambden un fait analogue avec survie d'une durée de treize ans. Anel[3] trouve dans une autopsie faite plusieurs années après la blessure une balle qui entrée dans le frontal s'était arrêtée près de la *glande pinéale*.

Il est inutile de multiplier ces exemples de tolérance prolongée ; plus fréquents sont les cas où après quelques semaines, quelques mois, des *désordres cliniques* sollicitent une intervention ou plus souvent encore entraînent une mort rapide. Cette dernière survint brusquement au cours d'une ivresse chez le blessé de Guthrie, dont il vient d'être question, et chez un autre de ses blessés, celui porteur d'une balle enkystée dans un lobe occipital.

Au point de vue anatomique nous avons déjà montré (Ricard) que la balle arrêtée dans le cerveau pouvait s'y entourer d'une membrane isolante sans provoquer de modification profonde du tissu nerveux voisin.

Observation. — Zinck.

Chez un blessé Zinck[4] a observé dix-sept mois après le traumatisme dans le lobe antérieur gauche un *kyste* muni de deux ouvertures, l'une communiquant avec l'extérieur par un trajet fistuleux, l'autre avec un foyer d'encéphalite suppurée ouvert dans le ventricule latéral.

Autour d'un corps étranger — un caillou — s'était produite une inflammation lente, modérée. La substance encéphalique dans cet

1. Guthrie, *Commentaries on surgery of the war*, 1855, p. 298.
2. S. Gross, *System of surgery*, 1882, t. II, p. 73.
3. Anel, Cas rares. *Dictionnaire* en 60 volumes, p. 213.
4. Zinck, in Weiss, *Thèse d'agrégation*, Paris, 1880.

endroit était plus dense, plus vasculaire, plus gorgée de liquides, puis au pourtour même du caillou elle avait acquis une texture particulière. « Il semble que la pulpe cérébrale soit retirée par les vaisseaux absorbants et que son canevas celluleux et cellulaire, devenu libre, soit devenu plus solide, plus épais et qu'il se transforme en une membrane enveloppante et soutenant le corps étranger. »

Autrement encore, tout au moins d'après les expériences de Flourens[1] sur l'animal, par son propre poids la balle peut descendre et venir se reposer sur la base du crâne, le trajet qu'elle se creuse se cicatrisant progressivement. Il serait intéressant que la radiographie confirmât cette donnée.

Observation. — Duméril.

Duméril, cité par Weiss[2], a trouvé, longtemps après une blessure guérie du crâne, une poche membraneuse située dans le lobe moyen et suspendue par un faible pédicule qui soutenait comme dans une sorte de hamac une balle de plomb d'un assez fort calibre. Cette espèce de bourse paraissait avoir été produite par une dépression des méninges dont le projectile se serait coiffé en quelque sorte, peut-être ne s'agissait-il que du vestige du trajet primitif de la balle persistant à l'état de cordon suspenseur.

Parfois aussi, autour du projectile longtemps toléré on constate, comme cause des accidents brusquements mortels qui ont enlevé le patient, une véritable *apoplexie,* ou bien le *trouble circulatoire* paraît dans d'autres cas avoir évolué plus lentement, il y a eu compression d'un tronc veineux, ou encore *épanchement ventriculaire.* L'on peut également admettre que le projectile agit par *compression persistante* sinon par *contusion primitive* sur l'un ou l'autre des nerfs qui sillonnent la base du crâne. Mais ce sont les *accidents inflammatoires* qui trahissent plus ou moins hâtivement la présence de la balle, véhicule de germes infectieux. Ce serait toutefois une erreur de croire que l'abcès cérébral dans un coup de feu de tête avec séjour du projectile se développera toujours au pourtour de celui-ci ; on peut le trouver loin de lui, là où quelques germes infectieux, entraînés par le corps étranger, se sont arrêtés dans le trajet qu'il a creusé.

1. Flourens, *Recherches expérimentales sur les fonctions et les propriétés du système nerveux*, 1842.
2. Weiss, *Thèse d'agrégation*, Paris, 1880.

OBSERVATION. — BATTLE[1].

Un enfant est atteint par une petite balle de revolver, 5 centimètres au-dessus et 3 en avant du méat auditif gauche. Il présente les signes d'une névrite optique double et, au troisième jour, il subit une trépanation exploratrice qui ne décèle pas le projectile. La névrite rétrocède lentement jusqu'à guérison apparente et un fongus cérébral qui s'était formé disparaît si bien que le petit blessé quitte l'hôpital après un séjour de quatre mois. Quatre semaines plus tard, il est pris de convulsions épileptiformes, et bientôt la névrite optique reparaît. La mort survient neuf mois environ après la blessure.

A l'autopsie, on trouve dans le lobe frontal un abcès à parois épaisses et *à quelque distance*, la balle entourée de substance cérébrale blanche en apparence saine. Il n'existait plus trace de son trajet.

OBSERVATION. — CORNIÈRE[2].

Le 18 *février*, X... se suicide ; deux balles ont pénétré dans la tempe droite, l'une a traversé le cuir chevelu et a suivi la surface du crâne dans une étendue de 5 centimètres à partir de son orifice, elle s'est déformée sur l'os. L'autre a pénétré dans le crâne un peu au-dessus du pavillon de l'oreille droite.

État demi-comateux, paralysie de tout le côté gauche, ouïe, vision, conservées, un peu d'embarras de la parole.

Cicatrisation de la plaie en un mois.

Du 18 *février* au 27 *mai*, jour du décès, trois crises épileptiformes très caractérisées ; à la suite de chacune, X... est resté très affaissé pendant un jour ou deux. Dans les deux premiers mois, incontinence des urines et parfois des matières fécales ; escarres étendues au siège un mois avant la mort.

Autopsie : la balle, entrée à droite un peu au-dessus du pavillon de l'oreille à l'union du temporal avec le pariétal, a traversé l'hémisphère droit de bas en haut, de dehors en dedans, la faux du cerveau dont le trou s'était refermé par de légers tractus fibreux, puis elle a pénétré dans l'hémisphère gauche de bas en haut, et de dedans en dehors, s'est arrêtée à 2 centimètres à peine de sa surface où elle s'est enkystée.

L'orifice crânien présente deux esquilles de la table interne soudées, et faisant saillie d'un demi-centimètre ; il est fermé par des tractus fibreux assez résistants ; à 3 centimètres de profondeur dans l'hémisphère droit, un peu en dehors du trajet se trouve une esquille presque cubique de 5 millimètres, comprise dans l'intérieur d'une poche pyogénique remplie de pus verdâtre de la grosseur d'un œuf de pigeon et dont les parois très résistantes sont d'une épaisseur remarquable.

1. Battle, *British med. J.*, 12 juillet 1890.
2. Cornière, *Bull. Soc. anat.*, 1892, p. 72.

La balle s'est enkystée dans l'hémisphère gauche sans réaction inflammatoire appréciable.

Au lieu de provoquer un *abcès* au milieu duquel il baigne, le projectile peut être accusé d'avoir fourni l'occasion de la venue d'une *encéphalo-méningite suppurée* plus ou moins tardive. C'est ainsi que Baudens[1] rappelle, d'après Langlet, le fait d'un militaire, mort dix-huit mois après sa blessure, chez lequel on trouva le lobe antérieur droit du cerveau presque entièrement converti en pus et au milieu de ce foyer se trouvait une balle enveloppée d'un kyste membraneux.

Dans un autre ordre d'idées nous devons noter que la fragmentation des balles à leur entrée dans le crâne a pu être suivie du séjour d'un de leur *débris,* bien qu'il existât un trou d'entrée et un trou de sortie.

Observation. — Lamphear[2].

Une balle pénètre trois centimètres et demi à droite de la suture bipariétale, cinq centimètres en arrière de la fronto-pariétale; il existe une plaie de sortie sur la suture bipariétale avec lésion du sinus longitudinal.

Le blessé meurt à la suite d'un abcès du cerveau situé dans l'hémisphère gauche juste au-dessus du corps calleux. Cet abcès s'était développé autour d'un fragment du projectile, fragment qui avait traversé l'hémisphère droit, perforé la faux du cerveau et s'était logé dans l'hémisphère gauche.

La question du séjour dans le cerveau des corps étrangers étudiée par Warthon[3] en 1879, demanderait à être reprise avec des observations plus récentes.

Nancrède[4] résume ainsi le travail de son compatriote.

Le Dr H.-R. Wharton donne l'analyse de 316 cas où un corps étranger s'était logé dans le cerveau. Sur ce nombre 160 se terminèrent par la guérison et 156 par la mort. L'influence exercée sur la guérison par l'extraction où le séjour persistant du corps étranger a été très marquée. Le corps étranger a été extrait dans 106 cas ; il y eut 72 guérisons et seulement 34 morts. Dans les

1. Baudens, *Cliniques des plaies d'armes à feu*, 1836, p. 103.
2. Lamphear, *Kansas city med. index,* août 1888.
3. Wharton, *Philadelph. med. Times*, 1879.
4. Ch.-A. Nancrède, *Encyclopédie intern. de chir.*, 1886, t. V, p. 73.

210 autres faits on ne fit aucune tentative d'extraction et la guérison n'eut lieu que dans 98 faits, tandis que 122 malades moururent. Un examen plus attentif des cas montre que, parmi ceux qui sont annoncés comme guérison, la mort survint dans 10 à des époques variant entre 3 et 15 ans et que beaucoup de malades éprouvèrent des accidents consécutifs tels que : vertiges, incapacité pour les exercices physiques, perte de la vue ou de l'ouïe, épilepsie et affaiblissement des facultés mentales.

En outre, sur les cas dans lesquels les malades guérirent sans présenter aucune de ces suites fâcheuses et qui s'élèvent en tout à 111, le corps étranger avait été extrait 56 fois ; 45 fois on l'avait laissé en place.

Les dangers graves qu'entraîne le séjour d'un corps étranger dans le cerveau se manifestent ordinairement tôt ou tard ; on les a vu attendre 13 ans après l'accident. Une inflammation lente ou rapide, intéressant quelquefois des portions considérables du cerveau, se déclare autour du corps étranger, soit spontanément pour ainsi dire, soit sous l'influence des causes les plus insignifiantes. La terminaison ordinaire est un *abcès cérébral* ; c'est ce que l'on a trouvé dans 53 des faits de Wharton où l'autopsie a pu être faite. Quelquefois la mort est due à une *apoplexie*, comme aussi à la pression du corps étranger sur les troncs veineux, qui détermine un *épanchement ventriculaire* et par suite une compression des nerfs crâniens. Des convulsions, le coma, etc..., ont été attribués à cette obstruction veineuse. L'explication probable des faits dans lesquels on n'a constaté aucun symptôme pendant de longues périodes, mais où la mort a suivi rapidement le développement brusque des accidents cérébraux, a été donné par Flourens [1]. Cet observateur a introduit des balles dans différentes portions de la région supérieure des hémisphères et sur les lobes cérébelleux de chiens et de lapins. Par leur propre poids, ces balles traversèrent graduellement la substance cérébrale pour finir par atteindre la base du crâne, le trajet du projectile se cicatrisant après son passage. Chez l'homme, il se produit probablement quelque chose d'analogue, ce qui rend compte de l'apparition tardive de symptômes rapidements mortels.

Quant à la léthalité des plaies des différentes portions du

1. Flourens, *Recherches expérimentales sur les fonctions et les propriétés du système nerveux*, 2e édit., 1842.

cerveau, elle paraît nettement établie par les données statistiques qui suivent : la mort eut lieu 58 fois sur 132 faits où le corps étranger pénétra par l'os frontal. 58 plaies du pariétal donnèrent 27 morts et 31 guérisons. L'os occipital fut traversé 23 fois : il y eut 16 morts et 7 guérisons. Les os temporaux furent traversés dans 31 cas : il y eut 12 morts et 19 guérisons. Il y eut 4 morts sur 5 faits de pénétration de l'os sphénoïde. Avec grande raison Nancrède remarque qu'une plaie pénétrante de n'importe quel os du crâne en particulier n'exclut pas l'existence de lésions dans des régions de l'encéphale fort éloignées de celle qui est immédiatement sous-jacente à la perforation du crâne. Toutefois, comme dans un grand nombre de cas le corps étranger avait été extrait, on peut conclure que le cerveau ne devait avoir été blessé que dans la portion voisine de la pénétration, aussi Nancrède considère-t-il l'analyse de Wharton comme ayant une valeur considérable quand il s'agit de déterminer la mortalité relative des plaies des différentes portions du cerveau. Nous ne partageons pas tout à fait cet avis, et, à notre sens, peu importe la situation du trou d'entrée du projectile : deux faits par contre dominent la gravité des lésions que celui-ci a provoquées : c'est d'une part l'importance physiologique du tissu nerveux qu'il détruit mécaniquement et de l'autre l'influence nocive sur le tissu nerveux des agents infectieux compagnons du corps vulnérant.

Pour préciser le rôle des corps étrangers logés dans le cerveau, il conviendrait de tenir compte de leur siège anatomique et aussi du trajet qu'ils ont suivi. En divers chapitres nous aurons l'occasion de signaler quelques observations récentes où, grâce au rapprochement des données cliniques et radiographiques, il a été possible de reconnaître que les symptômes observés n'étaient pas sous la dépendance directe du corps étranger logé dans le crâne. Malheureusement ces faits ne sont pas encore assez nombreux pour qu'une étude d'ensemble puisse actuellement être entreprise. Elle réclame du reste beaucoup de soins critiques, vu la variété des lésions surajoutées à la présence du projectile, et nous hésitons à accepter comme expression de la réalité, les chiffres déduits par Huhn[1] de 60 observations relevées depuis l'ère antiseptique. Cet auteur compte 24 extractions de balles avec une mortalité de

1. Huhn, in Fowler, *Proceedings of the Association of military Surgery*, 1895, p. 202.

16,33 pour 100 et 36 abstentions avec une mortalité de 59,5 pour 100. N'ayant pu étudier chacun de ces faits au point de vue des désordres anatomiques produits primitivement par le projectile, nous restons sur la réserve, d'autant que sur un total de 286 cas de projectiles logés dans le cerveau le même auteur trouve 143 guérisons et 143 morts.

IV

LÉSIONS CICATRICIELLES DES COUPS DE FEU DU CRANE ET DE L'ENCÉPHALE.

Plus ou moins largement contusionné et déchiré par un éclat d'obus, simplement perforé par une balle ou irrégulièrement troué par les esquilles qu'elle a pu mobiliser, le *cuir chevelu*, après guérison, présentera des *cicatrices* dont la description anatomique ne saurait nous arrêter. A rappeler seulement dans certains cas leur adhérence à l'os sous-jacent, leur fusion avec la cicatrice ostéofibreuse du coup de feu crânien.

Nous aurons plus loin à noter le rôle de ces lésions comme point de départ possible d'un réflexe se traduisant par des crises convulsives ; ce serait l'*épilepsie réflexe*.

Legouest[1] écrit, les pertes de substance faites aux *os du crâne*, qu'elles résultent d'une trépanation, d'une ablation traumatique ou d'une nécrose ne se réparent pas. Ambroise Paré avait déjà fait cette remarque. La cicatrisation s'opère, dans ce cas, par le développement de bourgeons cellulo-vasculaires sur toute la surface de la plaie et par leur organisation en tissu inodulaire qui se confond avec les téguments, avec les os et avec la dure-mère ; il en résulte une *dépression* dont le fond est quelquefois fermé par une membrane mince, quelquefois par un tissu solide, dur, résistant et même cartilagineux. Les bords osseux de la solution de continuité se sont amincis et semblent s'être avancés sur le centre de la perte de substance sans la fermer (fig. 44, 45-46).

Lorsque la *cicatrice fibreuse* qui ferme la brèche crânienne est quelque peu large, le doigt et même l'œil peuvent y saisir les

1. Legouest, *Traité de chirurgie d'armée*, 2e édit., 1872, p. 688.

battements du cerveau en rapport avec les mouvements de la circulation et de la respiration. Le blessé parfois de plus y accuse une impression de froid, contre laquelle nos devanciers préconisaient sans grand résultat souvent le port de plaques protectrices, parfois accusées de provoquer de la céphalée. A travers cette cicatrice les blessés, nous disent Périer, Guyon [1], perçoivent le bruit

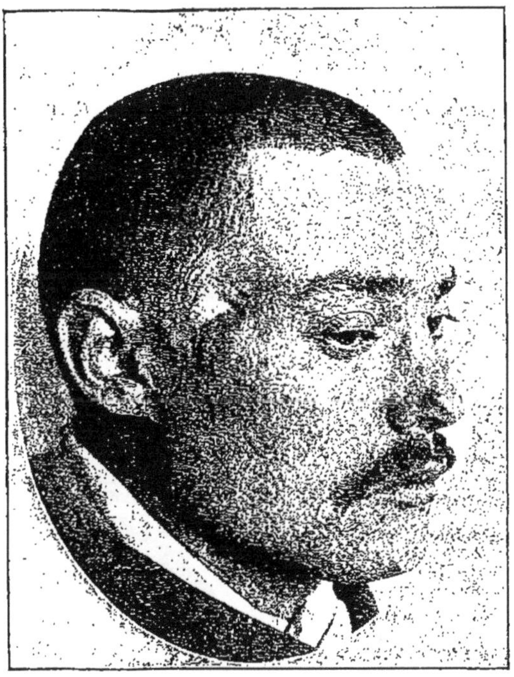

FIG. 44. — Cicatrice d'un coup de feu sur la région temporale (blessure par balle de revolver quelconque).

d'une montre, le son de la voix, alors même qu'ils se bouchent les oreilles. Non seulement on ne saurait admettre avec le patient de Guyon que de pareils blessés n'ont plus besoin de leurs oreilles pour entendre, mais de plus, Legouest note l'inconstance du phénomène. De même, il y aurait lieu de vérifier au point de vue de leur cause les plaintes de certains blessés chez lesquels une cicatrice crânienne un peu étendue est accusée de provoquer des bourdonnements d'oreilles, des bruits comparables au roulement

1. H. Larrey, *Étude sur la trépanation du crâne dans les lésions traumatiques de la tête*, 1869, p. 84.

d'une voiture, des sensations auditives pénibles par leur continuité.

Enfin il nous faut encore signaler, après les enfoncements du crâne ou après les fractures avec esquilles déprimées, la formation d'un *cal* saillant vers la dure-mère, parfois encore un simple épaississement sur la table interne, d'où des phénomènes d'irritation cérébrale, possibles mais non constants, quelque soit le degré de la saillie osseuse. La même remarque d'ailleurs est de mise lorsque la lésion osseuse a laissé à sa suite un foyer d'ostéite crânienne.

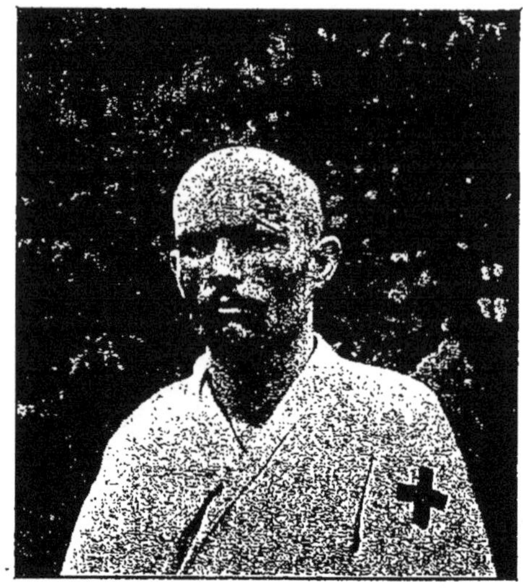

Fig. 45. — Cicatrice d'une perte de substance du frontal (blessure par éclat d'obus (Haga).

Beaucoup plus importante est l'étude des lésions cicatricielles des *méninges* et de *l'encéphale*; la fréquence de leur action fâcheuse sur le fonctionnement de l'appareil nerveux central ressortira des observations que nous rapporterons dans les chapitres suivants. Au point de vue anatomique Chipault[1] en a fait une intéressante revue que nous allons résumer.

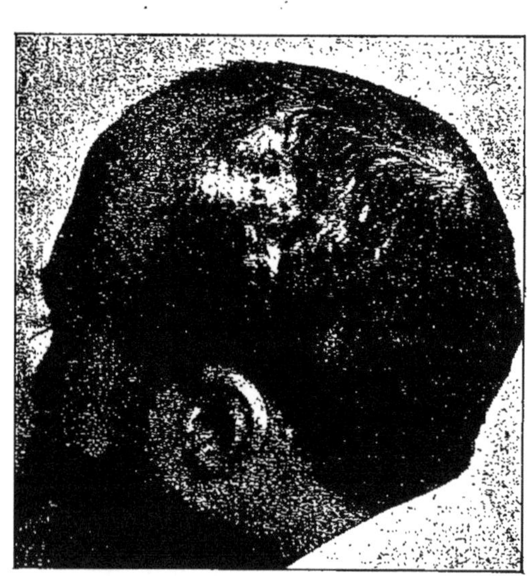

Fig. 46. — Cicatrice d'une perte de substance crânienne (blessure par balle de fusil).

La *dure-mère* sur sa face externe apparaît d'ordinaire rougeâtre, plus vasculaire et plus adhérente à l'os qu'à l'état normal, rayée de traînées cicatricielles blanchâtres, tantôt dirigées en tous sens,

1. Chipault, in Le Dentu et Delbet, *Traité de chirurgie*, 1897, t. IV, p. 695.

tantôt épanouies autour d'une esquille plus ou moins déprimée De sa face interne se détachent des adhérences, filiformes et faciles à rompre ou très solides et vascularisées, ou encore cette face forme la paroi externe d'une collection hémorragique ou séreuse.

La *pie-mère* dans ce dernier cas constitue la paroi profonde du kyste, elle est devenue fibreuse et plus ou moins œdémateuse. Autrement peu ou très adhérente à la dure-mère, elle présente tantôt de petites taches grises du volume d'une tête d'épingle, tantôt des lignes ou des bandes d'une blancheur cicatricielle. Au point où la balle en passant a laissé un trou, la cicatrice fibreuse des deux méninges est fusionnée avec la cicatrice cutanée. En général, la pie-mère est séparée du cortex soit par une couche d'infiltration œdémateuse, soit par une néo-membrane ou un délicat réseau de tissu conjonctif et de vaisseaux, réseau dont l'épaisseur atteint parfois près de un centimètre, et dont parfois aussi la vascularisation est telle qu'on l'a pris pour un néoplasme.

Quant au tissu cérébral lui-même, il subit soit une transformation cicatricielle pure et simple, soit des transformations plus spéciales dites cavitaires ou néoplasiques.

A l'œil nu, nous dit Chipault, la *cicatrice corticale* se présente sous les aspects les plus divers : dépression de la surface, linéaire ou en cratère ; traînées de tissu fibreux s'enfonçant dans le cortex; tumeur ou tache d'aspect sclérotical. Au microscope on reconnaît des altérations des cellules nerveuses et de la névroglie. Faute d'examens se rapportant à des coups de feu nous allons rapporter la description faite par Ira van Giesen de deux pièces opératoires.

« Sur la première pièce une lame mince de tissu conjonctif en partie calcifiée descend obliquement vers la surface cérébrale ; cette lame est fixée à une zone de pie-mère épaissie et semble avoir directement ou indirectement refoulé le cerveau qui présente une petite dépression juste au-dessous d'elle : dépression conique, ayant approximativement une profondeur de 3 millimètres et un diamètre de 4 à 5 à sa base. Le cortex présente des lésions grossières, appréciables à un petit grossissement, mais c'est seulement avec un objectif à immersion que les altérations de ses cellules névrogliques et ganglionnaires deviennent nettes : ces altérations, à leur stade le plus avancé, aboutissent à la disparition presque complète des cellules dont il manque du reste un nombre beaucoup trop restreint pour altérer leur distribution topographique. Les changements les plus minimes, que l'on puisse reconnaître dans le corps des cellules, sont constitués par des zones vésiculaires ou rubanées de dissolution, en même temps que par une certaine tendance à la disparition ou à la séparation des prolongements cellulaires. Les changements plus avancés aboutissent à réduire la cellule à sa coque ou à son squelette : les contours persistent, mais la cellule ne contient plus que le noyau, placé dans un espace vide, ou simplement entouré de quelques tractus ou granulations, restes du protoplasma primitif : ce résultat paraît tenir à l'extension ou à la coalescence des zones de liquéfaction. Lorsque la cellule va plus loin encore dans son processus dégénératif, sa paroi disparaît, et il ne reste que le noyau, privé de protoplasma, dans l'espace primitivement occupé par le corps cellulaire. La cellule peut d'autre part se réduire à son noyau par un autre processus consistant, non plus dans la dissolution du protoplasma, mais dans la séparation des couches extérieures du corps cellulaires. Le sort des noyaux isolés ne peut être positivement déterminé, mais un certain nombre sans doute se détruisent à leur tour : la membrane nucléaire et la substance chromatique se désagrègent, et finalement il ne reste que quelques fragments de celle-ci entourés d'un anneau plus ou moins complet de protoplasma qui se colore encore par les réactifs cellulaires. Conjointement à ces lésions cellulaires existe une hyperplasie névroglique distribuée par îlots. Les vaisseaux du cortex sont de structure anormale, mais sur certains points, ne présentent plus leur distribution habituelle et forment des réseaux de capillaires anastomosés qui, venus de la pie-mère, pénètrent le cortex au milieu d'une zone de prolifération névroglique en forme de coin.

Dans la seconde pièce, la prolifération conjonctive avait altéré bien davantage la structure et la topographie de l'écorce. Elle comprend, dit van Giesen, une couche externe de tissu conjonctif et une couche sous-jacente de tissu cortical : à l'une de ses extrémités une nouvelle couche fait son apparition, formée par un fragment adhérent au cuir chevelu. La portion sous-jacente à ce fragment présente des altérations très accentuées : les cellules ganglionnaires y sont partiellement dégénérées, beaucoup sont réduites à leur squelette entourant le noyau et un grand nombre doivent avoir complètement disparu. Les coupes à travers le reste de la pièce montrent des amas de tissu conjonctif dense envahissant les circonvolutions : celles-ci, sur chaque coupe sont au nombre de trois : la première non envahie par le tissu conjonctif, les deux autres gravement atteintes par lui. La première, quoique ayant gardé sa forme et son volume, est considérablement altérée : les cellules ganglionnaires y présentent d'une façon très intense les diverses phases caractéristiques de leur dégénération ; la névroglie de la substance grise n'y est pas hypertrophiée d'une manière appréciable, mais la substance blanche présente un nombre considérable de cellules fusiformes et chevelues ; au sommet de la circonvolution cette hypertrophie névroglique s'étend à une petite distance dans la substance grise en paraissant suivre le trajet des fibres nerveuses. Au niveau de la seconde circonvolution apparaît l'amas conjonctif, déprimant son sommet, et en quelques points divisant ses parties superficielles en petits îlots ou traînées tubulaires plus ou moins complètement entourées de tissu conjonctif. Le tissu de cette circonvolution présente une grande tendance à se transformer en tissu névroglique et même, en certains points, il est constitué par des cellules de ce tissu, caractérisées par leurs prolongements ramifiés et anastomosés. Dans la troisième circonvolution, la production du tissu conjonctif est encore plus considérable et la substance corticale est encore plus réduite ; on y voit des masses isolées de tissu cortical qui, coupées suivant leur longueur, ressemblent à de courts cylindres enroulés. Le processus de dissociation offre des caractères qui permettent de lui reconnaître quatre couches ; la première est une couche de tissu conjonctif plutôt dense, avec des faisceaux de fibres entre-croisées dans tous les sens : elle contient un très petit nombre de vaisseaux sanguins ; la deuxième, immédiatement sous-jacente, couche vasculaire, est formée d'un amas de vaisseaux à parois minces dont la plupart paraissent de formation récente ; la troisième est formée par les îlots réunis ou isolés, de tissu névroglique ; enfin la quatrième représente le cortex, où le tissu névroglique s'est considérablement hypertrophié, tandis que les cellules ganglionnaires sont très dégénérées ou complètement détruites. La troisième couche semble devoir en grande partie, sinon entièrement, son origine à l'agencement topographique des vaisseaux néoformés de la deuxième couche ; ces vaisseaux à paroi mince pénètrent le tissu cérébral en s'anastomosant les uns avec les autres et en envoyant des poussées secondaires qui isolent les îlots formés de cellules névrogliques larges et transparentes complètement englobées dans le conglomérat formé par leurs prolongements. Enfin, il est à noter que le cortex, à une petite distance de la masse conjonctive, est très altéré par la dégénération de ses cellules ganglionnaires et l'hypertrophie de sa névroglie.

Au lieu de se transformer en simple *tissu cicatriciel,* le cortex peut se désagréger et former des poches sanguines capables, à la manière d'une *loge pseudo-parencéphalique,* de trouer l'encéphale, des méninges aux ventricules. Autrement, sans doute par transformation de ces poches sanguines, le cortex est creusé de *kystes séreux uni ou multiloculaires.*

Enfin, l'on a décrit comme *gliomes* certaines cicatrices corticales polykystiques, mais cette transformation néoplasique a encore besoin d'être basée sur des observations probantes.

Reste à signaler que dans certains faits, malgré l'existence de troubles fonctionnels, le tissu nerveux à l'œil nu paraît sain ; il est vrai que parfois le microscope décèle alors les lésions de la *sclérose névroglique* et que, dans les examens négatifs, nous sommes en droit d'accuser l'insuffisance de la technique histologique.

Les lésions méningo-encéphaliques cicatricielles, ajoute Chipault, siègent bien entendu au niveau même du traumatisme crânien ; mais il ne faut pas oublier qu'à ce foyer principal s'ajoutent presque toujours des foyers de sclérose névroglique correspondant aux foyers de contusion indirecte, corticaux et bulbaires, et des lésions scléreuses des nerfs de la base, reliquat de leur dilacération traumatique ou de la dilacération des méninges environnantes. Or ces lésions à distance jouent leur rôle dans le complexus symptomatique.

On a diversement interprété le *mécanisme physiologico-pathologique* suivant lequel ces diverses lésions cicatricielles troublent le fonctionnement de l'encéphale. Dans certains cas il est légitime de croire qu'elles agissent par simple *compression.* L'épaisseur de la cicatrice, sa dépression accentuée et aussi la disparition des accidents après son ablation chirurgicale plaident cette thèse. A bon droit, il est vrai, Masson[1] refuse de la généraliser. « Quand il est question d'un épaississement léger du crâne, d'une adhé-

1. Masson, *Thèse,* Lyon, 1894.

rence anormale de la dure-mère à l'os, d'un épaississement de cette membrane ou de son pincement entre les bords d'une solution de continuité osseuse, de toutes les causes enfin qui ne produisent qu'une légère dépression de la dure-mère, le doute vient malgré soi sur la réalité de cette compression. Mais ces doutes s'accroissent, quand on voit combien il y a peu de rapport entre l'intensité des symptômes et l'intensité de la compression supposée. Si les accidents étaient dus à la compression, leur importance devrait être parallèle à celle de la dépression méningée : corrélation qui n'existe aucunement. En outre, en examinant comment se développent les symptômes, on ne peut qu'être étonné de voir combien longtemps peuvent exister, sans amener de troubles, ces lésions qu'on accuse d'agir par compression, et l'on se demande vraiment pourquoi ces prétendus agents de compression resteraient sans effet pendant un certain temps et pourquoi les accidents éclateraient à un certain moment, sans qu'on puisse invoquer aucune modification corrélative dans la position ou la grosseur de l'agent compressif. »

Autrement, l'on a invoqué pour expliquer les troubles fonctionnels constatés la *géne circulatoire* qui résulte dans le cortex du fait de la cicatrice par suite de l'oblitération des voies anastomotiques, qui unissent à travers le crâne les deux systèmes veineux intracrânien et péricrânien. La stase veineuse, qui se produirait, aurait pour conséquence l'accumulation des déchets dus au fonctionnement du cerveau, et à un certain degré cet encombrement irriterait le cortex, lequel réagirait. Il est très difficile d'admettre pareille hypothèse, tout au plus est-il légitime d'en limiter l'importance et d'accepter comme jouant le rôle principal la lésion cérébrale elle-même. A son sujet Masson écrit : « Les recherches faites sur l'encéphalite et sur ses diverses variétés par Hayem, Meissner, Meyer et Bayer, Leyden, Kahler et Pick, Kiewlicz, puis Friedmann, ne sont pas en désaccord avec les données de la clinique. Ainsi Friedmann a montré que pendant les mois qui suivent les processus inflammatoires primitifs, déterminés dans l'encéphale par le traumatisme, les produits morbides, dans les cas ordinaires, tendent à se résorber et finalement s'organisent en un tissu de fibres conjonctives, qui circonscrivent les produits du stade inflammatoire et les étouffent par rétraction. Ainsi naît une *plaque de sclérose* aboutissant lentement, parfois en plusieurs années seulement, à la cicatrisation du foyer.

Plus tard la cicatrice cérébrale deviendra à un moment donné *épine irritative*. Il est possible qu'en vertu du mode de vascularisation spécial à l'encéphale, un îlot de sclérose situé à la surface du cerveau par exemple entraîne par sa seule rétraction des troubles circulatoires progressivement croissants dans les parties du cerveau placées au-dessous, ou bien que cette rétraction exerce son action irritante sur les éléments qui sont inclus dans les intervalles des travées névrogliques cicatricielles. Peut-être aussi faut-il admettre avec Gerster et Sachs qu'une lésion, une fois créée dans le cerveau, non seulement devient pour les parties voisines d'elle une cause de gêne et d'irritation, mais les met dans un état continuel d'insuffisance fonctionnelle qui provoque leur dégénération progressive de proche en proche et détermine ainsi l'extension graduelle du tissu de remplissage névroglique.

Ces données ne devront pas être perdues de vue lorsque plus loin nous étudierons les divers troubles fonctionnels tardivement observés à la suite des coups de feu du crâne et de l'encéphale.

V

COUPS DE FEU DE LA RÉGION PRÉFRONTALE

ANATOMIE

Si l'anatomiste sous le nom de *lobe frontal* décrit toute la corne antérieure de l'hémisphère cérébral jusqu'à la coupe transversalement menée par le sillon de Rolando, la subdivision de ce segment s'impose au chirurgien. L'état actuel de nos connaissances sur la physiologie du cerveau en fournit la raison. En effet, tandis que nous voyons sur la partie postérieure de la surface convexe frontale les auteurs délimiter quelques districts physiologiques plus ou moins précis, qualifiés suivant la théorie admise de centres moteurs, psycho-moteurs, sensitifs ou sensitivo-moteurs, la physiologie par contre ne nous laisse pas prévoir au même dégré comment doivent se traduire les lésions de la partie antéro-externe, de la face orbitaire et de la face interne du lobe frontal.

D'autre part, pour le diagnostic des désordres causés par le passage d'un projectile dans la profondeur même du lobe frontal, il nous faudrait connaître le rôle des faisceaux de fibres blanches qui s'y enchevêtrent avant de relier l'écorce frontale aux autres régions grises corticales ou centrales de l'encéphale et à la moelle.

Vu par sa face convexe, le lobe frontal présente sur sa limite postérieure la circonvolution frontale ascendante, laquelle, en raison des fonctions de son écorce, ne saurait être séparée de la pariétale ascendante. Toutes deux constituent en majeure partie la région rolandique dont les traumatismes feront l'objet d'un prochain chapitre. Quant au segment frontal situé en avant de la frontale ascendante, en avant du sillon brisé prérolandique, anatomiquement il est bien délimité : on y voit couchées d'avant en

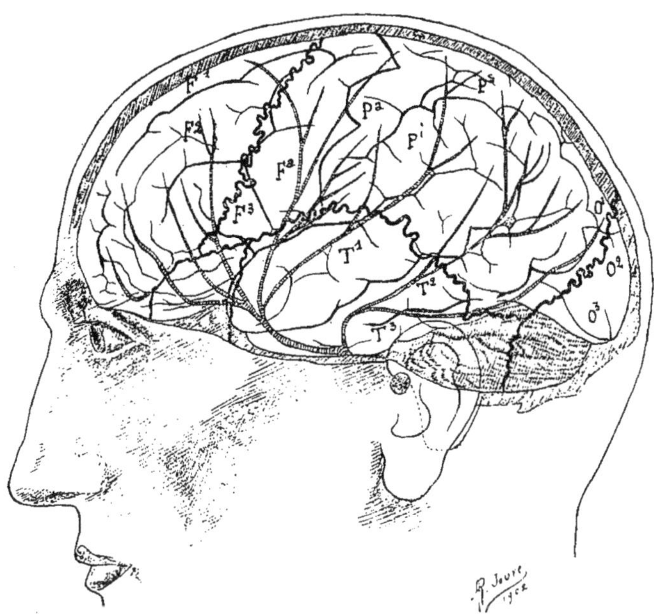

Fig. 47. — Circonvolutions de la face latérale du cerveau.

arrière et superposées de haut en bas les première, deuxième et

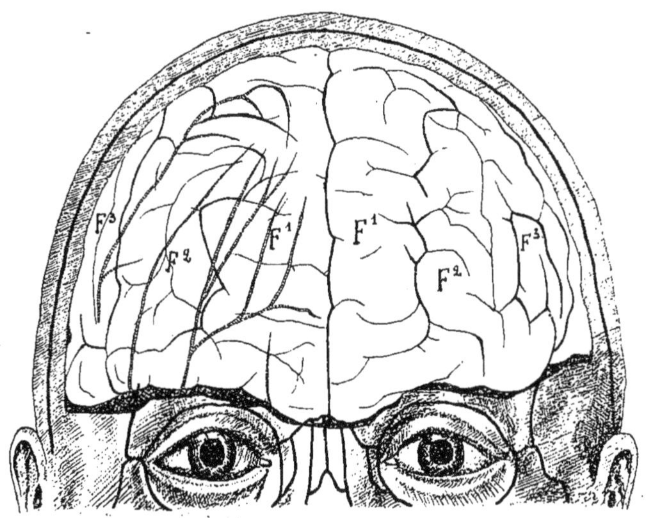

Fig. 48. — Région préfrontale.

troisième frontales (fig. 48). Physiologiquement par contre son unité n'existe pas; toute sa portion postérieure de par la physiologie est rolandique, tandis que sur sa portion antérieure les fonctions de l'écorce sont encore discutées. De plus, les chirurgiens, qui, en vue de la précision de leur diagnostic, désirent accepter cette division du lobe frontal en région préfrontale et en région rolandique, regrettent l'absence de frontières précises entre ces deux territoires. Approximativement les deux tiers antérieurs des trois premières circonvolutions frontales doivent seuls être conservés dans la *région préfrontale.*

Celle-ci sur la face interne de l'hémisphère devrait être virtuellement bornée en arrière par la coupe menée suivant la limite qui vient d'être admise sur la face convexe. Mais des deux circonvolutions qu'elle présente, l'une, inférieure ou circonvolution du corps calleux, physiologiquement ne lui appartient pas ; l'autre, supérieure, dite encore marginale ou frontale interne, n'est autre que la première circonvolution frontale vue par sa face interne, et c'est par ignorance de son rôle physiologique que nous pouvons la rattacher à la région préfrontale.

La face inférieure du lobe frontal, moulée sur la bosse orbitaire, dessine un triangle dont la limite postérieure répond à l'origine de la scissure de Sylvius. Son bord externe convexe se laisse déborder par le prolongement des trois premières circonvolutions frontales. Son bord interne, à direction antéro-postérieure, est largement doublé par les deux circonvolutions olfactives qui logent dans leur sillon intermédiaire la bandelette et le bulbe olfactif. Enfin le centre de cette face est occupé autour des branches du sillon cruciforme par quelques petites circonvolutions innominées dont les postérieures devraient être rattachées à la troisième frontale. Sur elles empiète la région rolandique et, du reste de cette face orbitaire préfrontale, la majeure partie intéressant l'appareil olfactif échappe à notre étude actuelle.

La substance blanche qui remplit la concavité de l'écorce préfrontale est constituée par l'intrication de faisceaux de fibres d'association et de projection.

C'est autour de la couronne rayonnante que se groupent les *fibres d'association* propres au lobe frontal : les unes affectent une direction transversale et relient la face interne aux faces externe et orbitaire ; les autres présentent une direction verticale et assurent les connexions, soit entre les différentes circonvolutions de la face interne, soit entre celles des faces orbitaire et supéro-externe. D'autres enfin affectent une direction sagittale et s'entre-croisent avec les extrémités antérieures du faisceau uncinatus qui relie le pôle du lobe temporal à la face orbitaire du lobe frontal. A ces faisceaux de fibres propres s'ajoutent les radiations du genou du corps calleux qui, nées des trois faces du lobe frontal, s'entre-croisent avec les faisceaux précédents et les fibres de la couronne rayonnante, passent ensuite par le genou du corps calleux et relient les régions homologues et symétriques des deux hémisphères. Enfin, à signaler encore le faisceau occipito-frontal qui, comme son nom l'indique, est formé de longues fibres, traits d'union entre l'écorce du lobe frontal et celle du lobe temporo-occipital.

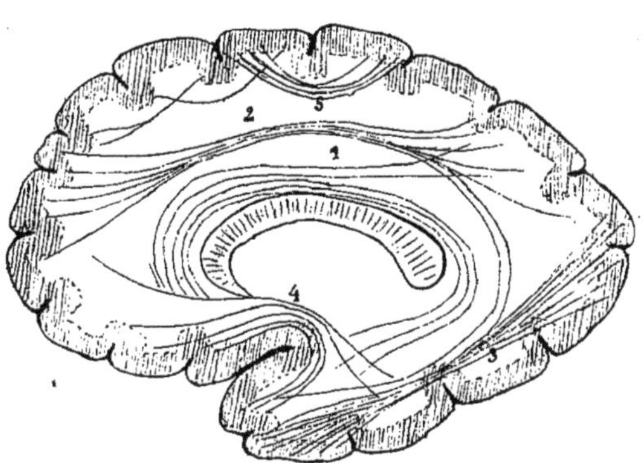

Fig. 49. — Schéma des fibres commissurales intrahémisphériques.
1, faisceau longitudinal de la circonvolution limbique (cingulum). — 2, faisceau longitudinal supérieur (fasciculus arcuatus). — 3, faisceau longitudinal inférieur. — 4, faisceau unciforme. — 5, fibres arquées ou arciformes.

Quant aux *fibres de projection*, englobées sous le nom impropre de *faisceau intellectuel*, elles partent de la première circonvolution frontale tout entière et des deux tiers antérieurs des deuxième et troisième frontales, constituent dans le centre ovale les faisceaux préfrontaux de la première coupe de Pitres et sur la deuxième les deux faisceaux pédiculo-frontal supérieur et pédiculo-frontal moyen.

Occupant dans la capsule interne les deux tiers antérieurs du segment lenticulo-strié, elles forment la partie la plus interne de l'étage inférieur du pédoncule, puis après entre-croisement elles se continueraient jusqu'aux noyaux bulbo-médullaires.

SYMPTOMATOLOGIE

1° Latence symptomatique des lésions de la région préfrontale.

« Je pourrais, écrit Ferrier[1], multiplier les observations

1. Ferrier, *De la localisation des maladies cérébrales*, traduct. Varigny, 1879, p. 53 (Paris, F. Alcan).

démontrant toutes le même fait, savoir que des blessures soudaines, étendues, peuvent être faites à la région préfrontale, qu'il peut se produire d'abondantes pertes de substance, sans qu'il y ait pour cela affaiblissement de la motilité ou de la sensibilité, sans même qu'il y ait de trouble très évident d'aucune sorte, mental ou physique, surtout si la lésion est unilatérale. »

Cette assertion du savant physiologiste anglais repose en particulier sur le résultat de l'expérience qui consiste à détruire avec le galvanocautère toute la région préfrontale des deux hémisphères de telle sorte que, en sus d'une petite portion frontale siégeant au-dessus des bulbes olfactifs, il ne reste de F_1-F_2 et F_3 que l'extrémité postérieure. En dépit de cette vaste destruction l'animal ne présente aucun trouble de la motilité ou de la sensibilité.

Les déductions expérimentales sont applicables à l'homme ainsi que le démontrent les observations suivantes.

Observation. — Blaquière.

Blaquière[1] rapporte que, en 1843, il eut l'occasion de voir au vingtième jour après l'accident un enfant chez lequel une balle (de 17 à la livre) d'un pistolet d'arçon avait traversé la tête d'une tempe à l'autre.

Ce jour comme les suivants, nous trouvâmes le jeune malade ecchymosé aux paupières, assis sur son lit, jouant parfois avec ses jouets, demandant avec impatience plus d'aliments qu'on ne lui en accordait. Il était même assez gai quand on procédait au pansement qui le contrariait plus qu'il n'en souffrait. Il jouissait de tout l'ensemble des facultés intellectuelles que son âge comportait, et l'on sait qu'elles sont précoces chez les enfants de ces climats (Mexique) : mémoire entière, jugement sain, sommeil un peu interrompu, sans doute par défaut d'exercice, caractère semblable à celui qu'il avait avant l'accident, fonctions corporelles intactes.

L'appareil enlevé laissait voir l'entrée et la sortie de la balle, situées toutes deux à un pouce et demi perpendiculairement au-dessus de la commissure externe de chacun des deux yeux, selon une ligne transversale à l'axe vertical de la tête. Un gros stylet boutonné, introduit par chacune des plaies, pénétrait à vingt lignes au moins de profondeur. Avec un peu plus de témérité on eût pu évidemment le faire traverser d'une plaie à l'autre.

On en voyait assez pour conclure que la tête était bien trouée de part

1. Blaquière, *Journal des connaissances médico-chirurgicales*, in *Thèse* de Lepinay. Paris, 1900, p. 32.

en part, et que la balle n'avait pas circonvenu les os en sous-parcourant la peau du crâne.

Six jours se passèrent ainsi sans aucune variation dans l'état déjà décrit du jeune sujet, qui fut visité chaque jour et alternativement à l'heure des pansements par bon nombre de confrères mexicains et étrangers.

Enfin la scène changea. Des symptômes non équivoques d'inflammation se développèrent et le vingt-neuvième jour le petit malade succomba.

L'*autopsie* fut faite. L'ouverture du crâne à l'entrée de la balle était, comme cela arrive, plus petite et mieux figurée que celle de la sortie. La partie antérieure des deux hémisphères était traversée par la balle. Au-devant du trajet existait une épaisseur de substance cérébrale de six à huit lignes jusqu'à la table interne ou postérieure du coronal. La substance grise existait encore intacte au-dessus du trajet. Les ventricules étaient intacts. La suppuration remplissait toute son étendue; méninges enflammées.

Observation. — K. Dewald[1].

Le 25 *février*, un cadet âgé de 19 ans fait partir avec le pied un coup de fusil Mannlicher dont il s'était appliqué l'extrémité du canon au milieu du front. La balle (à chemise d'acier et noyau de plomb) traverse le crâne. Juste au-dessus de la racine du nez se voit le trou d'entrée, étoilé, à bords déchirés et brûlés, des dimensions d'une fève; il en sort du sang et des débris de cerveau. Neuf centimètres au-dessus et à droite, à environ deux centimètres de la ligne médiane se trouve une déchirure analogue, un peu plus grande, d'où s'échappe également une bouillie sanguine et cérébrale.

Le blessé a conservé sa connaissance; le pouls à 90 est bien frappé, les bruits cardiaques sont normaux; la respiration un peu accélérée; épistaxis, pas d'otorragie. Sous le chloroforme on constate que les trous d'entrée et de sortie sont reliés par une perte de substance osseuse, en divers points de la largeur d'un doigt, remplie de nombreuses esquilles et de bouillie cérébrale. Après nettoyage elle se présente comme un trou qui du milieu du frontal s'étend en haut et à droite sur une longueur de 7 centimètres, de son extrémité antérieure émane en avant vers la racine du nez une fissure arciforme, large de 1 millimètre; une fissure analogue le prolonge vers l'arrière.

Tamponnement à la gaze iodoformée, suture du cuir chevelu.

26 *février*. — Nuit assez bonne, deux vomissements de caillots noirs, T. m. 38°,5, connaissance complète. Au lever du pansement, des deux orifices il s'écoule une grande quantité de sang et de matière cérébrale. T. s. 37°,8.

1. K. Dewald, Perforirender Schädelschuss mit Hirnzertrümmerung (Mannlicher-Gewehr, 8 mm. Caliber). Heilung, *Wiener klin. Wochenschr.*, 1902, n° 4, p. 99.

27 *février*. — T. m. 38°, même constatation lors du pansement. Le blessé dort beaucoup, il est irritable, il injurie tout son entourage, il rugit lors du pansement.

28 *février*. — T. m. 37°,6, nuit tranquille.

L'excitation disparaît progressivement ; au huitième jour, suppression du drainage, il s'échappe encore des débris du cerveau jusqu'au quatorzième.

16 *mars*. — Légère parésie du facial ; le pli naso-labial droit est nettement aplati, le sifflet est caractéristique.

Jusqu'au 10 *avril* du liquide céphalo-rachidien s'échappe par les plaies ; celle d'entrée est cicatrisée le 17, celle de sortie dans les premiers jours de mai.

Le facial fonctionne normalement, la perte de substance osseuse est rétrécie.

Dans ce cas la perte de substance nerveuse a été estimée de 60 à 80 grammes. Le blessé n'a pas présenté de troubles de l'intelligence ; quatre jours après sa blessure il lisait dans son lit ; toutefois il a perdu en partie sa bonne éducation, « il prend ses aliments avec les doigts ».

Observation. — H. Bousquet[1].

Le 1er *juin* 1896, une femme âgée de 29 ans est atteinte à la région frontale droite par un biscaïen en fer du volume d'une mandarine, lancé par un petit mortier. Présentant au front un vaste trou d'où sort du sang et de la matière cérébrale, elle est laissée sans soins pendant six jours. Le médecin, qui la voit alors, constate, outre une hernie cérébrale, une diminution sensible de l'intelligence, une parésie légère des membres gauches et du retard dans les mouvements.

Au 18e jour elle est en assez mauvais état tant physique qu'intellectuel, et paraît atteinte de méningo-encéphalite.

L'intervention sous le chloroforme montre une perte de substance de la grandeur d'une pièce de cinq francs, située à 5 centimètres au-dessus de l'arcade sourcillière droite, à 4 centimètres en dehors de la ligne médiane ; au pourtour après débridement des parties molles on constate un large enfoncement du crâne ; trente esquilles sont enlevées, et de la profondeur s'écoule un magma fétide de matière cérébrale, de sang, et de débris osseux. La cavité bien nettoyée paraît du volume d'une pomme d'api ou d'une mandarine, elle repose sur la voûte orbitaire. La région antérieure du lobe frontal droit a été en partie détruite par le traumatisme et la suppuration. Tamponnement et drainage.

1. H. Bousquet, Quelques observations de traumatismes crâniens ayant nécessité une intervention chirurgicale. *XIVe Congrès de chirurgie*. Paris, 1900, p. 331.

Les suites opératoires furent très simples; l'obnubilation intellectuelle disparut rapidement; au bout de huit jours, il n'y avait plus de parésie; à la fin de juin, la plaie était entièrement cicatrisée; l'opérée avait repris ses occupations et conservait à peine une légère amnésie. Elle a été suivie pendant plusieurs années et son état est resté aussi bon que possible.

Observation. — Trousseau[1].

Chez un officier blessé dans un duel en 1825, une balle traverse le ruban du chapeau, le cerveau d'une tempe à l'autre et vient soulever le temporal du côté opposé; la matière cérébrale jaillit au dehors par le trou que la balle avait fait. Le blessé fut apporté immédiatement à Tours, il était dans la stupeur et, quoiqu'il respirât avec facilité, il ne donnait aucun signe de connaissance. On incisa le muscle temporal du côté opposé, avec la spatule on souleva la portion de l'os qui était brisée et l'on retira la balle. A la fin de l'opération le pauvre malade fit avec les mains un geste qu'il accompagna d'un remerciement prononcé à voix très basse.

Chose étrange, cette épouvantable blessure marcha à souhait: après quelques jours le malade parlait, et il n'y avait aucun signe de paralysie. Un mois plus tard, il se levait, et pendant cinq mois qu'il passa à l'hôpital, vivant presque constamment avec les internes de service, il les amusait *par sa gaîté, par sa causerie piquante; il occupait ses loisirs à faire des comédies et des vaudevilles.* Vers la fin de l'été, il survint une céphalée violente, de la stupeur, puis les signes d'un ramollissement aigu du cerveau, et, à l'autopsie, on trouva dans le trajet de la balle une esquille qui avait déterminé une inflammation de la substance cérébrale. La balle avait traversé les deux lobes frontaux à leur partie moyenne, et dès le premier jour qui avait suivi la blessure, le malade n'avait pas présenté de signe de paralysie, il avait parlé et jamais il n'y avait eu la moindre hésitation dans l'expression de la pensée, jusqu'au moment où survint le ramollissement cérébral qui causa la mort.

A la suite de ces observations tirées de la pratique civile nous en placerons trois qui ont trait à des blessés de la guerre du Transvaal. Chez deux il s'agissait de perforation verticale de la région préfrontale, et chez l'autre la balle avait passé transversalement.

Observation. — Makins[2].

Un soldat couché est atteint au front, à gauche sur la ligne d'implan-

1. Trousseau, *Cliniques*, II, p. 704, édit. 1873.
2. Makins, *Surgical experiences in Africa*, 1899-1900, p. 252, obs. 49-50-51-52.

tation des cheveux, par une balle Mauser qui traverse la partie antérieure du lobe frontal, la voûte orbitaire, coupe le nerf optique et lèse le globe de l'œil, perfore le plancher de l'orbite, l'antre, le palais osseux et la langue, enfin sort sur la ligne médiane dans la région sous-maxillaire. Aucun symptôme cérébral, et le 6e jour, le blessé est évacué, P. 70, T. normale, cécité absolue, mouvements de l'œil normaux. Ce dernier suppura. — L'homme fut réformé et reprit son métier de peintre.

Observation. — Makins.

Un soldat couché est frappé à 600 ou 700 mètres par une balle Mauser qui entre sur la ligne d'implantation des cheveux au-dessus du milieu du sourcil droit, traverse le tiers antérieur du lobe frontal, la voûte orbitaire, le globe de l'œil, le bord antérieur du plancher de l'orbite, la joue et sort à travers le bord libre de la lèvre supérieure à $1^{cm},5$ de la commissure droite, puis intéresse légèrement la lèvre inférieure.

Le blessé se leva aussitôt, parcourut un kilomètre et demi, se sentant étourdi et fatigué, ses plaies saignant beaucoup. Il fut évacué au bout de trois jours. Il présentait de l'anesthésie dans la sphère du nerf susorbitaire.

Au 10e jour, à noter le pouls à 48 et la suppuration de l'œil qui fut amputé quelques jours plus tard. La plaie du crâne fut explorée et on enleva une petite esquille implantée dans le cerveau. Guérison par première intention. Aucun symptôme par la suite.

Observation. — Makins.

Chez un homme assis une balle traversa le front faisant deux trous symétriques sur la ligne d'implantation des cheveux, six centimètres au-dessus de l'apophyse orbitaire externe du frontal. Après une perte de connaissance d'une demi-heure, le patient parcourut huit cents mètres; les plaies furent pansées, et trois jours plus tard il voyagea trois jours en voiture ou à pied; repos de deux jours, enfin trajet de près de deux cents kilomètres en chemin de fer. Les plaies étaient guéries. Deux mois plus tard, pour rejoindre son régiment, il fit à pied une trentaine de kilomètres par deux journées chaudes; pendant cette marche, deux fois il tomba souffrant de la tête, étourdi et voyant tout noir.

Il fut renvoyé en Angleterre sans aucun trouble de la mémoire, ni de l'intelligence, puis revint plus tard reprendre du service en Afrique.

Makins fait suivre cette observation d'une autre absolument similaire, mais la blessure ayant été reçue à courte distance, le blessé perdit connaissance et mourut au bout de quatre jours. L'autopsie décela une destruction étendue des deux hémisphères et de larges fissures dans la base du crâne.

Ces sept observations viennent à l'appui de l'opinion de Ferrier sur la *latence* au point de vue clinique des lésions traumatiques de la région préfrontale. Elles soulèvent cependant quelques remarques ; nous y relevons en effet la constatation de troubles légers et passagers de la *motilité*. Nous aurons à nous expliquer à leur sujet après avoir tout d'abord appelé l'attention sur les *troubles intellectuels* de la malade de Bousquet et les *modifications du caractère* du blessé de Dewald. Il est de notion vulgaire en effet d'établir une certaine relation entre la région antérieure des hémisphères cérébraux et les fonctions psychiques ; Hitzig en particulier, dans ses expériences sur le lobe préfrontal, a vu se produire des troubles considérables de l'intelligence.

2° Troubles de l'intelligence dans les lésions de la région préfrontale.

L'intelligence découle de la propriété que possède la substance nerveuse de réagir avec conscience aux excitations qu'elle perçoit. Pour Goltz l'intelligence est la faculté d'élaborer avec réflexion les perceptions des sens en vue d'actions appropriées à une fin.

L'intelligence et les processus dont elle se compose : perceptions, images, concepts, ne sont rien de plus à un moment donné que la somme des résidus associés de toutes les perceptions sensibles ; isolées, ces perceptions, ces images ne feraient jamais une somme. Nul doute que l'intelligence ne soit l'expression, la résultante des rapports des perceptions élémentaires, localisées dans des territoires différents et distants les uns des autres, mais synergiquement associés par des fibres longues et courtes dans des centres d'association. L'intelligence est donc bien, comme l'enseigne Meynert, une fonction des faisceaux d'association, ou, comme l'a montré Flechsig, des centres d'association unissant au milieu d'une complexité inouie les divers éléments dont se compose une perception, une image, un groupe d'images, un concept, un jugement, un raisonnement (Soury)[1].

L'idée d'un cheval, celle d'une cathédrale, à la fois sensorielle, sensitive et motrice ou kinesthésique comme toutes les images

1. J. Soury, *Système nerveux central : structure et fonctions, histoire critique des théories et des doctrines*, 1899, p. 1527.

même les plus abstraites (car l'évocation des êtres ou des choses réveille des sensations musculaires, articulaires,... en même temps que des sensations visuelles, auditives, organiques...), cette idée n'existe qu'au moment de son évocation ; elle n'était plus présente à l'intelligence depuis sa dernière résurrection ; elle ne l'est plus, quand l'évocation a pris fin. Ce qui subsiste et persiste, ce sont les conditions de ces renaissances incessantes, suivies d'évanouissements plus ou moins longs, et ces conditions sont bien dans les neurones de l'écorce cérébrale, mais seulement en tant que ces éléments nerveux, dont les fonctions sont purement sensorielles ou sensitives, réalisent par leurs *associations* le rétablissement d'états antérieurs correspondant à la notion d'un cheval ou d'une cathédrale. Les sensations perçues, conservées, associées, de ces objets dans les différents territoires de projection et d'association de l'écorce en rapport avec les divers sens affectés par ces mêmes objets, vision, organe du tact, sens musculaire, articulaire, ouïe, odorat..., voilà les conditions des images renaissantes dans les centres d'association. Mais si les sièges de ces divers substrata se trouvent isolés les uns des autres par destruction de leurs fibres d'association, tout en conservant leurs connexions avec les faisceaux de projection afférents, alors il y aura encore des choses vues, senties, odorées... ; mais ces choses ne seront pas plus reconnues que les lettres de l'alphabet que voit souvent encore l'homme frappé de cécité littérale ou verbale (Soury).

La reconnaissance, l'identification des choses vues, senties, entendues, odorées.., avec des séries d'associations antérieures de même nature, voilà le processus psychique proprement dit.

L'intelligence est donc fonction, non seulement des cellules nerveuses, mais encore des fibres d'association ; à ses divers degrés elle est une propriété de la matière organisée en voie de rénovation moléculaire. Elle ne nous paraît comme liée à certains organes que parce qu'elle s'y manifeste avec une intensité particulière. En fait, si sur l'écorce cérébrale les physiologistes ont délimité des aires distinctes du fait des ébranlements qui y parviennent ou en émanent, chacune d'elles, grâce aux fibres qui l'unissent aux autres, est le siège d'actions psychiques : sensations, perceptions, images mentales, raisonnements, jugements, volitions. *Il n'existe pas de centre distinct de l'intelligence.*

L'intelligence, d'après Munk, a son siège partout dans l'écorce cérébrale et nulle part en particulier. Toute lésion de l'écorce du cerveau altère l'intelligence, d'autant plus profondément que cette lésion est plus étendue, et cela toujours par la perte de ces groupes d'images ou représentations, simples ou complexes, qui avaient pour fondement les perceptions du territoire local lésé. Le trouble intellectuel sera définitif : 1° si les éléments perceptifs sont détruits ; 2° s'il ne reste plus de substance qui puisse redevenir le siège des notions perdues. La cécité psychique, la surdité psychique, la paralysie psychique, complète ou incomplète, d'une partie du corps ou d'une autre, entraînent chacune pour son compte un rétrécissement du champ de l'intelligence ; et, plus elles s'ajoutent les unes aux autres, plus elles diminuent l'étendue de l'intelligence, plus elles resserrent, la perception étant conservée, le cercle des notions persistantes, en mettant obstacle à la formation de nouvelles idées, si bien que tôt ou tard l'animal paraît frappé d'imbécillité, de démence.

Ainsi donc nous ne sommes pas en droit de souscrire à l'opinion émise par certains physiologistes de la prédominance des lobes frontaux au point de vue psychique. Suivant Meynert, cette prédomissance, peut-être anatomiquement apparente, ne dépend que du plus grand développement en hauteur, chez l'homme, du noyau lenticulaire, de l'insula et du lobe temporal, toutes parties qui s'avancent sous le lobe frontal. Celui-ci n'a cessé de déchoir de son ancienne grandeur depuis les travaux d'anatomie comparée de Meynert, de Goltz et de Munk. Du reste la paralysie générale, la maladie qui réalise la plus profonde déchéance de l'intelligence, n'altère pas que les lobes frontaux; l'atrophie nerveuse intéresse aussi les lobes pariétaux et temporo-occipitaux.

Si l'intelligence n'est pas fonction exclusive du lobe préfrontal, cependant un traumatisme localisé en cette région peut, par son retentissement sur l'ensemble de l'unité nerveuse encéphalique, provoquer la *suspension de l'intelligence,* la perte de connaissance. Celle-ci, en pareil cas, s'accompagne d'un complexus symptomatique dont nous serons appelé au cours de notre étude à envisager les divers éléments. Pour le moment nous étudierons, sans plus ample informé, la *perte de connaissance,* le *coma.* Mais cette suspension traumatique de l'intelligence — quand la mort ne survient pas — ou bien ne laisse à sa suite aucune trace, ou bien l'intelligence reste *troublée* dans ses manifestations, ainsi que nous le montrerons sous les diverses rubriques : *modi-*

fications du caractère, troubles de la volonté, troubles de la mémoire, altérations de la personnalité.

Perte de connaissance, Coma. — Un homme frappé à la tête tombe *sans connaissance.* Que faut-il entendre par cette locution vulgaire ? Azam nous répond[1] : Le blessé est étendu sur le sol, les yeux fermés, la face pâle ; son pouls est en général précipité, et sa respiration, libre d'abord, devient bientôt stertoreuse ; les membres soulevés retombent inertes, et les sens et la sensibilité sont si obtus, qu'un appel éclatant ou un violent pincement ne provoquent chez lui qu'un sourd grognement. Les sphincters relâchés laissent sortir l'urine et les matières fécales. Si l'accident est arrivé après le repas, le blessé vomit. C'est que la violence a été si forte que transmise au travers du crâne brisé ou non, dans la masse cérébrale, elle a provoqué comme le *brouillement* des éléments qui constituent la pulpe de l'organe. Les cellules cérébrales de toutes les origines nerveuses sont ébranlées à la fois, voilà pour les sens, pour la mobilité, pour la sensibilité ; toutes celles de la substance grise ou de toute autre partie du cerveau qui correspond aux facultés sont également ébranlées, voilà pour l'intelligence.

Cet homme, tout à l'heure actif et conscient, est une masse inerte, mais vivante, dont les fonctions de la vie organique subsistent seules encore. Il n'est pas mort, mais il est près de l'être ; il est comme endormi, mais d'un sommeil sans réveil ; il est dans le *coma.* Le plus souvent, quand la suspension de l'intelligence se prolonge pendant quelque temps, son retour n'est pas brusque, instané. Il persiste un certain état d'*hébétude,* de *stupeur.*

Revenu à lui le blessé ouvre les yeux, son regard est hébété, stupide ; il considère avec étonnement tout ce qui l'entoure, et on lit dans ses yeux qu'il ignore absolument ce qui lui est arrivé et où il est. Il y voit, ou paraît y voir, et c'est tout. Il ne peut, il ne saurait regarder ; s'il parle et, il le fait s'il n'est pas aphasique, il prononce mal des mots sans suite ; mais le plus léger effort a raison de ses forces renaissantes, toutes ses facultés sommeillent encore et leur manifestation est absolument incomplète. On sent qu'elle vont revivre, mais elles sont encore obtuses pour

1. Azam, Les troubles intellectuels provoqués par les traumatismes cérébraux. *Archives gén. de méd.*, 1881, t. I, p. 304.

deux raisons : les éléments nerveux qui président à leur fonctionnement sont atteints, et les sens frappés dans l'origine de leurs nerfs sont presque fermés ; en un mot, la porte qui laisse entrer les impressions n'est qu'entre-baillée. Cet état n'est en général qu'une transition de courte durée, cependant il peut persister et le blessé rester comme idiot.

Les anciens ne distinguaient pas moins de sept degrés d'intensité dans le coma, actuellement on se borne à trois : le coma profond que nous avons envisagé, le coma léger et le carus. Dans le coma léger les facultés sont abolies, mais les excitations fortes amènent un réveil incomplet et ne provoquent que quelques paroles balbutiées, incohérentes. Le carus est le degré maximum du coma : l'insensibilité, l'inertie intellectuelle et musculaire, les troubles respiratoires et circulatoires sont extrêmes, les réflexes complètement abolis ; il existe tantôt une hyperthermie, tantôt une hypothermie très accusée.

Modification du caractère. — L'irritabilité, relevée chez le patient de Dewald, constituerait un symptôme caractéristique des traumatismes de la région préfrontale. D'après Goltz, en effet, la perte des lobes antérieurs du cerveau entraîne pour l'animal la perte du pouvoir de modérer ses réflexes bulbaires et spinaux ; son caractère devient irritable, agressif. Ce traumatisme provoque l'apparition de phénomènes d'hyperexcitabilité réflexe, d'irrésistibilité motrice : 1° phénomènes d'excitation générale exagérée ; 2° absence de contrôle ou de domination sur soi-même ; 3° violence de certains mouvements réflexes, incoercibles par défaut des fonctions d'arrêt ou d'inhibition. Les observations qui vont suivre prouveront que les mêmes désordres peuvent se produire chez l'homme. Mais, avant d'étudier quelles modifications présente le caractère, il convient de dire ce qu'il faut entendre par *caractère*.

Le caractère est le TON *de la réaction consciente de la substance nerveuse sous l'action des excitations qu'elle subit.* Tel individu réagit, tel autre reste presque inerte.

Ferrier[1] rapporte, d'après Bigelow et Harlow, le curieux fait suivant, irrespectueusement considéré par quelques auteurs comme une « Yankee invention », bien qu'authentique.

1. Ferrier, *loco citato*, p. 46.

Observation. — Bigelow et Harlow.

Phineas P. Gage, âgé de 25 ans, bourrait (avant 1850) un trou de mine avec une matière explosible, se servant d'une barre de fer pointue, longue de 3 pieds 7 pouces, large de 1 pouce 1/4 et pesant 13 livres 1/4; la charge éclata tout à coup. La barre de fer, lancée la pointe en avant, pénétra par l'angle gauche de la mâchoire du patient, traversa net le sommet du crâne, dans la région frontale, près de la suture sagittale, et fut ramassée à quelque distance, couverte de sang et de cervelle. Le patient fut tout d'abord étourdi, mais, moins d'une heure après l'accident, il put monter un long étage d'escaliers et raconta au chirurgien, d'une façon intelligible, ce qui lui était arrivé. Naturellement sa vie fut longtemps mise en danger, mais il finit par guérir et vécut encore douze ans et demi. Malheureusement il mourut de convulsions épileptiques loin de toute surveillance médicale et aucune autopsie du cerveau ne fut faite.

Bigelow, qui examine le blessé deux ans après l'accident, note: Une ligne cicatricielle d'un pouce environ de longueur occupe l'angle de la mâchoire gauche. La paupière est fermée de ce côté et le malade ne peut l'ouvrir; l'œil proémine plus que l'autre. La vision est abolie. Sur la tête, recouverte de cheveux, se voit une grande dépression inégale et une saillie.

Un morceau du crâne des dimensions de la paume de la main environ, limité postérieurement par la suture coronale, dont le bord antérieur descend sur le front, a basculé comme sur un gond pour permettre la sortie de la barre; il est encore surélevé et saillant.

Harlow, d'après l'examen du crâne, décrit ainsi le trajet suivi par la barre: Le projectile est entré en avant et en dehors de l'angle du maxillaire inférieur: remontant obliquement dans son axe, il a passé sous le point d'union du maxillaire supérieur et du malaire; il a brisé la paroi postérieure du sinus maxillaire, il a pénétré dans la base du crâne en un point situé à un pouce et quart à gauche de la ligne médiane, à la jonction de la petite aile du sphénoïde et de l'apophyse orbitaire du frontal, en enlevant et brisant toute la petite aile, et une moitié de la grande aile du sphénoïde, brisant également et enlevant une grande portion de la partie orbitaire du frontal et laissant une ouverture à la base du crâne, laquelle ouverture mesure encore après réparation par dépôt osseux un pouce de large sur deux pouces de long (diamètre antéro-postérieur). La suite du trajet n'est pas décrite, mais l'on voit sur la figure que la lésion est toute en avant de la suture coronale.

Le trajet intra-cérébral est donc compris dans la région préfrontale; or si dans le complexus clinique l'on relève l'absence de paralysie, s'il n'est pas question de l'état de l'odorat, par contre relativement à l'état mental du sujet après guérison, Harlow rapporte que ses patrons qui le considéraient comme un de leurs meilleurs conducteurs de travaux avant son accident, le trouvèrent tellement changé qu'ils ne purent lui confier de nouveau son ancien poste. L'équilibre, la balance pour ainsi dire, entre ses facultés intellectuelles et ses penchants instinctifs, semblent détruits, il est nerveux, irrespectueux, et jure souvent et de la façon la plus grossière, ce qui n'était pas dans ses habitudes auparavant; il est à peine poli avec ses égaux; il supporte impatiemment la contrariété, et n'écoute pas les conseils des autres, lorsqu'ils sont en opposition avec ses idées; à certains moments il est d'une obstination excessive, bien qu'il soit capricieux et indécis; il fait des plans d'avenir qu'il abandonne aussitôt pour en adopter d'autres qui lui semblent plus praticables. C'est un enfant pour l'intelligence et les manifestations intellectuelles, un homme pour les passions et les instincts. Avant son accident, bien qu'il n'eût pas reçu d'éducation scolaire, il avait l'esprit bien équilibré et on le considérait comme un homme habile en affaires, intelligent, très énergique et tenace dans l'exécution de ses plans d'opération. A cet égard il est tellement changé que ses amis et connaissances disent que « ce n'est plus là Gage » (fig. 50 et 51).

Toute autre peut être la modification apportée dans le caractère du blessé par un traumatisme préfrontal,

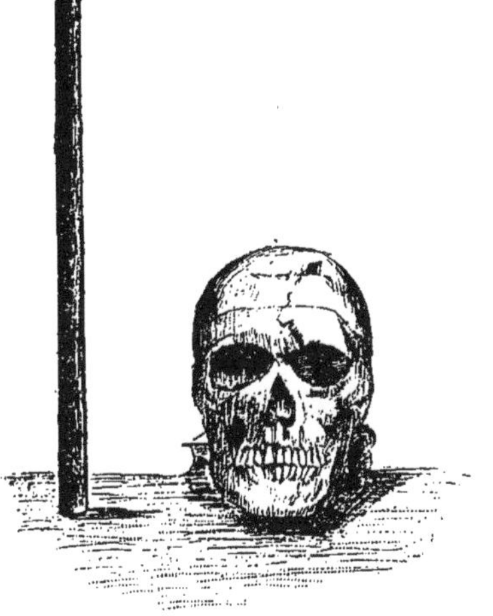

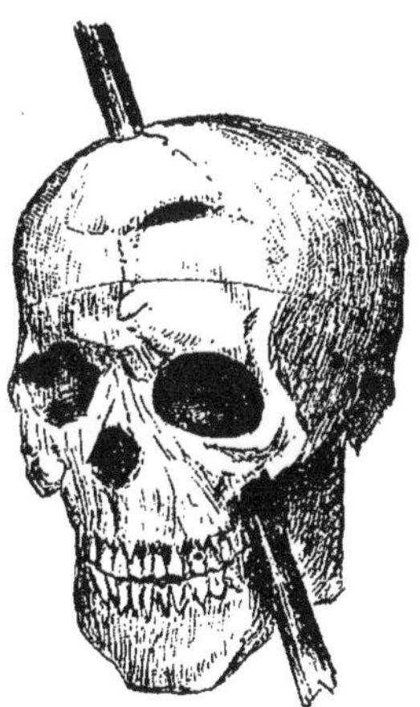

Fig. 50 et 51. — Perforation de la tête par une barre de fer (Bigelow et Harlow).

témoin le blessé de Nobele, qui de sombre et fermé avant son accident, devint par la suite, gai, vif, enjoué, jovial.

Observation. — Nobele[1].

François X... âgé de 16 ans, se tire un coup de pistolet dont la balle pénètre par la face inférieure du frontal à gauche, faisant une plaie que remplissent des esquilles et de la bouillie cérébrale. Les pupilles très dilatées ne réagissent pas, le pouls est faible et lent, sopor, réponses incohérentes aux questions posées. On trépane et donne issue à une grande masse de substance nerveuse et de sang ; pendant l'opération le blessé est très agité, délire, puis s'apaise et le lendemain la conscience reparaît complètement ; il n'existe aucun trouble de la motilité. Au trente et unième jour, sortie de l'hôpital. La vue était perdue, mais l'odorat intact.

De sombre et fermé qu'avait été ce jeune homme, il devint à partir de ce moment gai, vif, enjoué et jovial ; la perte de la vue parut à peine l'affecter.

Des convulsions ne tardèrent pas à se montrer, et le blessé mourut au bout de deux ans sans qu'on sache rien sur sa mort.

Observation. — Gérard Marchant[2].

Dans une tentative de suicide un homme se tire un coup de revolver ; un fragment de la balle seul pénètre à trois centimètres au-dessus du milieu du sourcil gauche dans un foyer de contusion cérébrale dont il est extrait.

« Le blessé que j'ai revu souvent a repris toutes ses occupations et il regretterait, me disait-il, sa tentative de suicide, si elle n'avait modifié son caractère qui de violent est devenu très calme. »

Cette modification du caractère observée chez ce dernier blessé nous servira de transition pour rappeler que les résultats expérimentaux de Ferrier diffèrent de ceux de Goltz, relatés plus haut.

Ferrier[3] a remarqué que les singes privés des lobes préfrontaux, au lieu de s'intéresser vivement comme auparavant à ce qui les entourait, au lieu d'examiner avec intérêt et curiosité ce qui survenait dans leur champ d'observation, restaient apathiques et mous ; ils sommeillaient, ne répondaient qu'aux sensations et impressions du moment, ne sortaient de leur apathie que pour errer de droite et de gauche avec inquiétude et sans but. Ils

1. Nobele, Fall einer bedeutung Gehirnverletzung. *Schmidt's Jahrbücher*, IX, 1836, p. 321.
2. Gérard Marchant, *Société de chirurgie*, séance du 10 janvier 1896, p. 64.
3. Ferrier, *loco citato*, p. 371.

n'étaient pas privés de leur intelligence, mais ils avaient selon toute apparence perdu la faculté de l'observation intelligente et attentive.

Ces désordres se rapprochent des modifications psychiques observées dans les cas de tumeur du lobe frontal. Alors, on a surtout relevé l'affaiblissement de la mémoire et des facultés intellectuelles, l'apathie, l'hébétude, la stupeur, plus rarement une psychose proprement dite, telle que la mélancolie, la manie, la confusion mentale ou encore la manie de faire le bel esprit et le plaisant.

Observation VII. — D. Larrey[1].

Un militaire est frappé en 1816 par un biscayen qui lui fracture la partie latérale gauche du frontal. Il est trépané et guérit, « mais ainsi que l'exprime sa physionomie, il est devenu insensible à toute sensation agréable ou pénible et ne paraît avoir d'intelligence que pour alimenter sa mélancolie et parcourir le cercle habituel de ses rêveries chagrines.

« Il est tellement *insociable* que l'isolement est son plus irrésistible besoin. Aussi a-t-il demandé sa retraite pour s'établir loin de tout le monde.

« Depuis son accident, il a perdu le souvenir de tout ce qui s'est passé dans son enfance ; auparavant il se rappelait les plus petits détails de toute sa vie.

« On observe aussi un affaiblissement de la mémoire et une sorte d'aphasie consistant dans l'oubli de certains mots. »

Observation VIII. — L. Aycart[2].

Pendant la campagne des Philippines un soldat eut le lobe frontal droit traversé par une balle Mauser qui, entrée trois centimètres au-dessus de l'apophyse orbitaire interne, sortit à trois centimètres au-devant et en dehors de la ligne bi-auriculaire. Pendant les premiers jours, le blessé accusa une légère douleur de tête, il était triste, inquiet, mais ne présentait aucun trouble du mouvement, de la sensibilité, du langage. Après guérison des plaies il tomba dans la *mélancolie*.

Dans certains cas encore la modification du caractère varie suivants les moments et peut n'être que transitoire.

1. D. Larrey, *Clinique chirurgicale*, 1836, t. V, p. 28.
2. L. Aycart, *La campana des Filipinas*, 1900, p. 107.

OBSERVATION IX. — THOMAS SMITH[1].

Un homme est atteint par une balle qui pénètre dans la fosse temporale droite au-dessus de la queue du sourcil et est extraite en un point presque symétrique à gauche. De la plaie d'entrée s'écoule en abondance du sang et de la matière cérébrale, vaste hématome sous le cuir chevelu, épistaxis, emphysème. Le pouls est faible, la respiration naturelle, la conscience parfaite ; plusieurs vomissements, évacuation involontaire d'urine et de matières fécales ; pupilles normales, odorat très amoindri. Le projectile a dû traverser les deux lobes frontaux (son trajet laisse passage à une sonde) et fracturer les voûtes orbitaires et la lame criblée.

Pendant trois à quatre semaines le blessé fut impérieux et parfois violent, parfois apathique, parfois agité et irritable. A mesure que la guérison s'accentuait, il revenait à son état naturel de « courtois gentleman ».

Pendant deux à trois jours il fut sujet à des illusions sur sa situation pécuniaire.

Si les traumatismes de la région préfrontale sont susceptibles de provoquer des modifications du caractère, il convient de ne pas oublier que ce n'est pas là un effet qui leur soit propre. Bechterew[2] nous apprend en effet que, suivant la localisation d'une lésion corticale, le tempérament de l'animal peut être influencé de différentes façons. On peut voir un chien de caractère hargneux, devenir doux et caressant consécutivement à l'extirpation de certains territoires situés en arrière des lobes frontaux ; la destruction bilatérale de ceux-ci crée au contraire un haut degré d'excitabilité.

De même que le lobe frontal le lobe pariétal et une certaine partie du temporal peuvent influer sur le caractère et le psychisme. La destruction de ces derniers crée un état de démence apathique, rend l'animal faible et sans résistance, tandis que l'ablation des lobes frontaux rend le sujet non seulement dément, mais particulièrement excitable et hargneux.

Entre autres une observation de Péan vient corroborer ces données expérimentales.

1. Th. Smith, A case of bullet wound of the anterior lobes of the brain. *The Lancet*, 3 mai 1879, t. I, p. 622.

2. Bechterew, *Les voies de conduction du cerveau et de la moelle*, édit. franç., p. 886, 1900.

Observation X. — Péan (rapportée par Azam[1]).

X..., âgé de 28 ans en 1870, est frappé par une balle qui pénètre à gauche, à 9 centimètres au-dessus du méat auditif dans la partie supérieure du sillon de Rolando. Il perd connaissance pendant un quart d'heure, puis, après divers accidents aigus (paralysie complète du bras droit, aphasie d'une durée de deux à trois jours), il est trépané, la plus grande partie de la balle et des esquilles sont enlevées. La guérison est obtenue avec persistance d'un trajet fistuleux, mais en 1873 surviennent de très fréquentes crises épileptiformes dans le côté droit, et, à la fin de cette année, après un léger excès X... perd connaissance pendant un quart d'heure. Les années suivantes, les crises épileptiformes rendent l'existence du malade intolérable.

En mai 1880, âgé de 38 ans, il est trépané par Péan qui enlève un fragment de balle et des esquilles.

Au mois de juin il est en voie de guérison et interrogé par Azam: Ce jeune homme très intelligent rend bien compte des phénomènes intellectuels qui se sont succédé chez lui : pendant les premiers temps, il a eu quelque difficulté à parler, il avait comme un grasseyement, mais il est probable que cette difficulté était due à la paralysie du côté droit de la langue et il est possible que l'aphasie des deux ou trois premiers jours ait eu cette origine apparente.

Jamais à aucun moment la mémoire ne lui a fait défaut, mais il hésitait dans ses comptes et éprouvait une sorte de torpeur intellectuelle, son intelligence, dit-il, était moins alerte. Quant à son caractère, il était totalement changé ; doux et patient avant sa blessure, X... était devenu susceptible et irritable à l'excès, un rien le fâchait ; il lui semble que depuis l'opération il est revenu à son état ordinaire.

Ainsi donc la psycho-physiologie d'accord avec la clinique établit que la localisation du caractère au sens habituel du mot ne saurait être trouvée dans une région limitée du cerveau.

Troubles de la volonté et de la mémoire. — Se basant sur l'observation d'un blessé qu'il a eu l'occasion de traiter, Demandre estime que dans son cas la destruction du tiers antérieur des circonvolutions frontales droites et de la moitié antérieure des mêmes circonvolutions gauches n'entraîna tout d'abord aucun trouble dans les fonctions psychiques. Tant que les lésions furent bornées à ces régions, c'est-à-dire pendant les quatre premiers jours, toutes les facultés intellectuelles furent conservées avec leur intégrité absolue. Mais, du jour où les altérations dues à l'encé-

1. Azam, Les troubles intellectuels provoqués par les traumatismes cérébraux. *Archives gén. de méd.*, février 1881, p. 131.

phalite eurent envahi la *partie moyenne* de ces mêmes circonvolutions, la mémoire et la volonté diminuèrent progressivement jusqu'à être abolies complètement. La diminution de ces deux facultés a suivi une marche si comparable, si parallèle aux progrès de l'encéphalite, qui n'a pas dépassé cette partie moyenne de ces circonvolutions, que notre camarade a cru voir là plus qu'une coïncidence, aussi pour lui le *centre de ces facultés, mémoire* et *volonté, siégerait dans le tiers moyen des 2e et 3e circonvolutions frontales droites*. Voici l'observation.

Observation XI. — Demandre[1].

La balle, entrée à droite dans la partie antérieure de la fosse temporale, perfore le frontal, le fissure transversalement au-dessus de l'arcade sourcilière et sort en faisant éclater en de très nombreux fragments sa moitié gauche. Quand on regarde par l'ouverture d'entrée du côté droit, on aperçoit le jour à travers le crâne et le cerveau ; le trajet est coupé en deux moitiés à peu près égales, supérieure et inférieure, par la faux du cerveau.

Conservation complète pendant dix jours de la sensibilité, de la motilité et du langage. Le cinquième jour, la volonté commença à faiblir ; le sixième déclinèrent à leur tour la mémoire et les facultés affectives. La mort survint le onzième.

Les parties cérébrales absolument détruites sont : à gauche les deuxième et troisième frontales dans leur moitié antérieure, à droite la deuxième frontale dans son tiers antérieur, moins une faible épaisseur qui forme la paroi antérieure du trajet de la balle et la troisième frontale dans son tiers antérieur.

La zone, envahie par les hémorragies capillaires, s'étend jusqu'au quart postérieur de la deuxième frontale gauche ; dans la troisième elle s'arrête au dernier jambage de l'M que forme cette circonvolution, c'est-à-dire au point que Broca regarde comme étant plus spécialement le siège du langage articulé. A droite cette même zone est moins étendue et ne dépasse pas le tiers moyen des deuxième et troisième frontales.

La seule partie non détruite qui soit ramollie est la mince couche de substance corticale qui forme pont au-devant de la perte de substance de la deuxième frontale droite.

Pas de traces d'épanchement dans les ventricules ni dans les méninges.

Nous ne saurions souscrire aux déductions que Demandre tire

1. Demandre, *Archives de méd. milit.*, 1884, t. III, p. 329.

de ce fait relativement à l'influence des lésions préfrontales sur la mémoire et la volonté.

A propos de la *volonté* rappelons que l'intelligence découle de la propriété que possède la substance nerveuse de réagir d'une manière consciente aux excitations qu'elle reçoit. Or, chacune de ces réactions comporte : 1° un état de conscience qui constate une situation et peut être traduit par le « je le veux » ; 2° une action psycho-physiologique très complexe aboutissant à une impulsion ou à un arrêt d'action. En ces deux éléments se résume l'acte volontaire. La volonté en un mot n'est pas à proprement parler une entité psycho-physiologique, on doit la comprendre comme une série « de volitions » dont chacune est un moment, une forme instable de l'activité, une résultante variant au gré des causes qui la produisent (Ribot)[1].

La volonté pour Ch. Rolland[2] est exclusivement un pouvoir d'arrêt ; c'est la faculté d'ajourner provisoirement ou indéfiniment les manifestations de l'activité physique. La volonté est donc la substitution de l'énergie nerveuse en réserve aux autres formes biologiques de l'énergie. Le développement des voies d'association, plus considérable que celui des voies d'échappement, permettant ainsi des actions inhibitrices plus fréquentes et plus variées, c'est le développement de la volonté.

De tout cela découle que nous n'avons pas à chercher un *centre spécial à la volonté.* Ses rapports avec le caractère plaident du reste la même thèse. Le caractère, la manière générale de réagir, le ton permanent du système nerveux est le véritable moteur de l'activité intellectuelle. « S'il fait défaut, l'homme ne peut plus vouloir. C'est parce que cet état fondamental est suivant la constitution des individus stable ou labile, continu ou variable, énergique ou faible, qu'il y a trois types principaux de volonté : ferme, faible, intermittente, avec tous les degrés et nuances que ces types comportent ; mais, nous le répétons encore, ces différences proviennent du caractère de l'individu, qui dépend de sa constitution propre (Ribot)[3]. »

Pour ce qui est des troubles *de la mémoire* à la suite des traumatismes du cerveau, une première remarque s'impose, c'est

1. Th. Ribot, *Les maladies de la volonté*, 1891, p. 2 (Paris, F. Alcan).
2. Ch. Rolland, La théorie motrice des phénomènes mentaux. *Revue scient.*, 14 février 1903, p. 193.
3. Th. Ribot, *Les maladies de la volonté*, 1891, p. 31 (Paris, F. Alcan).

que, comme l'a établi Gall, il n'existe pas *une mémoire,* mais bien *des mémoires,* et que par suite il ne saurait y avoir un *centre particulier de la mémoire,* mais des *sièges particuliers pour chaque mémoire particulière.* Considérée à un point de vue abstrait, la mémoire est une fonction générale du système nerveux; elle suppose : 1° la conservation de certains états, 2° leur reproduction, 3° leur localisation dans le passé. De ces trois éléments, les deux premiers sont indispensables, leur suppression entraîne la suppression de la mémoire; le troisième achève la mémoire, mais ne la constitue pas, car, si on le supprime, la mémoire cesse d'exister pour elle-même, mais sans cesser d'exister en elle-même. (Ribot).

Il eut été intéressant que chez le blessé de Demandre l'analyse de la destruction progressive de la mémoire eût été poussée à fond, et que, au lieu de constater l'affaiblissement ou la disparition de la mémoire, l'auteur eût précisé, — au cas où la chose eût été possible, — la marche de l'amnésie dans chacune des mémoires. Inutile de rappeler combien celles-ci sont nombreuses, alors même qu'on se borne à grouper les diverses catégories de souvenirs sous des rubriques en rapport avec les sens : ouïe, vision, odorat, goût, tact.... qui en ont été le point de départ. Chacune de ces mémoires partielles présente en effet des variétés multiples. Ainsi le terme « une bonne mémoire visuelle » est encore trop large. L'observation journalière ne nous montre-t-elle pas que l'un se rappelle mieux les formes, un autre les couleurs ? Un développement inégal des divers sens et des divers organes produit des modifications inégales dans les parties appropriées du système nerveux, par suite des conditions inégales de souvenir, par suite des variétés de mémoire (Ribot)[1].

Les faits manquent pour illustrer les diverses *amnésies.* Cependant quelques observations méritent d'être rappelées. Tel le soldat de Larrey qui, de 1815 à 1817, porteur d'une balle enchatonnée dans le frontal au-dessus du sourcil gauche, avait perdu la mémoire des substantifs et des noms propres. Tel encore cet invalide qui n'avait plus la mémoire des lieux et une fois sorti des Invalides, ne pouvait y rentrer. Nous aurons du reste à revenir sur cet question de la mémoire quand plus loin nous étudierons les troubles du langage, de la vision, de l'audition, et dans les

1. Th. Ribot, *Les maladies de la mémoire,* 1891, p. 110.

lignes suivantes à propos des altérations de la personnalité. Citons seulement une observation curieuse de ce fait que le blessé même ne reconnaissait pas sa femme.

Observation. — Anth. A. Bowley et Cuthbert Wallace [1].

Un soldat est frappé au-dessus de l'angle externe de l'œil gauche par une balle qui sort 2cm,5 à gauche de la protubérance externe. Les deux plaies guérissent rapidement. Le blessé resta inconscient pendant deux à trois semaines, puis on s'aperçut qu'il était atteint d'hémianopsie et qu'il avait perdu la mémoire de son accident et des faits antérieurs, si bien qu'il ne reconnaissait plus sa femme. Sa santé était parfaite.

Altération de la personnalité. — Les troubles précédemment relevés dans le caractère, la volonté, la mémoire des blessés par coup de feu du cerveau apportent des modifications profondes dans la *personnalité* du sujet, mais celle-ci *persiste*. Il peut se faire par contre que du fait du traumatisme cette personnalité se trouve *altérée* au sens propre du mot, c'est-à-dire *changée en une autre*. Pour bien apprécier ce désordre, quelques considérations générales sont utiles.

Objectivement et subjectivement le trait caractéristique de la personnalité, c'est la continuité dans le temps, c'est la permanence, c'est ce que l'on appelle encore l'*identité*. Identité toutefois ne veut pas dire ici immobile unité. L'unité du moi, c'est la cohésion pendant un temps donné d'un certain nombre d'états de conscience clairs, accompagnés d'autres moins clairs et d'une foule d'états physiologiques qui, sans être accompagnés de conscience comme leurs congénères, agissent autant qu'eux et plus qu'eux [2]. Parmi les états de conscience coordonnés il en est un principal autour duquel se groupent les états secondaires qui tendent à le supplanter et qui sont eux-même poussés par d'autres états à peine conscients. L'état qui tient le premier rôle, après une lutte plus ou moins longue, fléchit, est remplacé par un autre autour duquel un groupement analogue se constitue [3]. Or ces états de conscience sans cesse renaissants ont pour seul point d'appui le *sentiment vague du corps*, c'est-à-dire cette conscience

1. Anth.-A. Bowley et Cuthbert Wallace, *A civilian war hospital*, 1901, p. 222.
2. Th. Ribot, *Les maladies de la personnalité*, 1888, p. 171 (Paris, F. Alcan).
3. Th. Ribot, *Les maladies de la mémoire*, 1891, p. 83 (Paris, F. Alcan).

obscure qui est le résultat de toutes les actions vitales et que l'on a encore désignée sous le nom de *cénesthésie*.

En résumé la personnalité résulte d'un premier facteur, la *constitution du corps*, auquel il faut en ajouter un second la *mémoire*. Sans celle-ci le moi ne serait qu'un présent sans cesse renouvelé, donc sans identité possible, sans personnalité. D'autre part, sans ce sentiment d'identité qui les relie entre eux, les souvenirs du moi cesseraient d'être siens, ce seraient des événements étrangers à lui.

Cette manière d'envisager la personnalité permet de comprendre les modifications et les altérations qu'elle peut présenter. Normalement pour ainsi dire, suivant l'état de l'organisme, le sentiment du moi, la cénesthésie, s'élève ou s'abaisse. Qui à un moment donné n'a pas éprouvé ces vagues sensations de bien-être ou de mal-être qui modifient son état psychique? Le ton fondamental de l'organisme n'a pas toujours les mêmes harmoniques. A rappeler encore les troubles du moi par changements brusques naturels du moi, ainsi au moment de la puberté. Enfin nous avons vu le traumatisme modifier la personnalité en modifiant dans l'organisme l'appareil nerveux central. Ce dernier peut être assez lésé pour qu'il survienne un désaccord complet entre les deux éléments de la personnalité: cénesthésie et mémoire consciente et cet état se traduit par la *substitution au moi* d'un *nouveau moi*, par *l'alternance de ces deux moi* ou enfin par la *dissolution complète de la personnalité*.

Comme exemple de *substitution* de personnalité nous citerons un fait rapporté par Foville [1].

Observation. — Foville.

Un soldat se croyait mort depuis Austerlitz où il avait été grièvement blessé. Quand on lui demandait de ses nouvelles, il répondait: « Vous voulez savoir comment va le père Lambert? Il n'est plus, il a été emporté par un boulet de canon. Ce que vous voyez là n'est pas lui, c'est une mauvaise machine qu'ils ont faite à sa ressemblance. Vous devriez les prier d'en faire une autre. » En parlant de lui-même il ne disait jamais *moi*, mais *cela*. La peau était insensible et souvent il tombait dans un état complet d'insensibilité et d'immobilité qui durait plusieurs jours.

1. Michea, *Ann. médico-psychol.*, 1856, p. 249.

Ribot [1] analyse ce fait comme un exemple de double personnalité ou plus rigoureusement de discontinuité, de défaut de fusion entre deux périodes de la vie psychique. Avant son accident, ce soldat avait comme tout le monde sa conscience organique, le sentiment de son propre corps, de sa personnalité physique. Après l'accident, un changement intime s'était produit dans son organisation nerveuse. Sur la nature de ce changement, on ne peut faire malheureusement que des hypothèses, les effets seuls étant connus. Quel qu'il soit, il a eu pour résultat de faire naître une autre conscience organique, celle « d'une mauvaise machine ». Entre celle-ci et l'ancienne conscience dont le souvenir a persisté avec tenacité, aucune soudure ne s'est faite. Le sentiment de l'identité manque, parce que, pour les états organiques comme pour les autres, il ne peut résulter que d'une assimilation lente, progressive et continue d'états nouveaux. Ici ils ne sont pas entrés dans l'ancien moi à titre de partie intégrante. De là cette situation bizarre où la personnalité ancienne apparaît comme ayant été, comme n'étant plus, et où l'état présent apparaît comme une chose extérieure et étrangère, comme n'étant pas. Remarquons enfin que dans un état où la surface du corps ne donne plus de sensations et où celles qui viennent des organes sont à peu près nulles, où la sensibilité superficielle et profonde est éteinte, l'organisme ne suscite plus ces sentiments, images et idées qui le rattachent à la haute vie psychique; il se trouve réduit aux actes automatiques qui constituent l'habitude ou la routine de la vie; il est à proprement parler une « machine ».

Si l'on prétend que la seule personnalité dans cet exemple, c'est celle qui se souvient, on le peut à la rigueur, mais il faudra reconnaître qu'elle est d'une nature bien extraordinaire, n'existant que dans le passé, et que, au lieu de l'appeler une personne, il serait plus juste de la nommer une mémoire.

Ce qui distingue ce cas, c'est que ici l'observation est toute physique, ne naît que du corps et ne porte que sur le corps. Ce vieux soldat ne croit pas être *un autre* (Napoléon par exemple, quoiqu'il ait été à Austerlitz). Ce cas est aussi pur que possible d'éléments intellectuels (Th. Ribot).

Le *dédoublement de la personnalité* et l'*alternance des deux moi* transforment l'individu en un véritable amphibie psychique

1. Th. Ribot, *Les maladies de la personnalité*, 1888, p. 36.

(Déjerine). Ce sont dans le même individu deux personnalités distinctes qui s'ignorent réciproquement; l'état premier évolue indépendamment de l'état second et vice versa. De pareils malades peuvent présenter des crises *d'automatisme ambulatoire,* ils font des fugues, ce sont parfois de véritables dromomanes.

Pendant son voyage le dédoublé agit comme un individu normal, parfois seulement son air hagard ou concentré est susceptible d'attirer l'attention d'un observateur prévenu ; puis, la crise finie au bout de quelques heures ou de quelques jours, il se retrouve avec son premier moi, incapable de se souvenir de ce qu'il vient de faire.

Une observation rapportée par Mesnet, peut trouver place ici.

Observation. — Mesnet[1].

En 1870, sous Sedan, F... est frappé de très près par une balle qui lui fait une plaie longue de 8 à 10 centimètres, antéro-postérieure, située 2 centimètres au-dessous de la suture temporo-pariétale gauche. Il renverse son adversaire d'un coup de baïonnette, son bras droit se paralyse, puis 200 pas plus loin sa jambe droite, et il perd connaissance. Il revient à lui trois semaines plus tard à Mayence. L'hémiplégie droite est complète. Celle-ci persiste un an et en 1874 on ne constate plus qu'une très légère faiblesse du côté droit.

Trois ou quatre mois après la blessure, F... présente des *troubles de l'intelligence, se manifestant par accès périodiques, caractérisés par l'occlusion partielle des organes des sens et par une activité cérébrale différente de l'état de veille*. Depuis quatre ans ces accès se reproduisent à intervalles moyens de quinze à trente jours et d'une durée moyenne de quinze à trente heures.

Dans son état ordinaire, le blessé est un homme assez intelligent, qui a été commis dans diverses maisons, chanteur de café concert, sergent ; depuis son entrée à l'hôpital il est serviable, de bonne conduite. Sa santé est parfaite, sauf quelques traces de syphilis contractée voilà cinq à six mois.

Son accès débute brusquement : ses sens se ferment aux excitations du dehors ; le monde extérieur cesse d'exister pour lui ; il ne vit plus que de sa vie exclusivement personnelle ; il n'agit plus qu'avec ses propres excitations, qu'avec le mouvement automatique de son cerveau.

Bien qu'il ne reçoive plus rien du dehors et que sa personnalité soit complètement isolée du milieu dans lequel il est placé, on le voit aller, venir, faire, agir, comme s'il avait ses sens et son intelligence en plein

1. Mesnet, De l'automatisme de la mémoire et du souvenir, dans le somnambulisme pathologique. *Union médicale*, 21 juillet 1874, p. 105.

exercice ; à tel point qu'une personne, non prévenue de son état, le croiserait sans se douter des singuliers phénomènes qu'il présente. Sa démarche est facile, son attitude calme, sa physionomie paisible ; il a les yeux largement ouverts, la pupille dilatée, le front et les sourcils contracturés, avec un mouvement incessant de nystagmus accusant un état de malaise, de souffrance vers la tête, et un mâchonnement continu. S'il se promène dans le milieu qu'il habite, il agit avec toute la liberté d'allures qu'il a dans sa vie habituelle ; mais, si on le place dans un milieu inconnu, il heurte légèrement chaque obstacle, promène les mains sur l'objet et les tourne. Il n'offre aucune résistance aux mouvements qu'on lui imprime ; qu'on l'arrête, qu'on le change de direction, qu'on précipite sa marche, il se laisse diriger comme un automate et continue son mouvement dans la direction donnée.

Enfin il mange, boit, fume, s'habille, se promène, se déshabille et se couche aux heures où il a l'habitude de le faire. Toutefois il mange sans discernement et boit de même. Ces actes ne sont pas provoqués par des besoins réels, mais plutôt résultent des habitudes de la veille continuées pendant le sommeil.

La sensibilité générale à la piqûre et l'excitation électrique ont disparu de la peau et des muscles. La sensibilité musculaire est conservée. L'ouïe, le goût, l'odorat sont complètement fermés, et la sensibilité au contact a disparu de la peau du conduit auditif, des muqueuses buccale, linguale et nasale.

Du côté de la vision, le malade à diverses reprises a paru éprouver une sensation confuse en présence d'objets brillants, il appelle alors le toucher à son aide pour arriver à la connaissance de la forme, du volume, des contours.

Le toucher est le seul sens qui persiste et met le malade en rapport avec le monde extérieur; il semble même plus délié que pendant l'état normal du sujet.

Si l'on cherche à analyser l'état psychologique de F... pendant ses crises, on note que de *conscient, responsable, en pleine possession de lui-même, il devient en un instant un instrument aveugle, un automate obéissant à l'activité inconsciente de son cerveau*. Ses expressions, son geste, sa mimique, qui ont cessé d'être en rapport avec le monde extérieur, sont exclusivement au service de sa personnalité ou mieux encore de *sa mémoire*. En voici une preuve :

En état de crise, pendant sa promenade dans le jardin on lui donne sa canne qu'il avait laissé tomber quelques minutes avant. Il la palpe, promène à plusieurs reprises la main sur la poignée coudée de la canne, devient attentif, semble prêter l'oreille, et tout à coup appelle : « Henri ! », puis « les voilà ! ils sont au moins une vingtaine ! A nous deux, nous en viendrons à bout ! » Et alors portant la main derrière son dos comme pour prendre une cartouche, il fait le mouvement de charger son arme, se couche dans l'herbe à plat-ventre, la tête cachée par un arbre, dans la position du tirailleur et suit, l'arme épaulée, tous les mouvements de l'ennemi qu'il croit voir à courte distance.

Cette scène est bien la manifestation d'une hallucination provoquée par une illusion du tact (canne prise pour un fusil) qui a réveillé chez le blessé le souvenir de la scène de sa blessure et en a provoqué la reproduction.

Placé devant une porte fermée, F... cherche le bouton, le saisit et tente d'ouvrir : n'y réussissant pas, il palpe le trou de la serrure et, faute de clef, il essaye d'en enlever les vis. *Toute cette série d'actes témoigne d'un mouvement de l'esprit en rapport avec l'objet qui l'occupe.* On lui présente un trousseau de clefs, il ne les voit pas ; on les lui met dans la main, il les essaie sur la serrure.

Devant une table, il en ouvre le tiroir, prend une plume et celle-ci éveille en lui l'idée d'écrire, car il fouille le tiroir, en retire du papier, de l'encre et écrit une lettre à un général pour le prier de s'occuper de le faire décorer. Une plaque de tôle, placée entre ses yeux et sa main, ne l'arrête point immédiatement ; il continue quelques mots, mais écrit d'une manière presque illisible, s'arrête sans rien manifester, et reprend aussitôt l'obstacle enlevé. *Le sens de la vue était donc bien en pleine activité et nécessaire à l'expression écrite de la pensée du malade.*

Du reste, il s'aperçoit quand à l'encre on substitue de l'eau, mais sans reconnaître que l'encrier est en cause. De même si, alors qu'il écrit, on lui enlève brusquement la page de papier, sa plume continue à écrire sur la page sous-jacente exactement au point où elle était restée en place sur la précédente. L'épreuve réussit successivement sur cinq pages ; et, comme sur la dernière il a signé sa lettre, il dirige les yeux vers le haut de cette page blanche, se met à relire avec un mouvement de lèvres très appréciable, et à diverses reprises ajoute là une virgule, là un *e* ou un *t*, chacune de ces corrections s'appliquant à un mot incomplet, retrouvé en point similaire sur l'un ou l'autre des feuillets soustraits. F... relit dans sa mémoire la lettre qu'il vient d'écrire, tout comme précédemment il y voyait des soldats prussiens.

Il veut allumer une cigarette avec une allumette qu'il a enflammée, on éteint celle-ci, il s'en aperçoit et en prend une autre, mais il ne voit pas une allumette allumée qu'on lui présente, il ne cligne même pas les paupières quand cette dernière est approchée au point de lui brûler les cils. *Chez F..., le sens de la vue est ouvert sur tous les objets personnels en rapport avec lui par les impressions du toucher, et fermé au contraire sur les choses extérieures à lui : il voit son allumette, et ne voit pas celle qu'on lui présente.*

L'accès durait depuis deux heures lorsque, arrivé devant un bureau, il se met à écrire à une amie pour changer l'heure d'un rendez-vous. Cela fait, il gagne son lit, fait sa toilette, se mire dans une glace qu'on retourne sans qu'il s'en aperçoive, cherche avec quelque impatience un vêtement en rapport avec l'idée qu'il poursuit, accepte la redingote qu'on lui met entre les mains mais dont il enlève le ruban rouge, il l'endosse. Il feuillette plusieurs livraisons d'un roman placé sur son lit et les y laisse, mais accepte aussitôt l'une d'elles roulée comme un morceau de musique. Il part, se laisse détourner sans résistance du chemin qu'il suit, et tout à coup, en face de la vive réverbération d'un vitrage éclairé par le soleil, il s'arrête comme devant une rampe de théâtre, rajuste sa toilette et se met à chanter plusieurs romances.

S'entendait-il chanter ou bien n'y avait-il là qu'une expression vocale inconsciente? La crise cessa avant qu'on put savoir s'il était capable d'accorder un violon.

Cette scène est intéressante par l'enchaînement des faits qui se sont succédé depuis la lettre écrite à l'amie, laquelle marque le moment où l'idée de concert se présente à l'esprit de F... Depuis lors, jusqu'au moment où il la réalise, tout s'harmonise et concourt au même but; il poursuit la même idée pendant au moins trois quarts d'heure sans que rien ne l'en puisse distraire un instant. La vie de relation est suspendue à tel point que *le réveil est impossible, quelque violence que l'on exerce pour le provoquer.*

Enfin, au point de vue médico-légal, F... offre encore cette particularité de dérober tous les objets qui lui tombent sous la main et de les cacher.

Nous ne chercherons pas si dans ce cas il convient d'incriminer l'épilepsie ou l'hystérie, causes habituellement invoquées pour expliquer l'automatisme ambulatoire. D'après Géhin l'on distinguerait la fugue épileptique de la fugue hystérique parce que la première est caractérisée par la soudaineté, l'automatisme, les impulsions aveugles, l'inconscience, l'absence de but, l'amnésie complète, tandis que la fugue hystérique présente un déterminisme inconscient, réfléchi d'une idée antérieure, de la cohérence, de la logique des actes, la fixité du but dans la course malgré l'automatisme apparent, enfin d'ordinaire l'amnésie est moins absolue.

Quant à la *dissolution de la personnalité* sous l'influence du traumatisme, elle ne saurait être révoquée en doute; ce dernier agit comme cause *prédisposante,* en faisant du cerveau normal un lieu de moindre résistance, ou de cause *déterminante,* en mettant en jeu des prédispositions latentes.

Dans certains cas, écrit Christian[1], le traumatisme imprime à la maladie mentale un cachet particulier, c'est quand il a été la cause directe, immédiate de la *folie.*

OBSERVATION. — CHRISTIAN.

Un officier reçoit à Sedan des coups de sabre, il guérit et reprend son service, mais ne cesse de présenter des troubles cérébraux; cépha-

1. Christian, Des traumatismes du crâne dans leurs rapports avec l'aliénation mentale. *Archives de neurol.,* juillet 1899, p. 1.

lalgie, vertiges, éclipses de mémoire. Ces symptômes s'aggravent progressivement, se compliquent de délire, et nécessitent l'internement. Au début, le patient présente une excitation maniaque avec idées de grandeur, pouvant faire croire à une paralysie générale, mais il n'y a pas de tremblement manifeste de la parole, il n'y a pas le caractère si expansif du paralytique, mais plutôt un état de torpeur, enfin la marche de la maladie n'est pas celle de la paralysie générale. Depuis sept ans, le blessé reste dans un état à peu près stationnaire. Il s'agit d'une encéphalite chronique de cause traumatique.

Par contre, dans deux autopsies d'officiers français blessés en 1870 de coups de sabre sur la tête, Christian a pu constater, après un séjour à Charenton de deux et de quatre ans pour paralysie générale, de la pachyméningite. Dans un cas, sur toute la surface des hémisphères existait une fausse membrane épaisse, ancienne, bien organisée avec foyers hémorragiques nombreux, d'âges différents, et dans l'autre une pachyméningite localisée à gauche.

De la statistique de Christian nous relevons encore comme conséquence cette fois de blessure par coup de feu : 2 cas de paralysie générale, 3 de démence et 1 d'épilepsie.

La question des désordres intellectuels après les coups de feu du cerveau a été étudiée dans le Rapport allemand sur la guerre de 1870-71 ; nous ne voulons ici en retenir que leur répartition en deux groupes nosologiques suivant qu'ils résultent d'une *lésion directe* de l'encéphale ou d'une *irritation encéphalique par lésion nerveuse périphérique*. Dans ces derniers cas de *psychose réflexe* l'irritation est provoquée par l'inclusion d'un nerf dans une cicatrice, par le tiraillement et la compression d'un nerf, par un névrome, voire encore par le fait de l'irritation d'un nerf par un corps étranger. D'après Kœppe[1], nombre de cas de désordres intellectuels après lésion de la tête devraient être attribués, non pas à la commotion cérébrale, mais à une irritation nerveuse périphérique, à une cicatrice. Les deux causes du reste peuvent ajouter leurs effets, et de plus il y a toujours lieu de rechercher s'il n'existe pas des antécédents dans la famille ou même des ébauches de folie chez le patient avant sa blessure.

Comme exemple de *psychose réflexe* nous reproduisons une observation du Rapport allemand.

1. Kœppe, Kopfverletzungen als Ursache reflecktirter Psychosen. *Deutsche Arch. f. klin. Mediz.*, t. XIII, p. 383.

Observation. — Sanitäts-Bericht.

Réserviste, 19 ans, tonnelier, aucune hérédité, bonne santé. Blessé le 22 décembre 1870 d'un coup de feu à la tête par une balle qui traverse du tiers externe du sourcil gauche, à 4^{cm},5 au dessus et 2 en avant du méat auditif. Du trajet on retire des fragments de plomb fixés dans l'os.

En *février* 1871, X... retourne au service, mais ne peut supporter le casque et accuse des douleurs provoquées par les mouvements de la mâchoire.

Il est libéré en septembre et paraît guéri. Il reprend son métier de tonnelier, mais remarque que, quand il s'incline en avant, il éprouve une sensation douloureuse dans la tête, des vertiges, et croit parfois que quelqu'un l'appelle.

En *février* 1872, pendant quelques jours, il est incapable de travailler par suite d'une sensation de plénitude dans la tête ; il est colère.

Le 14 *octobre* 1872, il est complètement fou et est enfermé. A des intervalles irréguliers surviennent ensuite des états d'exaltation, une douleur insupportable dans la région de la tempe, puis des hallucinations de la vue et de l'ouïe ; l'attaque finit par la venue d'un sommeil tranquille. On constate un certain degré de mélancolie avec dépression dans les intervalles des crises, qui diminuèrent de fréquence grâce à la morphine. Aucun trouble de la mémoire, intelligence ouverte, conscience de sa maladie.

Depuis le 1er avril 1873, aucune attaque.

D'après le Rapport, la cause du désordre intellectuel serait la cicatrice cutanée en avant de l'oreille, cicatrice qui intéresse les rameaux du trijumeau, d'où une irritation périphérique et psychose réflexe ; pareille hypothèse demanderait, il est vrai, à être étayée sur la guérison du patient après extirpation de la cicatrice.

Sous le nom de *céphalosie,* Kehlbaum[1] a peint un groupe de symptômes qui surviennent après les blessures de tête, mais peuvent aussi être provoquées par les tumeurs et les inflammations. En général, cette affection aurait une marche très lente, si bien qu'il s'écoule des années entre le traumatisme et l'apparition des troubles intellectuels. Le plus souvent se développe de l'irritabilité du caractère; il existe des douleurs de tête, de la tendance aux congestions, un défaut de résistance aux irritations psychiques, une exaltation manifeste après l'absorption de petites quantités de boissons alcooliques. Avec le temps surviennent sans

1. Kehlbaum, *Deutsche med. Woch.*, 1876, n° 23.

motif extérieur des attaques de colère, des idées de suicide. Enfin, dans la plupart des cas, apparaissent des attaques épileptoïdes.

Kraft Ebing[1] répartit en trois groupes les désordres psychiques consécutifs aux lésions de la tête.

1° Le trouble intellectuel est la suite directe immédiate de la blessure. Le patient tombe dans l'imbécillité, avec grand désordre de conscience, irritabilité et réduction considérables des fonctions psychiques. Ultérieurement l'état s'améliore ou le mal progresse jusqu'aux degrés extrêmes de l'imbécillité et de l'apathie. Il semble que le trauma ait provoqué un affaiblissement de la vitalité cérébrale, lequel entraîne son atrophie.

2° La blessure produit une lésion cérébrale localisée qui devient le point de départ de l'altération diffuse du cerveau et de ses enveloppes, aussi existe-t-il d'abord des prodromes : violente céphalalgie, accès de colère avant l'apparition d'un état maniaque qui souvent aboutit à l'imbécillité.

3° Le trauma a pour effet de diminuer la force de résistance du cerveau qui cède ultérieurement à des influences accidentelles capables de provoquer des désordres psychiques.

Cette classification schématique mérite d'être prise en considération, mais il est encore à désirer que des observations, bien complètement prises, viennent éclairer la question des troubles intellectuels chez les blessés de l'encéphale par coup de feu. Le sujet en vaut la peine, car rien n'est triste comme de constater la détérioration mentale d'un soldat qui était vif et intelligent avant d'être frappé d'un coup de feu à la tête (Anth. A. Bowley et Cuthbert Wallace[2]).

Épilepsies traumatiques. — Faute d'être renseigné sur la nature des lésions encéphaliques qui produisent les attaques d'épilepsie, qualifiée de vraie, observées parfois à la suite des coups de feu, nous envisagerons ici cette complication qui apporte de règle un trouble considérable dans la personnalité du blessé. Du reste, tout un groupe de faits, caractérisés surtout par des désordres convulsifs, à notre sens doivent être classés à part, ils

1. Kraft Ebing, *Die transitorische Storüngen des Selbstbewustsein*. Erlangen, 1868 et *Ueber die durch Gehirnerschütterung und Kopfverletzung hervorgerufenen psychischen Krankheiten*. Erlangen, 1868.

2. Anth.-A. Bowley et Cuthbert Wallace. *A civilian war hospital*, 1901, p. 227.

trouveront place dans un chapitre spécial consacré à l'étude de l'*épilepsie jacksonnienne* ou *secondaire*.

Que les conditions du temps de guerre favorisent l'éclosion de l'épilepsie chez ceux que leur hérédité prédispose à l'affection, la chose n'est pas discutable. Mais, en dehors même de toute prédisposition héréditaire ou acquise, l'épilepsie a été notée, voire aussi en l'absence de tout trauma.

OBSERVATION. — SANITÄTS BERICHT.

Devant Besançon, à l'assaut d'un pont du chemin de fer, un zouave se dresse subitement à quelque pas devant un soldat bavarois qu'il couche en vue. Le Bavarois fut manqué ; mais, bien qu'il se fût déjà trouvé aux prises avec l'ennemi et nullement peureux, il fut tellement frappé de cette apparition subite du zouave et de la vue de l'arme dirigée contre lui, qu'il tomba et, au dire de ses camarades, eut une attaque d'épilepsie. L'enquête, faite plus tard pour le réformer, établit que par sa naissance et par son éducation, il n'avait aucune prédisposition et aussi qu'il n'avait jamais eu d'attaques antérieures.

OBSERVATION. — *Idem*.

Un soldat saxon tombe en attaque d'épilepsie au moment où un obus éclate auprès de lui sans le blesser, et il en arrive autant à un fusilier prussien au moment où à l'improviste commence derrière lui une violente fusillade.

Ces influences épileptogènes purement psychiques, provoquées par des impressions visuelles ou auditives, ne doivent pas être ignorées, lorsque, à la suite d'un coup de feu de tête, le blessé devient épileptique. Elles peuvent ajouter leur action à la simple commotion cérébrale, laquelle expérimentalement suffit pour provoquer l'épilepsie chez l'animal.

OBSERVATION. — SANITÄTS BERICHT.

A Wœrth, le 6 août 1870, un éclat d'obus brise la partie antérieure du casque d'un soldat qui reste complètement étourdi sous le choc, puis, après de violents maux de tête, le 14e jour de la blessure, il éprouve une première attaque d'épilepsie, suivie bientôt d'une seconde.

Une troisième survient au commencement de mars 1871.

Après sa libération, cet homme devint employé subalterne des postes, mais, vu la fréquence de ses accès, il dut renoncer à sa position. En 1875, l'épilepsie fut encore constatée.

Observation. — *Idem.*

Un homme, à Saint-Privat, le 18 août 1870, est atteint par une balle qui heurte le casque. Le crâne est atteint au niveau du pariétal droit (qui en 1871 présente un enfoncement). Le 19 août, première attaque d'épilepsie ; celle-ci se confirme et au milieu de 1876 le blessé est donné comme imbécile.

Plus fréquente que cette épilepsie par lésion diffuse liée à la commotion cérébrale fut, nous disent les rédacteurs du Rapport allemand sur la guerre de 1870, l'épilepsie provoquée par des lésions crâniennes suivies de processus morbides, circonscrits, graves, chroniques, du cerveau et de ses enveloppes.

Vu le manque d'observations complètes et d'autopsies, on ne peut guère avoir que des présomptions, mais l'expérience montre que les destructions et les néoformations dans le crâne, les exostoses de la table interne, les épaississements de la pie-mère, les hémorragies et les ramollissements du cerveau peuvent provoquer des attaques.

Observation. — *Idem.*

Un homme, le 6 août 1870, est atteint par un éclat d'obus sur le pariétal droit ; l'état général devient mauvais, douleur de tête, agitation et insomnie, ralentissement du pouls (58 à 65), traitement antiphlogistique. Du 19 août au 13 octobre 1870, attaques d'épilepsie.

En 1880, la fréquence des attaques est telle que le patient ne peut guère travailler. La cicatrice pariétale est petite et non adhérente.

Observation. — *Idem.*

Le 18 août, à Gravelotte, coup de feu contre le frontal gauche, lésion de la dure-mère par les esquilles, contusion du cerveau. Il survient de la fièvre ; relèvement des esquilles, issue de pus, amélioration, cicatrice pulsatile.

En octobre 1871, étourdissements.

Au commencement de 1872, première attaque d'épilepsie.

Nous eussions désiré plus de détails cliniques sur les caractères mêmes de ces attaques d'épilepsie, afin de n'avoir aucun doute sur la légitimité du diagnostic d'épilepsie vraie. Dans ces faits toutefois et quelques autres qui les accompagnent, nous pouvons admettre que les crises n'ont pas présenté les allures de l'attaque jacksonnienne, car deux cas sont notés à part comme ayant offert cette particularité de convulsions limitées d'une seule moitié du corps.

Le Rapport allemand insiste tout particulièrement sur l'importance des *cicatrices* situées dans la zone d'innervation du *trijumeau* comme causes d'épilepsie dite réflexe ; il en relève 25 exemples à la suite de blessure du crâne et 3 de blessure de la face. Les éclats d'obus et les balles, y est-il dit, brisant les os, causent des blessures le plus souvent irrégulières et, presque toujours, à cause du peu d'épaisseur de la couche des parties molles, des cicatrices rétractées, adhérentes, étoilées, qui par la traction des parties voisines et par pression contre le plan dur sous-jacent sont facilement irritées par les influences extérieures.

A ces cicatrices il conviendrait encore de rattacher certains états épileptoïdes, en particulier des *vertiges* qui, sans causes appréciables, reviennent à intervalles irréguliers (Griesinger). Parmi les invalides de 1870 les Allemands comptent 138 individus qui, après des blessures de la voûte crânienne, se plaignaient de *vertiges périodiques* à des degrés divers, souvent avec tremblement des membres, palpitations, désordres de la digestion. Ces désordres furent rattachés à des contusions siégeant 64 fois sur les pariétaux, 36 sur le frontal, 19 l'occipital, 15 le temporal, 4 cas indéterminés; 132 fois il s'agissait de coups de feu qui tous, sauf 4, se compliquaient de lésions osseuses.

Il est bien à noter que chez les blessés porteurs de cicatrices crâniennes qui accusent des vertiges, leurs plaintes peuvent paraître en contradiction avec leur physionomie fraîche, le bon état de leur nutrition, leur puissante musculature. Les *vertiges épileptiques,* comme l'épilepsie qui parfois leur succède, ne troublent pas la santé générale dans l'intervalle des attaques.

Si quelquefois le vertige épileptique guérit, son pronostic doit cependant être réservé, car après deux, trois, six ans on a vu l'épilepsie se traduire par la venue d'attaques complètes. Peut-être alors faut-il faire intervenir quelque cause déterminante accidentelle.

Relatons un dernier exemple d'épilepsie, suite de coup de feu de la tête.

Observation. — Max Simon[1].

Homme, 49 ans, pas de tare pathologique nerveuse dans la famille,

1. M. Simon, in *Thèse* de Puig, *Essai sur les blessures de l'oreille*. Lyon, 1887.

pas d'antécédents personnels. Excès alcooliques avant 1870, a fait la campagne de l'Est et a reçu un éclat d'obus au-dessous de l'oreille droite. Perte de connaissance, hémorragie très abondante, pendant plusieurs jours agitation maniaque, perte de mémoire, le blessé n'a aucune conscience de ce qui se passe autour de lui.

Au bout de quelques jours écoulement de pus par l'oreille, il dure six mois.

M. Gayet trépane la branche montante du maxillaire inférieur et retire un éclat d'obus. Quelques mois plus tard surviennent des étourdissements et de véritables crises d'épilepsie. Le blessé tombe tout d'un coup, sans phénomènes prémonitoires, perd connaissance pendant quelques minutes, puis se relève faible et obnubilé. Ces crises se montrent tous les deux ou trois mois, surtout au printemps, plus tard elles augmentent de fréquence et reviennent tous les huit ou quinze jours. Dans l'intervalle, le malade éprouve quelques étourdissements, mais ne tombe pas.

En 1886, pendant huit jours, accès d'excitation maniaque dont le blessé ne conserve aucun souvenir. Il était dans un état de fureur indescriptible, il insultait les sœurs et ses voisins. On nota de la polyurie, 5 à 6 litres, sans albuminurie pendant quelques jours.

En *janvier* 1887, nouvel accès maniaque qui nécessite son internement et après lequel persistent des crises revenant tous les quinze jours.

Pas de cri initial, le blessé tombe, écume, a quelques convulsions cloniques, reste obnibulé pendant quelques minutes et se relève sans aucun souvenir de ce qui s'est passé. Les cris « à l'assassin ! » qu'il pousse parfois paraissent être en rapport avec des hallucinations visuelles dont il n'a pas conscience. Il raconte qu'il éprouve dans la région précordiale un sentiment d'angoisse, il sent « quelque chose qui remonterait au cerveau » et tombe en entendant comme un sifflement dans l'oreille.

Pas de phénomènes psychiques avant ou après ses crises depuis son entrée à l'asile. Il est affaibli, il doit réfléchir un moment pour se rappeler certains faits de sa vie et il oublie parfois d'un jour à l'autre ses actions de la veille ; pas de démence.

Du côté de l'oreille : surdité complète du côté droit ; ni la montre ni le diapason ne sont perçus ; bourdonnements continuels depuis plusieurs années. La crise épileptique ne donne pas lieu à des hallucinations auditives complexes et l'oreille ne paraît pas être le point de départ de l'aura.

Hystérie traumatique. — Tout comme pour l'épilepsie traumatique nous ne nous estimons pas suffisamment documentés pour traiter la question de l'hystérie consécutive aux coups de feu du crâne et de l'encéphale. Le fait suivant prouverait, s'il en était besoin, que les médecins restent parfois bien hésitants sur le diagnostic à poser : troubles nerveux avec lésion ou troubles hystériques ?

Observation. — Roque[1].

Un homme, vigoureux, n'ayant aucun antécédent héréditaire névropathique, n'ayant jamais eu lui-même de manifestation nerveuse, étant alcoolique, mais seulement alcoolique de vin, fut blessé en 1900 par un fusil de chasse qui lui éclata entre les mains.

La charge ayant atteint la face et déterminé dans la région frontale droite un enfoncement net, le blessé tombe sans connaissance pendant trois jours et conserve pendant trois mois une hémiplégie gauche absolue sans participation de la face, avec contracture précoce.

Cette hémiplégie fut considérée comme de nature organique, quoique l'enfoncement du frontal droit portât sur une zone très antérieure n'intéressant pas la région rolandique. Le traitement banal par l'iodure resta sans résultat, et cependant au bout de trois mois les phénomènes moteurs s'amendèrent peu à peu sans toutefois que la motilité revînt assez complète pour permettre le travail.

Un an après l'accident, en septembre 1901, il persiste une hémiplégie gauche incomplète, le blessé marche avec peine en fauchant et, tout en exécutant tous les mouvements avec la main, il a si peu de force qu'il peut à peine porter à sa bouche un verre vide. L'examen détaillé du patient fait admettre une *hémiplégie hystérique* par hystéro-traumatisme.

Malgré la certitude de la nature hystérique de cette hémiplégie, M. Roque, frappé de la coïncidence de l'enfoncement du frontal droit avec une hémiplégie gauche, sans admettre cependant une relation directe de cause à effet, proposa une trépanation, estimant que l'enfoncement osseux agissait comme une épine pour produire à distance son effet inhibitoire sur les circonvolutions motrices.

Le blessé refusa l'intervention et fut traité par les bains sulfureux quotidiens, les douches froides, le bromure et au bout de deux mois se trouvant assez amélioré, il quitta l'hôpital. L'hémiplégie motrice était très atténuée, mais la double monoplégie sensitive persistait.

Le malade ne resta chez lui que douze ou quinze jours, il fut pris, sans motifs appréciables, sans excès alcooliques bien nets, de phénomènes délirants. Pendant quatorze jours il resta avec un même délire érotique, furieux, sans troubles oculaires, sans vomissement, sans constipation et sans jamais avoir eu d'élévation de température. Ce délire, résistant aux bains tièdes avec affusions froides et à des doses énormes de bromure et de chloral, on porta le diagnostic de *délire hystérique* et, estimant que l'enfoncement du frontal vis-à-vis des zones psychiques jouait un rôle d'épine irritante, comme il avait joué vis-à-vis des zones motrices son rôle inhibitoire, on décida la trépanation, bien persuadé pourtant qu'il n'y avait ni méningite, ni lésions anatomiques cérébrales d'une nature quelconque.

1. Roque, Trépanation dans un cas d'hystéro-traumatisme. *Société nat. de méd. de Lyon*, 10 février 1902 ; *Gazette hebd.*, 16 mars 1902, p. 248.

M. Jaboulay constata que la partie enfoncée du frontal faisait une saillie interne de 4 ou 5 millimètres, sans lésion méningée sous-jacente, sans même de congestion. Dès le lendemain, le malade ne délirait plus, parlait sensément; de jour en jour les troubles psychiques se sont atténués et ont finalement disparu. L'hémiplégie sensitive a également disparu et le patient peut être considéré comme guéri.

M. Lépine ayant observé un cas analogue estime que la trépanation a pu agir favorablement, non pas seulement par suggestion, mais d'une façon réelle en modifiant les conditions nutritives locales.

Conclusion. — La lecture des pages précédentes a dû faire ressortir qu'il n'existait pas de symptômes psychiques pathognomoniques des traumatismes de la région préfrontale. Les désordres de l'intelligence, qu'ils intéressent le caractère, la volonté, la mémoire, la personnalité, ne sauraient être tenus pour des manifestations des seules lésions préfrontales, et cela, parce que ces entités, que la psycho-physiologie nous permet de décrire, traduisent des fonctions générales de tout l'appareil nerveux.

L'unité de l'encéphale à ce propos doit être bien mise en vedette; le cerveau n'est pas un simple agrégat de centres distincts par leur jeu physiologique et indépendants les uns des autres, c'est une confédération d'individualités si intimement dépendantes les unes des autres qu'elles constituent une unité physiologique.

Or cette unité, pour persister intacte, réclame en particulier l'intégrité de toute l'écorce cérébrale; cette unité souffre dans son ensemble des lésions qui altèrent l'état anatomique du tissu nerveux, que ces altérations soient générales ou locales. La manifestation de ce trouble varie, cela va sans dire, suivant l'étendue et le siège de la lésion; il en tire ses caractères prédominants. Or, dans les traumatismes de la région préfrontale, en raison même de l'absence de fonction bien spécialisée de son écorce, ce qui frappe le clinicien, ce sont les désordres des fonctions générales de l'écorce, des fonctions intellectuelles. Tout au contraire, dans les lésions d'une zone corticale bien spécialisée, telle la région rolandique, ces troubles généraux sont pour l'observateur plus ou moins masqués par les modifications bien évidentes des fonctions propres au territoire nerveux traumatisé.

3. Désordres moteurs dans les traumatismes de la région préfrontale.

L'expérimentation chez l'animal a bien établi que les *traumatismes de la région préfrontale du cerveau ne provoquent pas de désordres de la motilité,* et nombreuses sont les observations cliniques qui établissent le bien-fondé pour l'homme de cette donnée. A côté de ces faits toutefois, il s'en rencontre qui peuvent être cités comme preuves du contraire et paraissent appuyer Dieulafoy[1] quand il écrit : « Une lésion, gliome, syphilome, tuberculome ou autre, localisée aux circonvolutions du lobe frontal, loin de la zone rolandique, peut reproduire le tableau de l'épilepsie jacksonnienne telle que nous sommes habitués à la voir à la suite des lésions localisées aux circonvolutions rolandiques. »

Tout d'abord, il ne faut pas être exclusif et vouloir établir une délimitation très exacte entre la zone corticale dite motrice et la zone frontale inerte. Laborde[2] dit très justement : « Lorsque l'on interroge sur le chien l'excitabilité de l'écorce cérébrale par tranches successives, de proche en proche, l'on observe qu'au fur et à mesure que l'on s'éloigne de la portion tout à fait basilaire, inférieure et antérieure des circonvolutions frontales, la réponse négative aux excitations appropriées cesse, pour faire place à de véritables effets moteurs, s'accentuant de plus en plus en allant vers la région rolandique proprement dite, où ils se montrent *au maximum,* de telle sorte qu'il est permis de conclure de cette exploration que la région rolandique ne constitue pas la zone motrice exclusive, mais que celle-ci s'étend en réalité jusqu'au cerveau frontal proprement dit.

« Ce qui signifie qu'il existe là une projection de fibres de conduction motrice, dont l'existence d'ailleurs n'est pas douteuse pour la troisième circonvolution frontale dans sa participation aux phénomènes du langage articulé. »

Tout en admettant l'exactitude de la remarque de Laborde, il convient de faire observer qu'une lésion causée par un projectile peut être bien limitée primitivement à la région préfrontale et

1. Dieulafoy, *Académie de méd.*, séance du 22 octobre 1901, p. 391.
2. Laborde, *Académie de méd.*, séance du 22 octobre 1901, p. 395.

secondairement *déborder* dans la région rolandique, ne serait-ce même parfois que sous la forme de ces modifications inflammatoires, que la trépanation décèle, et qui, ne persistant pas après la mort, échappent à l'autopsie : un *état congestif* prononcé, se traduisant par la rougeur de la surface cérébrale et l'œdème du tissu sous-arachnoïdien.

OBSERVATION. — GUSSENBAUER [1].

Le 12 *juin* 1883, un homme reçoit à bout portant un coup de revolver de 7 millimètres ; la balle pénètre trois centimètres au-dessus du rebord orbitaire un peu à droite de la ligne médiane et s'aplatit sur l'os qui paraît intact.

Aucun symptôme cérébral. Les jours suivants pas de fièvre, suppuration légère.

22 *juin* au soir. — T. 38°,5.

Le 24 *juin*, céphalalgie à gauche avec douleur dans l'oreille et l'œil.

Du 25 *juin* au 3 *juillet*, fièvre avec exaspération vespérale, T. 39°,5.

On admet le réchauffement d'une ancienne otite suppurée.

La fièvre tombe et au 1er *août*, un sequestre de la table externe du frontal est enlevé.

Au milieu d'*août*, huit semaines après la blessure : céphalalgie et strabisme convergent.

Au début de *septembre*, parésie faciale gauche qui diminue au bout de dix jours et reparaît à la fin du mois. Affaiblissement de l'intelligence. T. normale ; P. entre 40 et 60. De temps à autre, pendant un à deux jours vomissements qui surviennent surtout lorsque le malade cherche à quitter le lit, tendance à la constipation. Une fois miction involontaire.

10 *octobre*. — Le malade entre à l'hôpital débile, amaigri, indifférent ; il reste assis dans son lit, la tête penchée en avant et inclinée à gauche, il est somnolent, se plaint de céphalalgie, ne paraît pas reconnaître les personnes. Œdème papillaire double. On diagnostique un *abcès du cerveau* et on trépane sur la cicatrice ; le repli falciforme avec le sinus est lésé, hémorragie arrêtée par la compression digitale, pie-mère œdémateuse, cerveau congestionné, fluctuation douteuse. A 3 centimètres, le trocart trouve le pus, l'abcès du volume d'une pomme moyenne est lavé au sublimé à 1 pour 1 000 et drainé.

Après l'opération, retour rapide de la connaissance, le P. de 46 monte à 104 ; le soir la parésie faciale est moins prononcée, mais elle s'accentue le lendemain. P. T. R. normaux.

17 *octobre*. — Le drain est supprimé, le patient est très amélioré.

Au commencement de *novembre* : aggravation, strabisme convergent, œdème papillaire double ; un *séquestre* est extrait de la plaie,

1. Gussenbauer, *Prager med. Wochenschr.*, 1885, n° 1 et 1886, n° 35.

qui est cicatrisée à la fin du mois. L'état du patient est très amélioré.

Jusqu'au 13 *avril* 1884, le blessé va bien ; alors se déclarent de la fièvre vespérale, de la céphalalgie à droite, du nystagmus des deux yeux.

Le 18 *avril*, l'entourage du malade est frappé par son changement de caractère.

La parole est embrouillée et le langage insensé ; il survient une *attaque épileptiforme* avec perte de connaissance, contractions de la zone faciale droite et le membre supérieur droit.

Le patient se remet complètement de cette attaque et reprend ses études.

Le 19 *juin*, nouvelle attaque ; au bout de deux jours il n'y paraissait plus.

En *octobre, léger typhus abdominal.*

Le jeune homme va bien jusqu'au 10 *mai* 1885, date à laquelle il éprouve des douleurs dans la tempe et la région sus-orbitaire à droite.

Le 18 *mai*, nouvelle attaque bientôt suivie d'un *état de mal* ; les convulsions commencent par la rotation de la tête à gauche ; puis surviennent des contractures dans les muscles de la moitié gauche, puis des contractions cloniques et bientôt le côté droit se prend.

Le 19 *mai*, l'état de mal persiste et la mort survient dans le collapsus.

A l'autopsie, on constate de l'*œdème* et de l'*hyperhémie du cerveau*, la cavité de l'abcès dans les 1re et 2e circonvolutions frontales est cicatrisée. Rien par ailleurs.

Chez ce blessé la lésion traumatique a dû être bien localisée et cliniquement elle s'est traduite seulement lorsque les lésions inflammatoires, débordant la région préfrontale, ont provoqué d'abord des troubles moteurs localisés avant d'aboutir aux attaques d'épilepsie jaksonnienne. Cette observation est encore intéressante comme exemple d'évolution et de terminaison d'un abcès du cerveau.

C'est également une mutilation limitée des régions préfrontales que présenta un blessé de Dominico Ventra, lequel neuf ans après sa blessure souffrait d'accès d'épilepsie sans doute provoquée par des lésions secondaires irradiées de la cicatrice : atrophie et désintégration cellulaire. La diffusion et l'intensité du processus expliqueraient, au dire de l'auteur, la démence grave survenue chez le malade plus rapidement que d'habitude dans l'épilepsie idiopathique. Il est fâcheux que l'examen histologique n'ait pas dans ce cas été pratiqué avec toutes les minuties de l'histologie actuelle.

Observation. — Dominico Ventra [1].

Un garçon, âgé de 15 ans, reçoit dans le front un coup de fusil chargé à chevrotines et pendant trois mois garde le lit sans présenter à aucun moment de troubles sensitifs, sensoriels ou moteurs, puis il reprend ses travaux de cultivateur. Son caractère est grandement modifié, son intelligence est singulièrement amoindrie ; de vif, expansif, affectueux, il est devenu taciturne, indifférent, distrait, dépourvu de mémoire, il ne sait plus vendre ses légumes au marché, il demeure apte seulement au travail manuel routinier du cultivateur, aux menues besognes de la vie domestique. La santé générale est excellente.

9 *ans plus tard,* âgé de 24 ans, à la suite d'excès de table, il éprouve une attaque d'épilepsie généralisée et reste plus taciturne.

4 *ans plus tard,* âgé de 28 ans, il a une nouvelle attaque sans cause apparente, puis les attaques se répètent, d'abord elles ne s'accompagnent pas de troubles psychiques, mais ensuite elles provoquent des accès de folie furieuse, tandis que dans les intervalles la déséquilibration, les excentricités, les violences de caractère s'accentuent. Le malade ne veut plus travailler, il menace ses parents de mort, il terrorise le village.

Entré à l'hôpital à 41 *ans,* il ne présente ni trouble sensitif ou sensoriel, ni désordres moteurs, pas de clonus du pied, pas de signe de Romberg. On note seulement de la mydriase. Au psychique, le malade est un dément confus. Son état varie peu ; il éprouve d'assez rares accès épileptiques suivis de périodes d'agitation avec délire fugace de persécution.

A 46 *ans,* catarrhe de la conjonctive, otite suppurée droite, bronchopneumonie des deux bases, mort en état de mal.

A l'autopsie du cerveau on constate que les lobes frontaux, d'apparence flasques et atrophiques, sont percés de haut en bas et de droite à gauche par un trajet de la largeur de l'index. A droite, la cavité, tapissée d'un tissu de cicatrice, intéresse la partie antérieure des 1re et 2e frontales ; elle s'ouvre à la face interne de l'hémisphère et sa paroi supérieure n'est constituée que par une bandelette de la 1re frontale. La cavité se continue dans le lobe préfrontal gauche qu'elle traverse en avant du corps calleux et se termine au milieu de la circonvolution orbitaire. En face de cet orifice, sur l'aile du sphénoïde, deux grosses chevrotines adhèrent à la dure-mère par un tissu connectif lâche. En somme, les deux lobes préfrontaux sont comme vidés.

Dans les deux observations précédentes les troubles de la motilité peuvent s'expliquer par l'*expansion des désordres inflammatoires* que le traumatisme a provoqués dans la région préfron-

1. Dominico Ventra, *Gazette hebdom.*, 15 février 1900, p. 145.

tale ; parfois cette lésion principale peut s'accompagner de *lésion à distance dans la région motrice*. Un petit foyer d'hémorragie rolandique dans le cas suivant semble probable comme cause du trouble moteur et sensitif (culbute et sensation de pesanteur dans le gros orteil) initial et point de départ des désordres ultérieurs.

OBSERVATION. — MAKINS [1].

Un soldat est blessé à Paardeberg par une balle de Mauser qui, entrée à 2 centimètres de la ligne d'implantation des cheveux au-dessus de l'extrémité externe du sourcil droit, fracture en gouttière le frontal et sort au même niveau à 5 centimètres plus près de la ligne médiane : le blessé tombe en faisant la culbute et éprouvant une sensation de pesanteur dans le gros orteil droit. Il se relève, gagne le poste de pansement, puis se retire à 1 kilomètre. Là il panse quelques blessés et se rend en voiture à l'hôpital de campagne. Le *lendemain* il y prend part au travail, en particulier il comprime l'artère au cours d'une amputation du bras. Durant trois jours et trois nuits il est évacué dans une voiture à bœufs et pendant le voyage, il éprouve une convulsion générale : le pouce était tourné en dedans et un coin entre les dents était nécessaire pour prévenir les morsures de la langue.

Le 6e *jour* la blessure est explorée ; des attaques analogues à la première avec respiration stertoreuse et sueurs profuses se produisent. Le 10e *jour* le Dr Cheatle enlève les esquilles qui laissent une gouttière longue de 5 et large de 2 centimètres. Il ne survient pas d'accès convulsifs et huit jours après l'opération le blessé conscient, était excitable et parlait au hasard.

Le 20e *jour*, après un trajet de trente heures en chemin de fer, il était tout à fait raisonnable, mais incapable de faire appel à ses souvenirs et très sensible au bruit, parfois le soir il vaguait à l'aventure. La température atteignait 37°,7. La plaie bourgeonnait.

Trois semaines plus tard cette plaie était encore ouverte, l'état mental s'était amélioré.

En passant nous ferons remarquer combien les blessés atteints de coup de feu du crâne supportent mal les évacuations.

Devant étudier en détail les désordres moteurs à propos des coups de feu de la région rolandique nous nous bornerons à noter ici que le Rapport allemand sur la guerre de 1870-71 relate 10 observations d'épilepsie à la suite de coups de feu de la région frontale.

1. Makins, *Surgical experiences in South Africa*, 1899-1900, obs. 57, p. 271.

VI

RÉGION ROLANDIQUE OU SENSITIVO-MOTRICE

ANATOMIE

Constituée en majeure partie par les deux *circonvolutions frontale* et *pariétale ascendantes*, la région rolandique doit com-

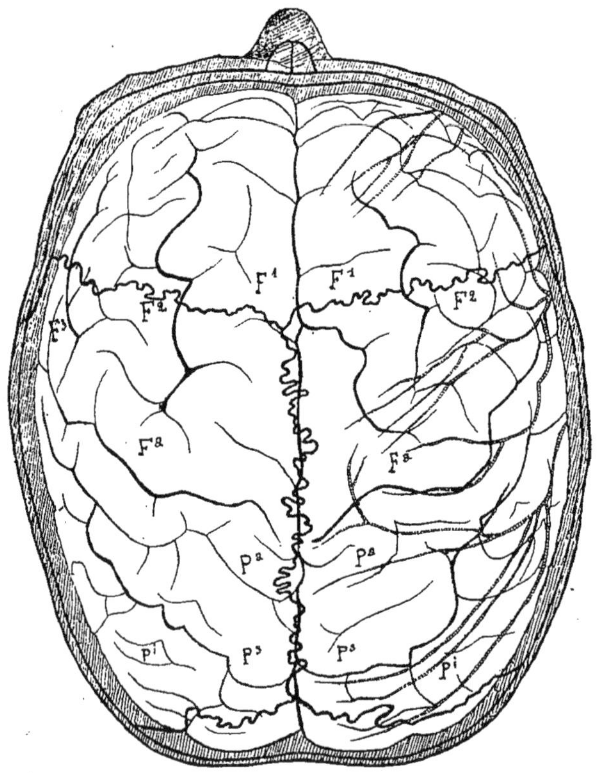

Fig. 52. — Circonvolutions de la face convexe du cerveau.

prendre en outre, pour le chirurgien comme pour le physiologiste, en avant les pieds des trois premières frontales et en arrière l'extrémité antérieure des deux pariétales supérieure et inférieure. Bien dessinée en son centre par le sillon de Rolando et les deux sillons plus ou moins interrompus prérolandique et postrolandique qu'elle déborde, bien limitée en bas par la scissure de Sylvius, cette région empiète, au delà du bord supérieur de l'hémisphère, sur la face interne de ce dernier, où elle réclame le lobule paracentral. En résumé, seules ses limites antérieure ou frontale, et postérieure ou pariétale font anatomiquement défaut.

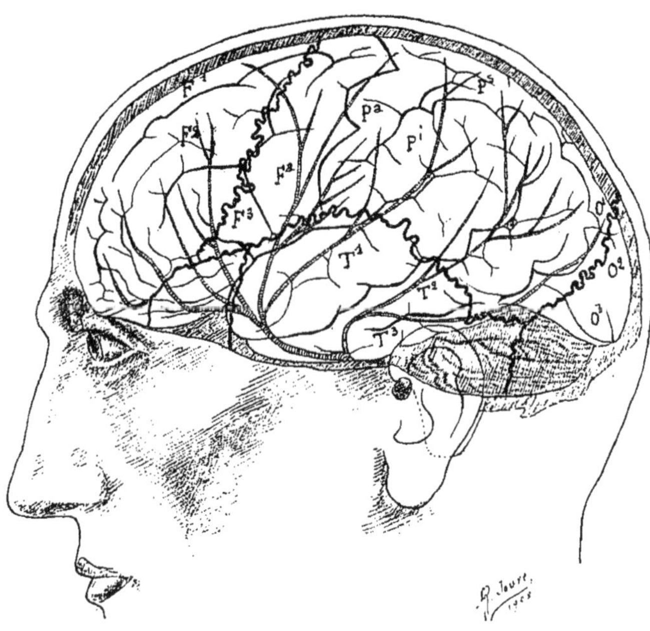

Fig. 53. — Circonvolutions de la face latérale du cerveau.

L'étude des fonctions physiologiques, par contre, permet de légitimer les empiètements rolandiques sur les portions de l'écorce qui, de par l'anatomie, sont frontale ou pariétale; nous devrons plus loin nous expliquer sur ce point.

Signalons maintenant les divers faisceaux de fibres de *projection* et d'*association* qui appartiennent à la région, faisceaux que nous retrouverons encore, quand il sera question de la *capsule interne*.

Le *faisceau afférent* émane du faisceau sensitif de la capsule interne; de ce dernier les fibres antérieures, conservant leur direction verticale, viennent aboutir aux circonvolutions fronto-pariétales en s'entremêlant avec les fibres du faisceau pyramidal.

Il est vrai que certains auteurs nient l'existence d'un faisceau sensitif distinct dans le segment postérieur de la capsule interne, et pour eux les fibres corticopètes sont mélangées avec les

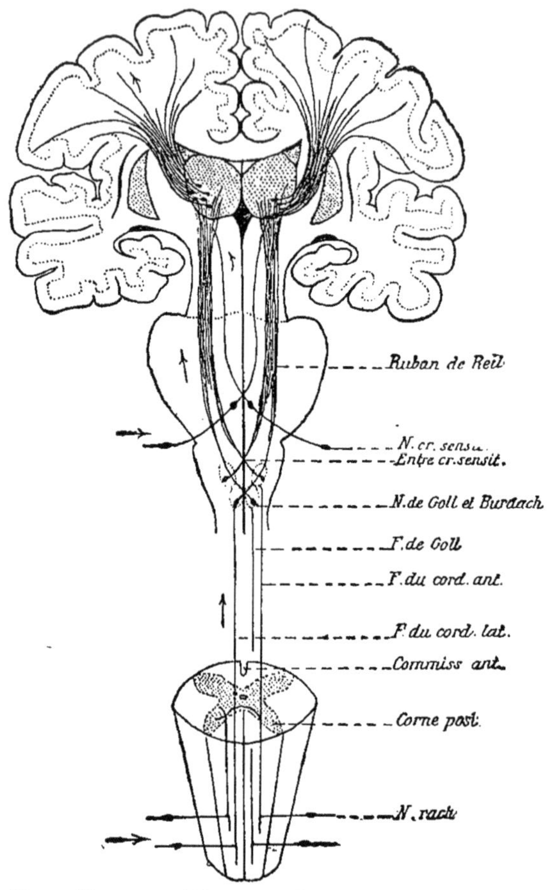

Fig. 54. — Champ sensitif avec ses deux ordres de fibres principales (d'après Morat et Doyon).

autres fibres verticales ou transversales et en particulier avec les fibres de la voie pyramidale qui occupent le genou et le segment postérieur de la capsule interne jusqu'à la région rétrolenticulaire exclusivement (Long [1]).

Le faisceau pyramidal, faisceau efférent émane des deux tiers

1. Long, Les voies centrales de la sensibilité générale. *Thèse*, Paris, 1899, n° 228, p. 93.

supérieurs des deux circonvolutions frontale et pariétale ascendantes, en avant et en arrière de la scissure de Rolando, puis, plus ou moins vertical se porte en dedans et en bas pour gagner la capsule interne, à laquelle aboutissent également les deux autres faisceaux efférents : *le faisceau dit de l'aphasie* qui du pied de la

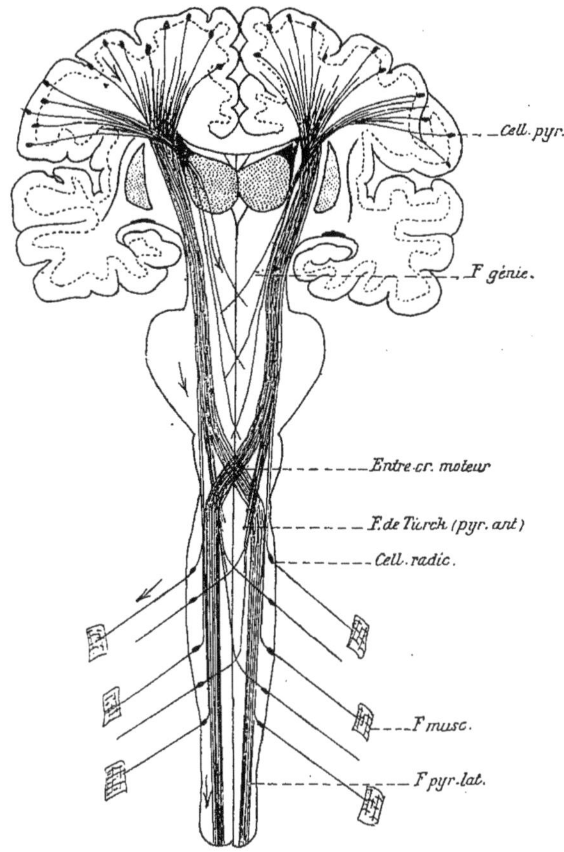

Fig. 55. — Champ moteur avec ses deux ordres de fibres principales (d'après Morat et Doyon).

troisième frontale gagne à peu près horizontalement la capsule interne et le *faisceau géniculé* émané du pied de la frontale ascendante, qui suit le même tracé, mais en arrière du précédent.

A propos de la capsule interne nous aurons à revenir sur ces divers faisceaux de fibres.

Des *fibres d'association courtes* relient les circonvolutions adjacentes, elles ont une direction perpendiculaire au grand axe du sillon qu'elles tapissent, disposition particulièrement frappante au niveau du sillon de Rolando.

Comme *fibres longues d'association* certaines, émanant du bord supérieur de l'hémisphère et de sa face externe, passent entre les fibres du corps calleux et les fibres de la couronne rayonnante pour gagner le *faisceau occipito-frontal*. Celui-ci, situé en dedans du système de projection constitue un long faisceau qui relie le lobe temporo-occipital au lobe frontal, à la convexité de l'hémisphère et à l'insula.

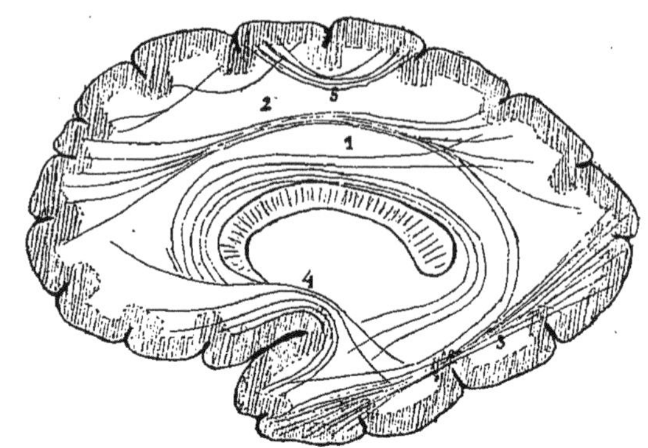

Fig. 56. — Schéma des fibres commissurales intrahémisphériques.
1, faisceau longitudinal de la circonvolution limbique (cingulum). — 2, faisceau longitudinal supérieur (fasciculus arcuatus. — 3, faisceau longitudinal inférieur. — 4, faisceau unciforme. — 5, fibres arquées ou arciformes.

Enfin, dans la région se trouvent encore des *fibres commissurales*, radiations du tronc du corps calleux, lesquelles, émanées de tout le lobe pariétal, se portent en dedans s'entremêlant aux fibres d'association et de projection pour gagner le corps calleux. Elles assurent les connexions des régions symétriques ou asymétriques dans les deux hémisphères.

Physiologie. — Division du sujet.

La région rolandique est de notion courante la *zone motrice* de l'écorce cérébrale. Cette donnée est trop simpliste. Horsley, en effet signale que les lésions destructives de ce qu'il appelle l'ancienne zone motrice provoquent : 1° de l'anesthésie tactile ; 2° la perte de la faculté de localiser les sensations de cet ordre ; 3° la perte du sens musculaire ; 4° une douleur provenant, dans les lésions irritatives de cette zone, des parties profondes, muscles, surfaces articulaires, etc.

Raymond[1] dans ses cliniques enseigne que l'extirpation d'un

1. Raymond, Leçons sur les maladies du système nerveux. *Cliniques de* 1898-99, p. 35.

centre moteur cortical entraîne tout autre chose qu'une paralysie complète et irrémédiable des muscles innervés par ce centre, ce sont des désordres passagers, réparables, et des désordres qui n'ont rien de commun avec la paralysie motrice dans le sens propre du mot. Ils consistent surtout dans une maladresse et une lenteur des mouvements, qui exigent une certaine délicatesse ou l'association de plusieurs groupes de muscles, puis dans un défaut de spontanéité. Ainsi à la suite de l'extirpation du centre moteur des doigts et de la main, ces parties ne se contractent plus sous l'influence d'incitations motrices qui leur sont destinées exclusivement, mais elles participent encore aux mouvements volontaires exécutés par l'ensemble du membre supérieur ; elles sont entraînées dans les mouvements associés qu'exécutent les divers segments de ce membre. Bref, les désordres relèvent bien plus de l'incoordination motrice que de la paralysie, on les désigne couramment sous le nom d'*ataxie corticale*. Selon toute vraisemblance ils sont étroitement liés à d'autres désordres concomitants qui affectent la sensibilité profonde. Enfin ils sont essentiellement réparables.

Comme complément de ces données, Raymond ajoute : l'extirpation d'un centre moteur de l'écorce supprime la possibilité de développer par voie d'irritation expérimentale des convulsions dans le groupe des muscles innervés par le centre extirpé. D'où ce corollaire : dans un cas d'épilepsie corticale l'extirpation du centre convulsigène devra *a priori* entraîner la suppression des accidents convulsifs.

C'est une opération de ce genre qui entre les mains de Knapp a pris la valeur d'une expérience sur l'homme.

Observation. — Knapp[1].

Jeremiah O'Brién à la bataille de Chantilly (1862) avait reçu une balle dans la tête. Après six mois de séjour à l'hôpital d'Alexandry, il en sortit sans être guéri. A New-York en juillet 1863, il s'enivre et se trouve, en revenant à lui, engagé dans la flotte. Il revint à Boston en 1872 ; depuis dix ans, la mémoire et l'intelligence n'avaient cessé de décliner. Violentes douleurs de tête du côté de la blessure. Attaques convulsives avec chute et perte de connaissance. Aspect d'un paralytique général en démence. Embarras de la parole, lente, hésitante, qu'on

1. Knapp, *A contribution from brain surgery to the study of the localisation of the sensory centres in the cerebral cortex*. Boston, 1895.

retrouve dans l'écriture du malade. Il lit à haute voix, répète, écrit spontanément, mais mal et avec lenteur quoique, deux ans durant, il ait tenu toutes les écritures sur un vaisseau de guerre de l'État.

En 1890 une intervention chirurgicale fut résolue. Il existait une cicatrice sur la bosse pariétale gauche à deux pouces (5 centimètres) de la ligne médiane; au-dessous l'os était déprimé; la pupille droite était plus large que la gauche. Tremblement fibrillaire des lèvres, de la face et de la langue. Des mains, qui tremblent un peu, le malade serre avec une vigueur égale des deux côtés. Les mouvements un peu difficiles (marche lente et traînante) étaient bien coordonnés; légère exagération des réflexes rotuliens. Enfin, et ceci importe, la sensibilité générale était normale, ainsi qu'il résulta d'un examen portant sur le toucher, la sensibilité musculaire, les notions de position et de localisation dans l'espace, les sensations de poids, de pression, de température et de douleur.

L'affection datait de près de trente ans en 1890; on ne pouvait songer à guérir le malade; on espérait soulager ses douleurs de tête et peut-être arrêter ses attaques en appliquant une couronne du trépan au siège de l'ancienne blessure. Or, au cours de l'opération, une hémorragie corticale s'étant produite au bord de la lèvre postérieure de la scissure de Rolando, le chirurgien en s'efforçant de parer à cet accident, lésa l'écorce cérébrale au niveau du tiers moyen de la *circonvolution pariétale ascendante* gauche. La lésion, de 1 centimètre environ de diamètre, s'étendait en profondeur à 3 millimètres. Quelques heures après, altération manifeste de la sensibilité du membre supérieur droit, accompagnant une abolition des mouvements volontaires avec la main et l'avant-bras. La sensibilité tactile n'était pas seulement très diminuée; le malade n'avait plus conscience des positions occupées par son membre; il avait perdu aussi la sensibilité musculaire et articulaire de cette extrémité. De même pour les sensations de pression et de poids. Les sensibilités thermiques et dolorifiques paraissaient au contraire normales.

Ainsi chez ce malade dont la sensibilité générale était, avant l'intervention chirurgicale, tout à fait normale et la motilité à peu près normale, une lésion destructive du tiers moyen de la pariétale ascendante avait déterminé dans le membre supérieur du côté opposé une abolition presque immédiate des mouvements volontaires et de presque tous les modes de la sensibilité générale. Un an après l'opération tous ces troubles persistaient, autant du moins que les progrès de la démence du malade permettaient de s'en assurer.

De cette vivisection humaine involontaire, il résulte pour Knapp que les sensations et les images de la sensibilité générale sont localisées dans les circonvolutions centrales. Knapp n'admettait pas encore tout à fait que les fonctions de cette partie du cerveau sont purement sensitives ou sensitivo-motrices. Mais il n'y a point dans l'organisme d'autre organe moteur que le muscle, et les nerfs et les cellules nerveuses n'ont d'autres fonctions fondamentales que la sensibilité (Soury).

De ce qui précède, il ressort que l'étude clinique des coups de feu de la région rolandique doit être faite sous deux aspects : les *troubles de la sensibilité* et les *troubles de la motilité* que provoquent ces lésions. Mieux encore, nous devons envisager : 1° les troubles que ces traumatismes déterminent dans la réception des excitations centripètes qui de la périphérie gagnent l'écorce rolandique, et 2° les troubles que les lésions provoquent dans les impulsions centrifuges qui émanent de cette même écorce. Pour plus de simplicité nous dirons 1° les *symptômes sensitifs*, 2° les *symptômes moteurs*.

VII

RÉGION ROLANDIQUE. — RÉGION SENSITIVE

CENTRES SENSITIFS. — VOIES SENSITIVES.

Limiter l'activité de l'écorce rolandique à la seule fonction motrice c'est méconnaître une partie importante de son rôle physiologique, c'est oublier qu'avant d'émettre des incitations centrifuges elle a reçu l'impression d'excitations centripètes, dont les premières sont en somme les conséquences, avant d'en engendrer à leur tour de similaires. Ces impressions centripètes venues de la périphérie sont destinées à renseigner le moi sur les contacts subis par les téguments externes et internes (exception faites des organes des sens) et aussi sur le mode d'être des divers tissus viscéraux, musculaires, articulaires... La région rolandique doit donc être tenue pour *sensitive* aussi bien que *motrice*, toutefois elle ne constitue pas à elle seule toute la zone sensitive corticale. Celle-ci, abstraction faite des centres de sensibilités spéciales, occupe une étendue plus grande que l'aire rolandique, s'étendant sur l'écorce du lobe pariétal et du lobe limbique.

Nous limitant aux *centres sensitifs* de l'aire rolandique, nous voyons que, en général pour les anatomistes et les physiologistes, il n'y a pas indépendance des zones sensitives et des zones motrices. De plus toutes les espèces de sensibilité (tactile, thermique, douloureuse, musculaire) pour le tronc, les membres, la tête (certainement dans le domaine du trijumeau, probablement pour la langue, le pharynx, le larynx) sont réparties en centres secondaires identiques à ceux de la motricité.

On a voulu, mais sans résultats encore indiscutables, différencier dans l'écorce les éléments sensitifs et les moteurs. Horsley admet même une sorte de stratification fonctionnelle de l'écorce, les sensations tactiles siégeraient dans les couches superficielles, le sens musculaire dans les couches moyennes, la motricité dans les grandes cellules pyramidales.

Pour expliquer le caractère transitoire des troubles de sensibilité liés aux lésions corticales, on peut avec Brissaud admettre que chaque hémisphère possède des centres de représentation corticale pour les deux moitiés sensibles de l'individu. Un certain nombre de fibres sensitives quitteraient la capsule interne au-dessus du carrefour sensitif et gagneraient l'hémisphère du côté opposé par le corps calleux. Cette disposition expliquerait de plus l'existence, signalée parfois dans les hémiplégies d'ordre médical, d'un léger trouble de la sensibilité non seulement du côté paralysé, mais encore dans le côté sain. Cette diminution de la sensibilité du côté sain mériterait d'être recherchée comme conséquence possible des lésions rolandiques par coup de feu.

Étudiant les relations corticales de la motricité et de la sensibilité, Bonne[1] avance que les troubles de la sensibilité sont actuellement considérés comme constants dans le cas de lésion corticale suffisamment profonde et étendue, s'accompagnant de troubles moteurs. Pour expliquer leur peu d'intensité habituelle et leur fugacité, cet auteur fait observer que pour se produire le phénomène sensitif exige la mise en jeu de territoires très étendus de l'écorce. On doit en effet remarquer que les voies centripètes sont disposées de telle sorte que les excitations qu'elles apportent tendent de plus en plus à diffuser à mesure qu'elles parviennent à des étages plus élevés. Déjà moins dense au niveau des noyaux de Goll et de Burdach, car elle a auparavant diffusé dans les cordons latéraux et dans la substance grise, l'excitation conduite par une fibre radiculaire postérieure a perdu d'autre part une partie de sa spécificité primitive, car elle se charge de tous les influx qu'elle réveille en passant dans les centres gris qui se trouvent sur le passage des excitations venues d'autres territoires de la périphérie ; mêmes modifications au niveau de chacun des relais ultérieurs, placés sur la voie directe ou sur les embranchements. Mais c'est dans l'intérieur de l'écorce même que les dispositifs de diffusion se présentent à l'état le plus parfait, car ils sont constitués, non seulement par les collatérales des fibres cen-

1. Bonne, in Bechterew, *Les voies de conduction du cerveau et de la moelle*, 1900, p. 671.

tripètes, mais par toutes les cellules avec lesquelles ces dernières se mettent en contact et les ramifications de ces dernières ; quoique le domaine, qu'une fibre centripète s'adjuge par ce moyen, ne puisse pas avoir de limites nettes et ne corresponde qu'à une diffusion plus dense, on s'explique ainsi qu'une lésion corticale, même assez étendue puisse ne pas intéresser tout le territoire cortical d'un système de fibres centripètes. Il est à peine besoin de faire remarquer qu'il n'en est pas de même pour les fibres centrifuges et que la section du neurite d'une cellule pyramidale abolit d'une façon définitive l'union qu'il établissait entre la cellule multipolaire de la corne antérieure et la pyramidale de l'écorce. Cette disposition inverse a depuis longtemps été invoquée pour expliquer l'opposition qui existe entre le caractère irrémédiable des troubles moteurs par déficit cortical et la rapide disparition des troubles sensitifs relevant de la même lésion. Cette explication pour Bonne doit être complétée par l'indication de ce fait que toute sensation, même la plus simple, repose sur un nombre indéterminé d'associations non seulement bulbo-médullaire, mais corticales. Or, comme les associations se réveillent naturellement en plus grand nombre sous une excitation puissante, l'analgésie consécutive aux lésions rolandiques est rare, tandis que l'hypo-esthésie est au contraire très fréquente. De même les formes complexes du toucher sont plus atteintes que les formes les plus simples, car le toucher actif, les formes cultivées du sens tactile, ont besoin d'une quantité plus considérable de souvenirs déterminés dont un certain nombre se trouvera toujours entravé par la lésion corticale.

Voies sensitives. — *Sensations tactiles, sensations organiques, sensations musculo-articulaires* dites encore *kinesthésiques*, ainsi peuvent être résumées les impressions corticales rolandiques dues aux excitations centripètes, avec cette particularité, admise mais actuellement discutée dans son absolu, que, la transmission étant croisée, l'hémisphère impressionné correspond à la moitié opposée du corps. Toutes les impressions sensitives de la périphérie, pour arriver au cerveau, prennent la voie des fibres sensitives contenues dans les racines postérieures de la moelle ou dans les racines sensitives du bulbe. Dans l'axe médullaire elles suivent les cordons postérieurs et une partie de la colonne de substance grise centrale. Toutefois il n'existe pas à proprement parler de faisceau sensitif distinct dans la moelle épinière. La transmission des impressions sensitives est assurée non seulement par les fibres courtes d'association ou commissurales, mais encore et principalement par la substance grise centrale. Celle-ci se continue avec la substance réticulée du bulbe, et ainsi sont établies les connexions nécessaires

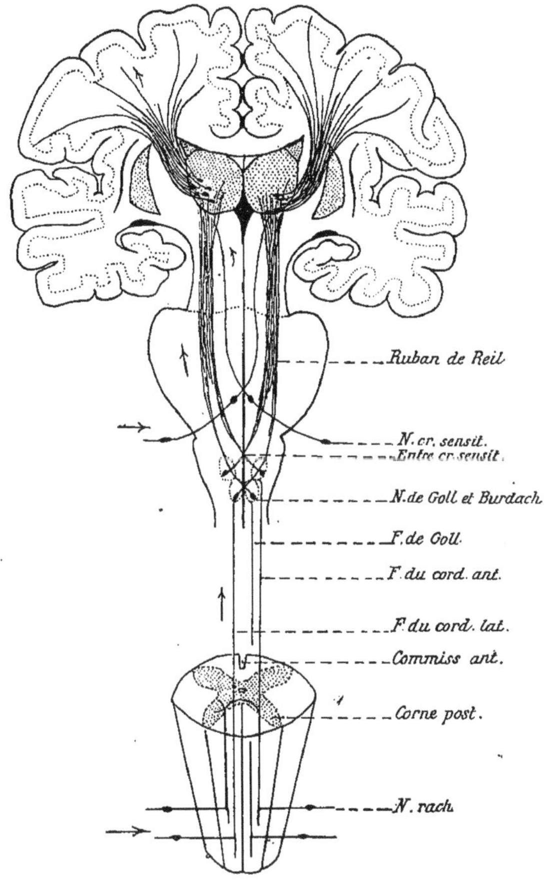

Fig. 57. — Champ sensitif avec ses deux ordres de fibres principales (d'après Morat et Doyon).

à la conduction de la sensibilité entre la moelle et le bulbe rachidien. A ce niveau existent du reste aussi des fibres commissurales et les fibres d'association. Mais au delà se trouve un faisceau sensitif véritable, le *ruban de Reil* formé en majeure partie des fibres provenant des noyaux de Goll et de Burdach ; il est grossi, sans doute pendant son passage dans la moelle allongée et la protubérance, par l'adjonction de nouvelles fibres sensitives émanées des noyaux terminaux des nerfs vague, glosso-pharyngien, acoustique et trijumeau.

Après s'être entre-croisé avec son congénère dans l'espace compris entre les deux olives, le ruban de Reil traverse successivement le bulbe où il présente une forme triangulaire à base postérieure, la protubérance où il s'aplatit, s'élargit, s'éloigne un peu du faisceau pyramidal et se trouve en contact avec la racine longue du trijumeau, le pédoncule cérébral où il occupe la partie inférieure de la calotte immédiatement au-dessus du locus niger.

A ce moment on peut distinguer trois parties dans le ruban de Reil : une externe (voie acoustique), une médiale (voie à fonction obscure), une principale (voie sensitive).

Cette voie sensitive comporte d'abord quelques fibres qui vont dans la région du pied du pédoncule former le ruban du pied (Hösel), pour de là gagner l'écorce des circonvolutions insulaires. De plus sa portion principale pénètre, en partie seulement, dans la capsule interne, le reste aborde la partie inféro-externe de la couche optique où se produit une interruption complète du faisceau sensitif (Alph. Rigollet [1]).

En résumé, le ruban de Reil au point de vue physiologique constitue par sa partie essentielle (fibres longues ascendantes) une voie centripète qui fait suite aux fibres des cordons postérieurs de la moelle. Mais, écrit Long [2], aucun fait anatomique, physiologique ou pathologique ne permet actuellement d'en faire la voie unique de transmission de la sensibilité générale de l'isthme de l'encéphale à la base du cerveau. D'autre part, on ne peut accepter sans réserves les théories qui définissent le rôle respectif des voies longues, des voies courtes et de la substance grise dans la transmission des diverses sensations tactiles douloureuses, thermiques, musculaires.

La *couche optique* est en relation avec la totalité de l'écorce cérébrale par la couronne rayonnante qui comprend deux systèmes de fibres : *cortico-thalamiques* et *thalamo-corticales*.

Les voies centripètes (ruban de Reil médian et fibres courtes de la calotte) s'arrêtent dans le thalamus, d'où repart un autre système (fibres thalamo-corticales) qui passent par la capsule

1. Alph. Rigollet, Contribution à l'étude de l'hémianesthésie organique. *Thèse*, Lyon, 1900, n° 181.

2. Long, Les voies centrales de la sensibilité générale, p. 36, 71, 92. *Thèse*, Paris, 1899, n° 228.

interne. Toutefois il n'existe pas de faisceau sensitif distinct dans le segment postérieur de la capsule interne ; les fibres centripètes sont mélangées avec les autres fibres verticales ou transversales et en particulier avec les fibres de la voie pyramidale qui occupent le genou et le segment postérieur de la capsule interne jusqu'à la région retro-lenticulaire exclusivement.

Enfin nous avons déjà signalé comment les excitations se diffusaient sur le trajet des voies sensitives et dans l'écorce cérébrale.

Troubles de la sensibilité par déficit fonctionnel dans les coups de feu de la région rolandique.

Dans la région rolandique, avons-nous dit, il n'y a pas indépendance des zones sensitives et des zones motrices. Déjerine[1] professe que les centres de la sensibilité y occupent les mêmes parties de l'écorce que les centres moteurs, et la plupart des expérimentateurs s'accordent à regarder l'ensemble de la région comme un centre cortical moteur et sensitif. Une lésion destructive, par exemple celle de l'aire du pouce, provoque la perte des mouvements volontaires, une anesthésie tactile, une abolition de la faculté de localisation, de la conscience du sens musculaire et de celle de la position du pouce. L'étendue et la gravité de ces phénomènes de déficit dépendent de celles de la destruction corticale. Si une minime partie de l'aire du pouce seulement a été détruite, la sensibilité tactile peut persister dans ce doigt, quoique la faculté d'y localiser exactement les impressions tactiles soit perdue. Horsley découvrit ce fait en demandant à ses patients d'indiquer, les yeux bandés, avec l'index de la main un point légèrement touché, par exemple la dernière articulation du pouce ; les malades localisaient ce point non là où le contact avait lieu sur le pouce, mais sur le poignet.

1° *Anesthésie* ou *hypoesthésie,* c'est-à-dire perte ou affaiblissement des impressions que provoquent les attouchements légers.
2° *Perte de la perception stéréognostique,* c'est-à-dire l'impossibilité de reconnaître les objets d'après les seules indications du toucher.

1. Déjerine, Contribution à l'étude des localisations sensitives de l'écorce. *Revue neurol.*, 15 mars 1893.

3° *Akinesthésie,* c'est-à-dire perte des représentations conscientes de l'attitude et des mouvements des membres; telles sont les trois rubriques sous lesquelles peuvent être rangés les troubles sensitifs causés par les lésions de la région rolandique.

D'après Raymond[1], le trouble sensitif symptomatique d'une lésion corticale, réalise les caractères suivants :

a) Il est rarement total ;

b) Il affecte de préférence la sensibilité musculaire, puis la sensibilité thermique, ainsi que les différents modes de sensibilité profonde qui ont pour résultante la perception stéréodiagnostique ;

c) Il est rarement étendu à tout un côté. Plus rarement encore il présente une intensité homogène dans toute l'étendue du territoire qu'il occupe ; cela doit se dire surtout de l'anesthésie superficielle, qui se réduit presque toujours à de l'*hypoesthésie.* Enfin il peut affecter une distribution monoplégique, c'est-à-dire se limiter à un membre ou à un segment de membre.

a) Anesthésie. — Sous la rubrique *anesthésie* on range le trouble de sensibilité caractérisé par la perte de la sensibilité tactile superficielle. Trop souvent du reste dans les observations les autres désordres sensitifs ne sont pas signalés faute d'avoir été recherchés, et sont compris sous le terme général d'anesthésie. La recherche clinique des troubles de la sensibilité superficielle ou cutanée comporte :

1° La recherche de la sensibilité au contact, laquelle sera pratiquée par l'attouchement d'un point du tégument avec un objet n'ayant pas une température différente de la région examinée, recherche qui sera poussée jusqu'à la production de la douleur par piqûre avec une aiguille.

2° La localisation du contact, c'est-à-dire de la région touchée.

3° Le discernement de deux contacts simultanés grâce à l'expérience bien connue du compas de Weber.

4° La recherche de la sensibilité thermique, c'est-à-dire la distinction du chaud et du froid, pour laquelle on conseille l'emploi de flacons contenant de l'eau à 10 ou 15° pour le froid, à 40 ou 50° pour le chaud.

5° On peut encore étudier la sensibilité électrique cutanée,

1. Raymond, *Cliniques de* 1898-99, p. 130.

c'est-à-dire déterminer le minimum de sensation produit par un courant et le minimum de douleur.

Observation. — Otis[1].

Georges W. Eastlick, 30 ans, est blessé le 9 juin 1862 par une balle qui lui fracture et déprime la bosse pariétale gauche en se fendant sur le bord de la table externe. Rendu insensible par le coup, il peut au bout de quatre heures quitter le champ de bataille et subir l'extraction du projetile.

15 *juin.* — L'état général est bon, mais il existe une grande confusion mentale, de la perte de la mémoire, une diminution marquée de la force et de la *sensibilité* dans le bras droit, des contractions légères persistantes sans cesse augmentant dans les doigts.

23 *juin.* — Anesthésie à l'éther, extraction de la portion osseuse déprimée (cercle de 2 centimètres environ de diamètre). Une demi-heure après l'opération on constate que la *sensibilité est revenue* dans le bras droit et que la main, jusque-là sans force, l'avait recouvrée.

Après avoir été maintenue ouverte pendant deux mois pour permettre l'écoulement du pus, la plaie guérit rapidement.

En regard de cet exemple de disparition rapide de l'anesthésie après l'intervention, il nous suffira de rappeler le fait du blessé de Knapp (page 196) qui, un an après sa lésion accidentelle, présentait encore de la diminution de la sensibilité tactile. Le lecteur trouvera dans les observations rapportées plus loin des faits de même ordre.

A propos de la perte de la sensibilité tactile nous sommes amenés à étudier l'*anesthésie à la douleur*.

Le clinicien distingue en effet l'une de l'autre la perte de la *sensibilité au toucher* et celle à *la douleur*. Or il importe de préciser que la douleur n'est pas une sensation, il n'existe ni organes périphériques, ni nerfs, ni centres nerveux spécialement affectés à la douleur qui n'est qu'une *modalité* de la sensation. Toute excitation d'un nerf sensible : mécanique, thermique, chimique, électrique, trophique..., peut produire de la douleur que l'excitation porte sur les expansions, le parcours ou le centre de ce nerf.

La douleur, comme le plaisir, apparaît comme un phénomène de sommation d'excitations perçues par le télencéphale. La dou-

1. Otis, *Surgical and medical history of the war of the rebellion-Surgical*, vol., First Part, p. 231.

leur en particulier résulte d'excitations produites, soit par un traumatisme, soit par un foyer d'inflammation, soit par des lésions irritatives ou destructives des centres nerveux. Le plaisir est l'effet d'une stimulation persistante d'un point du tégument, stimulation dont le ton affectif peut passer insensiblement du sentiment du plaisir à celui de la douleur (Soury[1]).

Signalons en passant que la conduction centrale des impressions dont la somme détermine la douleur, quand sont réalisées les conditions nécessaires de durée et d'intensité de ces impressions aussi bien que celles de l'état d'excitabilité des centres nerveux, a certainement lieu par la substance grise de la moelle épinière. La lésion de la syringomyélie, le gliome qui creuse et détruit la partie centrale de la substance grise de la moelle épinière sur une hauteur variable, provoque la dissociation des divers modes de la sensibilité : analgésie et thermo-anesthésie avec conservation de la sensibilité, tactile, musculaire, articulaire (Soury). Cette donnée nous sera utile quand nous étudierons les coups de feu de la moelle.

b) Kinesthésie. — Tout mouvement provoque un faisceau d'impressions qui émanent de la peau, des muscles, des aponévroses, des tendons, des surfaces articulaires... Ce groupe d'impressions perçues demeure à l'état de résidus dans la mémoire comme un tout d'apparence homogène, comme un signe d'un événement moteur antérieur, et ce symbole doit devenir une réalité chaque fois que le même mouvement isolé ou associé se reproduit (Soury). Telles sont les *sensations kinesthésiques* (κίνησις = mouvement), sensations que l'on peut qualifier d'internes par opposition avec les sensations émanées des organes des sens ou liées à la sensibilité tactile des téguments. A remarquer de plus que si les sensations d'origine externe sont provocatrices de mouvements, ceux-ci sont dirigés, modérés, adaptés par les sensations kinesthésiques que ces mouvements provoquent.

D'après Grasset[1] *l'appareil nerveux kinesthésique* s'étend de la périphérie aux centres corticaux et sur toute son étendue est distinct de l'appareil nerveux de sensibilité générale.

1. Soury, *Système nerveux central, structure et fonctions*, p. 1305.

1. Grasset, Étude clinique de la fonction kinesthésique (sens musculaire). *Congrès internat. de neurol.*, 1900, p. 127.

A la périphérie il part des muscles, des surfaces articulaires et des parties voisines, pénètre dans le canal rachidien par les racines postérieures, puis ces voies centripètes occupent les cordons postérieurs, ne s'entre-croisent pas dans la moelle, mais probablement dans les pyramides comme le faisceau pyramidal et vont par la capsule interne (peut-être par le noyau caudé) et le centre ovale jusqu'à la zone périrolandique de l'écorce, peut-être plus spécialement à l'écorce de la pariétale ascendante: les centres kinesthésiques étant voisins, mais distincts, des centres moteurs et des centres de sensibilité générale.

Les *troubles des sensations kinesthésiques* méritent d'être distingués suivant qu'ils sont en rapport avec les *mouvements passifs* ou avec les *mouvements actifs*.

Un malade a perdu la notion de position de son membre; ses jambes s'égarent dans son lit, il ne sait plus si elles sont pliées ou étendues. Lorsqu'on lui ferme les yeux, on peut lui faire prendre toutes les attitudes du mannequin d'atelier. Il a perdu la sensibilité tactile, il ne sent plus ses draps, il a de plus perdu la sensibilité tactile profonde, puisqu'il ne sent plus les mouvements passifs qui sont imprimés à ses membres. En effet lorsque les rapports de contact changent entre les différentes parties des tissus sous-cutanés, nous en sommes avertis par les frottements des membranes les unes sur les autres. Le tissu conjonctif, comme les synoviales, comme les tendons, comme les ligaments, a ses nerfs de sensibilité générale. Un *mouvement passif*, mouvement communiqué à un segment de membre en dehors de l'influence de la volonté, peut modifier assez les rapports de contiguïté d'un muscle avec son aponévrose d'enveloppe pour que le sujet en expérience soit informé du déplacement. Lorsque la direction et l'étendue des mouvements passifs échappent à la conscience, il faut supposer une abolition de la sensibilité générale profonde.

Si le trouble de perception se rapporte à des *mouvements actifs*, alors il convient d'invoquer une perte du *sens musculaire*. Celui-ci en effet informe le moi de l'effort musculaire accompli pour vaincre une résistance. La fibre striée possède une sensibilité propre dont la mise en jeu excessive aboutit à la douleur. Un sujet auquel on électrise un muscle se rend bien compte du siège de la contraction provoquée. L'ataxique, qui a perdu sa sensibilité musculaire, donne à ses muscles un ordre de contraction auquel ils obéissent, mais comme il n'est pas informé de l'étendue du raccourcissement des fibres musculaires, il imprime au membre une impulsion qui n'est pas en rapport avec l'effort à produire (Brissaud). Dans ce cas, il s'agit de perte du sens musculaire par lésion du faisceau sensitif afférent des impressions kinesthésiques, mais, et ceci intéresse notre sujet, il peut y avoir perte du sens musculaire par destruction des centres corticaux kinesthésiques, c'est-à-dire que la lésion anatomique de l'écorce rolandique entraîne l'abolition des conditions du réveil des impressions kinesthésiques, et par suite l'ataxie plus ou moins prononcée des mouvements volontaires qu'elles ne guident plus.

La recherche des troubles de la sensibilité tactile profonde comporte l'étude :

1° de la sensibilité à la pression ; la main étant en résolution appuyée sur une surface solide, on pourra employer le baresthésiomètre d'Eulenburg à poids sériés.

2° de la sensibilité osseuse, comme le conseille Egger[1], à l'aide d'un diapason dont le pied est placé en regard de la surface osseuse, les sensations vibratoires étant conduites principalement par les os et le périoste, non par la peau et les parties molles ;

3° de la sensibilité articulaire par les mouvements de torsion des articulations des doigts et du poignet;

4° de la sensibilité électro-musculaire ;

5° des sensations provoquées par la contraction musculaire, sensation de poids étudiée, comme le conseille Bourdicaud-Dumay[2], par le procédé de Weber, c'est-à-dire en suspendant aux phalanges ou à la paume de la main de petites balances sur lesquelles on mettra des poids sériés ou, comme le veut Grasset[3], en faisant tenir au sujet, à bras tendu horizontalement, un fil auquel est attaché un petit plateau portant un poids. Un aide soulève doucement un coussin jusqu'à rencontre du plateau, et le sujet doit signaler le moment précis d'allègement. Chez des sujets sains on trouve que le poids minimum de dix grammes suffit pour permettre une réponse.

1. Max Egger, De la sensibilité osseuse. Sur l'étude de la sensibilité osseuse dans diverses affections du système nerveux. *Mémoires de la Soc. de biol.*, 27 mai 1899, p. 423 et 425.

2. Bourdicaud-Dumay, Recherches cliniques sur les troubles de la sensibilité générale, du sens musculaire et du sens stéréognostique dans les hémiplégies de cause cérébrale. *Thèse*, Paris, 1897.

3. Grasset, *Congrès de neurol.* 1900.

6° étudier le mouvement actif en faisant faire au malade les yeux fermés des mouvements d'une certaine précision.

Nous n'avons trouvé aucune observation suffisamment bien prise pour être relatée comme exemple d'akinesthésie à la suite de coup de feu de la région rolandique.

Perte du sens stéréognostique ou *stéréoagnoscie*. — Sous le nom de *sens stéréognostique* (στερεος = solide), on désigne le sens qui permet la perception de la forme des objets dans l'espace par le toucher, ou encore la faculté d'apprécier correctement, les yeux fermés, la forme des corps géométriques placés dans la main. En réalité, il s'agit plutôt d'une synthèse toute psychique des diverses sensibilités superficielles et profondes. Il est par suite impossible d'établir un rapport entre la perte du sens stéréognostique et celle de telle ou telle sensibilité : la perception de la forme dépend de toutes les sensibilités, mais d'aucune en particulier, un sens pouvant être suppléé par un autre.

La perte du sens stéréognostique est caractérisée par l'abolition des images commémoratives tactiles fournies par un objet. L'impossibilité de rapprocher les sensations, éprouvées à un moment donné de celles antérieurement produites par le même objet, entraîne l'impossibilité de le reconnaître, de décrire sa forme, de la désigner exactement; il y a *paralysie tactile*. Tout au moins la description trahit de graves lacunes de perception. La liaison des impressions distinctes, coexistantes ou successives, fait défaut, il y a trouble de coordination sensitive ou *ataxie sensitive* (Flechsig).

En passant nous ferons remarquer que, si la recherche du sens stéréognostique avec la main malade, permet de constater sa disparition, chez le même sujet au même moment, l'examen clinique pratiqué avec la main saine fournit un résultat tout autre. Celle-ci a conservé sa puissance stéréognostique. Il faut donc admettre que la représentation de l'objet existe doublement dans le cerveau, suivant qu'elle a été acquise par la main droite ou par la main gauche.

Enfin il convient de distinguer la *stéréoagnoscie* de l'*asymbolie tactile* Normalement, à l'image brute d'un objet s'associe une foule d'images les concernant, correspondant à son usage par exemple. S'il existe une rupture des voies d'association entre les différentes parties de l'écorce, la perception stéréognostique d'un objet pourra exister, le malade pourra indiquer la forme de cet objet, mais il sera incapable d'en donner la signification et l'usage (Brécy [1]). Ce sera l'*asymbolie tactile*, analogue à la cécité psychique, comme la *stéréoagnoscie* est analogue à la cécité verbale.

Le fait suivant trouve sa place ici comme exemple de paralysie tactile.

OBSERVATION. — DUBBERS [2].

J... reçut dans la campagne de 1870, à Woerth, dans la tête, une balle qui ne put être retrouvée. La blessure guérit très lentement : paralysie de la moitié gauche du corps ; ce ne fut que dans les premiers jours de juin 1871 que J... put quitter le lazaret après guérison complète de la plaie. Une cicatrice triangulaire, profonde d'environ un demi-centimètre et étroitement adhérente à l'os, siégeait à 5 centimètres au-dessus de l'oreille droite. La paralysie de la moitié gauche du corps avait complètement disparu. J... accusait une sensation de fourmillement dans cette partie du corps et dans la main gauche ; la sensibilité ne semblait pas diminuée. En outre, il se plaignait d'éprouver après une station un peu prolongée, dans la marche, et après tout mouvement du corps un peu rapide, une sensation de vertige et de congestion du côté de la tête, si bien qu'il devait se retenir pour ne pas tomber. J... fut donc pensionné. Il se maria et eut plusieurs enfants dont cinq vivent bien portants.

Dès 1871, avaient éclaté, avec perte de conscience, des accès convulsifs dans la moitié gauche du corps. D'abord assez rares, ils devinrent de plus en plus fréquents, lorsque J... s'adonna à la boisson. Aux altérations du caractère (J... était devenu irritable, querelleur...) s'ajoutèrent à partir de 1890 un trouble mental, des hallucinations de la vue, des impulsions à commettre des actes de violence et des fugues. Dans les intervalles J... présentait de la confusion mentale. Depuis 1892, il aurait eu quatre accès et plus par jour. Devenu dangereux, il fut enfermé le 30 janvier 1894. Son état parut ensuite devenir moins mauvais dans les intervalles des accès qui survenaient surtout la nuit, éclatant tout à coup, sans symptômes prémonitoires. Leur durée était très courte et sans stade clonique bien net. Le malade indiquait lui-même qu'après une sensation de contraction partie de la main gauche, l'aura envahissait le bras, puis la jambe gauche, enfin la tête et alors « il était parti ». Souvent il ne remarquait qu'il avait eu des convulsions qu'en constatant qu'il avait uriné sans le savoir. Quand les attaques se succédaient rapidement, trois à quatre par nuit, un état de confusion halluci-

1. M. Brécy, Les troubles de la sensibilité dans l'hémiplégie d'origine cérébrale. Thèse, Paris, 1902, n° 383, p. 62.
2. Dubbers, Ein Fall von Tastlähmung. *Neurol. Centralbl.*, 1897, p. 61.

natoire, avec anxiété et impulsions violentes, suivait ces accès : le malade rampait sous les lits ou sautait dessus, il aboyait ou faisait entendre un rire spasmodique. Le souvenir de ces épisodes ne persistait que faiblement. Les attaques diminuèrent de plus en plus jusqu'à la sortie de l'asile en 1896.

J... est un homme fort, bien nourri, de mine intelligente, un peu maussade ; la moitié droite de la face est plus faiblement innervée que la gauche. Le crâne est grand, dolichocéphale, la bosse frontale droite est plus avancée que la gauche. Sur le pariétal droit, 7 centimètres au-dessus du conduit auditif externe, l'os présente une perte de substance où l'on peut introduire le bout de l'index ; on y sent nettement les battements artériels. Les parties environnantes, l'écaille du temporal surtout, proéminent un peu et sont sensibles à la pression. Il existe aussi une zone d'hyperesthésie, large comme la main, sur le pariétal gauche. Quant au contact de la cicatrice elle-même, il est douloureux et provoque chez le malade de l'agitation et de l'anxiété ; il n'en résulte pourtant ni convulsion, ni aucun autre phénomène d'irritation. Les pupilles égales réagissent bien ; point de troubles des muscles oculaires ; pas de rétrécissement du champ visuel; sens chromatique normal. Ouïe des deux oreilles également bonne. Pas de déviation ni de tremblement de la langue. Les saveurs sont bien perçues ; il dit éprouver parfois une sensation de goût sucré. Olfaction normale. Langage intact. Rien dans les organes internes. A l'examen, il existait sur la moitié gauche du corps, comparée à la droite, *une légère diminution de la sensibilité au contact, en même temps qu'un certain degré d'hyperalgie* : le contact y était moins exactement localisé. La musculature des extrémités gauches présentait un léger degré de rigidité et le tissu cellulaire sous-cutané y était plus lâche et plus mou qu'à droite ; à l'état de repos la main gauche est un peu fléchie sur le poignet : hyperextension des doigts dans les trois articulations ; mobilité passive conservée dans toutes les articulations ; les mouvements actifs sont incoordonnés, maladroits, troublés par des mouvements involontaires, dépassant le but, mais tous les mouvements isolés peuvent être exécutés. J... ne peut toutefois prendre de la main gauche sur une table de petits objets, tels qu'épingles, pièces de monnaie, clef de montre, ni boutonner son habit. Si l'on place ces divers objets entre les doigts de la main gauche, J... ne peut les tenir, les laisse tomber, surtout s'il a les yeux fermés.

Examiné au point de vue de la *paralysie tactile,* J... a les yeux bandés et dans la main gauche on lui place divers objets. Il en reconnaît bien les propriétés générales et peut dire s'ils sont grands, petits, minces, longs, courts, rudes, lisses, ronds, anguleux, durs, mous pesants, légers, chauds, froids, humides, mais il *ne peut en reconnaître la nature,* ce qu'il fait très bien avec la main droite.

Un cigare dans la main gauche.	je ne puis dire ce que c'est.
Porte-monnaie.	cela pourrait être une petite brosse.
Bague.	je ne sais ce que c'est.
Couteau de poche.	chaud, sort de la poche.
Mouchoir de poche.	mou, ce peut être une brosse.

Clef de serrure.	c'est encore le couteau de poche.
Manchette.	j'entends un bruit de froissement, c'est du papier.
Peigne de poche.	un couteau.
Grosse pierre.	c'est froid et dur, je ne sais ce que c'est.
Éponge.	c'est dur, non, mou ; cela paraît humide.
Pomme de terre.	ce pourrait être un couteau, ou une brosse, paraît dur.
Porte-crayon.	c'est long, je ne puis dire ce que c'est.
Œuf.	froid, dur, léger, n'a point d'angles.
Dé..	petit, anguleux.
Balle.	mou.
Flacon de médicament. . . .	froid, point gros, peut-être rond.
Clef de montre..	il n'y a rien ; je ne puis sentir en tout cas s'il y a quelque chose.
Une pièce de un mark. . . .	il n'y a rien, je ne puis rien sentir.

Dans ce cas, comme du reste dans les similaires, les troubles de la mobilité et de la sensibilité qui existaient à l'origine, se sont de tous points améliorés : seule la paralysie tactile a persisté, sans qu'un indice même de restitution fonctionnelle ait pu être constaté et cela pendant 25 ans.

Quant au siège même de la lésion cause de ce trouble nerveux, Dubbers comme Wernicke le localise dans l'hémisphère droit, sans doute à la limite du tiers moyen et du tiers inférieur de la pariétale ascendante ; la frontale ascendante ne doit pas faire partie du foyer, il faudrait plutôt admettre qu'une portion de la région limitrophe du lobe pariétal, en particulier du gyrus supramarginalis, participe à la lésion.

Troubles de la sensibilité par irritation fonctionnelle de l'écorce rolandique.

L'excitation expérimentale de l'écorce rolandique chez l'homme provoque des perceptions sensitives, perceptions que le patient rapporte à la région du corps dont le centre sensitivo-moteur se trouve exploré. C'est ainsi que Bartholow[1], répétant les expé-

1. Bartholow, Recherches expérimentales sur les fonctions du cerveau de l'homme, *The Amer. Journ. of the med. Sc.*, 1874 (*Revue des Sciences méd.*, 1874).

riences de Ferrier sur une femme dont une partie du crâne était détruite par un cancroïde, obtint une contraction musculaire et une sensation désagréable de fourmillement dans les membres du côté opposé.

Dana[1], chez un trépané au niveau de la partie moyenne de la frontale ascendante, excite directement par l'implantation d'électrodes les centres du membre supérieur gauche et, après constatation des mouvements obtenus, il interroge le patient sur ses sensations. Celui-ci au moment où le bras s'était levé, y avait éprouvé « un sentiment d'engourdissement et de pesanteur, comme lorsqu'on exerce une pression sur un tronc nerveux périphérique ». Or, remarque Soury, on peut produire la même paresthésie par une stimulation diffuse des nerfs tactiles de la peau (friction avec un morceau de coton par exemple). En d'autres termes, une même sensation est ressentie dans le bras, qu'on excite la région correspondante de l'écorce cérébale ou qu'on provoque sur ce membre des sensations en excitant la peau.

Chez les blessés on peut également constater des troubles subjectifs de même nature, qu'il convient une fois pour toutes de distinguer de la douleur de tête diffuse, provoquée elle aussi par la blessure, mais qui doit être plutôt le fait d'une lésion méningée.

Observation. — Billet (inédite).

Un sous-officier couché se tire deux balles de revolver dans la tempe droite. La première pénètre à 3 centimètres en arrière de l'angle externe de l'œil et le blessé a la sensation que son œil est projeté en avant. La seconde, tirée 3 centimètres plus en arrière, lui immobilise le maxillaire inférieur et lui provoque une *sensation d'engourdissement et de parésie du bras droit* qui le met dans l'impossibilité de se frapper à nouveau et de saisir le cordon de sonnette suspendu à la tête du lit.

Quelques heures plus tard cette sensation particulière a disparu, il persiste seulement de la lenteur dans les réponses et un trouble léger de la région de l'œil droit.

La mise à nu de l'écaille du temporal permet de constater une fracture esquilleuse sans ouverture de la dure-mère.

Le blessé guérit.

1. Dana, An experimental study of the seat of cutaneous sensations. *Medical Record*, 13 mai 1893.

Observation. — Fleury[1].

Un jeune homme se tire un coup de revolver dans la tempe gauche, il peut faire quelques pas en s'appuyant sur le bras de la personne qui l'a relevé; mais, au moment de l'examen, il existe une paralysie de tout le côté correspondant à la plaie. La sensibilité est conservée dans le bras, car, si on pince les doigts gauches, la main droite vient éloigner l'agent douloureux. A droite, au contraire, il existe une *hyperesthésie* assez remarquable. Les membres supérieur et inférieur droits sont animés de mouvements cloniques, la jambe était alternativement allongée et fléchie, le pied exécutant une série d'oscillations et la main, tour à tour ouverte et fermée, imprimant des mouvements de torsion aux objets qu'elle saisit.

A cette période, pendant laquelle le blessé pousse des cris plaintifs, succède une période de calme qui, elle aussi, dure une ou deux minutes. Toute la nuit et une partie du lendemain ces crises se succèdent.

Le premier jour, le *côté gauche de la face et du cou fut d'une sensibilité tellement vive* que le blessé poussait des cris pour peu qu'une goutte d'eau touchât la plaie ou qu'on imprimât à la tête quelques mouvements pour changer les pièces de l'appareil. Le patient ne prononce aucune parole, mais semble vouloir faire quelques efforts pour parler, il ouvre les yeux à l'appel de son nom, il prend de la main droite le verre qu'on lui offre et s'essuie après avoir bu.

Cet état persista sans changement notable pendant 3 jours. R. calme, P. plein entre 50 et 60, T. entre 37° et 38°. Le blessé paraissait dormir.

Le 3e jour. T. 40, P. 100 avec des irrégularités ; œdème du cuir chevelu au pourtour de la plaie.

Le 5e jour R. stertoreuse et le 6e mort.

L'autopsie montre une infiltration purulente assez étendue sous le cuir chevelu. Un trou ovalaire de 5 millimètres situé un centimètre au-devant de la suture fronto-pariétale gauche. La balle a traversé les deux hémisphères en y creusant un trajet dans lequel on pourrait introduire le doigt; il est dirigé obliquement à droite et en arrière, passe à 2 millimètres au-dessus du corps calleux, se coude au niveau d'une empreinte laissée à l'extérieur de la paroi crânienne droite par le projectile qui a gagné le lobe postérieur droit du cerveau. On trouve dans le trajet du sang, du pus, quelques esquilles ; ses parois sont ramollies. Les vaisseaux de l'encéphale sont très congestionnés et leur déchirure a provoqué un hématome assez abondant pour comprimer le lobe cérébral droit.

1. Fleury, Coup de feu dans la région temporo-faciale gauche. *Bulletin de la Soc. de chir.*, 11 décembre 1878, p. 798.

VIII

RÉGION ROLANDIQUE. — RÉGION MOTRICE.

IMAGES MOTRICES. — CENTRES SENSITIVO-MOTEURS OU PSYCHO-MOTEURS.

CENTRES PSYCHO-MOTEURS. — Nous avons dit que, aux multiples éléments nerveux de l'écorce rolandique aboutissent des voies nerveuses corticopètes, voies d'excitations sensitives parties des téguments ou de l'intimité même des tissus. De l'impression que ces excitations produisent dans les cellules corticales persistent des résidus, des *images* localisées dans des centres anatomiquement plus ou moins bien limités, lesquels répondent à des départements sensitifs appelés par un abus de langage *centres moteurs*.

La seule et unique propriété de la cellule nerveuse est en effet la sensibilité, mode spécial de l'irritabilité. Il n'y a pas plus de centres moteurs que de cellules motrices dans l'écorce cérébrale, pas plus que dans le reste du névraxe. Les réactions motrices de l'organisme sont le fait non des cellules nerveuses pyramidales et radiculaires et des prolongements de ces cellules, mais des appareils périphériques de contractilité avec lesquels les régions de l'écorce et de la moelle sont par ces prolongements en rapport anatomique et fonctionnel (Soury[1]).

Ces centres, appelés encore *sensitivo-moteurs,* sont loin d'être indépendants ; des fibres d'association les solidarisent entre eux d'une part, avec les autres régions de l'écorce d'autre part. C'est qu'en effet le substratum anatomique de l'idée d'un objet concret (comme animal, fleur), voire celle d'un mot, est une associa-

1. Soury, *Système nerveux central, structure et fonctions*, p. 1490.

tion d'images ou de résidus d'un grand nombre de perceptions, persistant dans les cellules nerveuses de l'écorce, association réalisée par des faisceaux sans nombre et orientés en toutes directions, assurant le réveil successif, en apparence simultané de toutes les activités élémentaires qui concourent à l'apparition de l'idée. Celle-ci, une fois organisée, peut être excitée par chacun des éléments qui la constituent, toujours grâce aux faisceaux d'association unissant synergiquement les groupes d'images élémentaires localisés dans les divers territoires. En particulier, les éléments de toute « *image motrice* » ne sont que des résidus de sensations musculaires, articulaires, et partant des « *images sensitives* » et les conditions anatomiques et physiologiques du réveil de celles-ci se trouvent réalisées dans chaque territoire cortical de projection des organes des sens. Les images sensitives sont partout associées aux images sensorielles (Soury).

Or, par un mécanisme qui n'est autre que la manifestaton de la tendance normale que possède l'élément nerveux de réagir à l'excitation, la formation de ces idées motrices aboutit à la mise en jeu de l'appareil moteur. En particulier, considérés comme *centres d'idéation motrice,* c'est-à-dire centres des images motrices perçues par la conscience, les centres de la région rolandique commandent les mouvements volontaires, et ceci justifie le qualificatif de *psycho-moteurs* qui leur est souvent attribué.

L'expérimentation chez le singe, la clinique chez l'homme, ont permis de décomposer l'écorce de la région rolandique en un certain nombre de territoires que l'on peut considérer comme étant chacun l'*aboutissant des voies centripètes émanées d'un segment des membres du tronc, ou de la tête, et le point de départ de voies centrifuges en rapport avec la motilité des mêmes parties.* Ces divers centres sont loin de posséder des limites nettes, et, fort schématique sans doute, est la figure de la région motrice du singe telle que l'ont dessinée Beevor et Horsley (fig. 58).

Chez l'homme dans la région rolandique un schéma analogue peut être ainsi décrit d'après Brissaud[1] (fig. 59 et 60).

1° Les centres affectés aux membres inférieurs sont échelonnés d'avant en arrière, le plus antérieur correspondant au segment le plus supérieur et ainsi de suite, comme si le membre inférieur était couché le long de l'hémisphère.

1. Brissaud, in *Traité de médecine* de Charcot et Bouchard, t. VI, p. 16, édit.

2° Les centres du membre supérieur sont superposés au-dessous, comme si le membre était pendant le long du sillon de Rolando.

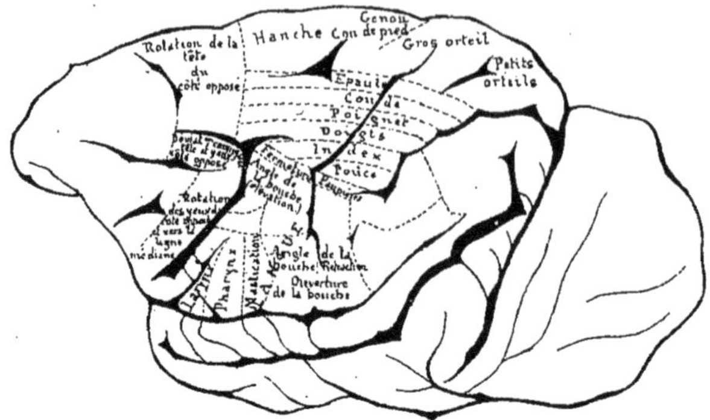

Fig. 58. — Région motrice du singe (Beevor et Horsley).

3° Le centre des mouvements du tronc, qui sont surtout à la face interne entre ceux de la cuisse et de l'épaule ; cette disposition

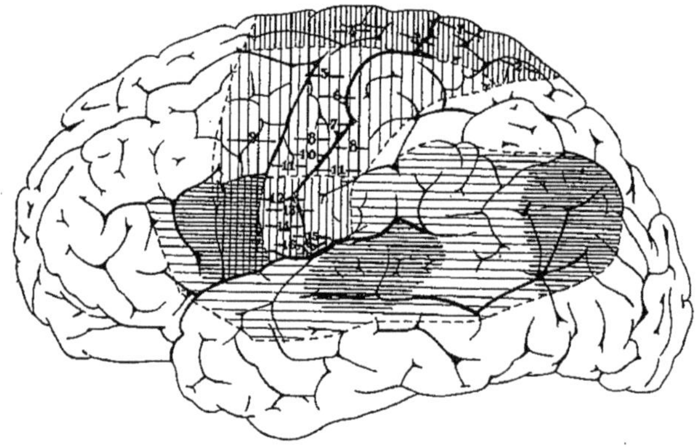

Fig. 59. — Zones sensitivo-motrices et sensorielles de la face externe du cerveau de l'homme (d'après Déjerine).

Ombres verticales. Les supérieures : zone du membre inférieur.
— Les moyennes : zone du membre supérieur.
— Les inférieures : zone de la face, du pharynx, du larynx et des masticateurs.

1, cou de pied ; 2, orteils ; 3, genou ; 4, hanche ; 5, épaule ; 6, coude ; 7, poignet ; 8, doigts ; 9, mouvements conjugués de la tête et des yeux ; 10, index ; 11, pouce ; 12, facial supérieur ; 13, facial inférieur ; 14, bouche ; 15, pharynx ; 16, larynx ; 17, langue ; 18, masticateurs.

Ombres horizontales. Zone de langage.
— Les antérieures : circonvolution de Broca ; centre des images motrices d'articulation.
— Les moyennes : circonvolution de Wernicke ; centre des images auditives des mots.
— Les postérieures : pli courbe ; centre des images visuelles des mots.

permettant la comparaison du bonhomme couché le long de l'hémisphère.

4° Le centre des mouvements de la tête, en avant de la zone motrice proprement dite, au pied de la première frontale.

5° Les centres de la face échelonnés de haut en bas et correspondant successivement à la paupière, puis à la bouche, à la partie inférieure de la région rolandique, dont ils atteignent l'ex-

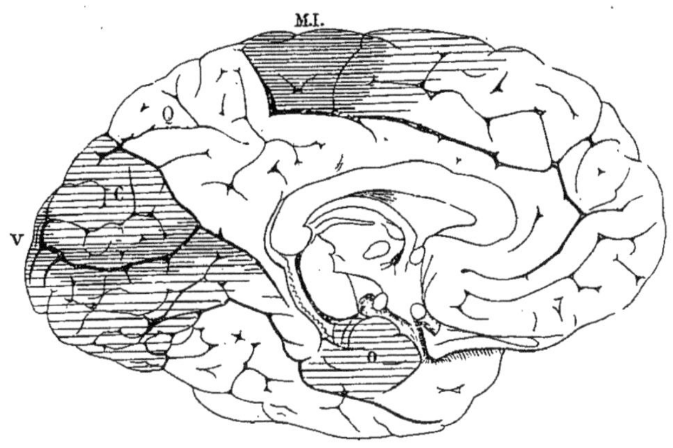

Fig. 60. — Zones sentitivo-motrices et sensorielles de la face interne du cerveau de l'homme (d'après Déjerine).
MI, zone du membre inférieur. — V, centre de la vision. — O, centre de l'olfaction.

trémité (c'est-à-dire la scissure de Sylvius), au niveau de la pariétale ascendante.

6° Le centre des mouvements des yeux en avant de la frontale ascendante au même niveau.

7° Les centres du larynx, du pharynx et de la mastication tout à fait à l'extrémité inférieure de la frontale ascendante.

Mouvement. — Avant d'étudier les troubles moteurs consécutifs aux coups de feu de la région rolandique, il importe de connaître la physiologie du mouvement à notre point de vue spécial. Ceci nous entraînera au delà des limites du sujet de ce chapitre, car l'écorce rolandique seule n'engendre pas le mouvement. Le nouveau-né n'est qu'un être spinal ; son activité est purement réflexe, elle traduit la transformation pure et simple des excitations sensitives en mouvements réflexes. Chez l'enfant l'éducation consiste pendant longtemps à supprimer ou à restreindre le plus grand nombre de ces mouvements. Des uns, certains persisteront n'arrivant jamais à la conscience, sauf modifications morbides de l'économie, tel l'ouverture du pylore pour le passage des aliments, les mouvements de la pupille sous l'action de la lumière. Ces mouvements se produisent après l'ablation du cerveau, ils ne sont pas perçus par la conscience, la volonté n'a pas de prise sur eux; mouvements *involontaires*, ils ne nous intéressent pas pour l'instant. D'autres mouvements, qui de règle échappent également à la conscience et à la volonté, peuvent cependant devenir du fait de l'attention *conscients et volontaires*, tel le clignement de la paupière, tels aussi la plupart des mouvements systématisés en vue d'une fonction définie: respiration, marche. Ici encore il s'agit de mouvements réflexes susceptibles de se produire après ablation du cerveau, comme le prouve l'expérience du pigeon privé de ses lobes cérébraux. Toutefois le cerveau ne s'en désintéresse pas absolument. Pour la marche, par exemple, il commande le départ et l'arrêt, et, tant qu'elle se poursuit, dans l'écorce rolandique des excitations parties des ligaments, tendons, muscles..., les sensations kinesthésiques, qui restent plus ou moins subconscientes, peuvent s'imposer à la conscience à un moment donné, ne serait-ce par exemple que lorsqu'elles perdent leur uniformité, ainsi lors d'un faux pas.

Nous progressons donc pour ainsi dire par échelons du *mouvement réflexe involontaire* au *mouvement réflexe volontaire*. Celui-ci se distingue du premier: *a)* parce qu'il ne suit pas immédiatement l'excitation; le réveil des images motrices, que produit l'excitation, précède l'impulsion qui, si l'incitation est suffisante, doit partir de l'écorce et mettre en branle tous les mécanismes moteurs bulbo-médullaires.

b) Parce que la forme du mouvement volontaire se caractérise par la réalisation de mouvements isolés, indépendants des mouvements d'ensemble adaptés à un but particulier.

Quant à sa nature même Wernicke nous dit[1]: « On parle de délibération, de choix, de volonté libre. C'est encore une pure illusion. D'abord la conscience d'une image motrice, ou l'idée d'un mouvement et le mouvement lui-même ne sont que des degrés d'intensité différents d'un même processus nerveux. La projection ou l'arrêt du mouvement, c'est-à-dire de l'action, dépend uniquement de ce degré d'excitation d'un groupe ou de groupes plus ou moins vastes, souvent antagonistes, de représentations. Plus un individu possède de représentations ou d'idées, plus le jeu des associations de ces images est riche et varié, plus

1. Vernicke, in Soury, *loco citato*, p. 1171.

le choix paraît libre, car il échappe d'autant aux prévisions de l'individu lui-même et de ceux qui l'observent. Mais pour qui posséderait tous les termes du problème, le résultat pourrait toujours être prédit, car il s'agit de purs mécanismes. »

Ainsi donc, *inconscient, conscient involontaire, conscient volontaire* le mouvement est un *réflexe*. Sans doute le philosophe peut voir là une négation du libre arbitre, mais à cette critique — s'il ne veut pas prendre parti — le physiologiste est en droit de répondre qu'il considère les solutions à titre de faits avec leurs causes immédiates, c'est-à-dire les motifs qui les produisent, sans rechercher si ces causes supposent des causes à l'infini ou s'il y a quelque spontanéité qui s'y ajoute (Ribot).

Voies psycho-motrices. — Quoi qu'il en soit du reste admettons que l'excitation dans le centre rolandique a provoqué une impulsion centrifuge, et recherchons ce que celle-ci devient, c'est-à-dire quelles voies elle suit pour aboutir à la mise en action des muscles. Ceci soulève la question de l'*unilatéralité* ou de la *bilatéralité fonctionnelle des hémisphères cérébraux*.

Il n'est point douteux pour moi, dit Goltz[1], que *chaque hémisphère du cerveau* est en rapport au moyen des nerfs avec tous les *muscles* et avec tous les *organes des sens* du corps entier. *Chaque territoire de la substance corticale du cerveau* est, indépendamment des autres, relié par les nerfs d'une part avec tous les *muscles* volontaires, de l'autre avec tous les *nerfs de la sensibilité*, c'est-à-dire avec tous les points sensibles des deux moitiés du corps. Les faisceaux croisés représentent seulement des voies d'un parcours plus facile que les faisceaux directs reliant les moitiés homonymes du cerveau et du corps.

Autrement on peut dire encore qu'il existe une représentation bilatérale des extrémités, du tronc et de la face dans chaque hémisphère cérébral, représentation sans doute inégale et toujours moindre pour le côté correspondant, si ce n'est quant aux mouvements du tronc, du larynx, de la face, des yeux et des organes dont les mouvements sont d'ordinaire associés et simultanés. Cette restriction s'accorde avec la nécessité d'une extirpation bilatérale des centres corticaux de ces organes pour déterminer une paralysie.

1. Goltz, in Soury, *loco citato*, p. 1038.

Quant à la structure intérieure de la voie nerveuse, qui relie l'écorce cérébrale aux cellules motrices ganglionnaires des cornes antérieures de la moelle épinière, elle présente au niveau des pyramides une variabilité extrême suivant les individus (Flechsig). Cependant d'une façon générale l'on reconnaît que des pyramides

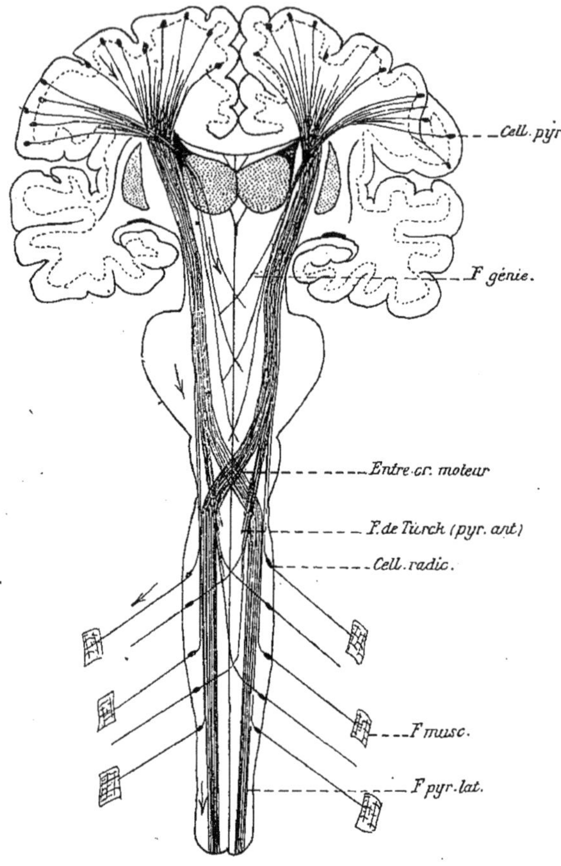

Fig. 61. — Champ moteur avec ses deux ordres de fibres principales (d'après Morat et Doyon).

de la moelle allongée des fibres descendantes vont à trois systèmes de la moelle épinière :

a) la plus grande partie de ces fibres descend dans le cordon latéral opposé,

b) la plus petite dans le cordon latéral du même côté,

c) un certain nombre reste de ce même côté et forme dans le cordon antérieur de la moelle épinière le faisceau pyramidal de Türck.

Il est aujourd'hui démontré que chaque pyramide est en rapport avec les deux cordons latéraux de la moelle épinière.

Retenons pour le moment que les deux hémisphères régissent, mais inégalement, les deux moitiés du corps et que seuls l'exercice et l'usage inégal des parties déterminent un plus grand développement relatif fonctionnel et partant anatomique de l'un des hémisphères.

Ces données expliquent que les symptômes observés peuvent être différents dans des lésions similaires de l'un ou l'autre hémisphère, que d'autre part les symptômes capitaux se trouvent du côté du corps opposé à l'hémisphère lésé, enfin que, même avec une lésion persistante, la guérison est possible par suppléance due à l'hémisphère resté sain.

Une observation de Berger peut être invoquée à l'appui de la bilatéralité fonctionnelle des régions rolandiques.

Observation. — Berger [1].

Le 13 janvier au soir une balle de revolver entre à deux travers de doigt en arrière de l'apophyse orbitaire externe gauche, à 3 ou 4 centimètres au-dessus de l'horizontale menée par la partie supérieure du conduit auditif externe. Issue de matière cérébrale.

Le blessé, aphasique, répondant aux questions par oui et non ou surtout par gestes, n'a pas de surdité verbale.

Paralysie motrice complète du membre supérieur droit, presque complète du membre inférieur qui présente un certain degré de contracture en extension. Les réflexes sont abolis dans les membres droits et fort affaiblis à gauche. *Il y a une diminution générale de la sensibilité et même de la motilité.*

Le 17 *janvier* le retour de la motilité s'accentue; les membres du côté gauche ont retrouvé l'intégralité de leurs mouvements; la contracture a disparu dans la jambe et le pied droit, le membre supérieur droit peut exécuter quelques mouvements particulièrement de l'épaule et du bras, le pouce s'écarte très légèrement.

Le 25 *janvier* l'aphasie a rétrocédé au point que le patient construit des phrases élémentaires.

Bientôt le mouvement revient de plus en plus dans le membre supérieur droit, le blessé peut tenir un objet et le serrer avec une certaine force entre le pouce et l'index, mais les mouvements de la main sont

1. P. Berger, Plaie du cerveau, *Semaine médicale*, 1889, p. 73.

dépourvus de toute précision. Le membre inférieur droit a repris également quelque force, mais c'est à peine si le patient peut se tenir debout en s'appuyant sur lui.

Le 1er *février* la plaie du crâne est guérie. De l'aphasie, il reste un peu d'embarras et d'hésitation de la parole, le membre supérieur droit permet les travaux à l'aiguille, il existe une très légère atrophie musculaire du membre inférieur que le malade traîne un peu. Céphalalgie persistante temporale gauche.

En plus de la contracture qui accompagnait la paralysie du membre inférieur du côté paralysé, l'apparition des troubles fonctionnels des deux côtés du corps mérite ici d'être mise en relief. Cette observation vient à l'appui de l'opinion sur la bilatéralité fonctionnelle de l'écorce cérébrale.

En raison de son importance fonctionnelle nous consacrerons un chapitre spécial aux lésions de la *région rolandique inférieure,* considérée comme *région motrice de la face*. Il sera question ensuite de la zone rolandique en tant que *centre moteur des membres et du tronc.*

IX

RÉGION ROLANDIQUE INFÉRIEURE — ZONE MOTRICE DE LA FACE.

ANATOMIE ET PHYSIOLOGIE

Le *centre moteur de la face* occupe l'opercule rolandique, le quart inférieur des circonvolutions rolandiques et le pied d'insertion des deuxième et troisième circonvolutions frontales. Ainsi donc, sous-jacente à la zone motrice du membre supérieur, la zone motrice de la face déborde en avant de la précédente sur le pied de la deuxième frontale, où l'excitation provoque le mouvement conjugué de la tête et des yeux *(centre de mouvement de rotation de la tête* et de *déviation conjuguée des yeux)*, tandis qu'à la même hauteur les frontale et pariétale ascendantes réagissent, comme mouvements des doigts et du pouce. Plus bas se trouve le *centre du facial supérieur* ; à ce niveau l'excitation de la frontale détermine la fermeture des deux yeux (mouvement bilatéral). Ce centre enverrait sur la pariétale ascendante un prolongement inférieur, centre du mouvement d'élévation du front et du sourcil, et, en avant de celui-ci sur la frontale ascendante à l'union des tiers moyen et supérieur de l'aire faciale, se place le *centre du facial inférieur* ou *centre zygomatique,* lequel préside à la rétraction horizontale de la commissure labiale.

D'après le schéma (fig. 62), que nous avons, donné la partie inférieure de l'aire faciale est occupée de haut en bas par les centres de la bouche, du pharynx, du larynx, et le centre masticateur. Celui de la langue se trouverait en avant de ceux-ci au pied de la troisième frontale.

Le *centre du facial supérieur* préside à l'innervation motrice de la partie supérieure de la face, en particulier des muscles frontaux et sourciliers qui, sous l'influence de la volonté, se contractent synergiquement avec ceux du côté opposé. L'action du centre à leur égard est bilatérale. Elle est différente quand on envisage son action sur le muscle orbiculaire des paupières ; ce muscle en effet peut se contracter synergiquement avec celui du côté opposé, et aussi se contracter indépendamment de lui, ce dernier mouvement acquis par l'habitude (variable suivant les sujets). De là on doit conclure que, en sus de son action bilatérale sur les deux

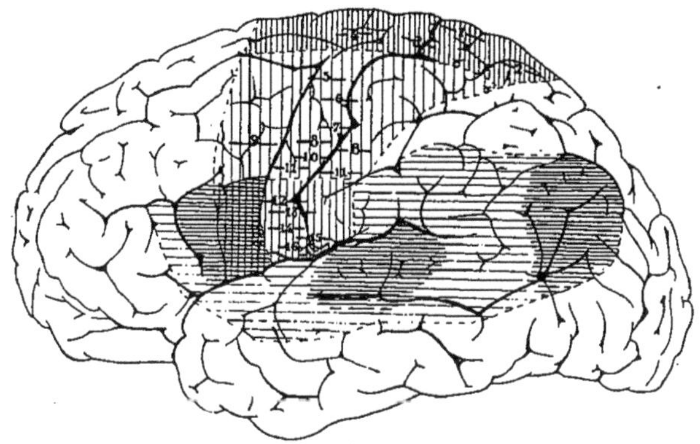

FIG. 62. — Zones sensitivo-motrices et sensorielles de la face externe du cerveau de l'homme (d'après Déjerine).

Ombres verticales. Les supérieures : zone du membre inférieur.
— Les moyennes : zone du membre supérieur.
— Les inférieures : zone de la face, du pharynx, du larynx et des masticateurs.

1, cou de pied ; 2, orteils ; 3, genou ; 4, hanche ; 5, épaule ; 6, coude ; 7, poignet ; 8, doigts ; 9, mouvements conjugués de la tête et des yeux ; 10, index ; 11, pouce ; 12, facial supérieur ; 12, facial inférieur ; 14, bouche ; 15, pharynx ; 16, larynx ; 17, langue ; 18, masticateurs.

Ombres horizontales. Zone de langage.
— Les antérieures : circonvolution de Broca ; centre des images motrices d'articulation.
— Les moyennes : circonvolution de Wernicke ; centre des images auditives des mots.
— Les postérieures : pli courbe ; centre des images visuelles des mots.

orbiculaires, chaque centre facial supérieur possède une action propre sur l'orbiculaire du côté opposé. Il en découle que 1° la destruction du centre facial supérieur provoquera une parésie des deux orbiculaires, mais surtout de l'orbiculaire du côté opposé, lequel se fermera mal lors des tentatives d'occlusion synergique des deux yeux ; 2° la lésion provoquera la perte du mouvement d'occlusion *isolée* du muscle orbiculaire du côté opposé, puisque le centre propre à ce mouvement isolé est détruit. Enfin, grâce à l'action bilatérale du centre facial supérieur respecté par le traumatisme, les muscles sourcilier et frontal sont encore innervés en vue des mouvements synergiques, aussi le clinicien non prévenu, peut méconnaître leur atteinte.

Le *centre cortical du facial inférieur*, à l'inverse du précédent, possède surtout une activité fonctionnelle *unilatérale*. La preuve en est dans ce fait que, si les muscles innervés par la branche inférieure de la septième paire d'un côté peuvent se contracter synergiquement avec leurs homonymes du côté opposé, d'ordinaire ils se contractent isolément. Ce fait explique l'altération si caractéristique de la physionomie lorsqu'un côté de la face est paralysé, le centre cortical du côté opposé n'intervenant pas comme correcteur.

Les fibres, qui relient le centre cortical du facial au noyau bulbaire, passent par la couronne rayonnante de Reil et par le faisceau géniculé de la capsule interne (peut-être les fibres correspondant à l'orbiculaire ont-elles un trajet distinct) ; plus bas, dans la partie inféro-interne du pédoncule cérébral, elles côtoient les noyaux de l'oculo-moteur commun, puis parvenues presque en regard des noyaux bulbaires du facial, elles traversent la ligne médiane pour gagner le noyau du côté opposé. Dans tout ce trajet elles cheminent côte à côte avec le faisceau cortico-bulbaire de l'hypoglosse.

Notons encore que c'est là la voie de passage des incitations motrices volontaires ; les involontaires partent d'un ganglion sous-cortical de la couche optique et suivent la calotte des pédoncules.

Les centres sous-jacents aux centres du facial peuvent être groupés selon qu'ils président aux mouvements de *mastication et de déglutition*, ou aux mouvements de *respiration et de phonation*. Situé en avant des autres le *centre de la langue* par sa partie supérieure sans doute, fait partie du premier groupe et par sa partie inférieure du second. Les autres centres également, sont presque toujours en action concordante. D'après Rethié[1] du reste, il existerait dans la région sous-thalamique un *centre de coordination de la mastication et de la déglutition* lequel est relié aux centres corticaux. Parties de ces derniers, des voies nerveuses passeraient par la partie inférieure de la capsule interne, arriveraient dans la région sous-thalamique où se trouve le centre en question. Il aurait pour fonction de déterminer sous une incitation volontaire émanée de l'écorce cérébrale, la production de

1. Rethié, in Soury, *Système nerveux central*, p. 1204.

tous les mouvements variés, combinés et coordonnés, dont l'acte de manger est la fin, c'est-à-dire des mouvements des muscles de la mastication, des lèvres, de la langue et les mouvements de la déglutition qui suivent fatalement les premiers. Ces mouvements toutefois, malgré cette intervention du centre de coordination, sont bien une réaction d'ensemble organisée comme un tout dans l'écorce du télencéphale.

Pour ce qui est de l'innervation des *muscles respirateurs,* l'importance de leur centre cortical s'efface devant celle des centres inférieurs, aussi nous n'insisterons pas, les mouvements respiratoires de règle s'exécutent en dehors de toute action volontaire. Quant au *centre phonateur* il règle en plus du mécanisme laryngé, le mécanisme de l'articulation dévolue aux muscles des lèvres, de la langue, du palais, du pharynx. Les désordres méritent particulièrement l'attention. Nous devons encore noter qu'il existe un véritable antagonisme physiologique entre la respiration et la phonation. En effet les fonctions d'adduction des cordes vocales, d'où résulte la phonation, ont sur l'écorce cérébrale une représentation d'autant plus élevée que l'on monte dans la série animale, et cette représentation est d'autant plus complète que le développement du fait de l'avancement en âge est plus parfait. Tout au contraire, les mouvements d'abduction du larynx, d'où résulte la respiration, ont une représentation corticale inverse, quant au degré de différenciation et d'activité physiologique, les mouvements d'abduction des cordes vocales pour l'inspiration et ceux d'adduction incomplète dans l'expiration dérivant surtout du bulbe. Nous devrons donc chercher, ailleurs que dans une lésion de l'écorce rolandique, l'explication des troubles respiratoires parfois si intenses chez les blessés de tête par coup de feu.

D'après Rangé [1] naissant dans la couche corticale au niveau du pied de la circonvolution frontale ascendante, peut-être de la troisième frontale et du sillon qui les sépare, le *faisceau laryngo-phonatoire* parcourt dans le centre ovale le faisceau frontal inférieur de la troisième coupe de Pitres, plus bas il est dans la capsule interne en contact avec le noyau lenticulaire, puis dans le pédoncule au niveau du tiers moyen entre le faisceau de l'aphasie et le faisceau pyramidal. On le retrouve enfin dans la protubérance, en arrière et en dedans du faisceau pyramidal jusqu'au

1. Rangé, *Société de laryngologie*, mai 1895.

moment où il se croise avec le faisceau opposé avant de se jeter dans les noyaux bulbaires.

Dans le genou de la capsule interne, les fibres seraient disposées de telle façon que le *faisceau respiratoire* serait placé en avant du *faisceau phonatoire*.

Enfin comme l'a démontré Brissaud [1], chaque hémisphère exerçant son action sur les deux moitiés de la langue, du pharynx et du larynx, en cas de lésion unilatérale de l'opercule rolandique, le trouble symptomatique sera léger ou s'atténuera rapidement, même si la lésion est profonde.

TROUBLES DE LA MOTILITÉ DANS LES COUPS DE FEU DE LA RÉGION ROLANDIQUE INFÉRIEURE.

1° Paralysie faciale par lésion des centres faciaux supérieur et inférieur. — La suppression de l'activité des centres facial supérieur et facial inférieur entraîne la rupture de l'équilibre musculaire qui assure la symétrie du visage. Alors dans l'état de repos, dit Bérard [2], les traits sont tirés vers le côté sain ; la commissure labiale du côté paralysé est plus basse, plus rapprochée de la ligne médiane, la bouche est oblique, et sa partie moyenne ne correspond plus à l'axe du corps ; les deux moitiés de la face, en un mot, ne sont plus symétriques. La moitié paralysée est située un peu en avant de la moitié saine.

Celle-ci est comme rabougrie, ridée, cachée derrière l'autre ; elle paraît avoir moins d'étendue verticale que la moitié paralysée. Dans cette dernière les traits sont comme étalés ; l'œil est plus largement ouvert ; il semble plus volumineux que celui du côté opposé. Il suit de là qu'on éprouve au premier abord, quelque difficulté à reconnaître les personnes qui viennent d'être atteintes de paralysie faciale, car l'attention de l'observateur se porte plus naturellement sur cette partie de la face qui est plus en avant et dont les dimensions sont plus considérables. Ajoutons que les plis normaux et les rides sont plus ou moins effacés du côté paralysé dont l'aile du nez s'affaisse sous le courant d'air inspiré, dont la joue flasque est soulevée par chaque mouvement

1. Brissaud, *Traité de médecine*, t. VI, p. 16.
2. Bérard, in Sappey, *Traité d'anatomie*, 1872, t. III. p. 326.

expiratoire ; par suite le siffler et le souffler deviennent impossibles ; la prononciation des labiales est imparfaite ; la préhension des aliments et leur mastication sont troublées. Vue dans la cavité buccale la langue est en position normale, mais si le sujet la tire, la pointe se dévie vers le côté paralysé sous l'action du génio-glosse du côté sain, ou simplement parce que la langue est déplacée par la commissure labiale elle-même déjetée.

Si l'on se rappelle ce que nous avons dit de l'innervation du facial supérieur, l'on comprendra l'intégrité relative de la musculature qu'il innerve. Les rides du front sont un peu effacées du côté paralysé ; la courbe du sourcil est atténuée, tandis que sa queue est rapprochée du bord orbitaire, ses mouvements sont moins faciles que ceux de son congénère. La fente orbitaire est plus largement ouverte. Dans l'occlusion volontaire ou réflexe des deux yeux, l'orbiculaire du côté paralysé est plus lâche et plus lent à se contracter. Son occlusion volontaire isolée est absolument ou à peu près impossible. La paralysie du muscle de Horner provoque de l'épiphora et trouble l'épandage des larmes sur la cornée, aussi l'œil, largement ouvert et mal humecté, est-il parfois atteint de conjonctivite et de kératite.

Enfin, tandis que les désordres précédents s'exagèrent sous l'influence des efforts de la parole, du rire, etc., l'on observe parfois la conservation de certains ensembles de mouvements liés aux diverses expressions de la physionomie : le rire, le pleurer peuvent se produire sous l'influence de stimulations psychiques appropriées et revêtent alors le caractère de mouvements automatiques ; ces derniers sont régis par le centre de coordination de mimique faciale qui siège dans la couche optique (Brissaud). Notons enfin que les réflexes, en particulier celui de la cornée, sont conservés.

La couche optique parait former un important neurone de relais dans l'appareil de la mimique faciale ; nous y reviendrons plus loin, mais dès maintenant nous pouvons la considérer comme un centre qui joue un rôle comparable à la région des trijumeaux, considérée comme centre intermédiaire pour les nerfs moteurs visuels. Par suite, pour la sémiologie des paralysies de l'appareil de la mimique, nous dit Grasset[1], on peut se servir de

2. Grasset, Les nerfs articulo-moteurs des membres. *Revue de méd.*, 10 février 1903, p. 106.

la conservation ou de la disparition des expressions émotives pour savoir si la lésion atteint ou non les couches optiques, comme on se sert de la conservation ou de la disparition des réflexes pupillaires ou palpébraux pour savoir si la lésion est au-dessus ou au-dessous des tubercules quadrijumeaux et des corps genouillés.

2° Paralysie du facial, de l'hypoglosse, du glosso-pharyngien par lésion des centres corticaux. — Aux symptômes précédemment décrits de la paralysie faciale s'ajoutent chez certains blessés les désordres que provoque l'hémiparésie de la langue, la bilatéralité fonctionnelle du centre conservé prévenant toutefois l'hémiparalysie. La gêne des mouvements de l'organe, pendant les premiers jours tout au moins, entrave la parole, la mastication et la déglutition, puis le désordre s'atténue, disparaît même par appropriation fonctionnelle de l'organe fonctionnellement altéré. La langue tirée hors de la bouche, la pointe sous l'action du génioglosse du côté sain se porte du côté paralysé ; le sillon médian dessine une courbe à concavité dirigée de ce même côté.

A la destruction du centre du glosso-pharyngien seraient dus les troubles de la déglutition signalés chez quelques blessés.

3° Dysarthrie par lésion de l'opercule rolandique. — Les troubles de la motilité des muscles qu'innerve un centre cortical phonateur lésé, par exemple dans un coup de feu, entraînent une difficulté de parler, difficulté purement mécanique, portant sur sur l'articulation des mots, d'où le nom de *dysarthrie* donné à ce désordre de la parole. Il se différencie de l'aphasie, dans laquelle le langage articulé est troublé comme conséquence d'une lésion de la circonvolution de Broca, parce que dans l'aphasie il n'y a pas, comme dans la dysarthrie, paralysie des organes de la phonation : langue, lèvres, voile du palais... En passant notons encore que l'aphasie résulte toujours d'une lésion cérébrale, tandis que la dysarthrie peut être causée par une lésion du neurone phonateur supérieur ou du neurone phonateur inférieur. Le premier, ou operculo-bulbaire, s'étend du centre cortical au noyau bulbaire des nerfs hypoglosse, facial, glosso-pharyngien et spinal en passant par le centre ovale, le genou de la capsule interne et le segment interne du pied du pédoncule central au-dessous duquel a lieu l'extension.

Le second neurone phonateur s'étend des noyaux du bulbe aux

muscles phonateurs, de là la distinction des anarthries centrales (corticales, centrovalaires, capsulaires, pédonculaires, et protubérantielles) et des anarthies périphériques (bulbaires et radiculaires) que propose Ladame [1].

Pour nous en tenir à la dysarthrie par lésions corticales, nous remarquerons que, vu la représentation corticale bilatérale de la plupart des mouvements nécessaires à la phonation, la lésion d'un seul centre phonateur ne provoquera que des troubles de la parole peu marqués et passagers.

La difficulté de l'articulation porte souvent sur les consonnes; les voyelles, les sons simples sont mieux conservés; suivant que la paralysie frappe surtout les lèvres, le voile du palais ou la langue, la difficulté d'émission se montrera surtout pour les labiales, les palatines, les dentales. Le caractère de cette dysarthrie variera aussi suivant qu'il s'agira d'une paralysie simple ou d'un spasme, auquel cas la parole prendra un caractère saccadé et explosif. Le tremblement des muscles donnera naissance à un bredouillement plus ou moins prononcé suivant les cas (Déjerine [2]).

Voici du reste comment Brissaud [3] décrit la dysarthrie chez les hémiplégiques.

« Chez les hémiplégiques, lorsque l'articulation des sons est difficile, l'émission de la voix est le plus souvent défectueuse, étranglée, spasmodique, tremblotante, suspirieuse, hoqueteuse. La moitié de la glotte correspondant au centre laryngé traumatisé est paralysée ou contracturée, et nous disons la moitié de la glotte et non pas seulement la corde vocale, attendu qu'on ne peut concevoir la fonction vocale comme l'apanage exclusif du muscle thyro-aryténoïdien. Dans les innombrables modalités de la voix, dans son timbre, dans sa tonalité, dans sa force, il faut admettre une complexité physiologique de la totalité des membranes et de la musculature du larynx, que l'analyse expérimentale est encore impuissante à nous expliquer. A l'état morbide que nous signalons correspond par conséquent un trouble dans l'activité de la moitié de l'orifice glottique. Dans certains cas il faut bien le reconnaître aussi, alors même que la face tout entière, moins le facial supérieur, est paralysée ou contracturée, la phonation est encore possible. Cela tient, sans aucune hésita-

1. Ladame, *Congrès de neurologie,* 1900, p. 44.
2. Déjerine, in Bouchard, *Traité de pathologie générale,* t. V, p. 457, 1901.
3. Brissaud, *Traité de médecine* de Charcot, Bouchard et Brissaud, t. VI, p. 15.

tion, à ce fait que les deux moitiés de la glotte sont innervées chacune par les deux hémisphères. Si l'un des deux centres hémisphériques fait défaut, le centre de l'autre hémisphère suffit en grande partie à la tâche. Il s'ensuit que l'intensité du son glottique est simplement amoindrie. »

Dans les observations rapportées précédemment le lecteur a trouvé des exemples de paralysie faciale ; trop souvent il est vrai la description laisse à désirer et tout au plus se borne-t-on à indiquer que la paralysie a été totale ou qu'elle s'est limitée au facial supérieur ou inférieur. L'analyse clinique demande à être poussée plus loin et, non seulement elle doit viser l'état de la mimique faciale, mais aussi interroger l'état de la déglutition, de la phonation. Une observation de Lagarde relate le trouble de ces deux fonctions, malheureusement les détails anatomiques manquent. Incomplet également est un fait de Dandridge relatif à une déviation de la langue.

Observation. — L. Lagarde (inédite).

Samuel Red reçoit à Guasimas, le 24 juin 1898, une balle Mauser qui entre dans le pariétal gauche, près de la suture coronale, se dirige en arrière et sort à travers le même os en un point qui ne peut être précisé. Vu par Lagarde après avoir été trépané, il était infecté, présentait une hernie cérébrale avec hémiplégie droite compliquée de *difficulté de la déglutition et de perte partielle de la voix,* ainsi que de paralysie faciale droite. Il se développa un abcès cérébral et le blessé finit par mourir le 24 *janvier* 1900, l'abcès occupait à gauche les lobes latéral et postérieur du cerveau dans lequel on ne trouva pas de projectile.

Observation. — Dandridge[2].

Un chinois est frappé le 23 *février* par une balle qui entre près de 8 centimètres au-dessus de l'angle externe de l'œil gauche et sort 10 centimètre au-dessus du méat auditif du même côté. La distance entre les deux plaies mesure environ 8 centimètres. La sonde constate que l'os est à nu et déprimé légèrement. Pas de perte de connaissance, pas de paralysie. T. normale, P. 84.

24 *février*. — Mal de tête.

25 *février*. — On observe que la langue est tirée à droite et les lèvres à gauche.

La blessure évolue bien et le 4 *mars*, date de la sortie de l'hôpital, il ne persiste qu'une légère déviation de la langue et de la bouche.

1. Dandridge, Gunshot wound of the head. *Cincinnati Lancet Clinic*, 1886, vol. XVI, p. 365.

X

RÉGION ROLANDIQUE SUPÉRIEURE — RÉGION MOTRICE DES MEMBRES ET DU TRONC.

TROUBLES DE LA MOTILITÉ DANS LES COUPS DE FEU

Les désordres moteurs dans les coups de feu de la région rolandique traduisent soit la suppression de la fonction, il s'agit alors de *parésie* ou de *paralysie,* soit son excitation, et alors on observe des *convulsions* ou des *contractures*.

Phénomènes de déficit fonctionnel.

Paralysie. — Le déficit fonctionnel, dû à la suppression de la réaction nerveuse motrice dans le territoire rolandique, se traduit par une *hémiplégie* du côté opposé à la lésion ; souvent encore il s'agit de *monoplégie* intéressant l'un ou l'autre des membres de ce même côté opposé ; dans quelques cas de lésions bilatérales on observe la *paraplégie*.

Rappelons ici encore que chez les hémiplégiques médicaux l'on relève parfois un certain *affaiblissement de la force musculaire du côté sain*. Ce phénomène, en rapport avec la bilatéralité fonctionnelle de chaque hémisphère, devrait être recherché systématiquement chez nos blessés.

Hémiplégie. — Chez l'hémiplégique médical de règle quelques groupes musculaires seuls sont complètement paralysés, d'autres n'ont perdu qu'une partie de leur énergie ; d'autres enfin semblent avoir presque entièrement échappé aux conséquences de la lésion encéphalique. Le membre supérieur est d'ordinaire paralysé, le membre inférieur conserve une partie des mouvements d'articulation de la hanche et du genou. Les muscles de la face et ceux de la langue souvent ne sont que parésiés; les muscles masticateurs continuent à se contracter des deux côtés en apparence uniformément dans l'accomplissement de leur fonction ordinaire. De même les deux côtés de la poitrine s'élèvent et

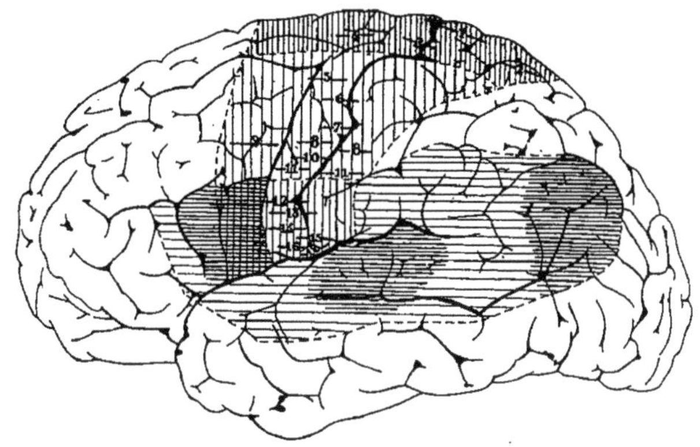

Fig. 63. — Zones sensitivo-motrices et sensorielles de la face externe du cerveau de l'homme (d'après Déjerine).

Ombres verticales. Les supérieures : zone du membre inférieur.
— Les moyennes : zone du membre supérieur.
— Les inférieures : zone de la face, du pharynx, du larynx et des masticateurs.

1, cou de pied; 2, orteils; 3, genou; 4, hanche; 5, épaule; 6, coude; 7, poignet; 8, doigts; 9, mouvements conjugués de la tête et des yeux; 10, index; 11, pouce; 12, facial supérieur; 13, facial inférieur; 14, bouche; 15, pharynx; 16, larynx; 17, langue; 18, masticateurs.

Ombres horizontales. Zone de langage.
— Les antérieures : circonvolution de Broca; centre des images motrices d'articulation.
— Les moyennes : circonvolution de Wernicke; centre des images auditives des mots.
— Les postérieures : pli courbe; centre des images visuelles des mots.

s'abaissent presque uniformément dans la respiration normale. Ces particularités justifient la remarque suivante :

Parmi les muscles, les uns, tels que ceux du bras, fonctionnent d'ordinaire d'une manière indépendante des muscles homonymes du côté opposé. D'autres, quoique d'ordinaire synergiques, agissent plus souvent encore isolément, par exemple les muscles des membres inférieurs, et encore ceux qu'innerve la branche inférieure du facial. D'autres muscles enfin, ainsi les deux moitiés du diaphragme, les intercostaux, les masticateurs, n'agissent d'ordinaire que de conserve avec leurs homonymes. Or le degré de paralysie des différents groupes de muscles dans l'hémiplégie correspond précisément au degré de fréquence de leur usage unilatérale (Pugliese [1]).

On ne négligera pas de rechercher chez l'hémiplégique par coup de feu si du côté paralysé les muscles à fonctions bilatérales synergiques ne sont pas atteints. Dans la respiration calme la moitié du thorax du côté hémiplégié pourra s'élever moins et se dilater moins uniformément que dans l'autre hémithorax. Pour constater la parésie unilatérale des muscles abdominaux chez les hémiplégiques, Sicard [2] conseille certains artifices : faire rentrer le ventre, faire le gros ventre, palper l'orifice inguinal pendant la toux.

Les observations suivantes donneront une idée des variétés que présente l'hémiplégie, suite de coup de feu de l'écorce rolandique.

Observation. — Guthrie [3].

Un soldat, le 18 *juin* à Waterloo est atteint à la partie inférieure du pariétal gauche par un éclat d'obus ; il reste insensible environ une demi-heure, puis présente des nausées, une otorrhagie à gauche, une paralysie du bras et de la jambe droits qui pendent comme morts et sont insensibles.

Le 29, il est saigné deux fois, ce qui diminue son mal de tête ; 4 jours plus tard on pratique l'extraction d'une esquille du pariétal ; immédiatement après, le blessé peut remuer le bras et la jambe et sentir quand on touche ses membres.

Le 14 *août*, le blessé ne conserve de son hémiplégie que l'impossibilité de saisir fortement avec la main droite.

En résumé *hémiplégie par simple compression osseuse.*

Observation. — Makins [4].

Un homme est blessé à Graspan par une balle Mauser qui, entrée à 12 millimètres de la ligne médiane et à 2 centimètres en dedans de la ligne d'implantation des cheveux, sort près de 9 centimètres en arrière de celle-ci. Hémiplégie droite complète.

Le quatrième jour l'exploration montre une fracture en gouttière intéressant le frontal et le pariétal, la dure-mère est déchirée, il y a issue de matière nerveuse, un grand nombre d'esquilles sont enlevées.

Quatre jours après l'opération le blessé devient inconscient, présente

1. Puglise, in Soury, *Système nerveux central*, 1899, p. 1711.
2. Grasset, *Diagnostic des maladies de l'encéphale*, p. 7.
3. Guthrie, *Commentaries on the surgery of the war*, 1855, p. 327.
4. Makins, *Surgical experiences in South Africa*, 1899-1900, p. 274, obs. 61.

des convulsions du côté droit, mais son état s'améliore rapidement. Au bout de trois semaines il va bien, la motilité du côté droit est bonne, il persiste de la céphalalgie.

Dix mois plus tard cet homme rejoignait son régiment dans l'Afrique du Sud. Il ne présentait aucun trouble nerveux.

A remarquer dans ce cas la réaction inflammatoire qui, après l'intervention, a passagèrement aggravé la situation. Il est fâcheux que ce fait de guérison malgré une *perte de substance nerveuse* n'ait pas été suivi plus longtemps.

Observation. — Makins [1].

Un homme est blessé à Magersfontein par une balle qui, entrée à la limite des cheveux, sort en arrière et au-dessous de la bosse pariétale gauche ayant dans son trajet croisé le sillon de Rolando vers son milieu. Hémiplégie droite, la moitié inférieure seule de la face est intéressée.

Les plaies sont explorées, de nombreuses esquilles et une grande quantité de pulpe cérébrale sont enlevées.

Six jours plus tard, P. 45, l'hémiplégie persiste, la parole est lente, céphalalgie. Puis survient une amélioration graduelle. Un mois plus tard, la motilité est redevenue normale dans la face et le membre inférieur. L'extrémité supérieure reste flasque et paralysée, ne jouissant que de quelques mouvements de l'épaule.

La persistance de la paralysie dans le membre supérieur est à noter. Il en est de même dans l'observation suivante.

Observation. — Makins [2].

A Magersfontein un soldat est frappé par une balle qui entrée à $6^{cm},25$ de la ligne médiane et à près de 9 centimètres de la protubérance occipitale externe, sort à $2^{cm},5$ de la ligne médiane et à $11^{cm},25$ de la glabelle.

Un liquide sanieux s'échappe des deux oreilles. Paralysie faciale gauche, paralysie complète du membre supérieur gauche, incomplète du membre inférieur. Le patient est sourd et assoupi. P. 45. L'exploration montre un trou d'entrée dans le pariétal et un trou de sortie à cheval sur cet os et le frontal ; après les avoir élargis, on enlève des esquilles, des caillots et de la bouillie cérébrale. Rien à dire de la guérison de ces plaies, sauf à citer une petite hernie cérébrale au niveau de l'antérieure.

Quatorze jours après l'opération, l'écoulement des oreilles était tari,

1. Makins, *Surgical experiences in South Africa*, 1899-1900, p. 274, obs. 62.
2. Makins, *Surgical experiences in South Africa*, 1899-1900, p. 275, obs. 63.

le blessé entendait bien ; la parésie faciale était légère, le membre supérieur restait paralysé, l'inférieur pouvait être détaché du plan du lit.

Au bout de six semaines le blessé marchait et, à la fin des deux mois, il était assez bien pour être évacué en Angleterre avec une trace de parésie faciale, un membre supérieur paralysé et légèrement contracturé avec parfois des convulsions. La motilité du membre inférieur était considérablement améliorée, le patient pouvait marcher avec un aide, mais le pied était tombant et la marche sautillante. Les réflexes étaient très exagérés et le clonus marqué. Le blessé était sensible, mais sa manière d'être décelait un certain degré de faiblesse mentale.

Il devint commissionnaire quelque dix mois après sa blessure. Son état mental paraissait alors normal, bien qu'il accusât une perte de la mémoire limitée aux événements survenus immédiatement après la blessure. L'état du membre inférieur s'était amélioré, le supérieur restait impotent.

Ces deux dernières observations, rapprochées de la précédente, présentent ce fait particulier de la *persistance de troubles fonctionnels* en rapport sans doute avec la perte de substance nerveuse dans l'écorce rolandique, tandis que dans le premier cas de Makins malgré cette lésion la guérison était survenue. Dans les faits précédents le rapport entre le traumatisme et le trouble fonctionnel survenu *immédiatement* après lui est de toute évidence dû à la lésion, *compression* ou *destruction du tissu nerveux*. Des désordres analogues peuvent se produire plus ou moins *tardivement* traduisant soit une *compression sanguine* par hémorragie lente, soit une *réaction congestive*, soit encore la *formation d'un abcès*.

Observation. — Marvaud [1].

Le 3 *juillet* 1875, chez un homme atteint d'un coup de feu à la tempe gauche, on constata la dénudation et la fracture esquilleuse de l'écaille. Le blessé peut après le coup marcher pour rentrer chez lui, où il perd connaissance ; les membres inférieurs sont animés de mouvements convulsifs, la main gauche se porte continuellement vers la blessure, le pouls est lent, la respiration stertoreuse.

6 *juillet*. — Chute de la paupière supérieure gauche, persistance des mouvements convulsifs, surtout accentués à gauche.

12 *juillet*. — Hémiplégie complète des membres droits et de la face, l'intelligence est engourdie, le blessé ne répond pas aux questions, marmotte des paroles incompréhensibles ; pas de fièvre.

18 *juillet*. — Persistance de l'hémiplégie, la paralysie de l'oculo-moteur

1. Marvaud, *Bulletin de la Soc. de chir.*, 26 janvier 1876, p. 97.

commun gauche se traduit par le prolapsus de la paupière supérieure, le strabisme externe, la dilatation de la pupille, outre la paralysie du facial droit il y a paralysie de l'hypoglosse et du glosso-pharyngien; la sensibilité est abolie ; aphasie.

Une couronne de trépan est enlevée dans la fosse temporale gauche au-dessus d'une fissure principale horizontale ; il n'y a pas d'hématome sus ou sous-dure-mérien.

19 *juillet*. — Large trépanation, enlèvement de trois esquilles provenant de l'écaille. « Quelques instants après le blessé ouvrait l'œil gauche, le prolapsus de la paupière supérieure et le strabisme avaient disparu ; l'expression de la physionomie avait changé tout à coup; les mouvements qui se manifestèrent subitement dans la main droite, jusqu'à ce moment inerte et paralysée, attirèrent l'attention. » Un peu de fièvre le soir, P. 108, T. 38,4.

Le lendemain on constata le rétablissement des mouvements de la langue; mais, tandis que le membre supérieur droit avait recouvré la sensibilité et la motilité, la jambe du même côté resta quelque temps paralysée.

Quelques jours après l'opération l'élocution était redevenue facile.

L'incontinence des urines et des matières fécales persista quelque temps.

Dans les *premiers jours d'août* la jambe droite commence à redevenir sensible: il n'existe de trace de la paralysie faciale que si le blessé rit.

Le blessé quitta l'hôpital le 29 septembre avec un peu de raideur de la jambe.

Dans ce fait d'*hémiplégie par compression* on remarquera, outre la rapidité de disparition des symptômes, l'ordre dans lequel le trouble fonctionnel s'est éteint, ordre en rapport avec la répartition même des centres moteurs sur l'écorce rolandique.

Le fait suivant est un exemple d'hémiplégie par *abcès du cerveau* consécutif à un coup de feu ; il est de plus intéressant par l'hésitation du diagnostic étiologique.

Observation. — Potherat[1].

Après un coup de fusil de chasse chargé à plomb n° 6, on trouve, à une distance de 80 mètres environ, un homme sans connaissance. La résolution musculaire et l'insensibilité sont complètes; il existe au-dessus et en arrière de l'oreille droite trois petites plaies insignifiantes pouvant avoir été produites par des épines ou même des herbes durcies par la gelée. On admet une congestion cérébrale due au froid après un repas dans une salle surchauffée.

1. Potherat, *Bulletin de la Soc. de chir.*, 14 novembre 1900, p. 1016.

La perte de sentiment dure quatre jours, sans élévation de température, puis la parole revient, mais le patient ne peut donner aucun renseignement sur ce qui lui était arrivé ; il se plaint d'un violent mal de tête.

Trois jours plus tard le mutisme est redevenu complet ; le malade ouvre les yeux, mais il semble ne voir ni n'entendre.

Bientôt la fièvre paraît et à l'aphasie s'ajoute une hémiplégie droite.

Le malade, sous l'influence des lésions cérébrales et de l'extension d'un érysipèle de la paroi abdominale consécutif à une piqûre de sérum, ne tarda pas à succomber.

L'autopsie montra que trois grains de plomb avaient frappé le crâne, que deux s'étaient arrêtés sur le périoste, mais que le troisième perçant l'écaille temporale, mince comme une feuille de papier, avait traversé la base du cerveau, frappé la selle turcique et rebondi dans l'encéphale. Il existait un abcès cérébral *à droite* au niveau des circonvolutions temporales, et un autre abcès *à gauche* au niveau de la circonvolution de Broca et à la face externe des circonvolutions frontales.

Paraplégie. — Les difficultés du diagnostic peuvent tenir à la complexité même des lésions cérébrales ; mais souvent aussi la lésion limitée à une seule région rolandique ne se traduit que par des paralysies limitées dans la sphère de l'un ou l'autre de ses centres moteurs.

Voici d'abord des exemples de troubles fonctionnels dus à des lésions complexes ; il s'agit de *paraplégies*.

Observation. — Guthrie[1].

A Watterloo, le 18 juin, un homme est frappé par une balle qui passe sur la suture sagittale fracturant et déprimant les deux pariétaux. Lorsqu'il reprend connaissance, il accuse une grande douleur au point blessé et de l'engourdissement au niveau des lombes et de la partie inférieure du thorax ; il a perdu l'usage des deux jambes.

Dix jours plus tard il est trépané, toutes les esquilles détachées et déprimées sont enlevées ; la faiblesse, l'abattement, le malaise général disparaissent immédiatement ; la paralysie des extrémités inférieures diminue ensuite graduellement ; dans la première semaine d'août le blessé marche sans aide, appuyé sur une canne.

On notera chez ce blessé l'existence d'une sensation d'engourdissement qui peut être attribuée à la lésion des centres moteurs du tronc, tout comme la paraplégie s'explique par l'atteinte des centres droit et gauche des membres inférieurs.

1. Guthrie, *Commentaries on the surgery of the war*, 1855, p. 328.

OBSERVATION. — MAKINS[1].

A Kimberley un enfant est frappé par une balle qui pénètre à droite dans le front et sort à gauche et un peu en arrière du milieu de la ligne inio-bregmatiques. Il présente une paralysie des deux membres inférieurs.

Le mouvement revint rapidement dans le membre *droit* et la paralysie persista incomplète à *gauche*.

L'état de la musculature du tronc n'est pas indiqué.

Dans le cas suivant l'évolution de la blessure est intéressante, car la paraplégie traumatique modifiée par l'intervention devint tardivement une *hémiparésie*.

OBSERVATION. — OTIS[2].

David Minium, le 19 septembre 1864, fut atteint au vertex par une balle qui déprima le pariétal gauche sur une étendue de 2,5 centimètres et s'y implanta.

Le 3 *octobre*, l'extraction d'une moitié du projectile et de plusieurs esquilles fit disparaître immédiatement la *paraplégie* qui existait avant l'opération.

Le 24 *juin* 1865, on note une paralysie partielle du côté droit du corps avec fréquents accès de céphalalgie et de vertiges.

Le 31 *mai* 1866, on signale une profonde dépression du crâne et une paralysie partielle de tout le côté gauche.

Peut être faut-il attribuer à une erreur de copiste le défaut de concordance dans le côté signalé comme hémiparésié lors des deux derniers examens.

Outre l'atteinte des centres moteurs des deux membres inférieurs, l'observation suivante signale l'atteinte des centres de la *vessie* et du *rectum*.

OBSERVATION. — LOEFFLER[3].

Le 14 *avril*, un homme frappé par une balle au vertex porte en avant de la petite fontanelle une fracture esquilleuse avec dépression osseuse; après extraction de quelques esquilles la dure-mère paraît intacte quoique déprimée. Il y a paralysie des deux membres inférieurs.

1. Makins, *Surgical experiences in South Africa*, 1899-1900, p. 273.
2. Otis, *Surg. and med. history of the war of the rebellion Surg.*, Vol. First Part, p. 228.
3. Löffler, *Sanitäts Bericht*, 1864, p. 39, obs. 23.

de a *vessie* et du *rectum*. Le blessé est saigné et de la glace est posée sur la tête.

Au bout de huit jours la conscience est revenue, la plaie suppure et très rapidement une plaie de decubitus se forme au sacrum.

Au commencement de *mai*, la paralysie s'améliore. En juin, la vessie et l'intestin fonctionnent régulièrement, mais la plus légère piqûre provoque de violentes douleurs et des mouvements réflexes. La plaie crânienne est en voie de cicatrisation, celle de decubitus presque guérie.

En *avril* 1865, la paraplégie quoique améliorée persiste encore.

Monoplégie inférieure. — La lésion peut se traduire par des troubles fonctionnels surtout accusés dans le membre inférieur.

Observation. — Senn [1].

Un soldat américain est atteint dans la position du tireur couché d'un coup de feu tangentiel à l'occiput. Après y avoir produit une fracture esquilleuse avec dépression, la balle pénètre dans la nuque, puis traverse la poitrine. Le blessé ne perd pas connaissance, mais présente des contractions cloniques dans les deux bras.

Après guérison il lui reste quelque douleur de tête, de légers troubles moteurs et sensitifs de la jambe droite, une paralysie complète des orteils de ce côté.

Avec Senn on peut expliquer ces derniers désordres par la production au niveau de la zone motrice gauche d'une *hémorragie* qui s'est en grande partie résorbée. Il s'agit donc d'une lésion à distance. Dans le fait suivant on remarquera la concomitance des *douleurs* et de la *paralysie de la jambe*.

Observation. — Wiemuth [2].

Le 22 *juillet* 1890, une femme reçoit trois coups de feu, deux dans la tête, un dans la poitrine et tombe sans connaissance. Vue deux heures plus tard, elle est somnolente, gémit et ne répond pas aux questions. Sur la moitié droite du crâne existent deux trous d'entrée, l'un à la limite postérieure du frontal à hauteur de la bosse frontale, l'autre à la même hauteur, environ 8 centimètres plus en arrière. De ce dernier s'écoule de la sérosité sanglante avec quelques parcelles cérébrales. Bientôt la blessée répond aux questions. La jambe gauche est parésiée ; des vomissements surviennent.

1. Senn, Recent experiences in military surgery after the battle of St Iago. Medic. News, 1898.

2. Wiemuth, *Arch. f. klin. Chir.*, 1900, t. LX, p. 487.

23 *juillet.* — Les vomissements ont cessé, la voix est faible, la parole incertaine, la déglutition gênée, la parésie de la jambe gauche persiste, P. 80, douleur dans la tête et dans la poitrine.

25 *juillet.* — La paralysie de la jambe est complète, la déglutition normale, P. 60.

30 *juillet.* — Le langage est assuré, mais la blessée accuse de violentes douleurs dans la jambe gauche qui est encore paresseuse.

Le 18 *août,* le même état persiste.

Il est fâcheux que dans ce cas le trajet des balles dans l'intérieur du crâne n'ait pas été précisé, car, outre la coexistence des phénomènes moteurs et sensitifs dans la jambe, ce fait est encore curieux par l'apparition simultanée de troubles fonctionnels en rapport avec la lésion de centres moteurs éloignés les uns des autres : centre des membres inférieurs, centre de la parole, centre de la déglutition.

MONOPLÉGIE SUPÉRIEURE. — Voici maintenant un exemple de paralysie motrice et sensitive d'un membre supérieur.

OBSERVATION. — S.-F. LONGHEED.

Le 16 *avril* 1900, un soldat couché est atteint par une balle au niveau de la bosse pariétale gauche. Il perd connaissance pendant dix minutes, puis revenu à lui il constate qu'il ne peut remuer le bras droit.

Le 18 *avril,* le blessé est tout à fait conscient, il présente une paralysie complète motrice et sensitive du membre supérieur droit; les deux jambes sont indemnes avec réflexes normaux, il en est de même des deux moitiés de la face; la vue et l'ouïe sont normales. Il existe sur la bosse pariétale gauche une plaie de 10 centimètres de long courant horizontalement à 6 centimètres de la suture bipariétale sans mettre l'os à nu.

Les 19, 20 et 21 il ne se produit aucun changement dans l'état du blessé qui, le 22, est chloroformisé et trépané sur la bosse pariétale. On trouve un petit hématome sur la dure-mère et au-dessous un large caillot qui est enlevé. Il n'y a pas de fracture.

Au réveil le patient peut remuer le bras qui est redevenu sensible.

Le 4 *mai,* la guérison est complète.

MONOPLÉGIE SUPÉRIEURE ET FACIALE. — Enfin la paralysie peut être limitée à un membre supérieur et une moitié de la face.

1. S.-F. Longheed, *The Lancet,* 20 juillet 1901, p, 137.

Observation. — Dandridge[1].

Pendant une émeute un homme est blessé par une balle de fusil au niveau du pariétal droit, l'os à nu présente une fracture linéaire sans dépression. Paralysie des fléchisseurs et des extenseurs de la main gauche avec spasmes localisés du membre et du côté gauche de la face. Après une opération le blessé guérit rapidement.

Chez ce blessé les centres du membre supérieur et de la face à droite avaient été intéressés par le traumatisme, ainsi qu'en témoignent les spasmes observés ; en raison de leur proximité ces deux centres sont souvent simultanément lésés.

Observation. — Gérard Marchant[2].

Le 8 *juillet*, une balle pénètre au niveau de la paupière supérieure droite sans léser le globe de l'œil. Coma vigil, hémiplégie faciale inférieure gauche, paralysie avec flaccidité du bras gauche, anesthésie des parties paralysées.

9 *juillet*. — L'hémiplégie faciale persiste, la monoplégie brachiale rétrocède, le blessé peut porter la main à la tête.

10 *juillet*. — Le mieux ne persiste pas, la paralysie du bras plus accusée s'accompagne d'une légère contracture, et la mort arrive le 11. La balle a pénétré dans le cerveau près du bord antérieur et convexe du lobe orbitaire droit, a traversé le centre ovale et s'est arrêtée au fond du sillon de Rolando à 2 centimètres et demi du bord supérieur de l'hémisphère immédiatement en avant du pied de la deuxième circonvolution frontale.

Il est regrettable que dans ce cas, qui avait la valeur d'une expérience physiologique, l'étendue du foyer lésé n'ait pas été précisée plus complètement. Voici maintenant dans un cas cliniquement analogue un succès opératoire.

Observation. — Douglas Drew.

Le lieutenant N... a été blessé cinq jours avant son arrivée à l'hôpital. La plaie faite par le projectile est à la partie antérieure du pariétal

1. Dandridge, *Cincinnati Lancet Clinic*, 1886, XVI, p. 365.

2. Gérard Marchant, Pénétration d'une balle de pistolet dans le cerveau. *France médicale*, 22 décembre 1877.

3. Douglas-Drew, Blessure par balle de la région motrice. *Brit. med. Journ.*, 18 janvier 1902, p. 138.

droit à deux travers de doigt de la ligne médiane. Il n'y a pas eu perte complète de connaissance, mais hébétement. Au moment de l'examen, l'intelligence est revenue, le pouls est bon, la respiration irrégulière; l'on constate une paralysie partielle du côté gauche de la face, le bras gauche peut à peine être écarté du tronc ; l'avant-bras et la main sont engourdis. La radiographie ne donne aucun renseignement.

Au cours de l'intervention, on relève une fracture en sillon intéressant la table externe en avant, toute l'épaisseur de l'os en arrière ; de nombreuses esquilles sont enlevées ainsi que de la matière cérébrale herniée à travers la dure-mère. Le projectile avec son enveloppe déchirée est extrait.

Vingt-quatre heures après l'opération, la paralysie faciale a disparu; le 4e jour le blessé fléchit l'avant-bras et le bras, le 7e il recouvre les mouvements du poignet; puis reviennent ceux des doigts et, enfin, ceux du pouce. Le 14e jour on enlève les sutures, tous les mouvements sont possibles et, deux mois après la blessure, tout est rentré dans l'ordre.

A noter dans ce cas le retour successif du mouvement dans les divers segments du membre supérieur, et cela malgré une destruction du tissu nerveux par une balle déformée. Cette dernière remarque s'applique également au cas suivant.

OBSERVATION. — DUVAL.

M. Duval présente un homme d'une quarantaine d'années qui a reçu un coup de revolver au niveau de la région temporale droite à 6 centimètres au-dessus du tragus. Resté dans le coma pendant dix-huit heures, il a présenté au réveil une paralysie complète du facial inférieur, déviation de la luette et de la langue, une monoplégie brachiale gauche sensitivo-motrice complète avec troubles de la déglutition et de l'articulation des mots. L'intervention a montré un éclatement de la table interne du temporal avec esquilles osseuses enfoncées dans une plaie cérébrale admettant facilement trois doigts. Après relèvement des esquilles, la balle, que la radiographie localise dans la partie gauche de la boîte crânienne, est laissée en place ; un drain est placé dans le cerveau et la plaie pansée. Les suites ont été très favorables. Le blessé a recouvré très rapidement la fonction de son bras gauche et la sensibilité y est revenue de la racine vers l'extrémité. Aujourd'hui, malgré la lésion profonde du cerveau au niveau très probablement du pied de la 4e frontale droite, le membre supérieur gauche est parfaitement normal au point de vue sensitif et moteur ; seul le ton de la voix a un peu changé et il existe une très légère incoordination laryngée.

1. Duval, Lésion de la quatrième frontale droite. *Société de neurol.*, 9 janvier 1902.

Nous signalerons dans ce cas le mode de *retour de la sensibilité, de la racine à l'extrémité du membre.*

Paralysie des nerfs articulo-moteurs. — Après avoir ainsi décrit les troubles paralytiques, qui à la suite d'un coup de feu peuvent être observés, variables suivant la localisation de la lésion nerveuse sur la zone rolandique, il convient de reprendre la question en tenant compte de ce que, chez de pareils blessés, l'on ne constate pas de paralysie limitée aux seuls muscles innervés par un seul nerf des membres, mais bien la paralysie des groupes musculaires destinés à mouvoir telle ou telle articulation, muscles dont l'innervation dépend de plusieurs troncs nerveux.

A propos de l'innervation motrice des membres, Grasset [1] fait remarquer que les *nerfs corticaux des membres* sont des *nerfs articulo-moteurs*. L'unité corticale est une unité fonctionnelle et, l'unité fonctionnelle ici c'est le mouvement simple de chaque articulation. Par ordre cortical le sujet contracte, non pas l'ensemble des muscles innervés par l'un ou l'autre des nerfs que décrivent les anatomistes, mais bien l'ensemble des muscles qui fléchissent par exemple l'avant-bras sur le bras, la cuisse sur le bassin. A vrai dire l'ordre de contraction qui aboutit au raccourcissement des fléchisseurs d'une jointure s'est compliqué d'un autre ordre qui vise l'allongement des muscles extenseurs antagonistes.

Pour tout mouvement simple, il y a une *double action motrice corticale* : une action de contraction avec raccourcissement sur un groupe musculaire et une action de relâchement avec allongement sur le groupe musculaire antagoniste : le nerf de raccourcissement du premier groupe et le nerf d'allongement du groupe antagoniste devant partir de deux points de l'écorce extrêmement voisins, sinon identiques.

En regard de cette action nerveuse motrice, caractérisée par une contraction avec déplacement du segment sur lequel agissent les muscles excités, il convient d'en placer une autre que caractérise la contraction des mêmes muscles sans déplacement du segment. Cette dernière mérite le nom d'*action motrice de stabilisation* (Grasset). C'est elle que mettait en jeu « Milon de

1. Grasset, Les nerfs articulo-moteurs des membres. *Revue de médecine*, 10 février 1903, p. 81.

Crotone quand, sans écraser la grenade ou l'orange qu'il avait dans la main, il immobilisait ses doigts sur le fruit avec une énergie que ne pouvait vaincre plusieurs hommes ». Grâce à elle les fibres musculaires sont figées à une longueur donnée quelconque.

Comme appareil nerveux, l'action du raccourcissement s'exerce directement du centre cortical (périrolandique) sur les neurones moteurs inférieurs (substance grise antérieure de la moelle) des muscles. L'action de fixation s'exerce du centre cortical sur le *tonus,* dont les centres principaux sont les centres mésencéphaliques (fronto-cérébelleux). L'écorce a sur ces centres une action de stabilisation (action dynamogène) ou de relâchement (action inhibitrice).

De tout cela, dit Grasset, résulte comme conclusion pratique que *chez tout paralytique il faut étudier successivement chaque articulation, pour chaque articulation, chaque mouvement simple et, pour chaque mouvement simple, la force de contraction et la force de résistance et de stabilisation.*

Inversement, des constatations fournies par un pareil examen il importe de remonter à la lésion cérébrale, cause des désordres observés, et l'on comprend combien les cas de paralysie limitée chez les blessés de tête par coup de feu peuvent à ce point de vue être intéressants. Le Pr Grasset nous en a fourni un exemple.

OBSERVATION. — GRASSET.

Homme, 39 ans, vu le 15 décembre 1902.

En mars 1900, étant à la chasse au canard, accroupi dans une barque, il reçoit un coup de feu à bout portant, tiré par le garde qui était avec lui dans la barque. Ce coup de feu (gros plomb n° 4) produit sur le sommet de la tête une plaie dont nous retrouverons la description topographique plus loin (éraflure des téguments et du périoste).

Le blessé est précipité dans l'eau, mais sans perdre connaissance ; il se cramponne de la main gauche à la barque et au garde qui se lamentait ; il crie : « Vous ne m'avez pas tué, mais vous allez me noyer. »

Il dit avoir « cherché » alors son bras droit et ses deux jambes ; il est paralysé de ces trois membres. Au premier examen médical, la sensibilité est conservée dans ces membres.

Le mouvement revient, en 15 à 20 jours, dans le membre supérieur droit et dans le membre inférieur gauche.

Quant au membre inférieur droit, il s'améliore, mais très lentement.

Le blessé a eu du mal de tête pendant 25 ou 26 jours, à partir du 4e jour après l'accident.

Fin *août* 1900, de la plaie persistante est sortie, sans douleur, une esquille, large, dit le blessé, comme une pièce de 5 francs (?) présentant sur la tranche des alvéoles comme « une ruche d'abeilles ».

Actuellement, il a une paralysie du pied droit seul.

Aucun mouvement n'est possible dans les orteils de ce côté (flexion et extension). Au cou de pied droit, aucun mouvement de flexion; mais il y a des mouvements d'extension. Tous les autres mouvements du membre inférieur droit (genou, hanche) se font bien, peut-être avec un peu moins de force qu'à gauche (mais c'est peu sensible).

Exagération notable des réflexes rotulien et achilléen des deux côtés, plus marquée à droite.

Il persiste une petite plaie, qui se rouvre et suppure de temps en temps, de la dimension d'une pièce de 50 centimes. Elle est située sur la ligne médiane, à la rencontre d'une ligne perpendiculaire à la ligne médiane qui rejoindrait les deux apophyses mastoïdes.

État général bon. Rien dans les autres organes.

Pas de syphilis. Pas d'alcool. Tabac. Pas de signe de tuberculose.

L'évolution vers la guérison des troubles moteurs, primitivement constatés chez les blessés de tête, montre encore combien est juste l'opinion de Grasset sur les nerfs articulo-moteurs. La restauration de la lésion corticale entraîne la restauration de l'unité fonctionnelle correspondante, le mouvement revient dans le groupe moteur de telle ou telle articulation et non pas dans la série des muscles innervés par tel ou tel tronc nerveux. Le fait suivant de Boyer, bien que le siège de la lésion cérébrale ne soit pas précisé, mérite d'être cité ici.

Observation. — Boyer [1].

Un homme, le 31 janvier 1842, se tire de la main gauche un coup de pistolet dans la bouche. La voûte palatine seule dans sa partie droite est percée d'un trou irrégulièrement rond. Cet homme se plaint d'une douleur dans le côté droit de la tète ; la paupière droite est tuméfiée et un peu ecchymosée.

Le 2 *février*, la douleur de tête est plus vive et le patient accuse une nouvelle douleur dans la partie supérieure de la colonne vertébrale. Dans le milieu de la journée, il devient subitement *hémiplégique* du côté gauche ; *mais il ne perd pas la sensibilité.*

Le 3, les ecchymoses sont plus marquées, bien que dans le coma le blessé peut parler et ses idées se suivent très bien.

Le 5, il survient du délire, qui dure jusqu'au 11.

Du 12 au 18, le blessé souffre peu dans la tête ; il a perdu le sommeil,

1. Boyer, *Traité des maladies chirurgicales*, 1847, t. IV.

il est toujours affecté d'une hémiplégie très prononcée, mais son intelligence est intacte ; il lit une grande partie de la journée.

Le 20 *février* le sommeil est revenu. Cet état persiste jusqu'au 11 *mars*; dans la journée le mouvement reparaît spontanément dans la jambe gauche, le bras restant paralysé. Le 15 *mars*, le pouce a recouvré ses mouvements. Le 16, l'index jouit de toute son action. Le 18, le malade peut fléchir tous les doigts, saisir son drap et l'attirer sur sa poitrine en fléchissant l'avant-bras. Le 19 *mars*, tous les mouvements naturels existent dans le côté hémiplégique et le malade sort de l'hôpital.

Après lecture de ces faits, que corroborent plusieurs des observations précédemment rapportées, nous dirons avec le Pr Grasset à propos de son blessé : Quand une lésion a détruit une partie du faisceau pyramidal, le groupe musculaire fonctionnellement troublé n'est pas le groupe innervé par les branches de tel ou tel tronc nerveux ; c'est un groupe fonctionnel, groupe dont l'unité est faite par l'unité de fonction : fléchisseurs de la jambe ou fléchisseurs du pied. De même, les parties intactes ou guéries du faisceau pyramidal correspondent aussi à des groupes musculaires dont l'unité est fonctionnelle : fléchisseurs et extenseurs de la cuisse, extenseurs de la jambe et du pied.

Il existe donc dans le cerveau, partant de l'écorce, des nerfs articulo-moteurs qui ne correspondent pas aux nerfs des anatomistes : le même nerf anatomique est éparpillé dans plusieurs nerfs physiologiques et formé de parties de plusieurs nerfs anatomiques parfois même appartenant à des plexus différents. A l'appui de ces dire Grasset donne les deux tableaux suivants :

I. — PRINCIPAUX NERFS ARTICULO-MOTEURS DU MEMBRE SUPÉRIEUR.

		NERFS ANATOMIQUES	MUSCLES
Nerfs articulo-moteurs de l'épaule.	Nerf abducteur du bras.	Circonflexe.	Deltoïde.
		Sus-scapulaire.	Sus-épineux.
	Nerf adducteur du bras.	Plexus brachial.	Grand rond.
		Musculo-cutané.	Coraco-brachial.
		Plexus brachial et cervical.	Grand pectoral.
Nerfs articulo-moteurs du coude.	Nerf fléchisseur de l'avant-bras.	Musculo-cutané.	Biceps brachial.
		Musculo-cutané.	Brachial antérieur.
		Radial.	Long supinateur.
	Nerf extenseur de l'avant-bras.	Radial.	Triceps brachial. Anconé.

Nerfs articulo-moteurs du poignet.	Nerf fléchisseur de la main.	Médian	Grand palmaire. Petit palmaire.
		Cubital	Cubital antérieur.
	Nerf extenseur de la main.	Radial	Cubital postérieur. Long radial. Court radial.
Nerfs articulo-moteurs de rotation.	Nerf supinateur et rotateur en dehors.	Sus-scapulaire.	Sus et sous-épineux.
		Circonflexe.	Petit rond.
		Radial.	Court supinateur.
		Musculo-cutané.	Biceps.
	Nerf pronateur et rotateur en dedans.	Plexus brachial.	Sous-scapulaire.
		Médian	Rond pronateur. Grand palmaire. Carré pronateur.

II. — NERFS ARTICULO-MOTEURS DU MEMBRE INFÉRIEUR.

		NERFS ANATOMIQUES	MUSCLES
Nerfs articulo-moteurs de la hanche.	Nerf fléchisseur de la cuisse.	Crural (plexus lombaire).	Psoas-iliaque. Couturier. Droit antérieur. Pectiné.
		Fessier supérieur (plexus sacré).	Tenseur du fascia lata.
		Obturateur (plexus lombaire).	Moyen et petit adducteurs.
	Nerf extenseur de la cuisse.	Petit sciatique (plexus sacré).	Grand fessier.
		Grand sciatique (plexus sacré).	Biceps fémoral. Demi-tendineux. Demi-membraneux.
Nerfs articulo-moteurs du genou.	Nerf fléchisseur de la jambe.	Crural (plexus lombaire).	Couturier.
		Obturateur (plexus lombaire).	Droit interne.
		Grand sciatique (plexus sacré).	Biceps fémoral. Demi-tendineux. Demi-membranenx.
		Sciatique poplité interne (plexus sacré).	Poplité.
	Nerf extenseur de la jambe.	Crural (plexus lombaire).	Quadriceps crural.

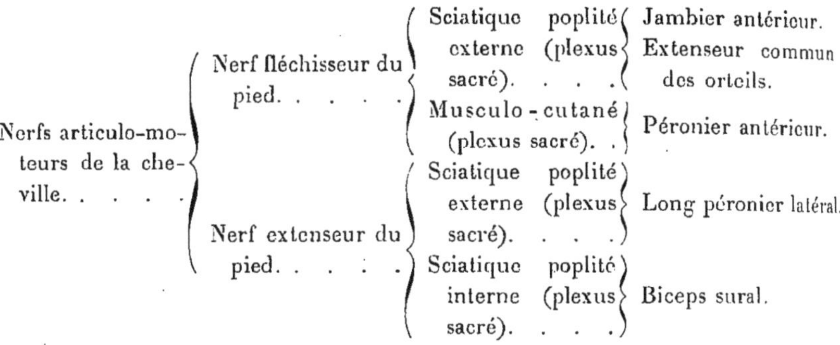

Nerfs articulo-moteurs de la cheville.	Nerf fléchisseur du pied.	Sciatique poplité externe (plexus sacré). . . .	Jambier antérieur. Extenseur commun des orteils.
		Musculo-cutané (plexus sacré). .	Péronier antérieur.
	Nerf extenseur du pied.	Sciatique poplité externe (plexus sacré). . . .	Long péronier latéral.
		Sciatique poplité interne (plexus sacré). . . .	Biceps sural.

En résumé, comme le professe Grasset, les *aires périphériques musculaires* correspondant aux *aires corticales motrices* sont des *régions articulaires* : les nerfs corticaux des membres sont des nerfs articulo-moteurs.

C'est du reste ce qui est déjà inscrit par Beevor et Horsley sur le schéma où ils représentent la zone motrice corticale du macacus sinicus (fig. 58) ; bien plus, ainsi que nous le verrons, ces auteurs ont poursuivi leurs localisations motrices articulaires jusque dans la capsule interne.

En résumé, d'après Grasset, pour chaque mouvement simple de chaque articulation (flexion, extension, etc...) il y a un *nerf articulo-moteur* qui a une *action de contraction* sur un groupe musculaire (fléchisseurs, extenseurs, etc...) et une *action de relâchement* sur le groupe musculaire antagoniste.

Chacun de ces nerfs part d'un point donné de la *zone périrolandique* et descend par le faisceau pyramidal jusqu'à un *neurone de relais*, situé dans la *substance grise antérieure de la moelle*.

Une autre partie du même nerf (d'autres fibres venant du même centre) part de la même aire corticale, se dévie sur les *noyaux du pont* et l'*écorce du cervelet* (premiers noyaux de relais) et va, comme la partie directe, dans la substance grise antérieure de la moelle (noyau supra-nucléaire, deuxième neurone de relais) : c'est le nerf de la *stabilisation* de cette articulation.

De ces noyaux supra-nucléaires, le nerf articulo-moteur va aux autres noyaux qui sont (toujours dans la substance grise antérieure de la moelle) l'*origine réelle des nerfs moteurs* d'où partent les *racines antérieures*.

Du neurone cortical initial au neurone supranucléaire de la moelle inclus, la *fonction est articulaire,* et en pathologie la *symptomatologie est segmentaire*.

Au delà de ce centre supranucléaire le nerf cortical s'est divisé, il a envoyé des rameaux dans plusieurs racines, qui, elles-mêmes, reçoivent des fibres de divers centres supranucléaires. A partir de là en pathologie, *la symptomatologie, est radiculaire.* Au delà des plexus chaque racine antérieure fournit à plusieurs nerfs et chaque nerf reçoit des fibres de plusieurs racines. A partir de là, en pathologie, *la symptomatologie est nerveuse périphérique (nerf anatomique).*

PHÉNOMÈNES D'IRRITATION MOTRICE DANS LES COUPS DE FEU DE LA ZONE ROLANDIQUE.

Les *convulsions* et les *contractures*, observées dans les muscles de la moitié du corps opposée à l'hémisphère lésé, traduisent l'excès d'excitation motrice provoquée par l'action mécanique du projectile ou par ses suites.

I. — *Mouvements associés.*

Avant d'étudier ces désordres : convulsions et contractures, il n'est pas hors de propos de rappeler que les médecins dans l'hémiplégie vulgaire ont signalé la possibilité d'un autre désordre moteur, cette fois dans le *côté du corps non paralysé*, il s'agit de *mouvements associés*. En réalité il n'y a là qu'une exagération d'un phénomène normal. Grâce à la bilatéralité fonctionnelle des hémisphères, un mouvement exécuté volontairement dans un membre est reproduit ou esquissé par le membre du côté opposé. Vulpian proposait d'appeler *syncinésies* ces mouvements qui s'effectuent dans une partie du corps, d'une façon involontaire, au moment où ont lieu les mouvements volontaires ou réflexes dans une autre partie. Ces mouvements associés qui, souvent à l'état normal ne sont pas appréciés par un observateur non prévenu, deviennent parfois très évidents dans les membres sains d'un sujet hémiplégique (Faure [1]). Inversement encore, à la suite des mouvements volontaires, cette fois dans le membre sain, l'association se produit successivement : 1° dans le membre symétrique paralysé ; 2° dans

1. Faure, *Étude sur les phénomènes observés du côté sain chez les hémiplégiques.* Thèse, Lyon, 1892.

l'autre membre paralysé et quelquefois dans le membre symétrique à ce dernier ; 3° enfin l'effort se généralise et tous les muscles des membres et de la face se contractent (Camus [1]). Il serait intéressant de trouver dans les observations de nos blessés quelques indications sur ces données, exclusivement basées jusqu'à présent sur la clinique médicale. A ce propos le fait suivant mérite de trouver place ici, bien que la localisation du désordre anatomique, cause de l'hémiplégie, n'ait pas été précisée.

OBSERVATION. — MARTIAL [2].

Le 11 *juillet* 1895, une fillette, âgée de 7 ans 1/2, reçoit un coup de revolver; la balle entre au niveau du bord inférieur de l'orbite droite sur la verticale du trou sous-orbitaire. Une heure ou deux après elle rend du sang noir par la bouche. Ecchymose sous-conjonctivale considérable.

Comme elle était tenue au lit, ce fut au bout de quinze jours seulement que l'on reconnut que l'enfant ne se servait pas de la main gauche et traînait la jambe gauche assez pour rendre la marche difficile. Les réflexes rotuliens et du poignet étaient normaux, la langue non déviée, la parole non troublée, la déglutition normale. Aucun trouble psychique.

Vers le mois de *novembre* 1895, elle tenait le coude fléchi et la main à angle droit. En *janvier* 1896, quand elle s'applique à quelque chose et notamment quand elle écrit, *sa main gauche se ferme immédiatement,* le pouce à l'intérieur et cela avec une certaine raideur. Mais cette dernière cède, lorsqu'on ouvre la main de la malade. A l'état de calme psychique complet et de repos absolu, la main gauche est dans un état de flexibilité complète et ne se distingue en rien de la main droite. Si on fait serrer un objet avec les doigts de la main droite, on voit ceux de la gauche se rapprocher également comme pour serrer. Lorsqu'au contraire elle serre avec la main gauche, les doigts à droite n'ont que de très légers mouvements sans direction particulière d'ailleurs. Les réflexes tendineux sont très peu augmentés et irréguliers. Il n'y a pas d'altération du sens musculaire.

Il n'y a pas de diminution bien sensible dans la force des différents muscles du côté gauche. Seuls les mouvements de flexion et d'extension de la main gauche sur l'avant-bras sont diminués. Le bras étant en supination, on le met passivement en pronation avec une facilité extrême, mais, lorsqu'il est en pronation, on a plus de difficulté pour le faire revenir à la supination.

Quand on change la position des doigts de la main droite, les yeux

1. Camus, *Des mouvements involontaires provoqués dans les membres paralysés des hémiplégiques par les mouvements volontaires des muscles non paralysés.* Thèse, Bordeaux, 1885.

2. Fr. Martial, *De l'hémiplégie traumatique.* Thèse, Paris, 1900.

fermés, et que l'on commande à la petite malade de placer ceux de la main gauche dans la même position, elle met son pouce dans la main fermée, le poignet se fléchit et s'étend alternativement sans aboutir au mouvement demandé. La main gauche ayant pris une attitude passive, la main droite la reproduit très bien.

Quand l'enfant court, le bras gauche se ploie en extension en arrière et en bas, rotation du radius en dedans, la paume de la main légèrement fléchie sur l'avant-bras et regardant en haut.

Les mouvements de la jambe gauche sont bien revenus; l'enfant saute à cloche-pied et peut se tenir sur le pied gauche même les yeux fermés.

La sensibilité à la piqûre et à la température est conservée.

L'examen du champ visuel pratiqué le 25 *novembre* 1895 donne un schéma typique d'hémianopie homonyme gauche portant sur le blanc et les couleurs.

L'état des pupilles n'est pas indiqué.

II. — *Convulsions.*

Le terme *convulsion* désigne les contractions brusques et involontaires des muscles.

La convulsion *clonique* est celle qui comporte une succession plus ou moins irrégulière de secousses motrices élémentaires, alternatives et séparées par de courtes phases d'immobilité et de résolution musculaire.

La convulsion *tonique* au contraire consiste en des contractions relativement durables, déterminant une rigidité presque permanente et la tension continue des éléments moteurs, combinées avec des secousses inégales et d'autant plus limitées que la rigidité permanente est plus intense.

Nous nous proposons d'étudier tout d'abord les accidents convulsifs, tels qu'on les observe comme manifestations immédiates ou plus ou moins tardives dans les coups de feu de la région rolandique, puis nous traiterons la question de l'*épilepsie traumatique*.

Chez les blessés par coup de feu de la région rolandique, des convulsions parfois surviennent : 1° soit immédiatement après le traumatisme, et alors il est logique de considérer les mouvements convulsifs comme traduisant la réaction de la substance nerveuse aux effets de l'*action mécanique* du projectile *(convulsions primitives)*;

2° soit après quelques jours, lorsque des *désordres inflammatoires*, surajoutés à la lésion primitive, modifient l'état anatomique de la zone motrice lésée *(convulsions secondaires)*;

3° soit enfin après des semaines ou des mois et alors l'altération du tissu nerveux résulte : ou du *réveil d'accidents infectieux*, ou de l'existence d'une *cicatrice,* reliquat soit de la blessure elle-même, soit d'un abcès à son niveau, ou enfin de la présence d'un *corps étranger* (projectile, esquille) *(convulsions tardives).*

1° *Convulsions primitives.* — Déjà, dans les observations précédemment rapportées, on a pu relever parmi les symptômes primitifs l'existence de mouvements convulsifs qui tantôt se reproduisent dans quelques muscles de la face par exemple, ou agitent un membre, les deux membres inférieurs (chez le blessé de Marchant) ; parfois même ils sont généralisés. Ce désordre, coexistant avec des phénomènes de paralysie, traduit bien une action mécanique exercée sur le tissu nerveux par le *projectile,* une *esquille,* voire encore un *épanchement sanguin* plus ou moins limité. La preuve en est dans la production pour ainsi dire expérimentale des convulsions par le chirurgien. En voici des exemples.

Observation. — Baudens [1].

A la suite du contact tangentiel d'une balle sur le pariétal droit, un blessé présente une dépression avec fracture circulaire de la grandeur d'une pièce de trente sous. Après une perte de connaissance d'une demi-heure, le patient accuse des douleurs dans la tête et se plaint que son bras gauche est lourd comme du plomb, ce membre est paralysé et insensible.

Après débridement, Baudens déprime la pièce osseuse enfoncée : « J'aurais voulu donner par cette manœuvre une complète issue au liquide qui pouvait se trouver épanché, mais la compression du cerveau provoqua des tremblements spasmodiques généraux et bien plus prononcés dans le membre paralysé que dans les autres. Ces tremblements étaient dans le bras droit tout à fait convulsifs et tellement violents qu'un aide dut s'en emparer pour le contenir. Je cessai de déprimer la pièce fracturée et tout rentra immédiatement dans l'état normal. J'ai eu souvent occasion d'observer ces phénomènes aux armées. »

Si dans ce fait il semble que la seule compression ait provoqué une réaction motrice convulsive, dans l'observation suivante l'agent irritant était une *esquille* mobilisée par le chirurgien.

1. Baudens, *Cliniques des plaies d'armes à feu*, 1836, p. 83.

Observation. — Baudens[1].

Une balle frappant la région motrice gauche se divisa : une partie pénétra dans le crâne et, à travers la fente produite, on reconnaissait aisément une esquille implantée verticalement dans le cerveau. Il y avait paralysie du bras droit sans trouble intellectuel. En imprimant de légères secousses à l'esquille pour chercher à l'extraire, on déterminait des convulsions générales plus fortes dans le membre paralysé que dans les autres.

Après l'extraction de l'esquille longue de $2^{cm},5$ et de la moitié de la balle, on reconnut que la substance de l'hémisphère avait été contuse et déchirée à une profondeur de 6 à 8 lignes.

La remarque faite par Baudens chez ces deux blessés de la prédominance des convulsions *dans le membre paralysé* mérite l'attention. A première vue, en effet, il semble qu'il y ait là deux phénomènes contradictoires. Mais, si la paralysie traduit, dans le centre nerveux intéressé, de puissance de réaction sous l'influence des excitations normales, cela ne veut pas dire qu'une irritation incontestablement plus énergique, comme celle produite par une esquille déprimée ou mobilisée, ne puisse mettre en branle les neurones moteurs médullaires, et ainsi s'explique l'apparition de spasmes convulsifs dans un membre antérieurement (et postérieurement du reste) paralysé. Il n'y a pas eu en pareil cas destruction complète du centre moteur du membre, et ce fait ne doit avoir rien d'étonnant pour le lecteur s'il a pris connaissance des exemples de paralysies aboutissant à la guérison rapportés dans les pages précédentes.

Lorsque le siège des mouvements convulsifs est bien distinct de celui de la paralysie, l'on n'est pas en droit d'admettre d'une façon absolue que le centre moteur du membre paralysé a été détruit. Il peut se faire, en effet, qu'il y ait simple coexistence d'une lésion qui supprime l'activité de ce centre et d'une lésion autre (esquille, petite hémorragie) qui, au lieu de la supprimer, excite l'activité d'autres centres moteurs.

La suppression de l'agent irritant, tout comme la cessation d'une action chirurgicale malencontreuse, peut suffire pour faire disparaître les convulsions.

Nous en trouvons des exemples dans la guerre de Sécession. Il s'agit d'*esquilles*.

1. Baudens, *Cliniques des plaies d'armes à feu*, p. 83.

OBSERVATION. — OTIS[1].

J.-A. Gray est blessé le 3 mai 1863 par un éclat d'obus qui lui enfonce le pariétal gauche au niveau de l'angle postéro-supérieur; jusqu'au 9 mai pas de symptômes; alors surviennent des convulsions avec perte de connaissance. Le lendemain on trépane et on enlève un large fragment de la table externe et plusieurs esquilles qui, enfoncées dans le diploé, déprimaient dans une étendue considérable la table interne, laquelle ne paraissait ni fracturée ni fissurée. On pensa que cette simple extraction des esquilles superficielles suffirait pour permettre le relèvement graduel de la table interne; en effet, celle-ci se couvrit de granulations et revint à sa position normale.

Les convulsions ne se reproduisirent plus et le 27 juillet 1867 le blessé se portait bien.

Chez un autre blessé, c'est la *balle* qui logée dans le pariétal gauche provoque le lendemain de la blessure de « terribles convulsions ». La trépanation est pratiquée et la guérison survient vers le 4e jour.

Que ces convulsions soient *passagères* et ne se reproduisent pas, cela se voit dans certains cas, mais il peut en être autrement; le blessé devient, disent les observations, *épileptique*.

OBSERVATION. — BLAKE[2].

Un fusil éclate entre les mains d'un homme dont le frontal est fracturé par un fragment de la culasse un peu à gauche de l'apophyse épineuse. Il tombe sans connaissance; Blake appelé enlève le corps étranger et applique sur la plaie un morceau de diachylon. Dix minutes après, accès convulsifs qui cessent dès qu'on retire le diachylon de la plaie dans laquelle s'était formé un petit *caillot*.

La guérison ne fut pas complète; le malade, qui jamais n'avait eu d'attaques avant son accident, en a depuis présenté quelques-unes.

Dans le Rapport allemand sur la guerre 1870-71, nous relevons encore le fait suivant.

OBSERVATION. — SANITÄTS BERICHT 1870-71[3].

Le 18 août 1870, à Saint-Privat, une balle frappe le casque d'un gre-

1. Otis, *Surg. and med. history of the war of the rebellion*, Surg., Vol., First Part, p. 4.
2. Blacke, *London medical and physiological Journal*, janvier 1836.
3. *Sanitäts Bericht über die deutschen Heere*, 1870-71. Siebenter Band, IV B. Erkrankungen des Nervensystems, obs. VIII.

nadier dont le pariétal droit fut blessé par un fragment métallique. Le lendemain premières attaques épileptiques.

En juin 1871 on constate sur la ligne médiane au vertex une dépression accentuée du crâne. Au milieu de 1876 on note la persistance de l'épilepsie : le malade paraît stupide, ses réponses sont hésitantes, il semble avoir notablement perdu la mémoire.

Il est fâcheux que ces deux observations soient aussi concises et ne renseignent pas sur l'évolution de la blessure ; il est en effet probable, mais non certain, que les plaies ont guéri sans infection et que l'épilepsie peut dans ces cas être tenue pour la conséquence des désordres nerveux tardifs, traces de la seule action mécanique du projectile. Le fait suivant est plus explicite.

OBSERVATION. — S.-F. LONGHEED [1].

Un homme, le 22 octobre 1900, est atteint par une balle tirée à 100 mètres environ ; il était debout, il tombe au bout d'une minute, dit quelques mots, reste semi-conscient jusqu'au 25, se lève, parle, est emporté en voiture à 20 kilomètres de distance. Pendant ce voyage il éprouve des *convulsions* toutes les vingt minutes et est conscient dans les intervalles.

Le 27, à son arrivée, on constate une plaie d'entrée (balle Mauser sans doute) dix centimètres au-dessus de la pointe de la mastoïde gauche, et deux centimètres et demi derrière la verticale tirée de cette pointe au centre de la ligne fronto-occipitale. Distante de 6 centimètres se trouve une plaie de sortie au-dessus et 2 centimètres et demi à gauche de la protubérance occipitale. Il existe une paralysie motrice complète du côté droit de la face ; le réflexe du genou est très augmenté à droite et normal à gauche. Le blessé est aphasique ; il répond aux questions, mais pas correctement.

Crises jacksonniennes commençant du côté droit de la face, s'étendant au bras et à la jambe droite, durant environ 3 minutes.

Le 28, six attaques, dix le 29, cinquante le 30 et vingt-sept le 31.

Le 1er *novembre,* trépanation sous le chloroforme. Après incision du cuir chevelu entre les deux plaies, le périoste paraît intact, il n'y a pas de fracture, en face du trou d'entrée élargi, sous la dure-mère, est un caillot du poids de 2 onces qui s'échappe après incision ; après nettoyage la dure-mère est fermée, sauf une ouverture de drainage.

L'opéré dort 5 heures, s'éveille conscient, peut remuer les membres droits et demande à manger.

2 : deux accès — 3 : six accès ; la plaie est pansée, le drain enlevé et replacé ; vers 8 heures du soir, ayant peu dormi depuis 24 heures le

1. S.-F. Longheed, *The Lancet,* 20 juillet 1901, p. 136.

blessé devient violent, on le chloroforme et, après un sommeil de huit heures, il s'éveille conscient.

Depuis lors, il n'a plus eu de crises, l'hémiplégie a disparu graduellement.

Le 20, les mouvements et les réflexes sont normaux ainsi que l'intelligence. Il persiste une légère dépression avec pulsation cérébrale visible au niveau de la plaie trépanée.

Cette observation présente cette particularité de mettre en relief l'influence fâcheuse des évacuations qui agissent comme un véritable traumatisme chronique sur les cerveaux blessés. Chez le blessé de Longheed cette influence a dû exagérer l'action irritante du caillot sous-dure-mérien. Enfin, notons que dans ce cas il est bien spécifié qu'il s'agissait non de convulsions irrégulières, mais de ces convulsions spéciales que nous étudierons plus loin sous la rubrique d'épilepsie jacksonnienne.

2° *Convulsions secondaires.* — Un blessé atteint de coup de feu à la tête au bout de quelques jours présente des convulsions en dehors de toute intervention chirurgicale, c'est-à-dire en dehors de toute irritation mécanique accidentelle de sa blessure. Il convient alors pour les expliquer d'attribuer un rôle à des modifications produites par des agents infectieux dans le tissu nerveux.

Observation. — Campenon [1].

Le 21 octobre au soir étant en état d'ivresse, un alcoolique se tire une balle dans la tempe droite. A l'hôpital on constate une petite plaie pénétrante à 2 centimètres environ au-dessous de l'arcade zygomatique et en arrière de l'apophyse orbitaire externe. Hémorragie abondante. Pansement iodoformé.

Le 22 au matin le blessé est un peu hébété, ce qui peut tenir à son ivresse. Dans la journée quelques vomissements, le soir T. 38°,2.

Le 23 au matin T. 38°,2, mais, comme la veille, rien de spécial, sinon que la langue était un peu sèche et saburrale. Nouveaux vomissements dans la journée. Le soir, c'est-à-dire quarante-huit heures après la blessure, il a une *attaque épileptiforme*; dans la nuit des nausées et quelques vomissements. T. 39°,4.

Le 24 au matin aucun trouble ni de l'intelligence, ni des mouvements.

La température oscille ensuite autour de 39°; le pouls, qui les deux

1. Campenon, Méningo-encéphalite consécutive à un coup de feu du crâne chez un alcoolique. Trépanation. Guérison. *Gazette hebdom.*, 15 novembre 1889, p. 742.

premiers jours avait été un peu fréquent probablement à cause de l'ivresse du malade, se maintient à soixante-douze pulsations. L'on hésite à intervenir, lorsque le 1er novembre au matin de nouveaux accidents viennent lever tous les doutes.

A quelques heures d'intervalle, le blessé a eu deux attaques consistant en mouvements petits, saccadés sur place, des quatre membres. En même temps, la face était tiraillée, les dents serrées, les yeux animés de mouvements convulsifs, les pouces dans une adduction forcée et fléchis sous les doigts. Une respiration bruyante, un véritable ronflement et la perte involontaire des urines viennent compléter la description de ces attaques. Après chacune le patient, étonné et inconscient de ce qui vient de se passer, a aux lèvres un peu de mousse sanguinolente. En raison de ces deux crises épileptiformes le passé du malade fut scruté et l'on apprit qu'il était grand buveur d'absinthe, mais n'avait jamais présenté de crises d'épilepsie.

Ainsi donc en résumé : balle dans la région temporale ; température oscillant autour de 39° ; régularité du pouls se maintenant à 72 pulsations, puis tombé aujourd'hui à 66, attaques épileptiformes avec mouvements des quatre membres, intelligence conservée, mais avec une certaine lenteur de la pensée et de la parole ; depuis trois ou quatre jours enfin un peu de raideur des muscles de la nuque.

Le diagnostic posé fut méningo-encéphalite diffuse et l'intervention consista à aller à la recherche du projectile qui fut trouvé dans l'épaisseur du muscle temporal aplati et déformé ; on retira en même temps une petite esquille osseuse, et l'on constata dans le crâne une perforation large de 1 centimètre environ et longue de 2. A son centre la dure-mère perforée laisse passer une substance noirâtre, ramollie, formée d'un mélange de caillots sanguins et sans doute de pulpe cérébrale. Une esquille enfoncée de 1 centimètre environ fut extraite et après élargissement du trou osseux on vit sourdre une cuillerée à café environ de pus mal lié. La plaie fut nettoyée et drainée.

Le soir à dix heures, une attaque épileptiforme.

Le 2 novembre l'état général du blessé est meilleur, il n'a plus eu d'attaques depuis l'opération et la raideur de la nuque a disparu. La température est descendue à 37°,8, nouveau pansement.

En résumé si le malade est actuellement hors de danger, il est incontestable que c'est à l'intervention chirurgicale qu'il le doit.

A propos de cette observation il convient de rappeler l'importance du *terrain* dans le développement de l'épilepsie, le blessé de Campenon était un buveur d'absinthe et nous n'avons pas à rappeler quelle influence les expérimentateurs ont reconnue à ce poison dans la genèse des accidents convulsifs.

Le fait suivant par contre est moins net comme exemple de l'influence fâcheuse d'une infection légère sur le développement de l'épilepsie.

Observation. — Sanitäts Bericht, 1870-71.

Le 6 août un éclat d'obus frappe un soldat sur le pariétal droit et lui fait une plaie des parties molles à la cuisse gauche. Pendant le séjour à l'hôpital du 19 août au 13 octobre se produisirent des vertiges, puis les premières attaques d'épilepsie. L'état général était devenu mauvais, le blessé se plaignait d'une douleur sourde dans la tête, il était agité et sans sommeil. Le pouls pendant plusieurs jours tomba à 55 ou 56° ; on fit un traitement anti-phlogistique. Le médecin admit alors une compression cérébrale par un exsudat à la surface du cerveau, sans doute dans les méninges sous le pariétal droit.

Plus tard la cicatrice du crâne était petite et mobile, celle de la cuisse insignifiante.

Au commencement de 1880 on note que les attaques étaient devenues plus fréquentes.

Observation. — Hitzig[1].

Parmi les blessés qui, dans la dernière guerre (1870-71), passaient par la ville de Nancy, un soldat d'infanterie de ligne, Joseph Masseau, âgé de vingt ans, admis le 14 décembre 1870 au lazaret de la manufacture de tabac, avait reçu, le 10 décembre à Orléans, un coup de feu au côté droit de la tête. La plaie, qui paraissait d'abord peu grave, mesurait, le 15 janvier 1871, lorsque Hitzig revit le blessé, 6 centimètres environ de largeur et 7 de longueur. Le 3 février, l'extrémité inférieure de la blessure se trouvait à 5 centimètres du conduit auditif externe, le bord supérieur à 11 centimètres ; au centre de la plaie, l'os était à nu sur une surface de 3 centimètres de longueur et de 1 centimètre et demi de largeur. Le lendemain, à dix heures, céphalalgie violente du côté droit, et, dans la même matinée, accès subit de convulsions cloniques, sans perte de connaissance, principalement dans la région du facial gauche : les muscles de la commissure labiale, de l'aile du nez et de la paupière. se convulsent avec la plus grande violence, d'abord à intervalles d'une seconde environ, puis plus rapidement, et les convulsions deviennent tétaniformes ; le processus convulsif atteint les muscles de la langue et ceux de la respiration. Pâleur de la face : anxiété. Après l'accès, qui dure cinq minutes, paralysie passagère, mais alors presque complète, de tout le facial gauche et des muscles de la langue du même côté. Dix minutes après, mouvements cloniques, de fréquence et d'intensité moindres, dans tous les fléchisseurs des doigts (y compris le pouce) de la main gauche, le facial étant impliqué dans le processus. Après l'attaque, la couleur du visage redevient presque instantanément normale. La langue fut encore toute la journée agitée de petits mouvements cloniques des deux côtés, mais plus à gauche. Point de changement des pupilles. Pendant l'attaque, le pouls accéléré était beaucoup plus

1. *Ueber einen interessanten Abcess der Hirnrinde*, cité par Soury, *Le système nerveux central*. p. 616.

petit à droite qu'à gauche ; après ce fut exactement le contraire. Le même jour, nouvel accès tout à fait semblable au premier et de même durée, mais peut-être encore plus violent. Vers le soir la paralysie du facial gauche avait presque entièrement disparu. Cependant le cercle des idées du malade allait se rétrécissant : il était difficile d'en obtenir une réponse précise ; il avait d'ailleurs une conscience exacte des choses extérieures et comprenait ce qu'on lui disait : il le retenait même assez dans sa mémoire pour en rendre compte après l'accès. Légère parésie des muscles innervés par la branche inférieure du facial avec contracture du triangulaire, de l'orbiculaire des lèvres et des muscles de l'aile gauche du nez ; déviation de la langue à gauche et de la luette à droite. Sensibilité intacte. Les accès se succèdent en s'étendant. Quant à la « volonté » le malade pouvait marcher pendant l'accès, tendre la main droite et serrer ce qu'il ne peut faire avec la gauche.

Mort le 10 février. Elévation postmortem de la température.

Autopsie : la table interne, la dure-mère perforée et la pie-mère transformée en une couche lardacée, étaient recouvertes de pus sur une grande étendue de l'hémisphère droit. Coïncidant avec la perte de substance de la dure-mère, abcès du cerveau qui, à l'ouverture du crâne, donne issue à du pus. Le bord supérieur de cet abcès est à 6 centimètres 1/2 de la ligne médiane, le bord postérieur à 2 centimètres 1/3 en avant de la fosse de Sylvius sur la circonvolution marginale antérieure de la scissure de Rolando, donc entre l'extrémité inférieure de celle-ci et le sillon précentral au point de passage de la circonvolution centrale antérieure (FA) dans l'opercule et déjà dans l'épaisseur de celui-ci. Sur presque toute la convexité de l'hémisphère droit, adhérence de la pie-mère.

Cette observation, entre autres points intéressants, présente un exemple de troubles fonctionnels dans la sphère du *facial* et de l'*hypoglosse* en rapport avec la destruction localisée de l'écorce cérébrale.

A propos de la discussion de son observation, Hitzig écrit : « On ne doit pas oublier que, dans la destruction d'une partie de l'écorce par un abcès ou par quelques néoplasmes, des faisceaux de fibres tout à fait étrangers à cette région et passant à proximité, peuvent être irrités par le néoplasme et déterminer ainsi des phénomènes spasmodiques sur des territoires musculaires dont les centres corticaux n'ont en fait subi aucune altération.

Observation. — Péan [1].

Une petite fille de 4 ans reçut le 14 *juillet* une balle de revolver de

1. Péan, *Bulletin de l'Acad. de méd.*, 28 novembre 1893, p. 627 et in Thouvenet, *Thèse*, Paris.

petit calibre qui lui traverse l'œil droit et se perd dans la profondeur; pas de perte de sang, mais fièvre, agitation, céphalalgie surtout à droite, affaiblissement progressif de l'acuité visuelle de l'œil gauche et le 30 août cécité absolue, pupille dilatée, papille voilée. On admet une névrose sympathique et après quatre injections sous-conjonctivales d'une goutte de sublimé à 1 pour 100 les mouvements pupillaires, puis la vision reparaissent. L'enfant est en apparence très bien.

Le 21 *septembre*, reprise des maux de tête, douleurs vagues dans tous les membres; à midi l'enfant a quelque difficulté à se servir du bras gauche qui le soir est paralysé.

22 *septembre*. — Douleur orbitaire droite et persistance de la paralysie, T. normale.

24 *septembre*. — Intelligence très lucide, légère douleur au niveau de l'orbite droite, un peu de parésie faciale gauche et monoplégie flaccide absolue du bras, parésie très légère du membre inférieur. M. Ballet localise la lésion dans le centre moteur du membre supérieur, c'est un foyer purulent péri ou intracérébral.

Vers le milieu de la journée *accès d'épilepsie*. La tête est tournée à gauche, le membre supérieur gauche est seul agité de violentes convulsions.

La nuit suivante et le 25, à 10 heures du matin : nouveaux accès.

26 *septembre*. — Trépanation : la pie-mère, rouge lie de vin, est couverte d'arborisations blanchâtres, le liquide céphalo-rachidien est opaque, laiteux, il s'échappe 200 grammes de pus collecté entre la pie-mère et les circonvolutions déprimées à ce niveau. Suture de la pie-mère avec drainage.

27 *septembre*. — L'enfant est gaie, sans douleur ; elle commence à remuer les membres, les mouvements reviennent ainsi que la vision.

Tout alla bien pendant un an moins treize jours après la trépanation.

Le 13 *septembre* 1894, l'enfant éprouva une nouvelle attaque d'épilepsie. Absolument semblable à celles qui avaient eu lieu avant l'opération, elle fut suivie à intervalles irréguliers de nouveaux accès. Lorsque le temps était incertain ou orageux, il survenait deux ou trois attaques dans la même semaine, tandis que, lorsqu'il faisait beau-fixe, un an et plus se passait sans rien d'anormal. Le traitement bromuré fut institué et les accès cessèrent, sauf en janvier 1895 ; alors à la suite d'un léger coup sur le côté droit de la tête l'enfant éprouve des frémissements légers dans la main gauche et un peu d'embarras de la parole, mais pas de crise véritable.

Le bromure est supprimé le 10 avril, le 14, crise épileptique avec perte de connaissance, figure grimaçante du côté gauche ; le membre supérieur gauche et les membres inférieurs sont paralysés. L'enfant est restée vingt à vingt-cinq minutes sans pouvoir saisir un objet de la main gauche et un temps assez long avant de pouvoir marcher. Le bromure est repris et agit sur les crises en diminuant leurs fréquences, mais ne les fait pas disparaître.

Ce fait est doublement instructif; c'est un exemple d'épilepsie symptomatique : 1° d'un *abcès du cerveau* ; 2° des *désordres cica-*

triciels consécutifs à sa guérison; désordres qui, il est vrai, n'ont pu être précisés. Il s'agit, autrement dit, chez cette enfant de convulsions secondaires et de convulsions tardives.

Nous ferons encore observer que dans l'avant-dernière observation les convulsions étaient généralisées et dans la dernière elles restaient limitées à un seul membre; sans doute faut-il voir là un effet différent en rapport avec l'étendue différente des lésions anatomiques chez l'un et l'autre patient.

3° *Convulsions tardives.* — Le laps de temps écoulé entre le coup de feu du cerveau et l'apparition des accidents convulsifs est très variable ; c'est ainsi que chez huit blessés de la guerre de 1870-71 nous relevons des intervalles de six mois et demi, un an, un an et demi, un an et sept mois, deux ans, deux ans et demi, trois ans. Fredet chez un patient note même une intervalle de onze ans.

On comprend que l'on soit tenté d'émettre des doutes sur la réalité d'un rapport quelconque entre la blessure primitive et des accidents épileptiques aussi tardifs. Dans la plupart des observations du reste, le chirurgien ne paraît pas s'être suffisamment attaché à tirer au clair l'influence possible des *causes secondes* : hérédité, état nerveux antérieur à l'accident, intoxications alcooliques ou autres, qui ont pu ultérieurement tout au moins concourir à la venue du désordre nerveux en créant l'aptitude convulsive. Des faits néanmoins de convulsions tardivement provoquées par un coup de feu du crâne, sont indiscutables ; la preuve chirurgicale de cette complication est fournie par les améliorations, voire même les guérisons obtenues. De plus l'expérimentation ici encore a contrôlé les données de la clinique.

Cliniquement ces accidents convulsifs se présentent tantôt comme des *convulsions* limitées à un groupe musculaire ou à la musculature d'un membre, c'est une épilepsie partielle tantôt le spasme est généralisé et mérite mieux encore en apparence le qualificatif d'épileptique ; enfin dans quelques cas l'attaque se traduit par un complexus symptomatique où les convulsions faisant défaut des phénomènes d'ordre *sensitif* ou *psychique* dominent la scène. Comme ce résumé clinique convient non seulement aux accidents convulsifs tardifs, mais encore aux convulsions primitives et secondaires, nous donnerons ici des exemples des premiers et étudierons ensuite dans son ensemble l'*épilepsie traumatique*.

Déjà à propos de l'observation de Péan nous avons fait remarquer que les accès convulsifs tardivement observés peuvent être considérés comme provoqués par la cicatrice de l'abcès, abcès ouvert en raison des convulsions que lui aussi provoquait. Dans le fait suivant le blessé que mon collègue Loison a opéré dans mon service au Val-de-Grâce, fournit un exemple de convulsions épileptiques entretenues par une cicatrice et un kyste cicatriciel.

OBSERVATION. — LOISON [1].

Épilepsie traumatique consécutive à un coup de feu tangentiel de la voûte du crâne. Trépanation seize ans après le début des accidents. Guérison depuis plus de deux ans et demi.

Le nommé P..., âgé de 41 ans, gardien de bureau au Ministère de la guerre, entre au Val-de-Grâce le 26 mai 1901, dans la soirée; il est en état de mal épileptique depuis quelques jours. Il est placé à la première division de blessés, dans le service de M. le médecin principal Nimier, que je supplée à ce moment.

Cet homme, vigoureusement constitué, sans hérédité nerveuse, indemne de toute tare syphilitique ou alcoolique, ne présente comme antécédent pathologique qu'une fièvre typhoïde de moyenne intensité, en 1878.

Le 2 *mars* 1885, il reçut au Tonkin, en avant de Tuyen-Quan, un coup de feu à environ 200 mètres. La balle frappa tangentiellement le côté gauche du crâne et resta logée. Il tomba immédiatement, et eut une perte de connaissance qui dura jusqu'au lendemain. Relevé presque aussitôt et transporté à l'ambulance, le médecin principal Nimier constata une hémiplégie droite totale et de l'aphasie.

Évacué sur l'hôpital d'Hanoï, le foyer traumatique fut débridé, et on enleva une balle ronde en plomb et quelques esquilles libres.

La paralysie diminua progressivement, l'aphasie régressa plus lentement. Dix mois après l'accident, au moment où il fut réformé, il existait encore de l'hémiparésie droite et une certaine gêne dans la parole.

Première crise d'épilepsie trois semaines après la blessure, et trois autres crises jusqu'en 1888. A partir de cette époque, elles augmentèrent de fréquence et ont été soigneusement notées par le malade:

1888.	3 crises.	1895.	7 crises.
1889.	7 —	1896.	5 —
1890.	5 —	1897.	10 —
1891.	2 —	1898.	12 —
1892.	7 —	1899.	11 —
1893.	2 —	1900.	7 —
1894.	12 —	1901 (4 mois). . .	3 —

1. Loison, *Bulletin de la Soc. de chir.*, 27 novembre 1901, p. 1107.

Il y eut quelquefois deux crises dans la même journée, et à deux reprises, en 1892 et en 1899, leur nombre fut de trois dans les 24 heures. Elles survenaient généralement vers 4 heures de l'après-midi.

Dans les commencements, le sujet cherchait à éviter la crise en faisant des efforts, mais sans succès.

Les premières attaques présentaient les caractères suivants : l'aura précédant de quelques secondes était constitué par une sensation cérébrale que le malade compare à un éblouissement ou vertige ; s'il se trouvait dans la rue, il avait le temps de se garer sur le trottoir, se laissait tomber sur le côté droit pour ne pas contusionner sa cicatrice, et plaçait son mouchoir entre ses dents. La perte de connaissance était complète ; il se produisait des convulsions toniques et de l'écume venait à la bouche. Au début, quand il n'employait pas l'artifice du mouchoir, il se mordait la langue, qui présente sur le côté des cicatrices anciennes. Les mictions involontaires faisaient défaut, mais les urines restaient troubles pendant un ou deux jours après la crise. Le réveil était suivi d'une céphalée très intense, et d'une perte de la mémoire des événements qui suivaient immédiatement l'attaque.

En dehors des accès, il n'y avait ni tics ni mouvements convulsifs de la face ou des membres ; mais, pendant les quatre ou cinq jours suivants, il ressentait une douleur à la face interne du bras droit, et cette région restait constamment sensible à une pression superficielle, ainsi que toute la convexité du moignon de l'épaule du même côté.

Il avait également remarqué, depuis 1885, une gêne dans le fonctionnement des muscles extenseurs du poignet et de l'avant-bras droits, qu'il constatait quand il voulait exécuter certains mouvements ; les fléchisseurs, au contraire, avaient conservé leur force normale.

En 1896, le malade fait un premier séjour au Val-de-Grâce, dans le service de M. Delorme. Aucune intervention opératoire ne semblant indiquée, il quitte l'hôpital muni d'une plaque de gutta-percha destinée à protéger la cicatrice. Mais bientôt il trouve cet opercule plus gênant qu'utile, et le laisse de côté.

Une deuxième entrée au Val-de-Grâce a lieu, le 20 avril 1900, dans le service de M. Nimier. Il n'existe pas de paralysies, pas de troubles trophiques, ni sensoriels; la sensibilité et les réflexes sont normaux.

La cicatrice, que nous décrirons plus tard, est déprimée et adhérente, mais non douloureuse. On prescrit des séances de massage répétées pour essayer de mobiliser les attaches qu'elle présente avec le pourtour de la perte de substance osseuse.

Le malade prend, depuis 1888, 4 grammes de bromure par jour, sans résultat appréciable.

La radiographie montre sur le côté gauche de la voûte du crâne, en un point que nous préciserons davantage ultérieurement, l'existence d'une perte de substance osseuse mesurant environ 35 millimètres de long, sur 15 millimètres de large; de petits fragments de plomb provenant de la balle sont incrustés dans les bords antérieur et supérieur du trou osseux.

Le 21 *mars* 1900, P... quitte l'hôpital, n'ayant eu aucune attaque pendant la période d'observation d'un mois qu'il vient de subir.

La question de l'intervention opératoire avait été agitée, et résolue par la négative.

26 *mai* 1901. — Nouvelle entrée au Val-de-Grâce dans la soirée. Sa femme nous raconte que depuis le 19 mai ses crises sont quotidiennes et fréquentes, revenant tous les quarts d'heure. Elles commencent par un tremblement généralisé à tout le corps, puis le bras droit entre en contracture et se soulève. Le malade perd connaissance pendant la crise, dont la durée est à peine d'une minute ; au réveil, on constate qu'il a les pupilles dilatées, puis il ferme les yeux et bredouille des mots incompréhensibles.

Pas de fièvre, pouls régulier et fort à 88 ; pas de vomissements. Douleurs et sensation de battements dans la moitié gauche de la tête, particulièrement sous la cicatrice.

Je prescris une potion de bromure à 4 grammes pour la nuit.

27 *mai*. — Les crises restent subintrantes. Dans les périodes de calme, le malade comprend bien tout ce qu'on lui dit ; il cherche à raconter ses impressions, mais ne peut s'exprimer, par suite d'une certaine difficulté dans l'articulation des mots et de l'oubli de certains d'entre eux. On ne constate aucun trouble du côté de la vue et de l'ouïe. Il n'existe ni paralysie ni contracture des muscles des membres ou de la face ; aucune zone d'anesthésie.

La cicatrice adhérente au squelette sous-jacent est douloureuse à la pression, particulièrement à sa partie postérieure ; elle présente des battements nettement visibles à sa partie antérieure. Située au niveau de la région fronto-pariétale gauche, elle est un peu oblique de dedans en dehors, de haut en bas et d'avant en arrière ; son axe prolongé en avant aboutit au milieu du bord supérieur de l'orbite du côté opposé. Son extrémité antérieure, distante de 55 millimètres de la ligne sagittale, répond à un point situé à 8 centimètres en arrière et au-dessus de l'apophyse orbitaire externe du frontal. Son milieu se trouve à 65 millimètres au-dessus d'une ligne horizontale passant par cette même apophyse orbitaire. Son extrémité postérieure est tangente à un point de la ligne rolandique placé à 3 centimètres au-dessus de son origine inférieure.

La cicatrice, qui mesure 5 centimètres de long, répond par conséquent approximativement au milieu de la circonvolution frontale ascendante et au pied de la deuxième frontale.

Opération le 28 *mai* 1901. — Sous le chloroforme, je circonscris la cicatrice cutanée, par une incision passant à quelques millimètres de ses bords, puis je l'enlève par dissection. Sa face profonde au niveau de la perte de substance osseuse est intimement fusionnée avec un tissu fibreux dur, creusé de vacuoles kystiques remplies de liquide séreux ; certaines sont ouvertes pendant la dissection, et la paroi d'autres mises à nu fait croire que l'on se trouve en présence du feuillet pariétal de l'arachnoïde. Une incision par dédollement, faite verticalement suivant l'axe antéro-postérieur de cette gangue fibro-kystique, permet de sectionner des couches successives de tissu fibreux parsemées de cavités kystiques, et, à un demi-centimètre de profondeur, on trouve quelques petits vaisseaux et des parties grisâtres incluses dans la masse, qui paraissent être des fragments de substance cérébrale corticale.

Je détache alors à la rugine la partie herniée du pourtour du trou osseux auquel elle adhère, puis à la pince-gouge j'agrandis la perte de substance osseuse en enlevant une bordure de un demi-centimètre environ en haut, en bas et en arrière, tandis qu'en avant il faut réséquer au moins un centimètre et même plus, pour supprimer une exostose mamelonnée, dure, présentant, inclus dans son intérieur ou enchatonnés du côté de sa surface cérébrale, des fragments de plomb.

La paroi crânienne, mesurée au moment où l'exostose était à moitié enlevée, avait 15 millimètres d'épaisseur. L'exostose franchie, le crâne reprend la même épaisseur de 8 millimètres environ que sur le reste du pourtour du trou osseux où l'os est dur, éburné, dépourvu de diploé.

On retrouve la dure-mère aux limites des portions gougées; elle présente une perte de substance qui a permis au tissu de porencéphalie de venir adhérer à la face profonde de la peau.

Après avoir pédiculisé la hernie, je l'incise verticalement et arrive profondément dans une cavité du volume d'une petite noix, à paroi lisse, couverte de caillots fibrineux brunâtres par places, et contenant du liquide séreux et quelques petits fragments de plomb et d'os. Je résèque tout le tissu de néoformation, et la substance blanche du cerveau apparaît alors très nettement au fond de la plaie.

Pour permettre le rapprochement des deux lèvres de la plaie cutanée et tenter de reporter la cicatrice au-dessus ou au-dessous de la perte de substance osseuse, je pratique deux incisions verticales, l'une en avant l'autre en arrière de la brèche faite aux parties molles. J'obtiens ainsi deux lambeaux verticaux à pédicules, l'un supérieur, l'autre inférieur; en mobilisant leur face profonde, je parviens à mettre facilement leurs bords horizontaux en contact, mais je n'arrive pas à reporter leur ligne de réunion en dehors du trou osseux.

Je suture les téguments après avoir placé dans la cavité résultant de la perte de substance cérébrale une mèche de gaze ressortant par la partie antérieure de l'incision horizontale; une seconde mèche, placé entre le cuir chevelu et le crâne, fait issue par la partie inférieure de l'incision verticale postérieure. La ligne de réunion représente un H disposé verticalement.

Le malade se réveille avant la fin des sutures et ne présente rien de particulier. Pansement ouaté compressif.

Une heure plus tard, le pouls est à 104. Revu dans la soirée, le blessé est calme, a un peu dormi, ne souffre pas et n'a pas vomi. On ne constate ni paralysie, ni contracture des muscles de la face ou des membres. Il a une transpiration abondante qui oblige à le changer de linge. Température normale; pouls 120. Il n'a pas eu de crise, comprend les questions et y répond, mais le trouble de la parole et l'oubli de certains mots persistent.

29 *mai*. — Rien de particulier, sauf une légère élévation de la température qui se maintient à 38° matin et soir.

30 *mai*. — La parole est un peu plus facile, la fièvre a disparu et le blessé se trouve bien. Je défais le pansement et enlève les mèches de drainage. Immédiatement après l'extraction de la gaze plongeant dans la perte de substance cérébrale, il se produisit une crise franche qui dura environ une minute. La face fut tirée à droite par convulsions spasmodiques des muscles de ce côté ; le maxillaire inférieur était animé de mouvements d'abaissement et de relèvement saccadés. Rien de net ne fut observé dans le territoire du facial supérieur.

Le malade était assis au moment où la crise commença ; la face pâlit, je le recouchai et achevai ultérieurement le pansement. Pendant et après la crise surtout, il s'écoula beaucoup de salive de la bouche.

Revu 2 heures plus tard, il est en train de manger et ne présente plus rien.

3 *juin*. — Le malade se trouve bien. La parole est revenue progressivement et il ne cherche presque plus les mots. La plaie est réunie; on enlève les fils de suture.

8 *juin*. — Il se lève et va tout à fait bien. Il parle librement et nous dit qu'il ne souffre plus à la pression de la région interne du bras droit, comme cela existait depuis quinze ans. La parésie des muscles extenseurs de l'avant-bras et de la main, datant de la même époque, aurait également disparu.

Dans la suite, il n'y a rien de particulier à noter. La cicatrice se déprime progressivement au niveau de la perte de substance osseuse et laisse voir et sentir les battements du cerveau dans sa partie antérieure.

22 *juillet*. — Le malade quitte l'hôpital pour aller en convalescence.

A la fin d'août, il reprend son service de garçon de bureau au Ministère de la guerre.

Revu ces jours derniers, il continue à aller bien, n'éprouve plus aucun malaise, parle facilement et n'a pas eu de nouvelle crise depuis celle qui a suivi l'extraction de la mèche de gaze.

Le 9 *juin* 1902 [1] l'opéré de Loison est toujours garçon de bureau au Ministère de la guerre. *Il peut être considéré comme guéri.* La cicatrice à peine visible au niveau des incisions, montre sur la perte de substance osseuse une petite dépression. Le cerveau est protégé par du tissu cicatriciel formant une membrane solide, non dépressible, sans battements appréciables. La pression à son niveau est absolument indolore.

Le malade *n'a plus eu de crise* depuis celle qui a eu lieu 48 heures après son opération le 30 mai 1901, ce qui fait un an et dix jours. Il a seulement quelquefois de légères douleurs au niveau de l'épaule droite.

La force, dit le malade, est un peu diminuée à droite ; en lui faisant serrer la main, il semble déployer une force à peu près égale des deux côtés. Pas de troubles de la sensibilité. Il prend facilement les objets,

1. L. Blandin, Épilepsie traumatique consécutive aux plaies du crâne par armes à feu. *Thèse*, Paris, 1902.

mais si ce sont des objets délicats, il éprouve une certaine difficulté pour les tenir, surtout si la main est en pronation.

Très légère paralysie faciale dans le domaine du facial inférieur, rien dans le supérieur. La parole présente une certaine difficulté quand il s'agit de prononcer certains mots. La mémoire est un peu moins bonne qu'avant la blessure.

Le 22 juin 1903 le sujet de l'observation précédente est revu très satisfait de son état. Il n'a présenté aucune crise convulsive, aucun symptôme particulier. Son opération (28 mai 1901) date de plus de deux ans.

A côté de ces observations dans lesquelles nous avons vu les accès convulsifs paraître trop peu de temps après la blessure pour mériter le qualificatif d'accès survenus tardivement, en voici dans lesquelles un laps de temps relativement long s'est écoulé entre le coup de feu et l'apparition des désordres convulsifs.

Azam[1] rapporte le cas d'un blessé chez qui, un an d'abord, puis trois ans après les blessures, se montrèrent des accès épileptiques attribuables au séjour d'un *fragment de balle et d'esquilles* dans un foyer fistuleux.

OBSERVATION. — AZAM.

X..., âgé de 32 ans, a reçu en 1860 une balle qui a pénétré dans le crâne, au niveau de la partie supérieure du sillon de Rolando du côté gauche, à 9 centimètres au-dessus du trou auditif; il a perdu connaissance pendant un quart d'heure ; puis, après divers accidents aigus parmi lesquels une paralysie complète du côté droit et une aphasie qui ne dure que deux ou trois jours, X... est trépané et le chirurgien extrait de la blessure la plus grande partie de la balle et des esquilles osseuses ; à la suite amélioration, puis guérison, mais persistance d'un trajet fistuleux. La guérison se maintient pendant un an ; après ce temps, et en 1873, accidents épileptiformes siégeant dans le côté droit et revenant très fréquemment ; cependant X... peut reprendre son métier de peintre en bâtiments. A la fin de 1873, après un léger excès, X... perd connaissance pendant un quart d'heure et les accidents épileptiques augmentent d'intensité. Pendant les années suivantes, ils s'accroissent encore et l'existence de X... devient intolérable.

En mai 1880, Péan le trépane et extrait un fragment de balle et des esquilles qui entretenaient le trajet fistuleux. En juin il est en voie de guérison.

1. Azam, *Archives gén. de méd.*, 1881, 7e série, t. VI, p. 131.

Cette observation d'Azam est encore intéressante par suite de la modification du caractère du blessé après son accident. De doux et patient, il était devenu susceptible et irritable à l'excès ; or, après l'opération il lui sembla qu'il était revenu à son état ordinaire. En passant faisons remarquer que la lésion ne paraît pas avoir intéressé le lobe préfrontal.

Dans les faits, qui vont suivre, la présence du *projectile* dans le cerveau est accusée comme cause des accidents convulsifs.

OBSERVATION. — PEUGNIEZ ET RÉMY [1].

X..., employé de bureau, âgé de 45 ans, n'a pas d'antécédents nerveux héréditaires ou personnels, pas d'affections vénériennes, caractère mélancolique, a bu un peu ; il est père d'une fillette bien portante.

Le 5 *février* 1900, il se tire un coup de revolver de 7 millimètres dans le crâne, ne perd pas connaissance, ne ressent qu'une douleur assez légère, n'éprouve aucun trouble de la motilité. Il existe, trois doigts environ en arrière de l'apophyse orbitaire externe droite, une perforation arrondie, bordée d'un liséré noirâtre, laissant sourdre un peu de sang.

M. Boussavit met à nu le trou crânien, nettoie les téguments, trépane, extrait quelques esquilles, déterge un foyer de contusion cérébrale, enfonce un stylet à 8 centimètres, place un drain et suture.

Pendant huit jours aucun symptôme. Le matin du neuvième le malade présente de l'asymétrie faciale : effacement des rides du front à droite, suppression de l'occlusion par clignement de l'œil droit, dépression légère de l'aile du nez à chaque inspiration, élévation de la commissure buccale gauche, flaccidité et affaissement des lèvres à droite, effacement du sillon nasojugal droit, exagération de l'asymétrie faciale par la parole, le rire, le siffler. La paralysie du facial supérieur était beaucoup plus accentuée que celle du facial inférieur.

Le malade invité à siffler n'y arrive pas ; après trois ou quatre tentatives suivies chacune d'un sourire niais, les traces de l'effort s'atténuent sur le visage. Les rides s'effacent, disparaissent, les traits se figent dans leur asymétrie, le facies s'immobilise en un masque impénétrable et muet ; les yeux fixes regardent sans voir ; et bientôt le malade, étranger à tout ce qui l'entoure, semble rêver, oublieux de la sollicitation dont il vient d'être l'objet. Une nouvelle interpellation le fait sortir de sa torpeur ; les mêmes efforts recommencent accompagnés de de la même mimique.

L'expérience, répétée à plusieurs reprises, aboutit au même état d'hébétude. La langue n'est pas déviée, la luette et le voile du palais ont leurs rapports et leur situation habituels. L'état mental du malade ne permet pas de faire des constatations sur l'état du goût, ni de l'ouïe. Il n'existe aucun trouble de coordination des mouvements oculaires ;

1. Peugniez et Rémy, in *Thèse* Blandin. Paris, 1902.

rien dans la motilité ni la sensibilité des membres, rien aux sphincters, réflexes normaux. La température atteint 38°,5, agitation la nuit.

Cet état fébrile, sans doute dû à une collection purulente sous le cuir chevelu, cède après la désunion de la plaie.

Au bout de 4 à 5 jours la paralysie du facial inférieur disparaît presque complètement; celle du facial supérieur s'amende; peu à peu le masque reprend sa symétrie, sauf au niveau du frontal, où les rides manquent à droite quand elles apparaissent à gauche, puis la paralysie faciale guérit complètement. Dans le courant de juillet la mémoire ne présente plus que quelques troubles et, en septembre, l'intelligence est totalement revenue.

Dans le courant de juin étaient survenus les deux premiers accès épileptiformes annoncés par une somnolence invincible: le patient tombe, perd connaissance sans se débattre beaucoup, puis après 5 à 10 minutes il reprend assez vite notion du monde extérieur et conserve une légère fatigue le reste de la journée. Il se place comme commis de vente.

Deux mois après nouvel accès, puis deux mois plus tard encore un. Il semble qu'il n'y a comme aura qu'une obnubilation de l'intelligence perçue par le malade lui-même et que les convulsions réduites au minimum ne prédominent dans aucune région spéciale.

Rentré à l'hôpital, le blessé est radiographié par Rémy et, au cours d'une troisième séance, il est pris d'une attaque consistant en une perte de connaissance suivie immédiatement de convulsions cloniques de la face qui se généralisent rapidement, mais pour peu de temps, sous forme de convulsions toniques, sans prédominance de phénomènes moteurs à droite ou à gauche. L'accès dure quatre à cinq minutes et est suivi d'hébétude pendant plusieurs heures.

15 *février* 1901. — Un an et dix jours après l'accident, M. Peugniez intervient sur la donnée radiographique que la balle, entrée dans la région temporo-pariétale droite, a passé transversalement du côté opposé où elle se trouve dans le cortex. Un lambeau ostéo-cutané ouvre la région temporo-pariétale gauche. Les méninges et l'écorce cérébrale paraissent sains, on incise l'écorce et l'index introduit dans l'incision sent le projectile; il est facilement énucléé d'une loge, tapissée de dépôts ocreux d'un blanc jaunâtre, qui occupe la région intérieure du pied du sillon de Rolando.

Guérison sans incidents.

Aucun accès pendant huit mois, puis formation d'une petite collection purulente sous la cicatrice de l'ouverture d'entrée du projectile et « accès épileptiforme semblable au premier ». L'abcès s'ouvre quelques jours après et reste fistuleux. Au bout de quatre mois, nouvel accès suivi deux mois après (mars 1902) d'un troisième. A ce moment la fistule se ferme définitivement et le 30 juin 1902 le malade est signalé comme n'ayant plus eu d'accès.

Il est à regretter que dans cette observation (qui fournit un exemple *d'épilepsie jacksonnienne du type facial*) les tout derniers accès n'aient pas été décrits dans tous leurs détails cliniques, car on est tenté de les attribuer moins à la cicatrice du foyer créé par la balle à gauche qu'aux désordres de cet abcès survenu à droite et sur lequel, il est vrai, les détails manquent.

Segond rapporte l'histoire d'un blessé chez lequel les accès convulsifs apparus tardivement purent être attribués à la *cicatrice d'une trépanation primitive* faite en regard du trou d'entrée de la balle, tout autant qu'au *séjour du projectile* dans la première pariétale.

Observation. — Segond[1].

Un mineur a reçu dans la région temporale gauche, juste en avant du tragus, presque à bout portant, une balle de revolver d'assez gros calibre. Il est tombé, resté sans connaissance pendant quinze jours, puis est trépané sur la région rolandique du côté opposé à la plaie. Il aurait pu marcher, mais sa bouche aurait été déviée, et il aurait eu de la peine à parler et à avaler; sa mémoire et son intelligence font douter de ces renseignements.

Sept mois après l'accident, il commence à avoir des crises de perte de conscience sans chute et sans secousse.

Quatre années après la blessure, première crise convulsive débutant dans la main gauche et s'étendant à tout ce côté. A la suite de cette crise il ne pouvait marcher et son pied aurait été le siège d'une suppuration. Depuis, les crises reviennent de préférence le jour, trois à quatre fois par mois; la main gauche remue, le malade perd connaissance et tombe. Après deux à cinq minutes la crise cesse, le malade reste hébété, affaibli même le lendemain. En raison de l'influence fâcheuse de l'alcool sur le retour des crises, il a dû cesser de boire.

Le 25 *mai* 1897, six ans après l'accident, il est examiné dans le service de Déjerine. On note: *Motilité*. Pas de diminution appréciable des forces du côté gauche, quoique le malade accuse sa jambe gauche de se fatiguer facilement. *Sensibilité* : *S. tactile* conservée du côté gauche, la localisation du point touché par le pinceau est parfaite. *S. douloureuse* à gauche, la piqûre est sentie, mais sans douleur quand l'épingle est enfoncée profondément; le malade fait la différence entre une piqûre forte et une piqûre faible, mais semble l'établir comme pour un contact. Cette hypo-algésie existe sur toute la moitié gauche du corps, sans ligne de démarcation nette sur le plan médian. *S. thermique* pervertie sur le membre supérieur gauche; la main gauche ne sent pas si l'eau est froide ou chaude, elle ne fait pas de différence entre un flacon à 65° et un autre à 10°. La limite de l'anesthésie siège au tiers supérieur du bras; elle est nettement circulaire. Sur le reste du

1. Segond, in Thèse L. Blandin, *Épilepsie traumatique consécutive aux plaies du crâne par armes à feu*. Paris, 1902.

côté gauche le malade sent bien si le contact est chaud ou froid, mais il dit que c'est moins chaud ou moins froid que de l'autre côté. *Sens spéciaux*: ouïe, odorat, goût sans modifications; léger rétrécissement des deux champs visuels et dyschromatopsie peu accentuée portant sur le vert. *État mental*: hébétudes, obsession de l'idée de la présence d'une balle dans la tête.

La radiographie montre la balle dans l'hémisphère gauche tout près de la scissure interhémisphérique.

En résumé, les troubles d'épilepsie jacksonnienne paraissent liés à une adhérence constituée au niveau de la *trépanation* faite à gauche sur la zone rolandique. Quant à l'hémianesthésie gauche, Déjerine pensa qu'il s'agissait peut-être d'hystéro-traumatisme.

En raison de l'obsession du malade il était indiqué d'enlever la balle.

Segond opère le 13 juillet, taille un lambeau ostéo-cutané sous forme d'un trapèze dont la grande base longue de 5 centimètres se trouve $3^{cm},5$ à gauche de la ligne médiane et 1,5 à droite, les deux côtés mesurent environ 4 centimètres et la petite base qui forme charnière 3 centimètres. Le centre de la figure, situé un peu à gauche de la ligne médiane, correspond au point où la balle est supposée et trouvée dans la première pariétale.

La dure-mère est incisée à gauche de la ligne médiane; elle est assez adhérente et saigne beaucoup sur l'hémisphère gauche. Dans cette manœuvre le sinus longitudinal supérieur est ouvert et donne un flot de sang. La pulpe de l'index recourbé en crochet et appliqué contre l'orifice béant permet à l'aide de se rendre maître de l'hémorragie. La sonde cannelée, introduite au point désigné par la radiographie contre la face interne de l'hémisphère gauche dans la scissure interhémisphérique, arrive immédiatement en dedans de la circonvolution P_1 sur la balle qui est enlevée. Le sinus est bourré à la gaze iodoformée, la mèche sortant par une petite encoche faite à l'emporte-pièce sur le volet osseux. La dure-mère est rabattue, mais non suturée vu sa friabilité et la nécessité de terminer rapidement l'opération. Le volet est rabattu sur la plaie, le cuir chevelu suturé. Le seul drainage est celui fait par la mèche du sinus (laquelle est enlevée au bout de trois jours).

Un mois après, la guérison était complète, survenue sans incident.

Depuis l'opération jusqu'à la sortie 20 septembre 1897, l'état général est excellent et, fait *curieux* et *inexplicable*, le malade n'a eu aucune attaque épileptiforme. L'intelligence est augmentée, le facies hébété et stupide a disparu. L'opéré ayant vu sa balle a recouvré sa gaîté.

5 *septembre*. — *Sensibilité*: *tactile*, faible diminution à gauche au dire du sujet, n'empêche pas la localisation. *S. douloureuse* diminuée à gauche, quelquefois même au bras ne reconnaît pas la pointe de l'épingle et croit qu'on le touche. *S. thermique* diminuée à gauche, ne sent le chaud que quelquefois et après contact prolongé; à la face l'hypothermesthésie est moins marquée. Le champ visuel est normal.

Observation. — Bergmann[1].

Un soldat est blessé à Champigny, en décembre 1870, d'une gouttière du pariétal gauche qui guérit après extraction secondaire de plusieurs esquilles.

Deux ans plus tard, première attaque épileptique ; elles reviennent d'abord à de longs intervalles, puis plus fréquentes, et depuis un an à plusieurs reprises elles se sont répétées tous les jours. La mémoire baisse, l'intelligence s'affaiblit. Ce sont des secousses générales, occupant la tête, le tronc et les membres. On admet qu'au niveau de la blessure le processus nécrotique a provoqué un épaississement du crâne et de la dure-mère.

Le 15 *janvier* 1884, une trépanation au niveau de la cicatrice, sur la bosse pariétale, permet de constater l'absence de toute trace de lésion ancienne, la dure-mère est lisse et brillante, non soudée à l'os. La plaie opératoire est guérie en huit jours.

Les crises qui, avant l'opération, revenaient chaque jour de une à quatre fois disparurent et, le 16 *février*, l'opéré faisait ses préparatifs pour quitter la clinique, lorsque le soir survint une attaque d'épilepsie, puis une seconde, une troisième, enfin l'état de mal épileptique s'établit et le patient meurt.

L'autopsie montra et la guérison de la lésion chirurgicale et l'absence de toute altération spéciale du cerveau.

On comprend combien pareille constatation est troublante pour le clinicien.

III. — *Épilepsie traumatique.*

Après avoir ainsi rapporté toute une série de faits cliniques présentant cette particularité de la venue d'accidents convulsifs après une lésion de l'aire rolandique, il est intéressant de faire une étude d'ensemble de ces désordres moteurs que l'on décrit encore sous la rubrique d'*épilepsie traumatique* ou *épilepsie jacksonnienne*. Cette dernière désignation est seule de mise ici, car nous avons déjà décrit sous le nom d'épilepsie traumatique comme pouvant succéder aux traumatismes crânio-encéphaliques, des désordres différents de ceux que nous allons étudier.

Aura. — Chez les blessés, le plus souvent l'attaque épileptique est précédée d'un avertissement passager, fugitif comme un souffle (*aura*) et chez le même sujet c'est presque toujours la même

1. Bergmann, *Die chirurg. Behandlung von Hirnkrankheiten*, 1899, p. 404.

aura qui apparaît avant chaque crise. Cet avertissement est tantôt un mouvement involontaire, *aura motrice,* tantôt une sensation, *aura sensitive,* tantôt une hallucination, une idée, un simple souvenir, *aura psychique.*

L'aura *motrice* n'est le plus souvent qu'une simple trémulation musculaire très limitée, dans la paupière supérieure ou la commissure labiale, une flexion brusque de l'auriculaire ou du gros orteil. Ce mouvement n'est en réalité que le phénomène initial de l'attaque, laquelle, il est vrai, peut encore parfois avorter, si l'on comprime énergiquement le membre, si on le frappe vivement ou même si l'on administre à temps une gifle au malade.

L'aura *sensitive,* assez souvent associée à l'aura motrice, est fort variable suivant les sujets : douleur (véritable clou hystérique) fréquemment à la tête, morsure précordiale, angoisse cardiaque comme dans l'angine de poitrine, angoisse viscérale ou coliques indéfinissables, impression localisée de froid ou de chaud sans modification de la température à ce niveau. Autrement, la douleur, simulant l'éclair tabétique, se manifeste dans la région où débute le spasme. Enfin l'aura est *sensorielle* ; visuelle : mouches volantes et scotomes ; auditive : bourdonnements ; olfactive : odeur sulfureuse ou sulfhydrique ; gustative : saveurs amères.

L'aura psychique consiste dans une simple altération ou dans une suppression absolue de la conscience. Le sujet se sent tout autre, ce n'est plus lui, c'est un être irresponsable, capable de se livrer à des actes impulsifs, dont il ne garde qu'un souvenir confus. Autrement le sujet perd conscience.

Attaque convulsive. — Trois éventualités, écrit Brissaud[1], sont à considérer : 1° Le sujet n'assiste qu'au début de sa crise qui lui est annoncée par l'aura, puis il perd connaissance et *tombe,* il ne reprend ses sens que lorsque les convulsions ont cessé.

2° Le sujet, sans perdre connaissance, est dans le vague, il ne voit, n'entend, ne perçoit qu'obscurément ; il n'a qu'une confuse notion de sa personnalité. Cet état, qui très souvent fait suite à une aura psychique, peut primer en importance les convulsions elles-mêmes et entraîner les actes les plus graves, en dehors de toute responsabilité.

1. Brissaud, in *Traité de médecine* de Charcot, Bouchard et Brissaud, 1894, 1re édit., t. VI, p. 78.

3° Le sujet voit se dérouler la crise depuis l'aura initiale jusqu'à la dernière secousse musculaire; non seulement il la voit, mais il la sent (Fournier), l'apprend par cœur et peut lui-même la raconter. Presque jamais en pareil cas les muscles de la face ne sont intéressés.

Les troubles de la sensibilité générale et spéciale sont à peu près constants; tous les sens sont émoussés après les crises, en particulier du côté où les spasmes commencent (Agostino).

En clinique, l'épilepsie jacksonnienne se présente sous trois types que Bravais[1] déjà avait su reconnaître. La localisation primordiale du spasme fournit la caractéristique des types : facial, brachial ou crural.

Type facial (Obs. de Peugniez, page 274). — Les convulsions apparaissent d'abord à la face et au cou, ou bien la commissure labiale s'élève, ou bien l'œil se porte en haut et en dehors, ou encore un muscle mentonnier plisse la peau sus-jacente. Presque aussitôt la tête tourne et s'incline du côté convulsé. De ce côté encore les muscles masticateurs contracturés serrent les mâchoires qui pincent la langue, et, des lèvres entr'ouvertes par la contraction des zygomatiques, s'écoule instantatément une salive mousseuse et sanguinolente. Les yeux roulent entre les paupières largement écartées, puis celles-ci battent plus ou moins vite. Les muscles du cou impriment à la tête des mouvements cloniques de latéralité; l'épaule s'élève; puis le coude, l'avant-bras se tordent en pronation forcée; les doigts se ferment et, en moins de quelques secondes, le même spasme, qui agitait les muscles du visage, anime maintenant ceux de tout le membre supérieur. Comme une onde qui s'avance sur la moitié du corps, la contraction tonique atteint les muscles du tronc; l'hémithorax est attiré latéralement vers le bassin, la cuisse et la jambe se raidissent en extension, le pied se porte en dedans et en bas dans l'attitude du varus équin.

Les convulsions parties de la face ont gagné le membre supérieur, puis l'inférieur.

Type brachial. — Le spasme débute dans la main, le pouce s'applique sur la paume, fixé par les quatre autres doigts fermés sur lui; le poignet se fléchit en pronation; la flexion gagne le coude, puis presque immédiatement les secousses apparaissent. L'attaque peut aller plus loin et alors le spasme se pro-

1. Bravais, Recherches sur les symptômes et le traitement de l'épilepsie hémiplégique. *Thèse*, Paris, 1837 ou 1827.

page successivement aux muscles de l'épaule, à ceux du cou, puis à la face et enfin aux membres inférieurs, les convulsions revêtant ici les caractères donnés plus haut.

L'ordre d'envahissement du processus convulsif, cette fois, a été le suivant : membre supérieur, face, membre inférieur.

Type crural. — Cette fois la convulsion débute par le membre inférieur; puis, après avoir intéressé le supérieur, elle atteint finalement la face. Le type crural, le plus rare, présente comme caractère le plus constant la flexion ou l'extension forcée du gros orteil dès le début de la crise. C'est de là que part l'onde convulsive pour se propager de bas en haut à la jambe, à la cuisse, au tronc, au bras, au cou, enfin à la face. L'attitude est toujours à peu près la même; c'est celle qui résulte de l'extension de tous les segments du membre les uns sur les autres, avec flexion ou extension des orteils sur le pied. Dans ce dernier type la période tonique est de courte durée ; elle manque même totalement dans un grand nombre de cas.

Pourquoi cette marche envahissante invariablement la même dans tous les cas (Brissaud [1]) ? Il n'est pas sans un certain intérêt pratique de le savoir, si c'est une localisation corticale qui en est vraiment la cause.

Les schémas 64, 65, 66, que nous empruntons à Brissaud, sont très suggestifs. Une lésion tout à fait superficielle, par conséquent *irritative*, est supposée intéresser les *centres moteurs du membre supérieur*, dans la région moyenne des circonvolutions rolandiques (figure 64). L'irritation a pour premier effet une convulsion ou un état spasmodique quelconque dans le membre supérieur. Du foyer cortical, sur lequel elle avait agi d'abord, la même irritation s'étale en quelque sorte à la surface de l'hémisphère jusqu'aux centres moteurs de la tête et du membre inférieur, tout comme on voit, en laissant tomber une pierre dans l'eau, grandir le cercle des ondes concentriques.

Or il est facile de constater que le centre des mouvements du membre supérieur, étant beaucoup plus voisin du centre de la tête et de la face que du centre du membre inférieur, les ondes d'irritation atteindront le centre de la face et de la tête avant le centre du membre inférieur. En d'autres termes la généralisation des phénomènes jacksonniens, lorsque le point de départ est bra-

1. Brissaud, *Leçons sur les maladies nerveuses* (Salpêtrière, 1893-1894), p. 543.

chial, s'effectuera conformément à l'envahissement cortical : le spasme facial précédera le spasme crural.

Admettons que le foyer d'irritation occupe le *centre facial*; les ondes se propageront toujours concentriquement, d'abord au centre du membre supérieur, puis au centre du membre inférieur (fig. 65).

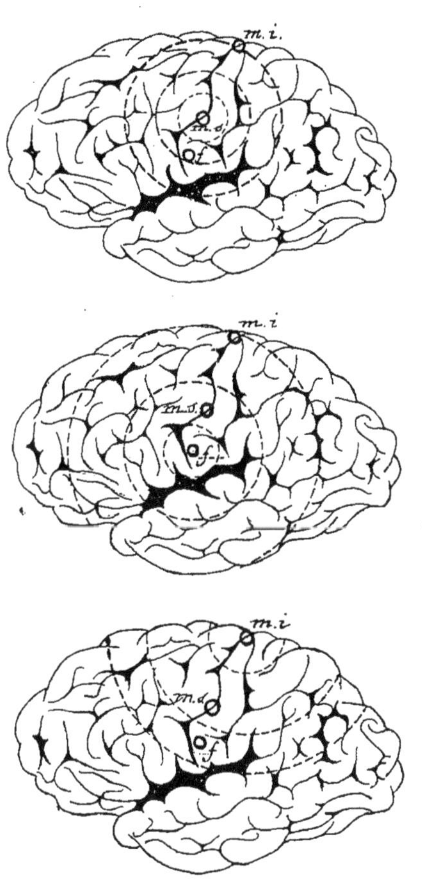

Fig. 64, 65, 66. — Figures schématiques représentant les ondes d'irritation corticale du processus Jaksonnien à point de départ au niveau des centres moteurs : 64, du membre supérieur; 65, de la face; 66, du membre inférieur (Brissaud).

Enfin si la lésion corticale est localisée *au centre du membre inférieur*, les ondes s'agrandiront de haut en bas vers le centre du membre supérieur d'abord et vers le centre de la face en dernier lieu (fig. 66).

Type généralisé. — Dans certains cas rares, le spasme ne s'arrête pas après avoir envahi la moitié du corps dans laquelle il a débuté, il peut se généraliser. Par exemple, de la face il a gagné le membre supérieur d'abord, puis l'inférieur, ensuite il se propage au membre inférieur du côté opposé, puis au supérieur, enfin à la face, décrivant ainsi en quelque sorte un circuit complet, évolution, il est vrai, exceptionnelle.

Il ne faudrait pas du reste considérer cette progression du spasme comme étant nécessaire pour affirmer l'épilepsie jacksonnienne. Dans un très grand nombre de cas le type facial est exclusivement facial, le type brachial exclusivement brachial, le type crural exclusivement crural.

D'autres fois les convulsions empiètent plus ou moins sur des régions voisines et ne s'étendent pas plus loin. Les localisations sont donc variables dans une certaine mesure, et cela justifie la dénomination d'*épilepsie partielle* ou même *parcellaire*, tout aussi bien que celle d'*épilepsie hémiplégique* adoptée par Bravais.

Ce qui est bien caractéristique de cette variété d'épilepsie, c'est le *défaut de synchronisme parfait entre la convulsion dans deux régions homologues*, les deux moitiés de la face, les deux membres supérieurs. Il est vrai que la différence de temps peut être fort courte et pour être appréciable réclamer des recherches avec le myographe (Obs. de Féré et Reclus, page 294).

Dans la forme généralisée l'appareil nerveux du *grand sympathique* participe ordinairement à la crise. Le spasme vasculaire provoque une pâleur soudaine et, au bout de quelques secondes, une rougeur intense, quelquefois cyanique, comme asphyxique par spasme expiratoire. Très souvent la pupille est largement dilatée; la sécrétion de la salive, parfois celle de la sueur, est exagérée; enfin, pendant la crise, ou plus souvent vers la fin, le malade laisse échapper ses urines.

Phénomènes consécutifs. — Lorsque, écrit Brissaud[1], la perte de connaissance est absolue, le malade ne revient pas à lui instantanément. Après les spasmes de la fin, plus espacés, plus amples, il reste immobile, inerte, dans une résolution complète et pour ainsi dire comateuse ; il respire profondément, bruyamment, c'est la période de *stertor*, qui dure quelques minutes, un quart d'heure, rarement davantage. Peu à peu la conscience renaît, c'est un véritable réveil. Le sujet regarde autour de lui, vaguement surpris, s'assied, se passe la main sur les yeux, reconnaît son monde, se lève, titube, reprend son aplomb, répare maladroitement le désordre de ses vêtements, et, sans faire de questions s'éloigne, indifférent peut-être quelquefois, mais quelquefois aussi simulant l'indifférence.

Les *troubles intellectuels* consécutifs parfois sont plus graves. L' « abrutissement » dure quelques jours ; il existe une aphasie plus ou moins durable, de l'hémianopsie, de l'excitation cérébrale avec hallucination violente et délire furieux. Enfin on note des *paralysies*.

La *paralysie postépileptique* intéresse, sous forme d'une perte

1. Brissaud, in *Traité de médecine* de Charcot, Bouchard et Brissaud, 1re édit., t. VI, p. 80.

partielle ou totale de la fonction motrice volontaire, les groupes musculaires qui ont été convulsés au maximum. *Monoplégique* ou *hémiplégique,* la paralysie est toujours flaccide et exclusivement motrice. Les troubles sensitifs parfois concomitants, consistent en des anesthésies plus ou moins diffuses sans corrélation avec l'impotence musculaire. Fugace, persistant quelques jours, rarement la paralysie s'installe à demeure et se complique de *contractures secondaires,* et alors elle est due, non à la lésion provocatrice de l'épilepsie, mais à une lésion surajoutée : sans doute une hémorragie, sous-arachnoïdienne ou intraventriculaire peut-être, liée au trouble circulatoire provoqué par l'attaque. Ce dernier, quand les crises jacksonniennes se répètent, entraîne dans l'écorce grise de l'encéphale des altérations de structure et peut causer par rupture vasculaire grave une attaque d'*apoplexie.*

Si la mort résulte parfois de cette attaque d'apoplexie, dans d'autres cas l'épilepsie jacksonnienne tue par cette sorte d'épuisement nerveux qui relève directement de l'*état de mal.*

On entend surtout par état de mal toute période durant laquelle les accès se suivent sans interruption, sans rémission. Ils sont dits subintrants et cela peut durer plusieurs jours et plusieurs nuits jusqu'à ce que la mort arrive; ou bien si le malade survit son état intellectuel reste affaibli et sa déchéance, lente mais sûre, aboutit presque fatalement à la démence. La guérison après intervention est cependant possible (Obs. Loison, page 268).

Le *diagnostic* de l'épilepsie vulgaire et de l'épilepsie partielle demande à être précisé ; en voici les éléments (Raymond[1]).

Dans la première l'attaque convulsive survient d'habitude avec la soudaineté de l'éclair. Tout phénomène prémonitoire peut faire défaut, le malade pousse un cri, pâlit, tombe sans connaissance comme un bloc inerte, sans pouvoir éviter les blessures graves auxquelles l'expose sa chute. La perte de connaissance se prolonge pendant toute l'attaque convulsive et au delà.

Dans l'épilepsie jacksonnienne les auras ne manquent jamais ; prévenu, le malade, s'il doit tomber, a le temps de choisir le lieu de sa chute ou d'appeler au secours et alors par une intervention, opportune dans bien des cas, on peut enrayer l'attaque. Celle-ci n'a pas un début soudain. De plus le patient conserve de règle sa connaissance, sauf dans le type facial.

1. F. Raymond, *Leçons sur les maladies du système nerveux* (1898-99), p. 18.

La morsure de la langue caractérise le début de l'attaque d'épilepsie vulgaire, elle fait défaut dans l'épilepsie partielle, sauf quand les muscles de la face participent aux spasmes convulsifs, et surtout quand ils sont les premiers convulsés. Mais alors la morsure est unilatérale, la langue étant mordue du côté où siègent les convulsions.

Dans la grande attaque d'épilepsie, dès que le malade est tombé sans connaissance, d'emblée tous les muscles de son corps sont envahis par une raideur tétanique ; la morsure de la langue résulte, en partie, de la participation des muscles masticateurs à ce spasme tonique. De même, l'envahissement fréquent, habituel, des muscles des parois abdominales et des viscères abdominaux aboutit à une évacuation involontaire d'urine et de matières fécales.

Après quelques secondes cette première phase tétanique est suivie d'une phase de convulsions cloniques. Alors *tous les muscles du corps,* y compris ceux des viscères, participent aux spasmes cloniques, avec cette particularité que ceux-ci sont généralement plus prononcés dans un côté. A cette phase le malade se mord, se déchire la langue et les lèvres entre les dents ; sa bouche donne issue à une écume sanguinolente, se grimace d'une façon hideuse et les deux moitiés de la face participent à ce grimacement. La vessie et l'intestin laissent échapper leur contenu.

Puis les convulsions s'apaisent, le malade tombe dans un état stertoreux. Il en sortira hébété, n'ayant aucune souvenance de ce qui s'est passé et sans qu'il présente de paralysie motrice limitée à un ou plusieurs membres : telle est du moins la règle.

Les choses se passent tout autrement dans l'épilepsie jacksonnienne. Prévenu par un aura, le malade assiste (sauf de règle dans le type facial) à son attaque, qui évolue comme nous l'avons dit, c'est-à-dire de parcellaire devient monoplégique, hémiplégique, voire même généralisée : de plus cette attaque peut être purement clonique ou successivement tonique et clonique.

Enfin, après l'attaque, les désordres intellectuels sont absents ou moins marqués, mais on peut observer la paralysie des muscles convulsés.

Le diagnostic de l'épilepsie jacksonnienne présente chez certains blessés une difficulté toute particulière, parce que les attaques ne se présentent pas sous les aspects cliniques complexes mais caractéristiques précédemment décrits. L'attaque est plus ou moins avortée, il y a *petit mal,* ou encore elle se traduit par des *équivalents moteurs, sensitifs* ou *psychiques*.

Petit mal. — La crise n'a pas besoin de se dérouler du commencement à la fin, conformément au type des descriptions classiques pour constituer un accès légitime d'épilepsie symptomatique ; il y a un *petit mal* dans l'épilepsie jacksonnienne comme dans l'épilepsie prétendue essentielle, et le petit mal est une crise avortée qui s'arrête quelquefois dès l'aura prémonitoire (Brissaud [1]).

Épilepsie jacksonnienne motrice. — Dans les descriptions précédentes, il a été question de la modalité *motrice* de l'épilepsie jacksonnienne, c'est-à-dire que les symptômes épileptiques prédominants sont des phénomènes d'ordre moteur. Plus loin nous étudierons l'épilepsie jacksonnienne *sensitive* et la modalité *psychique*.

Pour en finir avec la forme motrice, disons que les grandes attaques, les attaques classiques, peuvent être remplacées par des syndromes différents encore appelés *équivalents*. Charcot a signalé une variété caractérisée par des crises exclusivement toniques. La face est pâle, le cou se raidit, le bras s'étend, l'avant-bras se place en pronation forcée et la main fléchie à angle droit vient s'appliquer sur la région dorso-lombaire. La conscience reste intacte pendant les six à huit minutes que peut durer le spasme.

Charcot relate encore un état vibratoire des muscles, en état de spasme tonique et tétaniforme. Cette variété vibratoire parfois n'est que le prélude de la crise ordinaire.

Épilepsie jacksonnienne sensitive. — Les diverses sensations que nous avons rapportées comme autant d'aura sensitives peuvent à elles seules constituer l'attaque. Un bon nombre de malades atteints d'épilepsie partielle, écrit Pitres [2], ressentent au début de leurs accès, des sensations pénibles de fourmillement, d'engourdissement, de picotement, de froid, etc, siégeant dans les membres où vont se développer les convulsions. Ces sensations diffèrent de celles qui dépendent de la contraction tonique ou clonique

1. Brissaud, *Leçons sur les maladies nerveuses* (Salpêtrière, 1893-94), p. 543.
2. A. Pitres, Études de quelques équivalents cliniques de l'épilepsie partielle. *Revue de médecine*, 1888, p. 609.

des muscles. En général elles sont passagères et disparaissent aussitôt après la fin des accès, mais d'autres fois elles persistent assez longtemps. Dans quelques cas aussi, et c'est là le point qui doit fixer surtout notre attention, elles surviennent isolément sans être accompagnées ni suivies de secousses convulsives, de telle sorte qu'elles représentent à elles seules tout l'accès.

Jackson du reste avait déjà tenu pour des modalités de l'épilepsie : une mauvaise odeur, subite et temporaire, perçue subjectivement par le malade et accompagné d'une perte de connaissance, comme aussi l'illusion subite et temporaire de la coloration en bleu des objets vus. Enfin la migraine ophtalmique d'après Pitres devrait également trouver place ici.

Épilepsie jacksonnienne psychique. — L'aura psychique, quand elle précède la crise jacksonnienne, consiste tantôt dans une simple altération, ou plus rarement dans une suppression de la conscience. Le sujet est dominé par une hallucination, une idée ou un simple souvenir.

Observation. — Sanitäts Bericht [1].

Un soldat est blessé le 6 août 1870 à l'occiput par une balle qui reste implantée dans les couches superficielles de l'os, d'où elle fut enlevée. Fin septembre, la blessure était cicatrisée, mais en octobre elle se rouvrit et à plusieurs reprises il en sortit des sequestres.

Depuis la mi-octobre 1870 jusque fin novembre, le blessé eut des attaques épileptiques, puis après un intervalle de repos, nouveaux accès à intervalles irréguliers de la mi-janvier à la fin février.

Le 9 *mars,* après avoir, au cours d'une évacuation, subi deux crises, le blessé à Posen étant au lit, le visage pâle, les yeux à demi fermés, en pleine connaissance, subitement se dresse sur son séant, les yeux comme fixés sur un objet de la plus grande importance et crie : « Da ! da ! — die Fahne sinkt, reisst die Dämmes nieder ! » et cherche à se précipiter. Quatre hommes doivent le retenir et il est pris de violentes convulsions. L'accès dure trois minutes ; il revient après une courte pause, le malade cherche à égratigner et à mordre, puis brusque réveil et retour de la conscience, le patient accuse de la douleur de tête et de l'angoisse précordiale.

Ce qui, en fait de manifestation épileptique, domine dans ce cas c'est l'hallucination visuelle et les actes qui en sont la conséquence.

1. *Sanitäts Bericht über die Deutschen Heere* 1870-71. Siebenter Band, IV B. *Erkrankungen des Nervensystem,* p. 12, obs. XL.

Chez un autre blessé l'attaque épileptique se traduit par des troubles psychiques passagers qui caractérisent l'excitation mimique.

Un autre quitte son travail sans raison, et, tandis que normalement il est tranquille et plutôt faible d'esprit, pendant les crises il est nerveux et violent.

Ces deux faits d'épilepsie psychique méritent d'être rapprochés des troubles psychiques analogues, que nous avons étudiés à propos des blessures du lobe préfrontal, et dont ils se différencient parce qu'ils ne sont pas permanents mais reviennent par accès. Ce peut être un véritable accès de folie et manie dangereuse. Ces accès de délire du reste dont bien connus comme équivalents de l'épilepsie vulgaire.

La *pathogénie* de l'épilepsie jacksonnienne se résume dans une irritation de la substance grise corticale de la zone motrice; précisant même davantage, certains auteurs d'après les données de l'anatomie pathologique pensent que la couche des grandes cellules motrices doit être irritée pour que l'épilepsie s'ensuive. On comprend que les lésions produites par les coups de feu sont susceptibles de provoquer un pareil désordre, l'irritation limitée de la région rolandique pouvant résulter soit de l'altération même du tissu nerveux par suite de la présence de caillots, d'esquilles, du projectile lui même, soit des modifications que ce tissu éprouve du fait de l'évolution dans son intimité d'agents infectieux, soit enfin des transformations qu'il subit après cicatrisation. Nous avons rapporté des observations dans lesquelles ces diverses causes secondes pouvaient être relevées. L'expérimentation du reste a bien établi la justesse de la conception précédente. Charcot et Pitres [1] font toutefois remarquer que les lésions corticales, susceptibles de provoquer l'épilepsie jacksonnienne, doivent avoir une topographie moins fixe que les lésions capables de provoquer des paralysies permanentes. Drivet [2] de son côté fait remarquer que sur 35 cas d'épilepsie jacksonnienne à aura faciale, il a relevé 26 localisations dans la zone motrice et 9 en dehors de celle-ci, et, sur 22 cas d'épilepsie jacksonnienne

1. Charcot et Pitres, *Étude critique et clinique de la doctrine des localisations motrices*, 1883, p. 70.

2, F. Drivet *Localisation des lésions provocatrices de l'épilepsie jacksonnienne à aura faciale et à aura crurale*. Thèse, Bordeaux, 1902-1903.

à aura crurale il en compte 18 à localisations dans la zone motrice et 4 en dehors d'elle. De plus, quand la lésion causale siège dans la zone motrice, si le plus souvent elle occupe le centre des mouvements de la partie convulsée ou paralysée, elle peut cependant aussi siéger au-dessus ou au-dessous. Ces données sont bonnes à retenir, car elles montrent que l'étude des symptômes fournit non une certitude, mais seulement de fortes probabilités pour la localisation de la lésion causale. Si l'excitation électrique, portée sur l'écorce cérébrale en dehors de la zone motrice ou sur la substance blanche au-dessous de cette zone, peut parfois faire naître des spasmes jacksonniens, cela tient à ce que cette excitation, en raison de son intensité et de la diffusion de ses effets rayonnants, atteint les éléments moteurs de la substance grise. Cette diffusion du reste se trouve expérimentalement empêchée par une circonvallation de la zone motrice, c'est-à-dire par une solution de continuité artificielle qui l'isole, tout en conservant aux éléments moteurs leur activité fonctionnelle ; de plus, après l'ablation des centres moteurs de l'écorce, l'excitation des régions postérieures du cerveau ne provoque plus de convulsions. De ces données expérimentales résulte qu'il faut faire intervenir les fibres d'association des diverses zones corticales comme voies de transfert de l'irritation, lorsqu'une lésion siégeant en dehors de la région rolandique retentit sur cette dernière et provoque de l'épilepsie jacksonnienne. D'ailleurs, cette même transmission à distance de l'irritation doit être admise pour expliquer les cas d'épilepsie jacksonnienne par lésion périphérique, dont nous nous occuperons à propos des coups de feu du système nerveux périphérique.

Une question qui ne manque pas d'être embarrassante, c'est le pourquoi du retour des crises à intervalles variables. Brissaud [1] résume dans les lignes suivantes les théories émises sur ce sujet.

Comme nous ne connaissons rien de la nature du fluide nerveux, mais comme d'autre part tout permet de l'assimiler à ce que l'on appelle, faute de mieux, fluide électrique, c'est dans la catégorie des phénomènes électriques que les médecins et les physiologistes ont cherché et trouvé les analogies les plus propres à nous satisfaire. La théorie des *orages nerveux* est fondée sur une analogie bien discutable à première vue. Liveing en est l'auteur.

1. Brissaud, in Charcot, Bouchard et Brissaud, *Traité de médecine*, t. VI, p. 84.

Dans un corps électrisé, le fluide positif, accumulé à l'une des extrémités, électrise par influence un corps voisin, et lorsque la tension est supérieure à la pression atmosphérique, l'étincelle se produit. L'influx nerveux serait ainsi comparable à l'électricité. Sous l'influence des actes organiques, il est constamment produit et éliminé; dans certaines conditions cette élimination devient impossible, il s'accumule sur quelques éléments nerveux, exagère leur rôle jusqu'au moment où la tension dépassant un certain maximum, la décharge a lieu. L'accès d'épilepsie jacksonnienne lui correspond. Cette manière d'envisager l'explosion des crises est d'autant plus intéressante que, dans l'esprit de Liveing, elle s'applique à la migraine, affection que le médecin anglais assimile à un certain nombre de syndromes équivalents, parmi lesquels figure l'épilepsie.

H. Jackson ne soutient pas autre chose, et la thèse qu'il défend a été exposée de la façon suivante par Charcot : dans l'épilepsie partielle, il se produirait dans la cellule nerveuse, en raison d'un processus irritatif déterminé par voisinage, une sorte d'emmagasinement, d'accumulation de force, dont la dépense se ferait de temps à autre, sous l'influence des causes les plus banales et souvent inaperçues, par une sorte d'explosion d'accidents moteurs désordonnés, convulsifs, soudains, portant sur le côté du corps opposé au siège de la lésion méningée. La décharge sera suivie d'un épuisement momentané dont la traduction clinique est la paralysie temporaire avec flaccidité, qui s'observe en réalité fréquemment à la suite des accès d'épilepsie partielle, dans les parties mêmes qui ont été le siège principal des convulsions. Brissaud ajoute : nous savons que les crises se terminent quelquefois par une phase de stertor durant laquelle la résolution est complète. Cette phase correspond à la période d'épuisement nerveux; les paralysies, l'aphasie elle-même, n'en sont que la prolongation pendant un temps variable. L'aura, qui annonce la décharge, n'est que la sensation perçue au moment où la surcharge de tension va détruire l'équilibre dans le centre nerveux; naturellement cette sensation est perçue comme si elle avait son point de départ dans les parties que le spasme va saisir.

On voit qu'il ne s'agit, en somme, que d'une hypothèse, mais assurément cette hypothèse est des plus plausibles. Les auteurs anglais appellent *lésions à décharges* les irritations corticales qui déterminent toutes les attaques nerveuses du même ordre, et, il est naturel qu'ils aient songé à comparer les éléments moteurs corticaux à autant de petites bouteilles de Leyde s'électrisant, en quelque sorte, par influence et se déchargeant spontanément au moment où l'excès de tension dépasse une certaine mesure. Il y a là de toute évidence, quelque chose d'identique aux phénomènes de décharge successifs qu'on réalise avec l'appareil de Lane, dans lequel une bouteille de Leyde soumise à une alimentation continue, se décharge par intermittence.

Une autre hypothèse, mais celle-là beaucoup plus hardie, a été émise par H. Jackson. L'instabilité *neuro-électrique*, si l'on peut ainsi dire, des cellules corticales, serait liée à une nitrogénisation excessive; et la substance protoplasmique de ces éléments deviendrait explosible, comme la glycérine où l'hydrogène est remplacé en partie par le peroxyde nitrique. Aucune donnée précise sur la nitrogénisation des cellules ne confirmant cette manière d'envisager la cause des *explosions* épileptiques, il faut, jusqu'à plus ample informé, la tenir pour une ingénieuse vue de l'esprit, mais rien de plus (Brissaud).

ÉPILEPSIE TRAUMATIQUE PAR LÉSION NE SIÉGEANT PAS DANS LA RÉGION ROLANDIQUE. — *Épilepsie réflexe.* Les spasmes localisés ne surviennent jamais qu'à la suite des lésions de la convexité des hémisphères ou après une altération du lobule paracentral. Ces lésions convulsivantes ont de plus un caractère commun, c'est de siéger aux *abords* de la zone motrice ou sur cette zone elle-même (F. Franck).

Déjà à propos de la pathogénie de l'épilepsie jaksonnienne nous nous sommes expliqués sur cette réaction à distance des lésions corticales extrarolandiques. Pour le moment il convient de signaler la fréquence relative de cette complication dans les blessures des régions voisines de celle dont nous nous occupons ici.

Sur 37 cas d'épilepsie, rapportés avec assez de détails dans le Rapport allemand de la guerre de 1870-71 [1], nous en relevons 10 consécutifs à des coups de feu du front, 5 après des coups de feu de l'occiput, une fois la balle avait intéressé la région occipito-

1. *Sanitäts-Bericht über die Deutsche Heere* 1870-71. Siebenter Band, IV B. *Erkrankungen des Nervensystem*, p. 2.

pariétale ; au total, 16 cas de lésion en dehors de la région motrice en regard de 21 intéressant cette dernière (10 du côté droit et 11 du côté gauche).

Cette proportion, relativement élevée, ne saurait être acceptée que sous certaines réserves, car elle n'est pas confirmée par la pratique du temps de paix. Quoi qu'il en soit du reste, nous aurons plus tard encore à étudier des cas d'épilepsie partielle provoqués par des lésions qui ne siègent plus à la tête ou encore des lésions qui à la tête n'intéressent que le cuir chevelu sans participation du tissu nerveux au traumatisme. Il s'agit alors de cette variété appelée *épilepsie réflexe,* dénomination quelque peu fautive, car toutes les épilepsies corticales sont réflexes : l'écorce cérébrale motrice n'est pas un centre autonome de l'épilepsie, mais un centre d'incidence (Albertoni). Dans cette variété d'épilepsie l'accès a souvent une tendance marquée à se généraliser, et l'envahissement des différentes parties du corps est si rapide que le spasme semble être total d'emblée, comme dans l'épilepsie corticale.

Voici quelques exemples de cette variété d'épilepsie corticale par lésion ne siégeant pas dans la région rolandique. On notera que les lésions causales présentent les mêmes variétés anatomiques que celles signalées dans les observations relatées précédemment. La lésion occupe la *région prérolandique.*

OBSERVATION. — SANITÄTS BERICHT.

Un soldat jusque-là indemne d'épilepsie, le 6 août, à Wœrth, est frappé par un éclat d'obus sur la visière de son casque. La commotion cérébrale fut si violente que pendant une heure il resta sans connaissance, puis il se plaignit de violentes douleurs de tête et quatorze jours après l'accident il éprouva sa première attaque d'épilepsie. Une deuxième survint bientôt, puis une troisième.

En 1875 l'épilepsie existait encore.

De fait, quoi qu'en pensent les auteurs du Rapport allemand, il subsiste dans l'esprit un doute sur la localisation de la lésion cérébrale et sur l'intégrité de la région rolandique chez ce blessé. Du reste, la même remarque s'applique dans une certaine mesure aux observations suivantes :

OBSERVATION. — SANITÄTS BERICHT.

Le 18 *août* 1870, à Gravelotte, un soldat est frappé par une balle sur le frontal, à droite, près de l'union de son angle supéro-externe avec le pariétal ; il existe une grande perte de substance osseuse. Le blessé est soigné à Odenkirchen du 24 août au 29 septembre, et au plus tôt dix jours après la blessure il présente de violentes attaques d'épilepsie. Le 4 *mai* 1871, la cicatrice est déprimée, de la largeur d'un groschen, adhérente à l'os, la pression de la coiffure suffit pour y provoquer de la douleur. Le blessé se plaint d'éprouver des vertiges, en particulier quand il se baisse, et de ressentir des douleurs vives dans la moitié droite du crâne. Il a eu à plusieurs reprises des attaques d'épilepsie.

En 1875 celles-ci se produisent encore.

Observation. — Larrey[1].

Le nommé P., âgé de 66 ans, reçut à la bataille de Marengo un éclat d'obus à la région frontale gauche. On le transporta à l'ambulance, où il subit l'opération du trépan. On lui enleva une portion de l'os enfoncé dans le crâne. Il n'en éprouva pas moins après l'opération des symptômes de compression et, pendant un certain temps, de la paralysie du côté opposé à la fracture, celle-ci finit par se dissiper. Mais le blessé conserva longtemps des troubles du côté de l'intelligence : hébétude, insouciance, perte de la mémoire des mots.

Il fut en outre pris d'attaques d'épilepsie fréquentes qui revenaient tous les jours ou plusieurs fois par jour.

La plaie ne se cicatrisa jamais bien et resta fistuleuse. Trente-trois ans après l'accident primitif, Larrey constata en explorant la fistule une grosse *esquille* mobile, implantée dans la voûte crânienne. Il l'enleva et les accidents épileptiques cessèrent complètement, de plus il se produisit une amélioration notable des facultés intellectuelles. La mémoire cependant resta toujours infidèle; la physionomie du malade conserva toujours de la stupeur et de l'étonnement.

Observation. — Fredet.

En 1890 un homme reçoit une balle de revolver de petit calibre dans la région fronto-pariétale droite et immédiatement est atteint d'hémiplégie gauche ; celle-ci persiste pendant un mois et guérit si bien que blessé fait son service militaire.

En 1901, onze ans après le coup de feu, apparaissent des accidents épileptiformes, d'abord à assez longs intervalles, puis tous les huit jours et finalement plusieurs fois dans la même journée. Brissaud constate le début de la crise par le bras gauche et à sa suite une parésie légère.

La cicatrice d'entrée, petite, lisse, non déprimée, siège sur le pariétal à huit centimètres au-dessus de l'arcade zygomatique, à plus de quatre centimètres en avant de la scissure de Rolando, et à quatre centimètres

1. D. Larrey, *Leçons de clinique chirurg.*
2. Fredet, *Société de neurol.*, 13 mars 1902.

environ au-dessous de la scissure de Sylvius. Le projectile a donc dû rencontrer la deuxième frontale droite au niveau du *centre d'association antérieur* de Flechsig. La radiographie montre de plus qu'il s'est dirigé vers la ligne médiane et la base du crâne, laissant une série de fragments sur son trajet, notamment près de la surface du cerveau.

Le 14 *décembre* 1901, un large volet de onze centimètres de large sur neuf de haut, avec son centre sur la cicatrice d'entrée, permet de voir sur la face profonde du crâne, entre celle-ci et la dure-mère, une esquille lenticulaire. La dure-mère est cicatricielle et déprimée en entonnoir ; elle adhère au cerveau et à une série d'esquilles et de fragments de plomb enchassés dans la substance cérébrale. L'extirpation de ces débris amène l'ouverture d'un foyer hémorragique ancien. Suture de la dure-mère, perforation du crâne au niveau de l'exostose correspondant au trou d'entrée, remise en place du volet et drainage.

Guérison opératoire normale, aucune crise depuis trois mois.

Voici encore une observation qui peut être donnée comme un exemple d'épilepsie provoquée par une exostose existant à la face profonde de la voûte crânienne en avant de la zone rolandique.

Observation. — Féré et Reclus[1].

Le nommé T..., 36 ans, sculpteur marbrier, est entré à Bicêtre le 30 juillet 1887 comme épileptique. Aucune tare héréditaire. Sa mère vit et est bien portante. Père mort à 97 ans. Oncles, frères bien portants. Aucun antécédent névropathique personnel.

En 1870, le 28 novembre, il fut atteint d'une fracture du crâne par éclat d'obus, la guérison survint en quelques semaines, mais six mois plus tard il eut, sans cause déterminante connue, un accès convulsif avec perte de connaissance.

Pendant les dix-huit mois qui suivirent, il ne présenta aucune manifestation épileptiforme. Depuis lors il s'est produit à des intervalles variés des accidents vertigineux et convulsifs, qui ne l'ont pas empêché de servir dans les troupes coloniales hollandaises et durant la guerre de Bulgarie. Il est entré une première fois à Bicêtre en 1883, mais comme il n'avait que des accès peu fréquents il en sortit sans aucun autre bénéfice que d'avoir été privé d'alcool.

En dehors de tout excès alcoolique, il a en moyenne deux accès par mois et autant de vertiges ; plusieurs fois, après avoir bu de l'absinthe, il a éprouvé dans la journée cinq à six accès ne différant en rien des accès spontanés.

T... ne présente aucune anomalie, aucun vice de conformation, il est intelligent et gagne largement sa vie. On ne trouve rien à relever sur lui que les conséquences du traumatisme auquel on peut attribuer sa

1. Ch. Féré, Un cas d'épilepsie traumatique guérie par la trépanation. *Société méd. des hôp.*, 24 février 1888, p. 95.

maladie actuelle. Il existe sur la partie médiane du front une cicatrice irrégulière, ramifiée, dont la direction générale est oblique de gauche à droite et d'arrière en avant ; elle mesure à peu près huit centimètres de long, est déprimée en plusieurs points, d'où s'éliminent encore de temps en temps des esquilles. Il est impossible de l'explorer, car toute pression à son niveau provoque une attaque ou au moins un vertige. Le simple contact des cheveux détermine une sensation extrêmement pénible.

En général les accès sont précédés pendant douze, vingt-quatre, quelquefois quarante-huit heures par une douleur de tête d'abord localisée à la région de la cicatrice, puis s'étendant à toute la convexité du crâne. Le patient n'est pas immédiatement prévenu qu'il va être pris. Il pâlit, tombe brusquement à la renverse en poussant un grand cri, les bras raides le long du corps, les deux membres inférieurs en extension et fortement appliqués l'un contre l'autre, puis se produisent quelques mouvements cloniques qui prédominent du côté droit. La tête reste droite. Il n'urine pas, ne perd pas ses matières, se mord légèrement la langue. L'accès dure une minute environ, n'est pas suivi de ronflement, ni de stupeur ; le malade se relève et ne se souvient de rien ; il est seulement abattu pour le reste de la journée.

L'exploration dynamométrique a été faite à la suite de plusieurs accès : à l'état normal il donne 55 de la main droite et 47 de la main gauche ; immédiatement après l'accès on trouve une perte de 19 à droite et de 5 à gauche. C'est-à-dire que l'affaiblissement est plus considérable du côté droit, du côté où les convulsions cloniques sont plus intenses. (C'est là un fait dont la valeur n'est pas fixée ; on le retrouve dans beaucoup d'épilepsies dites essentielles qui présentent aussi une prédominance latérale des spasmes.)

Dans une attaque survenue pendant le sommeil, le malade se raidit tout d'une pièce, la tête se renverse en arrière, le visage pâlit, il respire par saccades, il vient un peu d'écume sanglante entre les lèvres ; puis il ouvre les yeux et prononce des paroles incohérentes ayant trait aux circonstances de la blessure, parmi lesquelles revient souvent le nom de Bismarck, et il reprend connaissance.

Les vertiges sont constitués exclusivement par une pâleur, lorsqu'ils surviennent spontanément. Ceux que l'on provoque par l'irritation de la cicatrice s'accompagnent de secousses musculaires sur lesquelles Féré a fait quelques expériences.

Si l'on applique simultanément deux myographes à transmission sur deux muscles homologues des deux membres supérieurs ou inférieurs, ou sur deux muscles des deux membres des deux côtés, on constate qu'à chaque fois que l'on provoque des secousses musculaires par la pression sur la région épileptogène, les réactions musculaires sont exactement contemporaines. Ce *caractère de simultanéité* paraît exclure l'idée d'une épilepsie jacksonnienne. Il s'agirait donc d'une épilepsie dite réflexe, c'est-à-dire provoquée par une irritation périphérique due soit aux lésions des parties molles, soit à une lésion du crâne. Par suite, bien que la cicatrice se trouvât loin des centres moteurs, la trépanation fut pratiquée à son niveau, le 29 octobre, par Reclus.

Lorsque le sommeil chloroformique fut obtenu, la pression sur la région épileptogène ne produisit plus aucune secousse et on put la raser sans provoquer de réaction, puis on s'assura que les dépressions les plus nettes se trouvaient à gauche de la ligne médiane. Par une incision de 18 centimètres de long, la paroi osseuse fut mise à nu : une première couronne de trépan fut appliquée au-dessus et en dedans de la bosse frontale gauche, dans un point où l'os paraissait rugueux ; la rondelle enlevée n'était pas épaisse. Une seconde, enlevée 3 centimètres en arrière et un peu en dedans de la première, en un point déprimé, présentait sur sa face profonde une saillie, et deux autres couronnes, appliquées plus en arrière, permirent d'enlever une saillie rugueuse. Les trois rondelles ainsi enlevées forment un trèfle situé loin des centres moteurs, $1^{cm},5$ en avant du bregma. La dure-mère à son niveau ne paraît pas altérée. Suture de la plaie, qui se cicatrise sans autre incident qu'une température de $39^{o},1$ le quatrième jour.

Le 6 *novembre*, l'opéré se lève pour la première fois. Le 12, il éprouve un léger éblouissement, qui ne ressemble en rien à ses anciens accidents vertigineux.

Le 14, le pansement est enlevé ; les excitations diverses de la peau ne provoquent plus rien ; aucun trouble nerveux.

Le 5 *janvier* 1888, ayant bu outre mesure, peut-être exagère-t-il en avouant quatorze absinthes et deux bouteilles de vin, il est arrêté et envoyé à l'infirmerie de la Préfecture de police, sans cependant qu'il soit fait mention d'accident épileptique.

Du 13 *janvier*, date de sa réintégration, jusqu'au 24 *février*, il n'a pas eu d'attaques et en 1894, dans sa clinique de la Pitié, Reclus le donne comme guéri.

Ainsi donc l'irritation de l'écorce de la région préfrontale peut retentir sur l'écorce rolandique et provoquer des crises d'épilepsie. La même remarque s'applique aux lésions irritatives de l'*écorce sphénoïdale*, ainsi qu'en témoigne une observation déjà signalée de Ricard.

OBSERVATION. — RICARD [1].

A. J... entre à Cochin et meurt du tétanos à la suite d'une blessure produite par une scie circulaire sur le petit doigt.

Depuis 1870 il avait chaque année une attaque d'épilepsie, surtout après avoir bu.

Autopsie. — Dans l'hémisphère droit, au niveau du *lobe sphénoïdal*, adhérence entre les méninges et la substance cérébrale. A ce niveau se trouve, à 1 ou 2 centimètres de profondeur, une *balle* de $3^{cm},5$ de long sur $1^{cm},5$ d'épaisseur. Elle était enveloppée par une membrane mince, transparente, assez adhérente, qui la séparait de la substance cérébrale, saine et non vasculaire.

1. Ricard, *Gazette des hôp.*, 1888.

OBSERVATION. — DURET [1].

En *juin* 1898, un jeune homme légèrement déséquilibré se tire une balle de revolver dans la région temporale droite. Il ne perd pas connaissance et, après quelques secondes d'égarement, il revient à lui et se couche. En quelques jours il est guéri ; mais quelques semaines plus tard, il a des défaillances de la mémoire ; en *août*, ce sont des vertiges et des accès épileptiformes plusieurs fois par jour. En *décembre*, son état ne s'est guère modifié, il éprouve une fatigue physique et mentale qui l'empêche de fournir une somme ordinaire de travail journalier. Le poignet gauche est un peu raide. En raison de la baisse de ses facultés mentales, le blessé accepte une opération.

Duret trouve la dure-mère noire au niveau du trou d'entrée de la balle ; à ce niveau, il ouvre une cavité purulente qui occupe la *région sphénoïdale* jusqu'à la pointe du rocher, et le doigt sent vers la selle turcique la balle qui est enlevée, ainsi qu'une esquille assez volumineuse. La méningée moyenne dut être liée.

Le soir, le blessé était encore dans le coma, le pansement, souillé par un liquide séro-sanguinolent, fut ouvert, mais Duret ne vit rien d'anormal.

Quelques heures plus tard, mort. Le lobe sphénoïdal avait été détruit par un foyer d'encéphalite jusqu'au ventricule, ce qui expliquait que le pansement avait été imprégné de liquide céphalo-rachidien.

Déjà nous avons dit que le Rapport allemand sur la guerre de 1870-71 avait relaté cinq observations d'épilepsie consécutive à des lésions de *l'occiput* ; en voici une autre que nous empruntons à Dudley :

OBSERVATION. — DUDLEY [2].

Un homme est atteint à la partie supérieure de l'*occipital* d'une plaie par arme à feu. Le lendemain, du foyer de fracture on retire quelques esquilles et quelques débris de substance cérébrale.

Deux mois plus tard, il persiste un *trajet fistuleux* par lequel se fait un léger écoulement de pus et il survient une attaque d'épilepsie.

Dudley trépane, trouve des esquilles sous la dure-mère, dans une cavité formée dans la substance cérébrale ; la dure-mère est végétante au niveau de la fracture. *Guérison.*

IV. — *Contracture.*

La contracture est une *contraction tonique, persistante et invo-*

1. Duret, *Journal des Sciences méd. de Lille*, 1899, p. 304.
2. Dudley, *Archives gén. de méd.*, t. III, série 1.

lontaire d'un ou de plusieurs muscles de la vie animale (Straus).

Pour certains auteurs, elle est un phénomène actif traduisant une irritation de la cellule nerveuse. D'autres au contraire la considère comme purement passive, c'est-à-dire comme relevant simplement d'une répartition inégale de la paralysie dans les muscles du membre paralysé. Enfin, suivant une opinion mixte, la contracture est un phénomène tantôt passif, tantôt actif. Chez les blessés par coup de feu cette dernière explication paraît fort admissible, et il est désirable que des recherches cliniques tranchent la question, laquelle se complique encore par suite de la venue possible de la *rétraction* due à l'altération du tissu musculaire contracturé.

Envisagée comme *phénomène passif*, la contracture résulte de l'hypertonicité relative des muscles les moins paralysés. Déjerine[1] fait remarquer que l'attitude ordinaire de l'hémiplégique contracturé (attitude en flexion au membre supérieur, en extension au membre inférieur) est celle que l'on observe chez le tétanique et le strychnisé. Sous l'influence du poison tétanisant, les membres prennent la position qui leur est commandée par la résultante des forces antagonistes des muscles en état d'hypertonicité. De même, c'est grâce à une hypertonicité relative, mais cette fois par déficit et non plus par excès, que chez l'hémiplégique la contracture se produit. Déjerine estime en effet que, dans la très grande majorité des cas, tous les muscles des membres participent d'une quantité égale à la paralysie ; mais, comme ils sont paralysés proportionnellement à leur force normale, dans l'hémiplégie la contracture doit paraître plus marquée dans les plus forts muscles. Normalement au membre supérieur, les adducteurs et les rotateurs en dedans du bras l'emportent sur les rotateurs en dehors ; il en est de même pour les fléchisseurs de l'avant-bras, pour ceux de la main et des doigts qui sont plus vigoureux que les extenseurs antagonistes. Au membre inférieur, les muscles de la région antérieure de la cuisse ont une puissance plus grande que ceux de la région postérieur, tandis qu'à la jambe c'est le contraire qui arrive. Tout cela explique l'attitude en flexion au membre supérieur et en extension au membre inférieur.

Cliniquement cette modalité particulière de la contracture

1. Manouélian, La double voie motrice et les théories sur le mécanisme de la contracture. *Tribune médicale,* 19 février 1902. p. 149.

hémiplégique doit se caractériser : *a)* par la concordance de son apparition et de sa disparition avec la venue et la guérison de l'hémiplégie ; *b)* par la faible résistance aux mouvements provoqués que présentent les muscles paralysés et contracturés.

Active, la contracture, après un coup de feu de la région rolandique, traduit l'excitation corticale ; elle résulte de l'irritation exercée sur la substance grise par le projectile, les esquilles ou les agents septiques. Tout d'abord il convient de noter que la substance grise seule est en jeu, car après extirpation de toute son épaisseur on ne peut produire de contracture par irritation de la substance blanche sous-jacente.

Le *tonus musculaire* subirait *deux influences adverses* : l'une *excitatrice,* l'autre *modératrice.* La première aurait son centre d'origine dans le mésocéphale, en particulier dans le noyau rouge, et parviendrait à la moelle par la voie cérébelleuse descendante et par un faisceau rubro-spinal. La deuxième aurait son centre d'origine dans l'écorce motrice et parviendrait à la moelle par le faisceau pyramidal. On comprend dès lors que la lésion de la voie pyramidale doit entraîner une hypertonicité musculaire, puisque l'action excitatrice n'est plus contrebalancée par l'action modératrice (Raymond et Cestan[1]). Si cette théorie rend compte, du mécanisme des contractures, suites de lésion corticale rolandique, il faut bien reconnaître qu'elle présente un point faible. La destruction de l'écorce rolandique provoquant aussi de la paralysie, l'on ne peut plus comprendre pourquoi dans ce cas la suppression de l'action modératrice corticale aboutit à un pareil résultat, l'action excitatrice du mésocéphale n'étant plus contrebalancée.

La théorie proposée par Ramon y Cajal, elle aussi, ne saurait nous satisfaire[2] ; la voici d'après Manouélian :

Le cervelet représente une puissante source d'énergie musculaire, en même temps qu'un ganglion fort compliqué par l'intermédiaire duquel chaque fibre pyramidale entre en rapport avec le système des centres moteurs, dont le travail harmonique est nécessaire à la réalisation d'un mouvement coordonné.

On peut supposer que chaque mouvement coordonné soit volontaire, soit réflexe, est représenté dans une lamelle spéciale du cervelet, par un groupe spécial de cellules de Purkinje homody-

1. Raymond et Cestan, *Archives de neurol.*, août 1902, p. 99.
2. Ramon y Cajal, in Manouélian, *Tribune médicale*, 19 février 1902, p. 148.

names. En d'autres termes, dans le cervelet, comme dans la sphère motrice cérébrale, les divers centres moteurs, aussi bien que les diverses aires sensitives de la peau et des muscles, se trouvent localisés.

La caractéristique du système nerveux de l'homme, c'est son extraordinaire centralisation. Les centres médullaires, bulbaires, le cervelet même, sont subordonnés au cerveau. Seuls les actes indispensables au maintien de la vie végétative échappent à son influence. Pour le reste et dans les circonstances ordinaires, le cerveau n'est pas un frein, mais un éperon. Il agit sur les centres nerveux de deux manières : il sollicite leur activité avec des courants intenses, dits impulsions volontaires ; il les stimule aussi par des ondes d'énergie moindre, mais constante, l'impulsion motrice réflexe ou sous-corticale est due à cette influence automatique.

Pour tous les modes d'action, le cerveau est collaboré par le cervelet. Le premier donne la stimulation ; le second représente un accumulateur d'énergie nerveuse, il dégage la force, produit le tonus nerveux et la coordination.

Voici quelle serait la collaboration du cervelet à la production des actes réflexes d'origine cérébrale.

Le courant sensitif musculaire et tactile monte par deux voies aux centres supérieurs : au cervelet par le faisceau de Flechsig, d'où il se réfléchit sous forme de réponses motrices par le faisceau descendant de Marchi ; au cerveau, où il arrive par le ruban de Reil et d'où il descend pour se jeter dans le cervelet.

Sans nier qu'une partie de l'impulsion nerveuse ne puisse gagner directement la moelle épinière par la voie pyramidale, Cajal croit que, vu la faiblesse du courant, il est vraisemblable de supposer que l'onde nerveuse s'écoule entièrement par les collatérales que les fibres du faisceau pyramidal abandonnent dans la protubérance. Ces deux courants qui se rencontrent dans le cervelet, organe de l'énergie motrice, seraient éminemment de nature tonique.

Dans le mouvement volontaire, la sphère motrice du cerveau provoque une impulsion d'une énergie supérieure qui descend par la voie pyramidale ; elle ne n'écoule pas entièrement par les collatérales, mais elle se propage jusqu'aux ramifications terminales des fibres du faisceau pyramidal dans les centres moteurs du bulbe et de la moelle. Ainsi chaque série de centres moteurs, destinée à un mouvement spécial, reçoit deux sortes de courants :

l'un indirect, venant du cervelet ; l'autre direct venu de l'écorce cérébrale et transmis par la voie pyramidale. Grâce à cette double influence, l'énergie des décharges de la cellule motrice s'accroît et les mouvements se produisent d'une précision et d'une force remarquables.

Dans les conditions pathologiques, quand la voie pyramidale par exemple se trouve interrompue, la destruction intra-cérébrale soit des fibres de cette voie, soit des cellules d'origine, causera une paralysie complète et flasque, du fait de la suppression de la double influence exercée par le cerveau sur le cervelet et sur la moelle ; le mouvement volontaire et le courant réflexe seront donc également abolis. Le tonus musculaire même diminuera considérablement, tant il est vrai qu'il dépend principalement du cervelet et, bien que les voies inférieures n'aient souffert aucun dommage, il ne faut pas oublier que l'excitant principal de cette action tonique cérébelleuse c'est le courant venu du cerveau. Si, comme il est certain, la voie sensitive, qui apporte les excitations au cerveau, reste intacte dans l'hémorragie cérébrale, la voie pyramidale étant détruite, le champ de diffusion des excitations sensitives sera fort restreint. L'augmentation des réflexes sera alors une simple conséquence de l'excès des courants sensitifs non absorbés par le cerveau et par conséquent non réfléchis en réactions motrices volontaires.

Si l'interruption de la voie pyramidale se fait dans la moelle et si la voie cérébelleuse reste indemne, il n'y aura pas de paralysie véritable ; on observera seulement des spasmes et des contractures. La prédominance de ces phénomènes d'hypertonie s'explique par le fait du rétrécissement du champ d'activité de l'impulsus volontaire ; l'action tonique du cervelet sera exaltée, puisque le courant moteur qui, à l'état normal, chemine par deux voies, se propagera entièrement par les collatérales frontales au cervelet, organe du tonus musculaire. La participation de ce centre sera en excès.

Si le cervelet est lésé et que ses connexions soient aussi bien interrompues avec les centres moteurs de la moelle qu'avec la voie pyramidale, le mouvement volontaire sera conservé, mais le tonus musculaire, la coordination des mouvements et l'équilibration du corps seront abolis.

1. Manouelian, *Tribune médicale*, 19 février 1902, p. 148.

Malheureusement cette théorie n'envisage pas l'hypothèse qui nous intéresse le plus : la *destruction de l'écorce cérébrale,* suivie d'hémicontractures.

Munk, il est vrai, dit bien que chez le singe les lésions de l'écorce peuvent provoquer des contractures précoces, mais, quand elles se produisent, il reste toujours une portion plus ou moins considérable de la région des centres corticaux des extrémités, et ce sont toujours les muscles dont la contractilité peut être provoquée par l'excitation électrique de ces parties qui se contracturent. Toujours aussi, le mauvais état des blessures du cerveau a été constaté. L'on est par suite en droit d'admettre qu'il s'agit de contractures par irritation de la substance grise, de contractures par *excitation corticale.* Un fait, que nous allons rapporter, nous paraît ne pas pouvoir se plier à cette explication ; le coup de feu ayant *détruit l'écorce* de la moitié inférieure de la zone de Rolando, des contractures se produisirent plus intenses dans les membres supérieurs que dans les inférieurs.

Quoi qu'il en soit de ces données physiologiques, l'on peut admettre que si la destruction de la substance cérébrale provoque la paralysie, son irritation entraînera non la disparition, mais bien l'exagération de la réaction fonctionnelle normale, c'est-à-dire de la contracture.

Cette opinion rend bien compte de l'apparition possible des contractures, soit aussitôt la blessure reçue par suite d'une irritation corticale due à la présence du projectile ou d'esquilles, soit après un laps de temps relativement court par suite de la formation d'un hématome, soit plus tard : en raison des altérations du tissu provoquées par les agents infectieux, soit enfin tardivement grâce aux irritations qui résultent de la cicatrice de la blessure.

Au point de vue clinique, si nous en croyons Van Gehuchten[1], la contracture posthémiplégique se différencie de la contracture suite de lésions articulaires par l'absence ordinaire des altérations du tissu musculaire qui aboutissent à sa rétraction fibreuse. La chaleur, l'application de la bande d'Esmarck, font en effet disparaître momentanément la contracture, qui de plus peut disparaître définitivement après avoir duré des années et faire place à la paralysie flasque, avec atrophie suite de lésions des neurones

1. Van Gehuchten, in Soury, *Système nerveux central,* 1899, p. 1132.

radiculaires. Il serait intéressant de vérifier la justesse probable de cette remarque chez des blessés par coup de feu.

Enfin avec Déjerine nous allons essayer de donner une description d'ensemble du tableau clinique qui résulte de la contracture musculaire, laquelle peut être généralisée ou localisée, et dans ce cas après les blessures, elle revêt plutôt le type monoplégique ou hémiplégique, voire encore paraplégique.

D'une manière générale la contracture se distribue à des *associations fonctionnelles de muscles*, et, par suite, la prédominance d'action d'un groupe sur ses antagonistes détermine des *attitudes* variables suivant les régions intéressées. C'est ainsi que les membres supérieurs se contracturent d'ordinaire en flexion ou demi-flexion ; les inférieurs en extension.

Le volume des muscles contracturés ne diffère pas sensiblement de celui des muscles similaires à l'état de moyenne contraction ; ils donnent une sensation particulière de dureté qui, à son maximum, rappelle celle du tissu fibreux. Cette rigidité, quand elle est étendue à tout un membre, le transforme en une tige absolument rigide. Cette raideur de plus est permanente avec quelques variantes, car, excité mécaniquement, le muscle contracturé devient plus dur, moins élastique. L'élasticité persiste toutefois, permettant des tentatives d'allongement et de raccourcissement en général fort pénibles pour le blessé. On éprouve alors une sensation de résistance analogue à celle d'un ressort très dur. La narcose chloroformique profonde fait cesser la contracture, qui cède également en 15 à 20 minutes par ischémie à l'application de la bande d'Esmarck.

Au point de vue fonctionnel les muscles contracturés ont plus ou moins perdu leur action. L'impotence absolue toutefois est rare ; et, en raison de la grande variété dans les degrés de la contracture, on observe tous les intermédiaires depuis une simple gêne et un léger degré de raideur dans les mouvements, jusqu'à l'impossibilité complète de la contraction. Parfois encore on note dans les membres contracturés des mouvements involontaires associés aux mouvements du côté sain. Enfin la douleur n'est presque jamais le fait de la contracture ; quand elle existe, c'est un élément surajouté (Déjerine)[1].

L'observation suivante peut être donnée comme exemple de

1. Dejerine, in Bouchard, *Traité de pathologie générale*, t. V, p. 718.

contracture survenue après un coup de feu de la zone rolandique.

OBSERVATION. — BOUQUET DE JOLINIÈRE et NIMIER.

Le 18 *février* 1901, au combat de Timimoun, le caporal M... est atteint par une balle qui, tirée à 3 mètres, lui frappe tangentiellement le pariétal gauche au niveau et un peu en arrière de la partie moyenne du sillon de Rolando.

Elle provoque une perte de substance irrégulièrement circulaire, cutanée et osseuse de 3 à 4 centimètres de diamètre, par laquelle fait hernie une masse de substance nerveuse estimée du volume d'un œuf de poule de dimension moyenne, dépouillée de toute enveloppe méningée, à surface diffluente et couverte d'une hémorragie en nappe assez abondante. Le blessé est dans le coma.

Sur le champ de bataille même, le médecin major Bouquet de Jolinière déterge à l'eau bouillie la hernie cérébrale du sable qui la souille, extrait de nombreuses petites esquilles et constate l'existence de fissures irradiées de la brèche osseuse, particulièrement vers l'occiput. Un pansement compressif à la gaze stérilisée est appliqué.

Le 3e jour de la blessure (21 *février*), le coma s'est dissipé ; mais il existe une hémiplégie droite totale — face et membres — et de l'aphasie. Le blessé ne prononce que quelques sons inarticulés. Pas de température. Le pansement souillé d'une assez grande quantité de sang est refait.

Les jours suivants, l'état du blessé se modifie : il commence à prononcer assez distinctement les mots *oui* et *non* ; il paraît comprendre tout ce qu'on lui dit. Par contre, l'hémiplégie persiste ; de plus en sus dans la jambe et le bras, surtout dans le dernier, apparaît par moments un léger degré de contracture. Celle-ci s'accentue lorsque le blessé essaie de remuer les membres paralysés, ou lorsqu'on leur communique un mouvement.

La hernie cérébrale est en partie rentrée ; sa surface diffluente s'est éliminée ; elle est rosée et bourgeonnante ; sa base est quelque peu étranglée par le pourtour irrégulier de la brèche osseuse.

Pour la dégager et extraire les esquilles qui ont dû échapper au premier pansement, le 8 *mars* (17e jour de la blessure), le blessé est chloroformisé ; le cuir chevelu et le périoste largement débridés, l'orifice osseux est régularisé ; il en part trois fissures, deux se dirigeant vers l'occiput, l'autre descend vers la base ; larges de 1 millimètre environ en divers points, ces fissures pincent la dure-mère qui ne peut être refoulée.

En explorant entre le crâne et la dure-mère, on trouve, du côté du vertex, deux esquilles de la table interne, mesurant environ un centimètre ; elles avaient été projetées par le coup à deux ou trois centimètres de la plaie. Après suture incomplète des téguments, un pansement à la gaze stérilisée est appliqué.

Le blessé ne présente aucune fièvre, son état général est excellent ; il répond *oui* et *non* très distinctement, mais l'hémiplégie persiste ; seuls les phénomènes de contracture se sont atténués.

Le 17 *mars* (9e jour de l'intervention), brusquement la température monte à 39°,5 : au centre de la hernie existe un petit entonnoir de un centimètre de diamètre et un demi de profondeur, rempli par quelques gouttes de pus, qui abstergées laissent voir un petit pertuis dans lequel, à deux centimètres de profondeur, l'extrémité du doigt perçoit une résistance et d'où la pince retire deux petites esquilles avec quelques petits fragments de plomb. Le pansement est refait et dès le lendemain toute fièvre a disparu.

Les jours suivants n'amènent pas de changement notable dans l'hémicontracture, ce n'est que vers le 25 ou 28 *mars*, un peu plus d'un mois après la blessure, que la contracture du membre inférieur commence à s'atténuer. Le blessé peut faire quelques légers mouvements du pied et de la jambe. L'aphasie ne s'est pas améliorée. Le champignon cérébral reste encore de niveau avec le cuir chevelu.

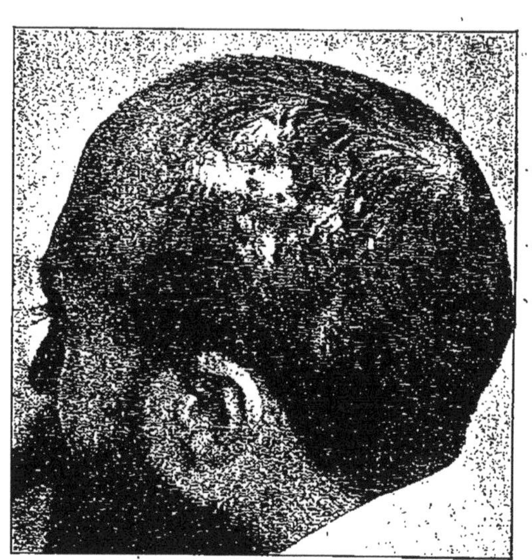

Fig. 67. — Cicatrice d'une perte de substance crânienne (blessure par balle de fusil).

Le 2 *avril*, M... est évacué en litière sur El Goléa où il arrive le 17. L'hémicontracture est complète, l'épaule immobilisée en position naturelle, le coude en demi-flexion, la main en pronation et flexion. Le membre inférieur est fléchi fortement dans la hanche et le genou, le pied en varus équin. L'aphasie est presque absolue.

Le 2 *septembre* (cinq mois après la blessure), à l'hôpital d'El Goléa, M... marche avec l'aide d'une canne, mais en fauchant ; le bras droit est contracturé ; l'avant-bras est maintenu fléchi sur le bras et en pronation forcée.

L'intelligence est complète et le blessé a réappris peu à peu à prononcer les différentes lettres de l'alphabet. Il dit assez bien, mais avec effort, *papa*.

La cicatrice de la plaie est fortement déprimée, pulsatile et suinte un peu.

Le 4 *septembre*, M... part en cacolet pour Gardaïa où il arrive le 17 et, par étapes successives, il atteint Alger en *novembre* et enfin le Val-de-Grâce le 20 *décembre* 1901.

A son arrivée dans mon service (dix mois après la blessure), on constate sur la région pariétale gauche, à 9 centimètres en arrière de l'apophyse orbitaire externe, à 9 centimètres au-dessus de l'apophyse zygomatique, à 4 centimètres au-dessous du bregma, à 10 centimètres de l'inion, l'existence d'une forte dépression ovalaire.

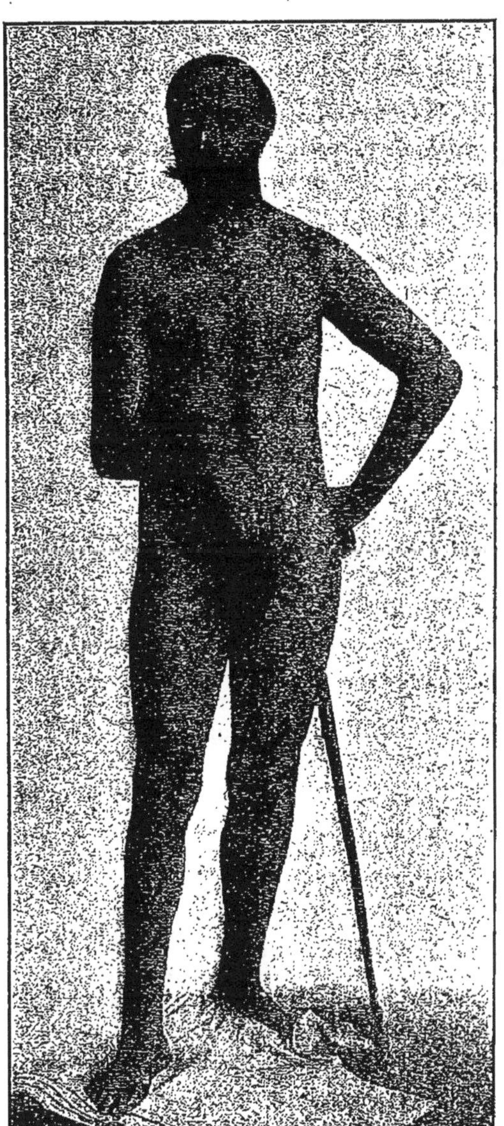
FIG. 68. — Hémicontracture droite.

Elle mesure 5 centimètres dans son grand axe horizontal et 4 centimètres dans le vertical.

Ses bords sont durs, nettement osseux, recouverts par les cheveux. Le fond, quand le malade est au repos, est animé de battements synchrones à ceux du pouls; ils augmentent pendant les efforts de toux ou quand le blessé prend la position horizontale. On y voit la cicatrice cruciale des interventions avec, aux deux extrémités de sa branche horizontale, deux petits pertuis conduisant à 1 centimètre de profondeur sur deux esquilles que montre encore la radiographie du crâne.

La cicatrice est mobile sur les plans sous-jacents, sauf au niveau du bord supérieur de la brèche osseuse. Le pourtour de celle-ci est épaissi, douloureux à la pression sur son bord inférieur.

La lésion intéresse la moitié inférieure de la région rolandique gauche; elle est partagée en deux moitiés à peu près égales par la ligne repère du sillon de Rolando (fig. 67).

Le blessé est aphasique ; il comprend la parole et lit mentalement, écrit de la main gauche le nom des objets qu'on lui présente, mais se souvient imparfaitement de l'orthographe. Il prononce quelques monosyllabes : *oh ! oui, mais, papa, maman*, et les syllabes : *a, e, i, o, u*. Il fredonne la *Marseillaise*, la charge, la sonnerie aux malades, mais en a oublié les paroles. Le calcul mental est conservé. Il n'existe aucun trouble de l'intelligence. Les sens sont intacts ; la sensibilité est troublée dans tout le côté droit ; il y a paresthésie légère à la piqûre, à la chaleur et au froid. La reconnaissance au toucher de la forme des objets fait défaut dans la main droite.

La sensibilité est diminuée surtout à la plante du pied, la sensation n'est pas perçue de la même façon à droite et à gauche.

Pas de douleurs spontanées, sauf de temps en temps des crampes dans la jambe droite.

Le côté droit de la face est légèrement contracturé, l'orbiculaire droit se relève moins bien que le gauche, la langue un peu déviée à gauche, le bout du nez à droite, la commissure labiale droite est un peu relevée.

Le poignet droit est en pronation et en flexion avec les doigts légèrement enroulés ; le coude est fléchi à angle droit, l'épaule raidie en position normale. Les muscles du membre, surtout les fléchisseurs, sont contracturés, les réflexes exagérés.

Quand le blessé tend la main, il survient de la trépidation des doigts ; il peut écarter légèrement le bras du tronc ; les mouvements d'extension des jointures sont passivement possibles, mais limités, la flexion se reproduit spontanément.

La contracture des muscles du membre inférieur maintient le genou en extension, le pied en semi-extension avec un certain degré de varus, d'où une gêne de la marche, possible avec l'aide d'une canne.

La sudation est exagérée à la plante du pied et à la paume de la main du côté droit (fig. 68).

Le 27 *décembre* 1901, une incision faite le long de la branche antéro-postérieure de la croix cicatricielle ouvre un kyste de 3 centimètres de long sur $1^{cm},5$ de haut et $0^{cm},5$ de profondeur. Il est rempli de liquide clair et plus profondément on sent, en avant, englobé dans du tissu cellulo-kystique, une esquille de 1 centimètre carré qui, après libération, est extraite ; en arrière, une deuxième esquille, plus étroite et plus longue, est libérée et extraite. Elle aussi est formée pour toute l'épaisseur du crâne et nécrosée. L'incision est fermée sur quelques crins formant drain (fig. 69).

Le 28 au soir, la température monte à $38^{o},2$, le 29 au matin à $39^{o},9$; aussi on fait sauter la suture ; tout rentre dans l'ordre et, le 20 *janvier* 1902, la cicatrisation est complète.

A cette date la contracture a diminué, surtout dans le membre inférieur, qui est légèrement atrophié ; au supérieur, les mouvements de l'épaule surtout ont gagné, le blessé arrive presque à faire le salut militaire. Il allonge un peu le coude et les doigts, mais les mouvements provoquent un tremblement du membre.

Il a appris à prononcer toutes les lettres et commence à lire à haute voix.

Le 13 *février*. M... parle suffisamment pour être compris de ses camarades ; les labiales sortent toujours avec une certaine difficulté.

La motilité a encore un peu gagné, la sensibilité paraît un peu améliorée sur le membre inférieur.

Le blessé quitte l'hôpital. La dépression de la cicatrice du fait de l'extraction des esquilles est très notablement plus accentuée que lors de l'entrée.

Revu le 21 *mai* 1902 (trois mois plus tard) ; l'aphasie s'est notablement amendée ; M... prononce distinctement, la parole est quelque peu scandée ; il soutient une conversation avec quelques hésitations.

L'attitude en flexion du membre supérieur est moins rigide ; les réflexes sont encore exagérés ; mais le tremblement à l'occasion des mouvements a diminué. Le malade peut élever le bras jusqu'à l'horizontale ; il esquisse l'extension du coude et de la main, mais ne peut encore allonger les doigts. La sensibilité est normale, pas d'atrophie.

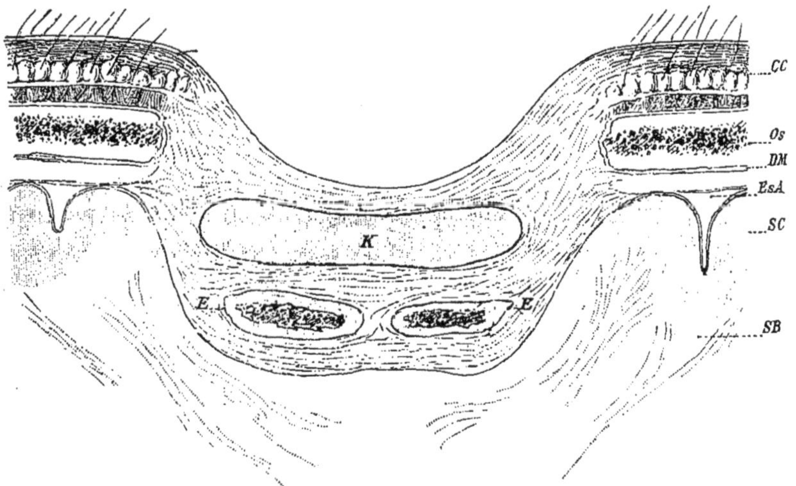

Fig. 69. — Cicatrice d'un coup de feu par balle avec séjour d'esquilles.
CC, cuir chevelu. — *Os*, crâne. — *DM*, dure-mère. — *EsA*, espace sous-arachnoïdien. — *SC*, substance grise. — *SB*, substance blanche. — *K*, kyste. — *E*, esquille avec revêtement d'un tissu kystique.

Au membre inférieur les mouvements volontaires de flexion et d'extension sont possibles sans tremblement ; le pied reste toujours en léger varus. Les réflexes tendineux sont exagérés et il y a de la trépidation épileptoïde. L'atrophie musculaire est appréciable. La marche a lieu sans canne, mais la démarche est un peu raide, avec steppage.

Le blessé avoue boire jusqu'à un litre de café (sans alcool) par jour et lire une partie de la nuit, ce qu'on lui conseille de ne plus faire.

Le 26 *mars* 1903 (deux ans et un mois après sa blessure), M... rentre au Val-de-Grâce. Depuis le commencement de *février*, il éprouve une violente céphalée qu'il localise au niveau des deux régions pariétales, du vertex et de la nuque. Il la compare à la sensation que produirait une pression violente sur le cerveau avec battements dans les tempes. Surtout accusées la nuit ou le matin au réveil, ces douleurs se calment pendant la journée. Mais, au moindre effort, au moment de la digestion, sous l'influence d'une émotion quelconque, M... sent sa face se congestionner, ses tempes battre et les céphalées revenir.

L'examen de la cicatrice permet de constater qu'elle s'est notablement déprimée depuis l'extraction des esquilles ; à son niveau, le tégument, libre sur les bords de la brèche osseuse, est à son centre adhérent dans la profondeur.

La parole est comme scandée, la prononciation des labiales laisse à désirer, dans la conversation quelques mots échappent encore au souvenir.

La contracture de la moitié droite de la face se laisse encore soupçonner.

Habituellement le blessé tient le bras droit collé au tronc, le coude fléchi à angle droit, le poignet en pronation et flexion, les doigts fléchis sur le pouce. Il est plus maître de son épaule que de son coude, plus de celui-ci que de son poignet ; il place le bras en abduction, allonge incomplètement l'avant-bras, pas du tout le poignet ni les doigts ; mais peut exagérer la flexion de ces derniers passivement redressés. Ces mouvements se font avec un effort évident et provoquent du tremblement, parfois même du membre sain.

Passivement on mobilise l'épaule ; dans le mouvement provoqué d'extension du coude on doit vaincre une résistance énergique des fléchisseurs ; celle-ci est plus prononcée dans l'extension du poignet et plus encore dans sa supination. L'extension des doigts, le poignet fléchi, offre aussi une notable résistance. Les mouvements passifs sont perçus par le patient, mais non douloureux.

Il existe toujours de l'exagération dans tous les réflexes et de la tendance à la trépidation épileptoïde. Légère atrophie à l'avant-bras et à la main, un peu d'hyperesthésie sur le membre et sudation à la paume de la main.

Du côté du membre inférieur on note au repos une légère flexion du genou et un certain degré de varus équin du pied. La marche est spasmodique, le malade soulève fortement la jambe pour éviter de racler le sol de la pointe du pied.

Les mouvements passifs de la hanche et du genou sont possibles, actifs un peu limités ; la motilité du pied est très réduite.

Exagération des réflexes, tendance à la trépidation épileptoïde, phénomène de Babinski. Sudation exagérée, atrophie notable de la cuisse et de la jambe. Hyperesthésie cutanée appréciable.

Sous l'influence du repos et de la vie hospitalière, plus encore que sous l'influence d'un traitement iodo-mercuriel prescrit en raison d'une syphilis soupçonnée chez le blessé avant son accident, les céphalées diminuent et à la mi-avril elles sont disparues.

Aussi on soumet chaque jour le blessé a une séance de mobilisation passive de toutes les articulations du membre droit et particulièrement du poignet et des doigts. Il est incité à répéter volontairement les divers mouvements.

Enfin l'aphasie est traitée d'abord par des séances de répétition de lettres, de mots simples, plus tard par la lecture à haute voix et surtout par la conversation avec les camarades.

Deux mois plus tard, le 25 *mai* 1903, on note que la cicatrice crânienne et son pourtour ne sont pas modifiés ; la pression localisée au

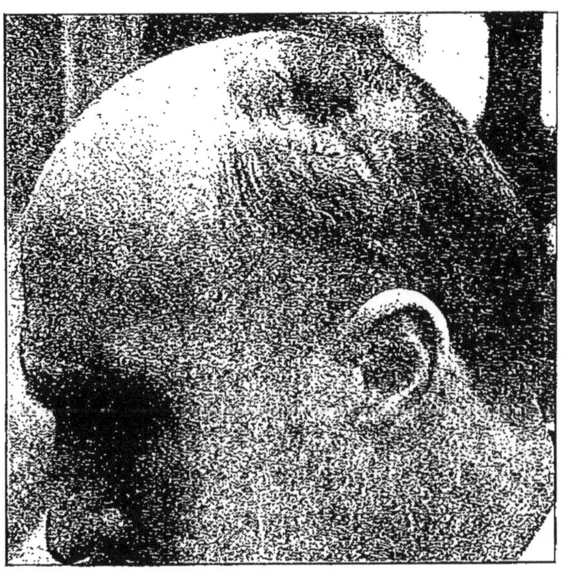

Fig. 70. — Cicatrice après intervention.

niveau supéro-antérieur du bord osseux réveille une certaine douleur et au même point le blessé accuse des douleurs spontanées.

Il y a quelques jours, les mêmes sensations étaient localisées au niveau du rebord postéro-inférieur. D'après le malade, ces douleurs réapparaissent tous les trois mois et durent chaque fois une vingtaine de jours ; elles sont sourdes, peu intenses et s'irradient à toute la calotte crânienne.

Du côté de la face, on relève une très légère asymétrie ; il semble que la moitié inférieure gauche soit très légèrement contracturée. Le blessé ne peut volontairement fermer isolément l'œil droit ni grimacer de la joue droite. Le voile du palais est très légèrement dévié à gauche. La langue peut se porter à gauche, mais pas avec la même facilité du côté droit.

Le blessé au repos porte le membre supérieur droit le long du corps dans l'attitude normale, sauf que les doigts sont légèrement fléchis dans la paume, le pouce en regard de l'index. Volontairement, le bras est écarté du tronc en plusieurs temps ; l'élévation en avant et en dehors est possible jusqu'à l'horizontale ; la projection en arrière est beaucoup plus limitée par la contracture. Les mouvements volontaires d'extension et de flexion du coude sont normaux. La contracture fixe à peu près complètement la main en extension moyenne et en pronation et les doigts en flexion légère ; mais le matin au réveil le patient est capable de légers mouvements de ces parties. Enfin il ne peut hausser l'épaule droite.

Au membre inférieur, les mouvements sont normaux dans la hanche et le genou. Le pied reste encore en léger varus équin ; le malade peut le mettre à angle droit sur la jambe, mais alors, le varus s'accentue.

La trépidation épileptoïde est beaucoup moins accentuée ; l'exagération des réflexes persiste. Pendant la marche, la cuisse est tenue en légère abduction et, pour éviter d'accrocher la pointe du pied, le blessé steppe.

La sensibilité, conservée dans tous ses modes, est un peu exagérée sur la moitié droite du corps.

Du côté des sens, nous avons à signaler, au dire du malade, que la finesse de l'odorat serait considérablement augmentée.

L'intelligence est normale, l'émotivité est bien moindre et le caractère moins irascible qu'il y a deux mois.

A ma prière le médecin-major Fasquelle a bien voulu le 4 juin 1903 étudier les réactions électriques que provoquait l'électrisation au niveau de la cicatrice crânienne de M... La note ci-jointe m'a été remise par mon camarade.

La cicatrice cutanée, en réalité le cerveau sous-jacent qui la soulevait, a été excitée successivement avec le pôle positif, puis avec le pôle négatif.

L'appareil qui nous a servi est le grand tableau de Gaïffe de la salle d'électrothérapie du Val-de-Grâce. Le courant galvanique est de 50 volts.

1re *expérience.* — L'électrode indifférente (pôle positif) constituée par une large plaque de plomb de 15 centimètres sur 10 centimètres est appliquée dans la région interscapulaire.

L'électrode *active (pôle négatif)* est constituée par un excitateur olivaire que l'on place sur la cicatrice.

Avec grande précaution nous augmentons l'intensité du courant.

Avec un courant de 1 milli-ampère et demi, apparaissent dans les deux yeux des phosphènes au moment de la fermeture et de l'ouverture du courant. Nous augmentons doucement, progressivement le nombre des milli-ampères jusqu'à 5 milli-ampères et demi, *sans obtenir aucune contraction musculaire ni dans la moitié droite de la face, ni dans la langue, ni dans les membres supérieur et inférieur droits.*

Le cerveau est absolument inexcitable avec un courant de 5 milli-ampères et demi tout au moins avec le pôle négatif ; alors que le nerf facial droit directement excité par le pôle négatif en avant du tragus, se contracte à la fermeture d'un courant de 3 milli-ampères seulement.

Nous ne poussons pas plus loin l'examen en raison des douleurs qui se produisent dans la cicatrice au moment de la fermeture et de l'ouverture de ce courant de 5 milli-ampères et demi.

2e *expérience.* — Le courant est inversé, c'est-à-dire que l'électrode négative devient indifférente et est toujours appliquée dans la région interscapulaire; l'électrode positive devient active et est appliquée sur la cicatrice.

Le courant de 1 milli-ampère détermine des phosphènes dans les deux yeux à l'ouverture et à la fermeture du courant.

L'intensité du courant est progressivement, et avec une grande douceur, portée *jusqu'à 9 milli-ampères* (moment où le courant n'est plus supporté par le patient) *sans que nous ayons pu obtenir la moindre contraction, ni dans la moitié droite de la face, ni dans la langue, ni dans les muscles supérieur ou inférieur droit.*

Le cerveau est absolument inexcitable avec le pôle positif et un courant de 9 milli-ampères alors que le nerf facial droit directement excité par le pôle positif en avant du tragus se contracte à l'ouverture et à la fermeture d'un courant de 3 milli-ampères seulement.

Conclusion. — Ces expériences semblent manifestement prouver :

1° Que le nerf facial droit est absolument intact (le facial gauche a les mêmes réactions électriques normales);

2° Que les centres moteurs de la face, de la langue et du membre supérieur du côté droit sont détruits. Le siège de la cicatrice ne nous ayant pas permis d'appliquer l'électrode active sur la partie supérieure de la zone rolandique, nous n'avons pu juger de l'intégrité ou de la lésion des centres moteurs du membre inférieur droit que fait prévoir l'observation;

3° Qu'il y a eu réellement rééducation motrice par la zone rolandique droite.

En résumé, le caporal M..., à la suite d'un coup de feu de la région rolandique gauche, a subi une grosse perte de substance cérébrale et, comme conséquences, il est devenu aphasique et a présenté une hémiplégie totale immédiate, bientôt transformée en hémicontracture du côté droit.

Faute d'une vérification anatomique plus complète que l'exploration chirurgicale, nous ne sommes pas en droit de faire plus que supposer, dans ce cas, la destruction de l'écorce sur la moitié inférieure de la zone sensitivo-motrice (centres du langage de la face et du membre supérieur) et son altération sur la moitié supérieure (centres du membre inférieur) désordres exagérés encore du fait de la projection, dans la profondeur de l'hémisphère, de ces esquilles que M. Bouquet de Jolinière et moi avons successivement extraites.

Cette lésion anatomique rend bien compte de l'aphasie et de l'hémiplégie survenues comme symptômes immédiats de la blessure, mais pourquoi la paralysie s'est-elle transformée en contracture? Nous ne pouvons trouver la raison de cette contracture secondaire dans le pincement de la dure-mère par les fissures du crâne. L'irritation de la membrane en effet a été produite primitivement par le traumatisme. Rien ne nous autorise à l'attribuer à la réaction inflammatoire modérée survenue dans les jours qui ont suivi l'accident.

Sans doute, comme l'a vu Munk chez le singe atteint de contractures, l'écorce cérébrale de notre blessé à côté d'une lacune étendue présentait une portion relativement peu traumatisée; l'on peut même ajouter que la lésion était infectée. Mais dans combien de faits analogues ne voit-on pas l'hémiplégie se transformer en contracture ?

La contracture observée après un coup de feu du cerveau peut traduire autre chose qu'une lésion de l'écorce rolandique, elle peut être provoquée soit par une *hémorragie méningée,* soit par une *inondation ventriculaire,* particularités que nous avons déjà signalées, et sur lesquelles nous aurons à revenir.

Observation. — Ferrier[1].

Un jeune homme est apporté à l'hôpital, à 5 heures et demie du matin, porteur d'une plaie par balle en arrière de la bosse frontale droite; il ne peut proférer aucune parole, paraît ne pas avoir conscience de ce qui l'entoure, facies pâle, paupières à demi closes, pas de déviation des traits. Les membres inférieurs sont dans l'extension, extrêmement *contracturés,* les supérieurs exécutent des mouvements avec soubresauts convulsifs. Le blessé porte les mains à la tête, repousse les couvertures, résiste vigoureusement lorsque l'on veut lui écarter les bras de la position qu'il leur a donnée; il ne réagit pas à la piqûre. R. 22, courte, mais régulière; P. 44 régulier.

A 3 heures, facies un peu coloré, persistance des contractures dans les membres inférieurs et de soubresauts dans les supérieurs. R. 20. P. 80.

Vers 6 heures, dyspnée, respiration stertoreuse, mort. Le suicide avait eu lieu la veille, vers 10 heures du soir.

L'autopsie montra entre la dure-mère et l'encéphale un vaste épan-

1. Ferrier, *Société d'anat. et de physiol. de Bordeaux,* 17 juin 1884.

chement sanguin surtout abondant au niveau des deux lobes frontaux sur lesquels le sang est coagulé. Au niveau de la partie moyenne du lobe frontal droit, existe une dépression irrégulière, à parois anfractueuses, constituée par une bouillie de tissu cérébral, c'est le trou d'entrée de la balle, auquel fait suite un trajet de la largeur d'un doigt. Celui-ci aboutit à un orifice de sortie situé sur la partie moyenne du lobe frontal gauche à un point symétrique au trou d'entrée. De ce point la balle a ricoché et, labourant la surface des circonvolutions sphénoïdales, elle a gagné la fosse cérébrale de l'occipital.

Enfin il est à remarquer chez un même sujet la coexistence possible, l'association de la paralysie et de la contracture dans divers groupes musculaires.

Observation. — Wiemuth [1].

Ida Sch..., 9 ans, le 1er *novembre* 1891 reçoit dans la tête une balle de revolver qui laisse un trou d'entrée petit, situé à un travers de doigt derrière et au-dessus de l'oreille droite ; l'enfant tombe aussitôt paralysée du côté gauche.

9 heures après la blessure, sans connaissance, paupières gauches fortement tuméfiées, infiltrées de sang, exophtalmie à gauche, parésie du facial gauche, pupilles égales réagissant bien. Le bras gauche pend flasque et sans mouvement, le membre inférieur gauche est *contracturé*, fléchi dans la hanche et le genou. Incontinence de l'urine et des matières fécales. Un vomissement. P. petit, régulier, 80. T. normale.

2 *novembre*. — ?

3 *novembre*. — L'enfant réagit quand on l'appelle, ouvre l'œil droit et répond juste aux questions : parole et déglutition normales, paralysie du facial gauche et contracture spasmodique du membre inférieur gauche pas modifiées. T. 37°,8.

L'ophtalmoscope décèle dans l'œil gauche deux points d'hémorragie rétinienne, pas d'altération de la papille.

Vers le soir, agitation, l'enfant se jette de côté et d'autre, frappe avec le bras droit. R. 40, P. 140, T. 39°, 3 ; à nouveau perte complète de connaissance.

4 *novembre*. — Nuit très agitée, T. 39°,1, R. 44, P. à peine comptable, contractions cloniques dans le bras et la jambe gauches, hernie cérébrale pulsatile par la plaie.

Trépanation dans la région des centres corticaux, le cerveau est fortement broyé, quelques esquilles sont enlevées avec de la bouillie cérébrale, le trajet s'enfonce à gauche et en avant, pas de pus, tamponnement.

La température monte jusqu'à 40°,5, R. et P. s'accélèrent ; mort à 11 heures et demie du soir.

1. Wiemuth, *Arch. f. klin. Chirurg.*, 1900, t. LX, p. 482.

La balle a broyé en partie le lobe temporal droit et la région motrice, a traversé le lobe frontal gauche et s'est implantée dans la voûte orbitaire gauche ; grandes hémorragies intraméningées, ventricules vides, pas de suppuration, œdème étendu dans les parois du trajet.

Petits foyers pneumoniques dans les poumons.

IV. — *Troubles des réflexes.*

L'acte réflexe, manifestation fondamentale de tout appareil nerveux, comporte une excitation périphérique se propageant par les voies nerveuses centripètes jusqu'à un centre nerveux, où elle se transforme en une incitation motrice qui se réfléchit par les voies centrifuges. L'appareil nerveux, siège du réflexe, est donc constitué par deux neurones unis par une articulation ; neurone *centripète* ou *sensible,* correspondant aux nerfs sensibles et au système rachidien postérieur et neurone *centrifuge* ou *moteur,* correspondant au système rachidien antérieur et aux nerfs moteurs. Toutefois, ainsi que nous le verrons, le schéma de l'arc réflexe est plus complexe chez l'homme, car il est en connexion avec les centres cérébraux et cérébelleux.

Chez l'homme, d'après Crocq [1], si le tonus musculaire est exclusivement cortical, les réflexes se font par les trois étages : médullaire pour les réflexes rapides de défense, lombaire pour les réflexes tendineux, cortical pour les réflexes cutanés. De cette localisation différente, il résulte que les réflexes tendineux peuvent être abolis et les réflexes cutanés persister avec leurs caractères normaux, ou encore que ceux-ci peuvent être abolis et les tendineux exagérés. Dans un grand nombre de cas il existe une espèce d'antagonisme entre ces deux catégories de réflexes. D'après Van Gehuchten [2] qui fait la remarque précédente, ces réflexes ne peuvent pas être d'origine exclusivement médullaire, puisque, dans les cas de lésion transversale complète de la moelle cervico-dorsale, tous les réflexes le long des membres inférieurs sont abolis et, cela malgré l'intégrité anatomique et fonctionnelle des arcs réflexes dépendant de la moelle lombo-sacrée.

Pour que, dans les conditions normales, un mouvement réflexe puisse se produire avec son intensité normale il faut : 1° l'intégrité

1. Crocq, Le mécanisme des réflexes et du tonus musculaire. *Archives de neurol.*, octobre 1902, p. 372.

2. Van Gehuchten, Réflexes tendineux et réflexes cutanés. *Congrès internat. de neurol.*, 1900, p. 170.

anatomique et fonctionnelle de l'arc nerveux réflexe ; 2° un certain degré du tonus nerveux pour les cellules motrices médullaires, tonus qui est la résultante de toutes les excitations et de toutes les inhibitions qui leur sont normalement transmises. Cela suppose la persistance des connexions des cellules motrices avec les centres nerveux supérieurs (Van Gehuchten).

Ces derniers réagissent sur les premières par deux voies distinctes ; la voie cortico-spinale et la voie rubro-spinale. Ces deux voies descendent dans le cordon latéral de la moelle épinière, où elles sont formées toutes les deux de fibres croisées. A titre d'hypothèse on peut admettre que les fibres cortico-spinales président aux réflexes cutanés, qui sont par suite d'origine corticale, et la voie rubro-spinale aux réflexes tendineux, qui seraient d'origine mésencéphalique (Van Gehuchten). A cela avec Grasset[1] on peut ajouter que, pour les réflexes cutanés, l'action partie de l'écorce serait excitatrice par les voies pyramidales, d'où la suppression de ces réflexes cutanés par lésion pyramidale et que, pour les réflexes tendineux, l'action viendrait du mésocéphale (noyau rouge), excitatrice par le faisceau rubro-spinal, inhibitrice par les voies pyramidales.

De cela il résulte que dans les lésions destructives de l'écorce rolandique nous devons constater l'affaiblissement ou l'abolition des réflexes cutanés et l'exagération des réflexes tendineux. L'ablation expérimentale de l'écorce cérébrale dans la zone motrice abolit immédiatement les réflexes cutanés dans le côté opposé du corps et, peu de temps après l'opération, il se produit une exagération du réflexe patellaire de ce même côté (Sherrington).

Lenormand[2] par contre avance que les réflexe cutanés ne sauraient être localisés d'une façon absolue dans la corticalité, la destruction des zones motrices coïncidant avec la conservation de ces phénomènes ; on s'expliquerait ce fait en considérant la corticalité comme un centre diffus. Les noyaux infracorticaux semblent jouer un certain rôle dans la production de ces réflexes cutanés, car leur destruction coïncide souvent avec la diminution des réflexes cutanés. Quant aux réflexes tendineux ils peuvent se produire après la destruction complète de tous les segment situés

1. Grasset, *Diagnostic des maladies de l'encéphale.*
2. Lenormand, Étude sur la localisation des réflexes dans l'axe cérébro-spinal. *Thèse*, Paris, 1902.

au-dessus du bulbe (corticalité, noyaux sous-corticaux, protubérance). On observe alors une exagération de ces réflexes.

Il conviendrait pour nous de rechercher dans les observations de coup de feu du crâne la confirmation de ces données expérimentales ; mais rares, il est vrai, sont les observations suffisamment complètes pour renseigner sur ce point. Voici cependant deux coups de feu du cerveau avec *affaiblissement des réflexes cutanés*.

Observation. — Rossini[1].

Chez un soldat, qui a reçu un coup de revolver du calibre 9, on constate sur la bosse pariétale gauche un orifice supérieur, probablement trou d'entrée du projectile, et un autre inférieur, sans doute le trou de sortie. Le blessé n'a pas perdu connaissance, mais a été atteint d'hémiplégie droite sans participation du facial, sans désordre de la parole, ni trouble pupillaire. Après section du pont cutané, on trouve une brèche osseuse d'environ 7 centimètres de long sur 2 de large ; à son extrémité antérieure on relève un fragment enfoncé, on extrait ensuite de nombreuses petites esquilles incluses dans la substance nerveuse dont une bonne partie, contuse et herniée à travers les méninges, doit être enlevée.

Trois jours plus tard, la température qui, dans les premières vingt quatre heures était de 40°, est tombée à la normale.

Vingt jours après la blessure, la motilité reparaît lentement dans le membre supérieur droit, et au bout d'un mois dans le membre inférieur. Ultérieurement il ne persista qu'un peu de faiblesse des membres droits, rien d'anormal du côté de la sensibilité. *Abolition du réflexe abdominal à droite et diminution du réflexe cutané dans le membre inférieur droit.*

Le sillon de Rolando répond à l'union des deux tiers antérieurs avec le tiers postérieur de la cicatrice ou, si l'on fait abstraction de la partie antérieure de celle-ci, il correspond presque au centre de la blessure primitive, c'est-à-dire au point où le cerveau blessé faisait hernie.

Observation. — Savariaud[2].

Le 1er *novembre*, à 5 heures et demie du soir, un homme ivre se tire une balle dans la fosse temporale droite un peu au-dessus de l'arcade zygomatique, au-dessus et en avant du méat auditif. A 11 heures, on constate une hémiplégie droite avec participation de la face, la sensibilité est obtuse de ce côté ; myosis bilatéral, coma, incontinence d'urine, P. 64.

1. Rossini, *Giorn. med. del. Reg. Esercito*, 1899, p. 460.
2. Savariaud, Fracture du crâne par balle de revolver. *Bulletin de la Soc. anat.*, 1894, p. 775.

Le 2 au matin, l'état est le même. Les *réflexes cutanés* sont lents à se produire à droite ; lorsqu'on chatouille la plante des pieds, il s'écoule un certain temps avant que le membre réagisse. Lorsqu'on pince la peau fortement, on détermine des mouvements dans le membre du côté opposé ; les membres droits sont légèrement contracturés. Du côté gauche, l'hyperesthésie se traduit par de la contracture, de la carphologie, des *réflexes exagérés*. Les deux paupières sont fermées; la gauche se referme énergiquement quand on l'ouvre. La paupière droite est plus paresseuse ; sécrétion muco-purulente, myosis très prononcé. Incontinence d'urine.

Réflexe crémastérien aboli des deux côtés. R. stertoreuse, P. bondissant, 106, T. 39°.

Au cours de l'intervention on trouve que la balle a creusé dans l'os un trou d'entrée comme une pièce de cinquante centimes et, après son élargissement, le doigt reconnaît un large trajet où l'on enfonce une mèche de gaze iodoformée. Le blessé meurt 9 heures après l'opération.

L'autopsie montra que la balle est entrée à égale distance des branches antérieure et postérieure de la méningée moyenne ; il n'existe pas d'épanchement subdural, mais du sang coagulé se trouve dans les espaces sous-arachnoïdiens et les ventricules, le long des artères, sur les faces externe et interne des hémisphères et surtout à la base.

Après perforation de la pointe du lobe sphénoïdal droit, où se trouve une petite esquille, la balle a rasé la base du cerveau au niveau de l'espace interpédonculaire, entamant légèrement l'écorce cérébrale et déchirant largement l'arachnoïde. La bandelette optique droite et l'origine des artères cérébrales antérieure et moyenne droites ont disparu, complètement détruites par la balle qui, du calibre de 3 millimètres, s'est légèrement aplatie.

Continuant son trajet un peu oblique en haut et en arrière, le projectile a perforé la couche optique gauche à sa partie inférieure; il a détruit la partie voisine du noyau lenticulaire du corps strié, ainsi que la capsule interne dans toute sa hauteur, n'en respectant que la partie qui confine au noyau coudé. Ce trajet à travers l'hémisphère gauche mesure environ 4 centimètres de long sur 2 de large ; il se termine au centre de l'hémisphère ; prolongé il aboutirait au centre de la zone rolandique gauche.

L'auteur fait suivre son observation de remarques intéressantes mais omet de parler des réflexes.

La lésion de la capsule interne gauche explique l'hémiplégie droite. La lésion du lobe sphénoïdal droit et l'hémorragie diffuse à la surface du cerveau expliquent la contracture et l'hyperesthésie du côté gauche. La section de la bandelette optique droite rend compte de la photophobie intense à gauche, moindre à droite, et du myosis bilatéral (on sait que les lésions du nerf optique donnent naissance à des sensations lumineuses; les deux yeux réagissent alors contre une sensation de lumière trop intense, l'œil gauche qui reçoit la presque totalité de la bandelette optique droite contractait plus énergiquement son iris et son orbiculaire par action réflexe. Enfin la mort était résultée de l'hémorragie diffuse due à la rupture de la carotide interne, l'épanchement sanguin s'étendant jusqu'au bulbe et dans les ventricules.

Tandis que dans les observations précédentes il n'est fait mention que des réflexes cutanés, dans un autre groupe de cas nous ne trouvons relaté que l'état des réflexes tendineux, preuve nouvelle de la manière insuffisante dont sont consignés les résultats de l'examen clinique.

Voici quelques faits :

Chez un blessé de Knapp (Obs., p. 196) la constatation d'une légère exagération des réflexes rotuliens fut faite une trentaine d'années après la blessure. Or, comme celle-ci avait provoqué des désordres intellectuels qui donnaient au blessé l'aspect d'un paralytique général, nous ne sommes pas en droit de conclure à une relation directe entre la lésion mécaniquement produite par le projectile sur l'écorce cérébrale et le trouble réflexe. Celui-ci n'est qu'une conséquence de seconde main.

Berger note (Obs., p. 224) que les réflexes sont abolis dans les membres hémiplégiques et fort affaiblis dans ceux du côté opposé, dont, il est vrai, la sensibilité et la motilité sont diminuées. Aucun renseignement n'est fourni sur la persistance ou la disparition de ce trouble au cours de l'évolution de la blessure.

Six semaines après son coup de feu le soldat de Makins présentait des réflexes très exagérés et le clonus marqué dans le membre inférieur qui après avoir été incomplètement paralysé permettait la marche.

Longheed, chez un premier blessé (Obs., p. 246), constate l'intégrité des réflexes aux deux jambes qui, il est vrai, ne participent pas à la paralysie localisée au membre supérieur droit. Par contre, dans un second cas le chirurgien anglais note l'exagération du réflexe du genou du côté hémiplégié et son intégrité du côté sain (Obs., p. 261).

Chez mon malade opéré par Loison, on ne constatait aucune altération de la sensibilité ni de la motilité mais seulement des crises d'épilepsie jacksonnienne ; les réflexes tendineux étaient normaux (Obs., 268).

Chez un blessé hémiplégique droit, Voisin note, outre une certaine contracture du membre supérieur, de l'exagération dans les réflexes du poignet, de l'olécrâne et aussi de la rotule.

Enfin chez un patient, qui lui est commun avec Barker, Chipault trouve le réflexe rotulien exagéré du côté paralysé (Voir extraction des projectiles).

R. Martial a recueilli dans le service du Dr Touche à Brévannes une observation où les divers réflexes sont indiqués.

Observation. — Martial [1].

B. Félix, 43 ans, garçon brasseur, père 80 ans, frère âgé de 47 ans et une sœur tous en bonne santé, aurait eu la rougeole et la scarlatine dans son enfance, une attaque de rhumatisme en 1867 ; éthylique.

En 1891, étant couché à plat ventre sur son lit, il se tire un coup de revolver dans la tempe droite. Après une perte de connaissance dont il ignore la durée, il tombe du lit, se traîne jusqu'à sa porte où il s'endort (?). On l'emporte à Saint-Louis, où l'on extrait la balle. Il reprend ses sens après l'opération ; au bout de deux jours on constate une hémiplégie gauche. Il reste plusieurs mois à Saint-Louis, se portant assez bien, mais se plaignant de douleurs de tête et d'une sensation de travaillement dans le côté gauche.

Un jour, se mettant à rire brusquement en voyant tomber un de ses camarades, il est arrêté dans son rire et, selon sa propre expression, « il ne pouvait rire assez fort ». Il tombe sur un banc et le côté gauche de la face se paralyse à partir de ce moment (paralysie en deux temps). Il eut en outre à partir du même moment un rétrécissement de l'œsophage, sans doute nerveux, car il cesse brusquement quelques temps après.

Depuis il a eu plusieurs pertes de connaissance, mais la paralysie n'a pas augmenté.

En *août* 1899, à Brévannes, on reconnaît sur le crâne le point d'entrée de la balle, en ligne verticale à 7 centimètres du tragus et en ligne oblique de bas en haut et d'avant en arrière à 10 centimètres de l'angle externe de l'orbite droite.

Paralysie des membres du côté gauche. Dynamomètre, main D. 25, main G. o.

Le malade ne peut absolument rien faire de la main gauche, qui est en contracture, les doigts fortement fléchis sur la paume. On peut réduire cette contracture, mais les doigts reviennent d'eux-mêmes à leur position initiale.

Contraction de l'avant-bras sur le bras, avec rotation en dehors,

1. R. Martial, *Thèse*, Paris, 1900.

également corrigible par les mouvements passifs. Les mouvements actifs du coude et de l'épaule sont très limités, le mouvement d'élévation du bras et d'abduction n'atteint pas l'horizontale ; pas de mouvements associés.

Le malade ne peut marcher sans une canne, il traîne fortement la jambe, le genou est légèrement fléchi.

Atrophie très prononcée des muscles de l'épaule et abaissement de cette dernière ; les muscles de la cuisse sont également légèrement atrophiés.

Le champ visuel est légèrement rétréci. Après le coup de revolver il voyait encore bien, mais après l'attaque suivante il accusa de la diplopie pendant quelque temps. Aujourd'hui il peut lire aussi bien qu'auparavant. Pas de dyschromatopsie, il peut fermer l'œil droit seul, mais pas le gauche.

Actuellement il n'y a pas d'aphasie, les mots difficiles ou incompris sont seuls mal prononcés.

La corde vocale gauche aurait été paralysée au début.

La langue est déviée un peu à gauche, les traits de la face sont tirés vers la droite.

Sensibilité au chaud est conservée, mais les nuances ne sont plus appréciées, au froid existe encore, mais le malade croit qu'on le pique quand parfois on lui promène un corps froid sur l'épiderme. Il ne distingue pas le pincement de la piqûre aussi bien à la face qu'au tronc. il dit seulement qu'on le touche.

Hyperesthésie au bras et à l'avant-bras.

La sensibilité est conservée du côté droit.

Le sens stéréognostique est supprimé du côté gauche.

Réflexe	pupillaire	à droite	très peu accentué,	à gauche	o.
—	cornéen	—	conservé	—	retardé.
—	pharyngien	—	o		
—	au poignet	—	conservé	—	o.
—	crémastérien	—	o		
—	patellaire	—	normal	—	exagéré.
—	plantaire	—	normal.		

Pas de trépidations épileptoïdes.

État psychique paraît normal, cependant, au dire des infirmiers, le malade n'est pas commode. La mémoire est assez bonne, sauf pour quelques dates. Le calcul est devenu pénible.

Ces données, pour si incomplètes qu'elles soient, corroborent ce que la physiologie laissait prévoir, l'exagération du réflexe tendineux, contre-partie de l'affaiblissement du réflexe cutané. Cette double constatation a été faite par Abadie chez son blessé (couche coptique) : le lendemain de l'accident les réflexes testiculaire, rotulien, plantaire du côté gauche sont abolis ; il n'existait pas la moindre trace de la plus petites secousse épileptoïde du pied ou de la rotule correspondante. Mais, quelques jours plus tard, apparut l'exagération des réflexes rotuliens, les réflexes cutanés restant abolis. Cette exagération des réflexes tendineux alla en diminuant et, à un examen tardif il est dit que tous les phénomènes paralytiques ont disparu, à peine reste-t-il une très légère déviation de la commissure labiale et de la langue, un trouble très léger de la marche du côté gauche et des réflexes tendineux un peu vifs. Il s'agissait dans ce cas d'une lésion profonde, la balle s'était logée dans la partie postéro-inférieure de la couche optique droite.

Il y aurait lieu de rechercher si les coups de feu, qui intéressent les zones motrices corticales ou leurs fibres de projection dans la couronne rayonnante et le segment postérieur de la capsule interne, modifient les réflexes comme le fait le ramollissement ou l'hémorragie de ces régions. Ici, dans la période comateuse qui succède immédiatement à l'ictus, les membres sont en résolution et il y a suppression du tonus musculaire du côté paralysé, généralement en outre affaiblissement des réflexes cutanés et tendineux des deux côtés. On peut même donner l'affaiblissement des réflexes cutanés comme étant la règle et se montrant en rapport avec la gravité de la lésion. Après le coma les réflexes réapparaissent dans le côté non paralysé, et de l'autre côté les réflexes tendineux reviennent d'ordinaire assez vite. Plus tard dans les membres paralysés, d'ordinaire à cette période tardive contracturés, les réflexes tendineux s'exagèrent, surtout au membre inférieur qui présente le plus souvent la trépidation clonique du pied. Quant aux réflexes cutanés ils restent d'ordinaire affaiblis et sont rarement exagérés.

Dans l'épilesie jacksonnienne la décharge nerveuse est suivie d'une diminution momentanée des réflexes dans les membres intéressés ; mais, fait plus important, pendant les périodes intercalaires, les réflexes tendineux sont au contraire très souvent exagérés du côté des membres qui sont le siège des convulsions partielles (Déjerine [1]). Étant donné la fréquence relative des accidents d'épilepsie jacksonnienne chez les blessés par coup de feu, ces données pourront être contrôlées.

En dehors même des cas de complication du coup de feu par venue de l'épilepsie jacksonnienne, l'évolution des troubles réflexes offrirait quelque intérêt, tout aussi bien que leurs rapports avec les autres désordres fonctionnels, symptômes plus ou moins tar-

1. Dejerine, in *Traité de pathologie générale* de Bouchard, p. 1013.

difs de la blessure. Camus[1], qui a étudié les mouvements involontaires provoqués dans les membres paralysés des hémiplégiques par les mouvements volontaires des muscles non paralysés, note qu'en général on relève d'abord l'exagération des réflexes tendineux, puis la trépidation épileptoïde et la contracture secondaire, enfin la production de mouvements associés. Nous ne pouvons fournir aucune observation à l'appui de cette donnée. Le fait suivant toutefois dans cet ordre d'idées serait intéressant s'il était plus explicite.

Observation. — Wiemuth[2].

En *mai* 1894, un homme se tire une balle de revolver dans la tempe droite ; il perd connaissance, puis, après extraction de quelques esquilles, il revient à lui, constate qu'il voit double (diplopie de peu de durée), éprouve de violentes douleurs occipitales et des vertiges.

Pendant l'automne de 1895, on constate que le blessé dans la marche butte toujours du pied gauche, la force du membre est diminuée et le pied ne peut fouler la terre que de sa pointe. Un peu plus tard le pied droit se prend de la même manière, puis surviennent des secousses douloureuses et des contractures dans les deux jambes, de la gêne de la miction ; l'urine devient tout à fait trouble et sent très fort.

Au printemps de 1896, le bras gauche commence à perdre sa force et le patient se plaint souvent de douleurs et de vertiges, aussi réclame-t-il l'extraction de sa balle.

8 *juillet* 1896. — Cicatrice adhérente à une petite perte de substance osseuse située juste en avant du pavillon de l'oreille droite, par moments douleurs occipitales. Marche parético-spasmodique : le blessé pose d'abord la pointe du pied, puis appuie toute la plante, les pas sont très petits, les genoux sont à peine ployés pendant la marche. Il y a de la parésie dans le domaine des muscles péroniers, tibial antérieur, fléchisseurs des orteils, le tout plus marqué à gauche qu'à droite; également la force du bras droit est diminuée. Le réflexe patellaire est énormément augmenté, ainsi que le phénomène du pied. Pas de trouble de la sensibilité, pas d'atrophie musculaire. Les urines sont troubles. Il persiste de la dilatation de la pupille droite.

On admit que la balle avait dû léser les deux régions motrices grâce à un ricochet sur la voûte. La parésie avec exagérations des réflexes des jambes sans trouble de la sensibilité ni atrophie fut attribuée à une dégénération des cordons pyramidaux et la recherche de la balle fut refusée.

1. Camus, *Thèse*, Bordeaux, 1885, n° 13.
2. Wiemuth, *Arch. f. klin. Chirurg.*, 1900, t. LX, p. 492.

XI

RÉGION DU LANGAGE

CENTRES DU LANGAGE

L'homme donne un corps à ses idées et les échange avec ses semblables au moyen de signes dont l'ensemble constitue le *langage*. Pour l'homme civilisé ces signes sont presque exclusivement les *mots*. Des mots, tout enfant, il a appris la signification conventionnelle ; il les a reçus et les reçoit chaque jour grâce à un appareil de réception : appareils sensoriels de l'audition et de la vue. En outre il a appris à transmettre ces signes par la parole articulée et par l'écriture.

La *réception* dans le cerveau des idées étrangères suppose pour être fructueuse leur *conservation*, la mémoire de la valeur attribuée aux mots qui les expriment ; c'est en effet, ce qui résulte de l'excitation cérébrale produite par le mot *parlé*. Dans un centre spécial, dit *centre de mémoire auditive verbale*, s'emmagasinent les souvenirs de la signification conventionnelle reconnue aux sons du langage parlé. Aux mots parlés l'homme a attribué des équivalents *écrits* ; c'est dire que la réception de la pensée peut se faire grâce à la mise en action du sens de la vue. Or, par suite de l'accumulation en une région cérébrale des souvenirs de la signification conventionnelle attribuée aux signes du langage écrit, il se forme un *centre de mémoire visuelle verbale*.

La *transmission* des idées se fait par reproduction sonore des signes, c'est le mot *parlé*, autrement dit le mot tel qu'il résulte de la mise en mouvement d'organes spéciaux capables de produire les sons avec leur signification conventionnelle. Or, ces mouvements se traduisent dans le cerveau qui les commande par une réaction sensible. Quand un enfant apprend à parler, chaque effort qu'il fournit laisse dans l'appareil cérébro-phonateur une trace, et l'ensemble de toutes celles-ci constitue le *centre de mémoire motrice verbale*.

Faut-il aller plus loin et admettre chez l'enfant qui s'efforce d'apprendre à écrire la constitution d'un *centre de mémoire graphique verbale* ? Non, si l'on en croit Wernicke. Cet auteur fait observer, et Déjerine[1] partage sa manière de voir, que l'écriture consiste dans la reproduction sur le papier des images visuelles des lettres, or celles-ci se trouvent dans le *centre de mémoire visuelle verbale*. Pour écrire il faut que le sujet évoque ces images visuelles, puis leur reproduction implique seulement la mise en jeu des cellules de la corticalité cérébrale qui président aux mouvements généraux des doigts et de la main droite, ou même de toute autre partie du corps, car l'on peut écrire avec la main gauche, ou en tenant un crayon entre les orteils, dans la bouche, en se servant d'une machine à écrire, de cubes alphabétiques. Pour cela pas n'est besoin d'un centre spécial de mémoire graphique verbale.

La réception, comme la transmission des idées, suppose leur *évocation par le moi*. Or nos *concepts des choses* proviennent de la reviviscence des images relatives à ces choses, tout comme nos *concepts des mots* sont le résultat de la reviviscence des diverses images verbales (Pitres[2]). Dans un cerveau normal, les images des choses, conservées dans les centre sensoriels communs, éveillent automatiquement, quand elles surgissent les images des mots correspondants, conservées dans les centres différenciés du langage (auditif verbal, visuel verbal, moteur verbal). En règle générale en effet nous ne pensons pas seulement avec les images des objets, mais plutôt avec les images des mots que les premières ont évoquées. Nous pensons à l'aide de notre *langage intérieur*. Dans le fonctionnement de ce dernier au premier plan apparaissent les images auditives. Nous pensons avec nos images auditives, et en même temps que nous entendons le muet résonnement des mots dans notre oreille, nous avons plus ou moins conscience des mouvements nécessaires pour les prononcer, l'image auditive venant réveiller l'image motrice correspondante. En d'autres termes, notre langage intérieur s'effectue à l'aide des images auditives et motrices, et c'est l'union intime de ces deux espèces d'images qui constitue ce qu'on appelle la *notion du mot*. De

1. Déjerine, in Ch. Bouchard, *Traité de pathologie générale*, t. V, p. 446, 1901.
2. Pitres, *Revue de médecine*, 1899, p. 545.

même que nous pensons à l'aide de nos images auditives et motrices, de même nous lisons en évoquant ces images ; nous ne lisons pas en effet directement, l'image visuelle du mot vient réveiller l'image auditive, puis l'image motrice correspondante, nous donnant ainsi la notion du mot. Il en est de même enfin pour l'écriture, et avant d'écrire un mot, nous l'entendons résonner dans notre langage intérieur. Quant aux images visuelles, elles jouent un rôle plus effacé dans le mécanisme du langage intérieur, où elles ont un rôle assez secondaire ; elles sont en effet d'ordre moins ancien et partant moins empreintes dans la corticalité. La

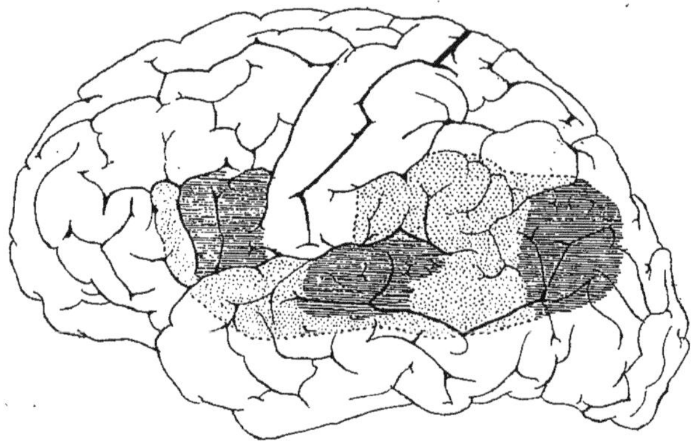

Fig. 71. — Zone du langage (d'après Déjerine).
En avant : circonvolution de Broca, centre des images motrices d'articulation. — Au milieu : circonvolution de Wernicke, centre des images auditives des mots. — En arrière : pli courbe, centre des images visuelles des mots.

formation des images du langage chez l'enfant se fait dans l'ordre suivant : 1° images auditives ; 2° images motrices ; 3° images visuelles (Déjerine[1]).

Nous venons de voir que le langage suppose l'existence dans l'écorce cérébrale de trois *centres* : 1° centre des *images auditives* des mots ou centre de Wernicke, situé à la partie postérieure des première et deuxième temporales gauches ; 2° centre des *images visuelles* des mots, localisé par Déjerine dans le pli courbe ; 3° centre des *images motrices d'articulation* ou centre de Broca, lequel occupe le pied de la troisième frontale.

Tous ces centres chez le droitier siègent dans l'hémisphère gauche. Ils siègent à droite chez le gaucher. Mais toujours on ne les trouve que sur un seul hémisphère (fig. 71).

1. Déjerine, in Bouchard, *Traité de pathologie générale*, t. V, p. 425, 1901.

Placée le long de la scissure de Sylvius la *zône du langage* se trouve à cheval sur les trois lobes : frontal, temporal et pariétal ; elle décrit une espèce de fer à cheval qui emboîte la partie inférieure de la région rolandique et qui sans doute s'étend dans la profondeur de la scissure de Sylvius à l'écorce de l'insula.

Des *fibres d'association* relient ces centres spéciaux entre eux et aux autres parties de la corticalité. Nous avons déjà eu l'occasion de signaler les divers faisceaux de fibres longues : faisceau longitudinal supérieur, faisceau occipito-frontal, faisceau longitudinal inférieur, corps calleux. Il convient ici de faire remarquer que chacun des centres spéciaux de la zone du langage étant impressionné par les sensations des deux hémisphères est en relation avec les deux centres hémisphériques correspondants. Le centre de Broca est le centre des images motrices, des images des mouvements phonateurs de la langue, des lèvres..., c'est-à-dire de mouvements qui sont sous la dépendance des deux hémisphères : aussi le centre des images motrices d'articulation, situé dans le pied de la troisième frontale *gauche*, est en rapport avec les deux sphères rolandiques et plus particulièrement avec l'opercule rolandique qui préside à l'innervation de l'appareil phonateur (hypoglosse, facial inférieur...). De même le centre des images auditives verbales, qui est situé à la partie postérieure de la région temporale gauche, est adjacent au centre de la fonction auditive générale *gauche* et en connexion avec le centre similaire droit. Enfin, le centre des images visuelles verbales, qui siège dans le pli courbe *gauche*, affecte des rapports identiques avec les deux centres de la vision générale qui, à gauche et à droite, occupent le cuneus, et les lobules lingual et fusiforme.

TROUBLES DU LANGAGE

Chez les blessés dont le cerveau a été traumatisé par un projectile le langage peut être troublé tout d'abord, lorsque la lésion nerveuse supprime ou altère l'*intelligence,* que cette lésion résulte de l'action mécanique ou des complications infectieuses du traumatisme. Faute d'idées abstraites ou concrètes, le blessé ne peut plus rien transmettre par la parole ou l'écriture ; faute d'un organe en état de recevoir celles que la parole où l'écriture d'autrui cherchent à lui communiquer, il ne comprend pas. Son langage intérieur est supprimé. Si la blessure a seulement produit un désordre du mécanisme psychique, le cerveau, réagissant mal aux impressions auditives ou visuelles, élabore des idées folles, et la traduction par la parole ou l'écriture de ce langage intérieur décélera le trouble apporté par le traumatisme dans le langage, c'est-à-dire dans les échanges d'idées du sujet avec ses semblables.

A la suite des coups de feu ces désordres du langage sont provoqués soit par le vaste délabrement du cerveau, soit par l'une de ces altérations anatomiques plus ou moins légères qui entraînent la perte de connaissance. Au chapitre des désordres de l'intelligence nous avons relevé les conditions qui les provoquent et qui par ricochet troublent le langage. Nous n'insisterons pas sur ce sujet.

Plus particulièrement curieux pour l'instant sont les troubles du langage, 1° lorsque les *centres corticaux préposés à la fonction du langage sont lésés* ; l'intelligence persistant mais diminuée, il y a alors *aphasie* (α, privatif, φασις, parole, langage, mot que l'on prononce) *corticale* ou *vraie,* c'est-à-dire perte de mémoire des signes au moyen desquels l'homme civilisé échange ses idées avec ses semblables ;

2° Lorsque les centres corticaux étant intacts, leurs *connexions* avec certains appareils sensoriels (audition, vue) ou moteurs (de la parole, de l'écriture) sont détruits. L'intelligence alors est intacte. Il s'agit d'*aphasie sous-corticale* ou *pure*. Il y a suppression de l'utilisation de la mémoire des signes pour le langage extérieur.

Enfin le langage peut encore être troublé, lorsque le coup de feu a intéressé les centres encéphaliques qui président à la mise en mouvement des *muscles phonateurs,* ou encore les voies nerveuses qui relient ces divers centres entre eux et avec les organes phonateurs. Il y a alors *dysarthrie* ou *anarthrie* (δυς, difficile ou α, privatif et αρθρον, articulation de la voix).

Sans doute chez certains blessés il peut y avoir coexistence d'aphasie et d'anarthrie. Le cas suivant de Rangé pourrait être invoqué à l'appui de cette hypothèse, s'il était plus explicite.

Observation. — Rangé[1].

Pendant la campagne du Dahomey un soldat entre à l'hôpital le

1. Rangé, Clinique d'Outre-mer. *Archives de méd. nav. et colon.*, 1893, t. LIX, p. 229.

19 *octobre*, atteint d'une fracture du crâne par coup de feu. Il présente au niveau de la région fronto-orbitaire gauche une tuméfaction de la grosseur du poing, sous la peau on sent de volumineuses et nombreuses esquilles ; la tumeur est formée par de la substance cérébrale à nu dans la partie interne, dans la partie externe recouverte par la peau tendue de la paupière supérieure. Le projectile, entré au niveau de la queue du sourcil, est sorti au-dessus de son extrémité interne.

Douleur nulle, lourdeur de tête ; rien du côté de la sensibilité et de la motilité, T. 37°,4, P. 60. Extraction des esquilles apparentes dans la hernie cérébrale, pansement iodoformé, diète liquide.

Jusqu'au 30 *octobre* à noter : la température oscille entre 37°,5, 38° ou 38°,4, 39° le 29 au soir ; la plaie suppure abondamment.

30 *octobre*. — T. 37°,8, P. 70. Le blessé qui, jusqu'à ce jour, avait causé très facilement, éprouve de la gêne dans l'articulation des sons, mais on comprend encore ce qu'il dit. La langue est déviée en bas et à droite ; aucun autre symptôme du côté du système nerveux. La hernie cérébrale a considérablement diminué de volume. T. s. 38°,9.

Les jours suivants la T. baisse entre 37°,4 et 38°.

Le 2 *novembre*. — T. 37°,4 et 38°,6. L'articulation des sons est plus difficile, on comprend à peine ce que le blessé veut dire ; il a conservé toute son intelligence, aucun trouble de la sensibilité, du côté de la motilité seule persiste la déviation de la langue.

3 *novembre*. — Le blessé ne se fait plus comprendre que par signes ou gestes ; il ne peut former aucune lettre. Il maigrit beaucoup.

5 *novembre*. — Un peu de somnolence, le blessé peut encore se mettre sur son séant pour être pansé. T. 36°,1-37°,3, P. 60.

8 *novembre*. — Il ne peut plus se soulever ; l'intelligence est conservée, l'audition est intacte ; il peut nous faire des signes, l'aphasie est complète. P. 56, T. 36°,5.

9 *novembre*. — Coma, mort à 10 heures du matin.

Autopsie. — Le bord orbitaire gauche du frontal et une partie de la bosse frontale gauche font défaut. L'angle externe est séparé de son articulation avec le malaire, le sinus frontal est ouvert ; ce qui reste du lobe frontal est soutenu par la peau de la région frontale externe ; en dedans la masse encéphalique est à nu. On ne trouve plus trace des première et deuxième circonvolutions frontales ; la troisième est excavée, déchiquetée et renferme un pus verdâtre. Aucune trace de méningite. La destruction de la substance cérébrale s'arrête un peu en avant du sillon de Rolando. Les circonvolutions des lobes pariétal et temporal sont intactes, aucune lésion des noyaux gris, rien dans les ventricules.

En résumé chez ce blessé un coup de feu ayant fracturé le frontal et amené la destruction progressive des trois circonvolutions frontales a néanmoins permis une survie de vingt jours avec la conservation de toutes les facultés intellectuelles jusqu'au moment où la suppuration atteignant la circonvolution de Broca a supprimé peu à peu la faculté du langage (Rangé). Il est fâcheux que l'analyse des troubles du langage n'ait pas été poussée plus à fond. L'observation note en effet une difficulté d'articulation, de la dysarthrie, avant de parler d'aphasie ; la déviation de la langue parle en faveur de la dysarthie comme premier désordre et c'est plus tard que le blessé a présenté de l'agraphie laquelle peut être invoquée comme conséquence de l'aphasie.

Dans le cas déjà rapporté de Cullerier[1] (page 60) on note que la compression expérimentale, exercée sur les lobes antérieurs du cerveau, provoquait de l'*anarthrie.*

Aphasie.

L'aphasie, avons nous dit, peut résulter d'une lésion *corticale* ou *sous-corticale,* or, si nous nous reportons aux désordres anatomiques causés par les projectiles dans le cerveau, il y a lieu d'admettre que l'aphasie corticale sera plus fréquemment observée que l'aphasie purement sous-corticale, cette dernière toutefois pouvant être surtout provoquée par une altération nerveuse secondaire, tel un abcès consécutif à un coup de feu.

Sans attendre l'étude des blessures des sphères auditives et visuelles, nous signalerons ici les troubles du langage provoqués par l'altération des centres auditifs et visuels. La *surdité verbale* avec ses deux modes de surdité par lésion corticale et de surdité par lésion sous-corticale, ainsi que la *cécité verbale,* elle aussi corticale ou sous-corticale, ne sont autre chose que des variétés d'aphasie : ce sont les *aphasies sensorielles ou de réception*; elles provoquent un trouble dans l'échange des idées, elles altèrent le langage. Il existe un désordre dans la réception des signes verbaux parlés ou écrits.

Aphasie sensorielle corticale ou aphasie de réception. — D'après Déjerine[1], il n'existe qu'une variété d'aphasie de réception; au début elle est à la fois auditive et visuelle, puis, suivant les cas, ultérieurement la surdité verbale disparaît, si le centre visuel seul a été touché, ou la cécité verbale passe au second plan, si la lésion porte sur le centre auditif seul. D'ordinaire, d'après la pratique médicale, la surdité verbale s'atténue, la cécité verbale

1. Cullerier in Auburtin, *Considérations sur les localisations cérébrales et en particulier sur le siège de la faculté du langage articulé.* Paris, 1865.

persiste ainsi que les troubles de la parole et de l'écriture. Il serait intéressant de vérifier si, ce qui est probable, l'évolution est la même dans l'aphasie sensorielle corticale par lésion chirurgicale.

Quoiqu'il en soit, chez l'aphasique sensoriel cortical, la *parole spontanée* est toujours troublée, mais l'état du patient est très variable suivant les cas. En règle générale, les troubles dans la transmission des signes verbaux, les troubles du langage parlé sont très caractéristique; ils se présentent sous forme de *paraphasie* ou de *jargonaphasie* (Déjerine)[1].

Le paraphasique est un malade qui parle mal, parce qu'il prend indistinctement un mot pour un autre, ou bien parce qu'il prend les lettres les unes pour les autres, et forge des mots nouveaux. La combinaison de la paraphasie verbale et de la paraphasie littérale transforme le langage en un *jargon* incompréhensible, la jargonaphasie.

A noter encore que, s'il s'agit d'un aphasique avec surdité verbale prédominante, le malade ne comprend pas ce que lui-même dit, il n'a pas conscience du trouble de son langage extérieur. Pour la même raison, la parole répétée est défectueuse, ainsi que la lecture à haute voix. Celle-ci est en général impossible dans les cas de cécité verbale, avec cette particularité que la lecture des chiffres est souvent assez bien conservée. Enfin il convient de noter que la cécité corticale vraie ne s'accompagne pas d'hémianopsie, celle-ci, quand elle existe, traduit l'atteinte concomittante des radiations de Gratiolet ou du centre visuel calcarinien.

L'écriture est toujours très altérée; spontanément le malade trace des traits informes, il est agraphique total sauf que souvent il peut écrire son nom; mais d'un trait, comme un dessin et non comme un ensemble de lettres. Plus rarement il s'agit de paragraphie, c'est-à-dire que les lettres sont assemblées de manière à former un mot incompréhensible, ou bien ce sont des mots qui bien écrits sont assemblés dans une phrase inintelligible.

L'écriture sous dictée est impossible; atteint de surdité verbale, le malade ne comprend pas ce qu'on lui dicte. Enfin la copie est

1. Déjerine, in Ch. Bouchard, *Traité de pathologie générale*, t. V. p. 407 et suiv., 1901.

servile ; le malade reproduit trait pour trait les lettres manuscrites ou imprimées qui lui sont présentées.

L'intelligence est toujours plus ou moins touchée. Par la perte simultanée de la compréhension du langage parlé et écrit (surdité et cécité verbale), par les troubles de la parole spontanée et de l'écriture, le malade est privé de tout commerce avec ses semblables, sauf celui que permet la *mimique*. Remarquons enfin que son langage intérieur est altéré, la perte de mémoire des images visuelles suffit pour troubler le langage intérieur par suite de la suppression, dans le concept des choses, des documents fournis par la vision, mais c'est particulièrement la perte de mémoire des images auditives qui est fâcheuse, le malade en effet n'entend pas le muet résonnement des mots dans son oreille.

L'observation suivante peut être donnée comme un exemple de *paraphasie*.

Observation. — Laplace [1].

Une femme, âgée de 19 ans, est blessée entre les deux yeux à la pointe de la glabelle par une balle qui pénètre dans le crâne. Elle reste inconsciente pendant plusieurs semaines. La plaie guérit après extraction de quelques esquilles et laisse une cicatrice déprimée.

Au retour de la conscience, la blessée se plaint dans la région occipitale gauche d'une vive douleur permanente et presque insupportable, son état général est bon. Elle est atteinte de *paraphasie* : pour se plaindre de sa douleur, elle dit qu'elle « eccs it » ; quand on lui demande si elle entend quelque bruit particulier, elle répond : « Yrs I see it ». Si on lui donne quelque chose à prendre et qu'on lui demande si elle l'a pris, elle répond : « Yrs, I see it » et la même réponse est faite quand on l'interroge sur le sens de l'odorat. Elle ne peut répéter les mots qui lui sont dits, bien qu'elle les comprenne.

En *novembre* on alla sans succès à la recherche du projectile : la guérison fut suivie d'un grand soulagement au point de vue douleur et d'une amélioration de l'aphasie.

L'observation suivante fournit un exemple d'aphasie corticale transitoire par *surdité* et *cécité verbales*.

Observation. — Newmann [2].

Le 22 *février* 1902 un garçon de 14 ans est blessé par un fragment de

1. E. Laplace, *Journ of nervous and mental diseases*. New-York, 1893, t. XX, p. 191-193.
2. D. Newmann, *The Lancet*, 26 juillet 1902, p. 210.

pierre dans une mine lors d'une explosion de gélignite. A l'angle antéro-inférieur du pariétal gauche existe une plaie déchirée du cuir chevelu, mise à nu d'une fracture déprimée avec fissure dirigée en avant, longue de plus d'un doigt.

Symptômes immédiats de commotion.

Du 22 au 26 le blessé reste inconscient, puis le 26 on constate des contractures du côté droit de la face suivies de parésie. Dans la soirée du 26, attaque épileptiforme du côté droit du corps, sauf la jambe, déviation conjuguée de la tête et des yeux vers la droite, spasmes toniques et cloniques dans le bras droit.

27 *février*. — Trépanation derrière l'angle inféro-antérieur du pariétal, ablation d'un fragment de cet os et du temporal ; le chloroforme est inutile, vu l'anesthésie du patient.

Une heure après le retour au lit : convulsions du côté droit de la face, déviation conjuguée de la tête et des yeux vers la droite, le bras droit est touché. De 4 h. 30 P. M. à 7 heures A. M, le 28, pas d'attaques, puis légère attaque intéressant la face, la tête, les yeux.

Du 28 *février* au 6 *mars*, pas d'attaques, mais quand la conscience revient on reconnaît que le blessé était *aphasique*. Quand on lui montre un objet vulgaire, il ne peut le nommer, il est incapable d'apprécier l'écriture ou l'imprimerie, il ne peut copier aucune lettre, aucun mot (*cécité verbale*). Il ne peut écrire sous la dictée, ni répéter les mots (*surdité verbale*).

10 *mars*. — Grande amélioration, X. peut répondre aux questions simples, comme son nom, son âge, son lieu de naissance, mais éprouve encore de la difficulté à répéter les mots, ne peut lire l'imprimé, ni l'écrit. Quand il a des chiffres sous les yeux, il indique avec les doigts les petits nombres, mais ne peut tracer sur le papier autant de traits que le nombre a d'unités. Il n'existe pas de symptômes de paralysie de la face, yeux, membres, pas de troubles des réflexes superficiels ou profonds. Le sens stéréognostique ne peut être étudié en raison de l'aphasie et de la légère agraphie. L'aphasie paraît être devenue motrice, pas de cécité des mots ni des lettres, pas de cécité pour les chiffres arabes ou romains, pas de surdité verbale ou de cécité mentale. Le blessé peut écrire sous la dictée et spontanément, en faisant quelques fautes. Pas d'hémianopie, disque papillaire normal.

16 *mars*. — Amélioration de l'aphasie. Le blessé peut répéter les noms des malades, ses voisins, il fait de très bons essais pour compter les doigts qui lui sont présentés ou les chiffres imprimés.

20 *mars*. — Il peut répéter l'alphabet et lit les nombres correctement, mais éprouve encore de la difficulté à écrire les lettres de l'alphabet.

27 *mars*. — Le pouvoir de parler est revenu. Le blessé répond à toutes les questions, écrit spontanément et sous la dictée comme avant son accident.

Il sort guérit le 25 *avril*.

APHASIE SENSORIELLE SOUS-CORTICALE. *a*) PAR CÉCITÉ VERBALE. —

De la destruction des fibres qui unissent le centre des images visuelles du langage — pli courbe — au centre de la vision générale, résulte la cécité verbale pure ou sous-corticale, d'après Déjerine[1], qui ajoute : « La parole spontanée, la parole sous dictée sont parfaites : la lecture à haute voix et la lecture mentale sont impossibles. Le malade voit le mot écrit, en distingue les traits, mais n'en reconnaît pas le sens. Il voit les mots comme des dessins, mais sans pouvoir leur rattacher l'idée correspondante.

« La cécité verbale occupe seule toute la scène clinique et entraîne outre la perte de la lecture mentale et à haute voix, des troubles dans l'acte de copier qui se fait d'une manière servile. Par contre, l'écriture spontanée et sous dictée s'exécute normalement. Très prononcée d'ordinaire, la cécité verbale est le plus souvent totale, littérale et verbale, ne respectant guère que le nom propre des malades et quelques autres mots familiers. Elle s'accompagne en général de *cécité musicale* et le malade ne peut plus déchiffrer la musique. »

Le patient atteint de cécité verbale pure peut arriver à lire en usant d'un artifice : en suivant des doigts le tracé des lettres. Cette expérience, qui ne réussit jamais dans la cécité verbale vraie ou corticale, réussit au contraire toujours dans la cécité verbale pure, où le malade peut par ce procédé lire facilement des phrases entières. C'est que la notion du mot est ici intacte, toutes les images constitutives du langage sont conservées ; ce qui explique l'intégrité de la parole spontanée, de l'écriture spontanée et sous dictée et de la compréhension des mots entendus. La compréhension des chiffres peut être conservée (Déjerine) ou disparue (Redlich). Le malade peut faire toutes les opérations d'arithmétique, contrairement au sensoriel vrai. L'intelligence est toujours intacte et la mimique parfaite. Dans tous les cas publiés jusqu'ici, on a observé l'hémianopsie homonyme latérale droite. « Une fois établie, la cécité verbale peut persister indéfiniment sans s'améliorer. » (Déjerine).

Dans le fait suivant que nous empruntons à Makins il est possible de retrouver des indices de cécité psychique et de cécité verbale. Ces deux troubles fonctionnels sans être typiques sont cependant reconnaissables et il y a lieu de relever qu'il s'agit

1. Déjerine, in *Traité de pathologie générale* de Bouchard, t. V, p. 413, 1901.

d'une lésion de l'hémisphère cérébral gauche sur lequel est localisée la zone du langage.

OBSERVATION. — MAKINS [1].

A Paardeberg un blessé est atteint sur la suture lambdoïde, à droite de la ligne médiane, par une balle Mauser qui pénètre et vient faire saillie en arrière de l'oreille gauche. Il tombe sans connaissance et reste ainsi plusieurs jours. Il était complètement aveugle : la vision revient plus tard, mais à un degré limité. La mémoire de tous les faits du jour de l'accident est complètement perdue.

Le jour (?) de l'examen il existe : une hémianopie homonyme droite; lorsqu'on entre dans sa tente, le blessé voit une ombre seulement quand la personne est près de son lit.

Quand on lui parle de choses et d'autres, il s'excuse de ne pas répondre et dit qu'il se souviendra dans quelque temps. Il est incapable de se souvenir des dates, des noms, des localités, il se prend la tête dans les mains et semble réfléchir profondément pour rappeler ses souvenirs. Parfois, quand on entre dans sa tente, soudain il se rappelle une chose qu'il cherche depuis quelques jours et la dit.

Une quinzaine plus tard, aprés une attaque d'influenza, le blessé n'est pas aussi bien : la vision paraît plus troublée.

On intervient au niveau de la saillie rétro-auriculaire, on trouve sur elle une fissure et au-dessous la balle, à la surface du rocher, juste au-dessus du sinus latéral ; la dure-mère est épaissie et un petit caillot à sa surface est enlevé. Guérison rapide.

Dix jours plus tard, le blessé peut voir à 100 mètres de sa tente une voiture ; l'hémianopie persiste.

Dix mois plus tard, il dicte à sa femme la lettre suivante à l'adresse de son chirurgien : « J'ai le plaisir de vous apprendre que ma mémoire est devenue meilleure, quoique parfois je suis entièrement perdu et j'oublie tout ce que je viens de dire. Je trouve aussi que souvent *je donne aux choses et aux lieux des noms erronés*. Je cherche quelquefois à lire un journal ou un livre lettre par lettre, *me trompant parfois, appelant D un B*, et parfois quand j'ai lu, j'ai oublié le commencement.

« Ma vue est à peu près la même. Il n'y a pas d'amélioration de l'œil droit et le docteur dit que l'œil gauche n'est pas ce qu'il devrait être et qu'il peut devenir pire.

« *Souvent je vais pour prendre une chose qui me semble près de moi et cependant j'en suis loin*. J'ai un bruit continuel dans l'oreille gauche comme si une locomotive lâchait sa vapeur et cette oreille est sourde depuis ma blessure. »

Il est fâcheux que cette intéressante observation n'ait pas été prise avec plus de détails et que l'analyse des symptômes ne soit

1. Makins, *Surgical experiences in South Africa*, p. 284, obs. 68, 1901.

pas suffisante pour permettre un diagnostic précis du siège des lésions cérébrales. La même remarque s'applique au fait suivant qui relate après un coup de feu un certain degré d'*agraphie* et d'*alexie*.

Observation. — G.-W. Mc. Caskey [1].

Une femme âgée de 31 ans a reçu, il y a sept ans, une balle, qui a pénétré dans le crâne à 11 centimètres à gauche de la suture sagittale et à 6 centimètres en avant de la ligne bi-auriculaire. Pendant quatre semaines, elle est restée inconsciente et délirante ; elle a gardé le lit deux mois, puis pendant quatre mois elle fut incapable de marcher. La parole est restée plus ou moins troublée ; voilà quelques mois, un abcès s'est formé dans l'oreille droite et récemment tous les symptômes se sont aggravés : céphalalgie sévère, parole plus gênée, parésie plus accentuée du côté droit. La blessée peut marcher, mais en boitant, le pied droit beaucoup plus faible que le gauche, le réflexe du genou droit est très exagéré, ainsi que le réflexe du coude et de la mâchoire. La sensibilité du côté droit est très diminuée. La cérébration un peu lente, la *parole* troublée, un certain degré d'*agraphie* partielle et une *alexie* marquée.

Au cours d'une intervention on trouve dans la partie postérieure de la circonvolution pariétale inférieure *(pli courbe)* la balle avec une petite esquille fixée sur elle et un kyste de 3 centimètres environ de diamètre. L'opérée mourut sans doute d'hémorragie.

Dans un fait de Moorhead le blessé est alexique et agraphique pour deux langues, le français et l'anglais.

Observation. — Moorhead [2].

Un homme âgé de 28 ans, le 7 *octobre* 1890, est frappé par une balle qui fait une plaie circulaire de 4 millimètres de diamètre au côté gauche du cou, 1 centimètre et demi au-dessous de la pointe de la mastoïde, la plaie se dirige vers les vaisseaux carotidiens, il y a eu un peu d'otorrhagie et le tympan est rompu. Le blessé est dans le coma, la respiration est rapide et stertoreuse, pouls 120, fort et plein, les pupilles égales réagissent à la lumière ; la pression exercée au-dessus des sourcils provoque des mouvements du bras et de la jambe gauches, il y a hémiplégie complète à droite.

12 *octobre*. — On constate une tuméfaction circonscrite dans le triangle carotidien supérieur gauche. Aphasie motrice (?) complète.

15 *octobre*. — Le blessé reconnaît ses amis.

1. G.-W. Mc. Caskey, Alexia from cyst caused by bullet wound, operation, death. *J. of the Am. med. Ass.*, 8 février 1902.

2. Moorhead (E.-L.), *Chicago med. recorder*, 1891-92, t. II, p. 60-62.

23 *octobre.* — Il peut mouvoir la jambe droite, le bras est encore paralysé ; la sensibilité dans les deux membres est bonne.

L'amélioration continue jusqu'à la sortie de l'hôpital (19 *décembre*). La jambe a repris ses fonctions complètement, le bras en partie.

Le blessé peut prononcer les mots d'une syllabe. Avant l'accident, *il pouvait lire et écrire le français et l'anglais, ce qu'il ne peut plus faire.* La mémoire est en partie défectueuse.

L'anévrysme de la carotide a le volume d'un œuf de poule.

Aphasie sensorielle sous-corticale. *b)* Par surdité verbale. — A propos des blessures de la région temporale ou auditive nous signalerons la possibilité de la surdité verbale pure de Déjerine; c'est-à-dire que, en dehors de toute lésion de l'appareil auditif périphérique, en particulier du labyrinthe, en dehors d'une lésion corticale des deux régions temporales, on peut observer la surdité verbale par lésion temporale sous-corticale limitée du côté gauche, autrement dit par *suppression des communications du centre de mémoire auditive verbale avec la périphérie.* Le trouble de relation, le trouble du langage qui en résulte est le suivant : le malade ne comprend rien de ce qu'on lui dit à haute voix et ne peut ni répéter les mots, ni écrire sous dictée. La parole spontanée est parfaite, la lecture à haute voix se fait comme à l'état normal, la lecture mentale est intacte, et c'est du reste le seul moyen que l'on ait d'entrer en communication avec le malade. L'écriture spontanée ne présente aucune altération, ainsi que l'écriture d'après copie. Dans la surdité verbale pure ou sous-corticale, la symptomatologie se réduit donc à la perte de la compréhension de la parole parlée et de l'écriture sous dictée (Déjerine[1])

Une fois de plus nous faisons remarquer que dans l'aphasie sous-corticale par surdité verbale, le centre de mémoire des images verbales persiste, par suite le langage intérieur n'est pas altéré, l'intelligence est intacte, ce qui n'a pas lieu dans l'aphasie corticale, le centre cortical de mémoire auditive étant ici détruit.

Aphasie motrice ou de transmission. — L'aphasie, avons-nous dit, est la perte de la mémoire des signes au moyen desquels l'homme civilisé échange ses idées avec ses semblables. Nous venons de voir les formes d'aphasie caractérisées chez le patient

1. Déjerine, in *Traité de pathologie générale* de Bouchard, t. V, p. 414, 1901.

par la perte de mémoire des signes qui se sont formés dans les centres auditif et verbal du fait de la réception des excitations venues de l'extérieur, c'est-à-dire par le fait de la compréhension des idées émises par les autres hommes. Il convient d'étudier maintenant l'aphasie qui résulte de la perte des *images motrices verbales*, c'est-à-dire des images qui servent à la transmission, à l'expression des idées du sujet. Cette aphasie elle aussi, d'après le siège de la lésion qui la cause, peut être *corticale* ou vraie, la lésion siégeant dans le centre de Broca ; ou bien elle est *sous-corticale*, c'est l'aphasie pure de Déjerine[1].

Dans l'aphasie motrice la perte ou la diminution considérable du nombre des mots que le malade peut émettre constitue le symptôme capital ; les autres manifestations varient suivant qu'il s'agit d'aphasie corticale ou sous-corticale.

a) Aphasie motrice corticale. — L'aphasie motrice corticale est caractérisée par l'oubli du procédé qu'il faut suivre pour articuler les mots : c'est l'*aphémie* (α, privatif, φημι, je dis, ou poétiquement je dis en moi-même). C'est en d'autres termes l'oubli des mouvements volontaires qu'il faut exécuter pour exprimer sa pensée par la combinaison phonétique des contractions des muscles du larynx, de la langue, du palais, des lèvres (Brissaud).

Chez l'aphasique moteur cortical l'intelligence est troublée par suite de la suppression dans le concept des mots des images motrices qui concourent à le constituer. Ce trouble intellectuel toutefois en général est moins prononcé que dans les cas d'aphasie sensorielle corticale.

Cliniquement le désordre du langage se traduit par l'impossibilité pour le malade de traduire sa pensée par la parole. La parole spontanée peut être réduite à un grognement, à un cri guttural, à un monosyllabe (oui, non), une phrase courte, un juron. Moins troublé, le malade prononcera les noms propres, les verbes, il parlera en style télégraphique. Dans les cas légers, c'est seulement un mot qui, au milieu d'une phrase, ne peut venir. Le chant est d'ordinaire beaucoup mieux conservé que la parole parlée. La parole répétée et la lecture à haute voix sont troublées comme la parole spontanée. La lecture mentale elle aussi est altérée, ce que le sujet masque parfois, parce qu'il reconnaît un mot

1. Déjerine, in Ch. Bouchard, *Traité de pathologie générale*, t. V, p. 398, 1901.

et parfois encore parce qu'il se sert de ce mot pour deviner une phrase. De règle, l'alexie plus ou moins prononcée résulte de la cécité verbale ou littérale ; elle s'atténue plus rapidement que le trouble de la parole parlée. Quoique l'audition soit toujours beaucoup mieux conservée que la lecture et la parole, cependant le fonctionnement des images auditives n'est pas absolument correct; la parole, un peu rapide, une phrase un peu longue, ne sont pas saisies du premier coup. L'écriture spontanée, abstraction faite des troubles moteurs de la main droite, est supprimée ; le malade cependant écrit son nom, plus rarement son prénom, exceptionnellement son lieu de naissance, le nom de sa femme, de ses enfants. L'écriture sous dictée présente le même désordre. Toutefois le malade copie le manuscrit en manuscrit et transcrit l'imprimé en manuscrit, le centre visuel guidant sa main.

Avec Déjerine on notera que dans l'aphasie motrice corticale, si les troubles sont manifestement plus accentués du côté de la parole parlée, toutes les modalités du langage sont atteintes. Il y aurait toutefois lieu de contrôler l'exactitude de cette donnée pour les cas d'aphasie traumatique.

En plus du blessé dont nous avons décrit, avec détails l'aphasie (page 304), il nous a été donné d'observer un officier au moment même où il avait la région temporale gauche effleurée par une balle de fusil tirée à quelques centaines de mètres; le seul symptôme constaté fut une aphasie motrice qui persista plusieurs jours. En règle générale les détails manquent dans les observations, et, quand on a constaté l'existence ou la difficulté de la parole, le chirurgien ne pousse pas plus loin l'analyse du symptôme. La preuve en est dans les deux faits suivants.

Observation. — Guthrie[1].

W. Rogers, 19 ans, fut blessé le 16 juin par une balle qui, entrée à l'angle inférieur du pariétal gauche, avait glissé en haut et en arrière sur la table externe. Il tombe sans connaissance pendant quelques minutes; dès la reprise de ses sens il ne pouvait parler et, comme il le dit plus tard, non pas par perte du pouvoir de former les mots, mais par incapacité d'émettre leur son. Il avait conscience de ce qui se passait autour de lui et raisonnait correctement. Il se mit à l'abri du feu et se coucha pour passer la nuit. Le lendemain matin il se rendit à Bruxelles, où il fut

1. Guthrie, *Commentaries in the war*, p. 352.

pansé et le 10 au matin il gagna à cheval Anvers, très étourdi, accablé de fatigue, de faim et de sommeil.

Après avoir été purgé et soigné, après avoir subi l'extraction de sequestre, ce blessé guérit, la perte de la parole n'avait duré que quelques jours.

Observation. — Makins[1].

Un soldat reçoit en mars à Aliwal North plusieurs blessures. Une balle Mauser, tirée sans doute à 150 mètres, lui entre dans la tête, 3cm,5 au-dessus de l'union du bord antérieur de l'apophyse orbitaire externe gauche avec le côté de la tête, et sort juste au-dessous et derrière la bosse pariétale. Perte de conscience pendant onze jours, paralysie du bras droit, faiblesse des deux membres inférieurs, *aphasie ataxique*. Les plaies guérissent, mais au bout de deux mois apparurent des crises convulsives générales.

En juillet la force du bras droit était bonne, la marche également, la parole lente mais correcte, les pupilles normales, l'oreille gauche sourde. L'état mental était faible et le caractère irritable. Le blessé avait des hallucinations, il était très entêté et réellement il était difficile de le considérer comme un individu responsable.

Chez un blessé de la guerre de 1870, Demons signale de l'*écholalie*.

Observation. — Demons[2].

A la suite d'un coup de feu, un blessé présente une fêlure à l'union du frontal et du pariétal gauches. Pendant dix jours tout va bien, puis surviennent de la fièvre et du délire, progressivement s'établit une hémiplégie droite avec paralysie faciale et enfin de l'aphasie.

Le blessé répétait le mot que l'on prononçait, mais ne pouvait le trouver de lui-même. L'intelligence en ce moment avait repris en partie son intégrité. La mort survint par encéphalo-méningite et abcès du lobe frontal.

Enfin, si dans l'aphémie médicale on note parfois l'oubli d'une seule espèce de mots : substantifs, verbes..., le même fait peut s'observer après un coup de feu de tête, et Larrey[3] rapporte un exemple de perte de la mémoire des noms propres.

b) Aphasie motrice sous-corticale. — Le traumatisme n'a pas altéré les centres du langage, seules les fibres de transmission

1. Makins, *Surgical experiences in South Africa*, 1899-1900 (1901), p. 291.
2. Demons, in Chenu, *Rapport sur les blessés de la guerre de 1870-71*, p. 302.
3. Larrey, *Archives de méd. milit.*, t. XV, p. 616.

des incitations motrices corticales sont coupées par une lésion sous-jacente de l'écorce du centre de Broca. Alors l'intelligence reste intacte, le langage intérieur s'exécute comme chez l'individu sain.

Les troubles de la parole spontanée sont les mêmes que dans l'aphasie motrice corticale ; le plus souvent même ils sont très accentués ; tout le vocabulaire fait défaut et le malade n'a que quelques syllabes à sa disposition. Mêmes troubles de la lecture à haute voix et de la parole répétée. Dans le chant, l'articulation des mots est aussi impossible que dans la parole parlée et l'air musical ne vient pas en aide à l'articulation du mot.

Toutefois le malade, ayant conservé ses images motrices d'articulation, fait autant d'efforts d'expiration, serre autant de fois la main qu'il y a de syllabes dans le mot, il indique avec les doigts le nombre des syllabes ou des lettres (Déjerine).

L'intelligence étant intacte, la mimique du blessé est parfaite, très expressive, et l'intonation remarquablement bien conservée. Le *langage intérieur* étant conservé, l'écriture est possible, spontanée et sous dictée ; la lecture mentale est parfaite, l'évocation spontanée des images auditives se fait comme chez l'individu sain.

En somme, dans cette variété d'aphasie motrice, le seul phénomène morbide consiste dans l'impossibilité de l'articulation des sons dans tous leurs modes (Déjerine).

Chez les polyglottes l'aphasie motrice peut frapper tout ou partie des langues parlées par le malade, la langue habituellement parlée est alors la moins altérée. Au degré maximum il y a : 1° au début, perte totale de la faculté de comprendre et de parler toutes les langues ; 2° retour graduel de la faculté de comprendre la langue la plus familière ; 3° retour de la faculté de parler cette langue ; 4° retour de la faculté de comprendre l'autre ou les autres langues parlées ; 5° retour de la faculté de les parler.

Dans l'aphasie motrice sous-corticale il n'y a pas oubli du procédé qu'il faut suivre pour articuler les mots, puisque le centre cortical de Broca n'est pas lésé ; mais, si le patient a conservé la mémoire des images motrices nécessaires pour l'expression de sa pensée, il n'a plus les conducteurs destinés à conduire l'incitation corticale aux centres moteurs sous-jacents ; ces conducteurs sont rompus du fait de la lésion sous-corticale. *Il conserve son langage intérieur, il est incapable de l'extérioriser par la parole parlée.*

Nous avons trouvé un observation de Boinet qui anatomiquement peut être donnée comme un exemple d'aphasie motrice sous-corticale de cause traumatique, bien que le symptôme capital soit qualifié de *mutisme*.

OBSERVATION. — BOINET [1].

D. Ch..., a reçu un coup de sabre à la tête le 28 août 1870. Le 23 octobre il était : muet, paralysé de tout le côté droit, comprenant à peine ce qu'on lui disait, pouvant encore moins se faire comprendre, ayant perdu tout à fait la mémoire, et sujet à des pertes de connaissance.

15 *mars* 1871. — Longue cicatrice linéaire oblique en haut, en arrière et en dedans, étendue de l'extrémité externe de l'arcade orbitaire gauche à l'angle postéro-interne du pariétal du même côté ; dépression légère du crâne, petite fistule.

Le visage est calme, paraît intelligent ; yeux vifs, vue normale, à peine un peu de strabisme convergent. Le rire rend appréciable la paralysie faciale droite. La langue n'est pas déviée quand elle dépasse peu les arcades dentaires, mais son mouvement forcé d'adduction du côté droit est impossible, très légère déviation de la luette à droite, mastication et déglutition normales, membre supérieur droit encore parésié, l'inférieur revenu à l'état normal.

Aphasie presque absolue. Le blessé comprend facilement les questions, semble vouloir y répondre, mais témoigne, après quelques secondes d'hésitation, par un signe d'épaule et par l'expression de son visage qu'il n'y peut parvenir. Ce n'est qu'à grande peine qu'il peut joindre au langage mécanique les monosyllabes « oui et non » et il semble avoir d'autant plus de difficulté à les articuler qu'on le presse davantage de répondre et que son désir est plus grand. Il les prononce au contraire d'autant mieux qu'une question lui est posée plus ex-abrupto, par surprise. Il prononce mieux le oui que le non, les voyelles que les consonnes ; mais les voyelles sont mal articulées ; ce sont plutôt des exclamations qu'il pousse que des lettres qu'il prononce. Il ne peut non plus redire les mots qu'on prononce devant lui.

La mémoire n'est pas encore complètement revenue. L'intelligence est assez nette, le caractère très gai, le moral excellent.

Le voix n'est pas entièrement éteinte ; il rit souvent bruyamment, fait quelquefois entendre des bruits assez forts, bien qu'un peu sourds, une fois il fut surpris à siffler. Quand il veut parler ou pousser un cri, il ne peut faire entendre de sons forts clairs, il prononce d'ordinaire alors le mot « hein » d'une voix sourde.

Le 15 *mars,* à son arrivée, il avait eu une très courte attaque de perte de connaissance sans mouvements convulsifs, puis vers la fin du

1. Boinet, Aphasie de cause traumatique. *Société de chir.*, 5 avril 1871 et 21 février 1872 et in Chenu, *Rapport sur les blessés de* 1870-71, t. I, p. 366.

mois, la fistule pariétale se met à couler, le blessé devient indifférent, somnolent, se plaignant de céphalée vague, légère accentuation de la paralysie faciale et de la monoplégie supérieure droite.

3 *avril*. — On enlève une rondelle de trépan et des esquilles au niveau de la cicatrice, la dure-mère à nu s'est déchirée en un point, il ne sort pas de pus.

4 *avril*. — Coma plus prononcé, paralysie plus accentuée, fièvre intense, quelques nausées et vomissements, légère saillie du cerveau qui bat. Érysipèle de la face.

5 *avril*. — Coma profond, paralysie complète de la face et du bras droit, parésie du membre inférieur.

Cependant huit jours plus tard le blessé est revenu à l'état où il se trouvait avant la trépanation et, fin d'avril, le membre inférieur est redevenu normal, le supérieur est en meilleur état que primitivement, amélioration de la paralysie faciale, intelligence lucide ; la plaie se cicatrise.

L'aphasie persiste, mais le blessé peut copier, écrire sous la dictée, ou écrire spontanément d'une façon correcte. Chaque jour il prend une leçon de parole et de lecture, leçon courte en raison de la fatigue. Fin avril, il n'éprouve plus de grandes difficultés que pour prononcer les lettres S, F et R ; il dit assez nettement ma-man, pa-pa, ba, be, bi, bo, bu, chaque matin il salue son médecin en disant spontanément « bonjou, mon-sieur Boinet... comment vous portez-vous ? » Il va tout à fait bien.

Dans la nuit du 16 au 17 mai ce blessé succomba à deux attaques d'épilepsie, survenues coup sur coup, sans que, au cours de la soirée qu'il avait passée au jardin avec ses camarades à fumer et à jouer, il eût présenté le moindre phénomène prémonitoire.

Autopsie. — Les téguments sont adhérents et cicatrisés autour de la couronne du trépan. La boîte osseuse est légèrement injectée autour de la fissure due au coup de sabre et peu déprimée. Les sinus et les plexus sont gorgés de sang noir. Les méninges sont épaisses, fusionnées et adhérentes au niveau de la 3e frontale. Le cerveau en ce point présente une très légère dépression, avec un peu moins de consistance, mais sans ramollissement ; il *existe sous la 3e frontale un vaste abcès* situé à 15 millimètres de la couche corticale de la scissure de Sylvius, juste en dehors du corps strié et fermé par les méninges adhérents.

Le blessé est mort par asphyxie, due à la compression du bulbe, par une congestion sanguine de tout le cerveau et du bulbe lui-même.

Enfin pour terminer nous donnerons une observation de Lèques intitulée : « Coup de revolver de la région temporale (suicide). « Plaie pénétrante du cerveau avec lésion de la partie postérieure « de la 3e circonvolution frontale gauche ; conservation du langage « articulé et absence de paralysie de la sensibilité et du mouve- « ment. Décès par méningo-encéphalite le 9e jour. »

Il est fâcheux que l'observation ne nous apprenne pas si le blessé était gaucher ; dans son cas en effet la lésion primitive ou tout au moins le ramollissement inflammatoire de la 3e frontale gauche sans trouble du langage, comme aussi l'absence de désordres moteurs, bien que la partie inférieure des frontale et pariétale ascendantes fût altérée, et la non constatation de troubles auditifs malgré l'altération de la temporale juxtasylvienne, constituent autant de données symptomatiques en contradiction avec les données physiologiques.

Lèques se demande si ce n'est pas par suite de l'intégrité de l'*insula* que son blessé n'a pas eu d'aphasie et, il est tenté de rapprocher son fait des cas inverses d'aphasie motrice par lésion de l'insula qu'ont rapportés Lépine, Marie, Déjerine [1]. Nous ne saurions sans plus ample informé admettre cette opinion qui du reste ne fournit pas l'explication de l'intégrité des mouvements et de l'audition.

Observation. — Lèques [2].

Se..., cantinier au 3e régiment de tirailleurs algériens, âgé de 53 ans, vieil alcoolique, est transporté à l'hôpital de Sétif, le 23 juin 1893, à 8 heures et demie du soir. Après avoir bu plus que d'habitude, il vient de tenter de se suicider par un coup de feu tiré dans la tempe droite avec un revolver du commerce (calibre 8 millimètres). On est accouru au bruit de la détonation, et on l'a trouvé couvert de sang et très surexcité : « Je suis un maladroit, criait-il, je me suis manqué ; j'ai tiré les six coups, deux seulement sont partis. »

Il est encore très agité au moment où il arrive à l'hôpital.

Le pansement placé à la caserne est enlevé. Une hémorragie assez abondante se déclare aussitôt. On applique un pansement compressif et antiseptique ; on fait coucher le blessé avec une camisole de force et on lui prescrit une potion avec 4 grammes de bromure de potassium.

Le lendemain matin, après une nuit fort agitée, Se... est devenu calme ; on lui a retiré la camisole ; T. 37°8.

Il présente deux petites plaies dans la région droite du crâne. L'une, — ouverture d'entrée, — à bords contus noirâtres, est située dans la tempe droite, à 3 centimètres en dehors et au niveau de l'angle externe de l'œil ; elle a sensiblement la forme d'une ellipse dont le grand axe, parallèle au bord externe de l'orbite, mesure 7 à 8 millimètres ; l'autre, — ouverture de sortie, — légèrement plus grande, elliptique aussi, à

1. Déjerine, Étude sur l'aphasie dans les lésions de l'insula de Reil. *Revue de méd.*, 1885, p. 174.
2. Lèques, *Archives de méd. milit*, 1898, t. XXXI, p. 42.

grand axe horizontal, est à cheval sur la crête temporale à deux travers de doigt au-dessus de l'arcade sourcilière. Ces deux plaies sont distantes de 5 centimètres environ. La paupière supérieure voisine est tombante, tuméfiée et infiltrée de sang; la conjonctive oculaire présente une teinte ecchymotique dans sa moitié supérieure; la vision est perdue, le globe de l'œil douloureux à la pression.

La palpation ne montre pas d'enfoncement de la paroi temporale; on sent seulement au niveau de la partie orbitaire de l'os malaire, une légère dépression qui indique une fracture de cet os. Il n'y a pas de signes de compression cérébrale, ni de paralysie de la sensibilité ou du mouvement; on n'a pas constaté d'issue de matière cérébrale, ni de liquide céphalo-rachidien, et le blessé, qui n'a pas perdu connaissance au moment du suicide, paraît jouir de toutes ses facultés. Il nous confirme ce qu'il a dit la veille, et affirme énergiquement s'être tiré deux balles dans la tête.

Bien qu'un seul projectile ait été retrouvé dans la chambre, il est certain, d'après l'examen du revolver, que deux cartouches ont été brûlées, mais les deux balles ont-elles suivi le même trajet, ou l'une d'elles a-t-elle pénétré dans le cerveau et y est-elle restée ?

Tout en causant avec le blessé, nous cherchons à nous assurer s'il y a un indice de perforation de la paroi osseuse, et en même temps s'il existe des esquilles dans le foyer du traumatisme. Pour cela, nous introduisons, par la plaie inférieure un cathéter en étain dont la courbure a été redressée (n° 25 de la filière Béniqué); cet instrument conduit avec beaucoup de précaution et de douceur, progresse pour ainsi dire de lui-même, sur une longueur de 3 centimètres environ, allant de bas en haut, d'arrière en avant et un peu obliquement de dehors en dedans, puis vient buter contre les tissus qui ne donnent pas la sensation d'un os dénudé ni brisé; nous cessons cette exploration qui est douloureuse et amène du sang en assez grande quantité. Elle ne nous a pas démontré la présence d'esquilles, pas plus que l'existence ou l'absence d'une perforation crânienne.

Les lésions de l'œil sont en faveur d'une plaie pénétrante, mais elles sont explicables sans cela : la fracture de l'os malaire, le déchirement des vaisseaux circonvoisins et la commotion produite par le coup de feu sur la paroi orbitaire suffisent, en effet, pour avoir déterminé l'ecchymose oculaire et l'infiltration palpébrale qui, à elle seule, donnerait la raison du ptosis; la perte de la vision peut provenir du choc ou d'une hémophtalmie sous sa dépendance. D'autre part, l'état du blessé et le trajet indiqué par la situation des deux ouvertures faites par le ou les projectiles permettent de supposer que l'agent vulnérant n'a pas pénétré dans le cerveau et s'est borné à érafler la paroi osseuse. Quoi qu'il en soit, du reste, qu'il y ait ou non une balle incluse dans la masse cérébrale, puisque rien ne révèle sa présence ni son emplacement, on n'aurait aucun indication pour aller à sa recherche; une intervention chirurgicale, quelle qu'elle soit, nous paraît donc devoir être écartée, et nous nous bornons à irriguer le trajet avec de l'eau bouillie boriquée, à nettoyer les deux plaies et leurs abords avec une solution de sublimé à 1/1 000, et à appliquer un pansement antiseptique occlusif.

Dans la journée du 24, le blessé ne souffre pas ; il se lève et se promène dans la salle ; tous ses mouvements sont libres, sa sensibilité est intacte, ses idées sont lucides. Il cause assez longuement avec un de ses parents qui est venu le voir pour l'entretenir d'un règlement de comptes.

Régime lacté. Le soir, T. 38°,4. Pas de vomissements ni de symptômes indiquant le développement d'une méningite.

Les trois jours suivants, état stationnaire, pas de douleurs, sauf lorsqu'on touche l'œil droit ; nuits tranquilles, réponses sensées et faites d'une voix ordinaire lorsqu'on l'interroge. — Le pansement est renouvelé deux fois sur la table d'opération, et chaque fois S... descend seul de cette table. Dans la salle il fait lui-même son lit. Il a cependant un peu de fièvre, surtout le soir.

Le 25 matin T. 37°,9 : soir, T. 38°,2
26 — T. 38°,2 ; — T. 38°
27 — T. 37°,7 ; — T. 38°,2
28 — T. 37°,3 ; — T. 38°,1

Le 29 au matin, la température est normale (37°,1), le soir elle est de 37°,9, mais le blessé présente de la somnolence et un peu de carphologie. Il continue néanmoins à répondre lorsqu'on l'interroge.

Le 30 au matin, la température est de 37°,5, la somnolence a fait place à un demi-coma ; il faut interpeller plusieurs fois le malade pour obtenir de lui une réponse, et celle-ci est faite à voix basse. Le soir T. 37°,8.

Le 31 au matin, T. 37°,1 ; le soir, T. 38°. Même état, pas de cris ni de plaintes, ni d'agitation : seulement la carphologie est très accentuée. S... ne répond aux interpellations réitérées que par des divagations à voix basse et indistincte. Il sent, lorsqu'on le pince ou qu'on le pique fortement.

Le 1er *février* au matin T. 36°,9. Le coma est devenu profond et absolu, la résolution musculaire et l'insensibilité sont complètes. Le soir T. 38°,3.

Le 2 au matin, T. 39°,5 ; le pouls est petit et ralenti. S... succombe à midi, le 9e jour après le suicide.

Autopsie (vingt-quatre heures après la mort).

I. *Parties molles et squelette de la tête.* — Les tissus de la tête sont incisés et disséqués au niveau et autour du traumatisme. Nous constatons ainsi l'existence d'une vaste extravasation sanguine, qui recouvre la moitié droite du frontal, une partie du pariétal, toute la région temporale, et s'étend sous toute la joue jusqu'au menton. Les muscles eux-mêmes sont infiltrés de sang.

Un petit fragment de balle, en forme de pyramide à peu près triangulaire, de 5 millimètres de long sur 2 millimètres de large à sa base, est appliqué contre l'arcade orbitaire, immédiatement en arrière de son bord externe, un peu au-dessus de son union avec l'apophyse malaire. Au niveau de cette union, le tissu musculaire est réduit en une sorte de magma rempli de petits corpuscules de plomb ; les os sont broyés sur un espace arrondi de 1 centimètre et demi de diamètre ; les trois principaux fragments osseux compris dans cet espace mesurent 2 millimètres à 2 millimètres et demi dans leur plus grande largeur.

De là partent deux fêlures se dirigeant obliquement en haut et en dedans et formant entre elles un angle de 40° environ ; la fêlure supérieure traverse toute la bosse frontale droite et vient s'arrêter à un travers de doigt de la ligne médiane, après un trajet de 7 centimètres; la fêlure inférieure a une longueur de 4 centimètres ; elle s'arrête à 3 centimètres au-dessus de la partie moyenne de l'arcade orbitaire et, de là, s'infléchit brusquement, suivant une ligne à peu près verticale pour aller rejoindre cette arcade ; de son angle d'inflexion part une petite fissure de 1 centimètre et demi de long.

Les membranes de l'œil droit sont déchirées dans leur partie supéro-externe, et l'œil lui-même est rempli par un caillot sanguin.

La voûte orbitaire est broyée ; on passe le doigt à travers la solution de continuité.

II. *Cavité crânienne.* — Les méninges sont très injectées et les vaisseaux très engorgés. Un vaste épanchement sanguin recouvre toute la convexité du cerveau. Sur les 2/3 antérieurs de la substance corticale gauche existe un exsudat gélatineux. La pie-mère, très vascularisée, gorgée de sang noir, est tellement hyperplasiée qu'elle est presque aussi épaisse que la dure-mère.

Toute la base du cerveau est revêtue de sang coagulé. La moitié antérieure du lobe orbitaire droit est réduite en une bouillie rougeâtre, occupant un travers de doigt d'épaisseur du côté de la face externe de l'hémisphère, et deux travers de doigt du côté de sa face interne. Le lobe orbitaire gauche a toute sa superficie ramollie et de couleur brique ; il en est de même des 4/5 postérieurs de la 1re circonvolution temporale.

En écartant les deux hémisphères, on aperçoit sur la face interne de chacun d'eux, une ouverture à la partie moyenne de la circonvolution du corps calleux, au niveau du genou de celui-ci. L'index, introduit par la solution de continuité du côté droit, de haut en bas et de dedans en dehors, entre dans une cavité remplie de détritus dissociés, pour aboutir obliquement dans le lobe orbitaire, en un point correspondant à la perforation de la voûte de l'orbite ; — porté ensuite dans l'ouverture du côté gauche, il pénètre dans un trajet long de 2 centimètres et demi, très légèrement oblique transversalement et de haut en bas, et conduisant dans une cavité de la forme et de la capacité d'un petit œuf de pigeon, à grand axe oblique d'avant en arrière, rempli d'une matière diffluente, rougeâtre, noirâtre en certains points. Cette cavité s'étend dans le reste de l'épaisseur de l'hémisphère jusqu'à la partie supérieure et postérieure du cap de la 3e circonvolution frontale gauche ; elle s'abouche alors, avec une sorte de tunnel à contenu demi-fluide, de la même coloration que celle du foyer précédent, de 2 centimètres de diamètre environ qui parcourt longitudinalement le pied de cette circonvolution, de la surface de laquelle, il n'est séparée que par une très mince lamelle de tissu, puis traverse, toujours en cotoyant l'écorce, la partie inférieure de la frontale ascendante, et, en écornant la base de la pariétale ascendante, s'engage dans la 1re circonvolution temporale, qu'il suit d'avant en arrière, pour se terminer au-dessous de l'extrémité de la lèvre postérieure, de la scissure de Sylvius. Là se trouve une balle dont nous parlerons tout à l'heure.

En examinant les régions auxquelles confinent ces lésions, nous constatons que la méningo-encéphalite n'a atteint que superficiellement le pourtour antéro-externe du lobule de l'insula, sur lequel elle s'est éteinte, et que ce lobule a été complètement épargné par le projectile.

Une série de coupes nous montre que les ventricules n'ont pas souffert et que la pulpe cérébrale présente un piqueté rouge assez abondant.

La balle offre les particularités suivantes : Toute sa moitié antérieure est écrasée et porte à sa partie médiane un sillon profond, dans lequel est incrusté un fragment osseux gros comme un pois ; au niveau de ce fragment, il manque un segment du pourtour de la zone aplatie, et la petite pyramide métallique que nous avons trouvée contre l'arcade orbitaire, s'adapte assez bien, comme forme et comme volume, à l'encoche qui en résulte. Le choc qui a occasionné celle-ci et déformé le projectile a aussi imprimé à ce dernier un changement de direction ayant engendré le trajet bizarre que nous avons décrit.

XII

RÉGION OCCIPITALE OU VISUELLE

I. CENTRES ET VOIES NERVEUSES DE LA VISION

Région visuelle corticale. — L'écorce du lobe occipital mérite le nom de *région visuelle.* Au point de vue physiologique son importance va croissant du pôle postérieur de l'hémisphère jusqu'à la limite postérieure de la région sensitivo-motrice. C'est

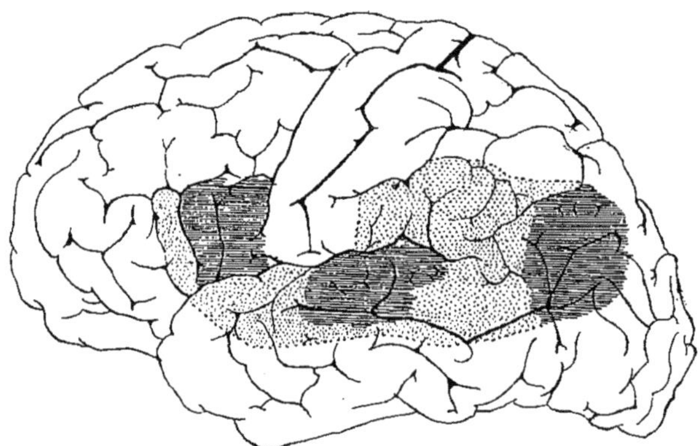

Fig. 72. — Centre de la vision graphique (d'après Déjerine).
En avant : circonvolution de Broca, centre des images motrices d'articulation. — Au milieu : circonvolution de Wernicke, centre des images auditives des mots. — En arrière : pli courbe, centre des images visuelles des mots.

au pôle que se fait surtout la *perception lumineuse,* c'est sur la face externe occipito-pariétale, que se fait surtout la *perception des objets,* c'est plus en avant encore que, en vertu d'un développement plus parfait, réside le lieu de la vision des mots, la *vision graphique* (fig. 72).

Anatomiquement la région visuelle comprend la partie la plus reculée de l'hémisphère cérébral, d'où sa forme pyramidale. Sa base antérieure serait constituée par le plan fictif mené suivant la *scissure perpendiculaire interne,* scissure facile à reconnaître à la face interne de l'hémisphère entre le *lobe quadrilatère* et le *coin*. L'écorce de ce dernier, habituellement segmentée par quelques sillons irréguliers et superficiels, constitue la majeure partie de la zone visuelle interne, bornée en arrière par le bord hémisphérique convexe et en bas par la *scissure calcarine* (calcar = ergot). Cette scissure court horizontalement de l'extrémité postérieure du lobe occipital vers le bourrelet du corps calleux. A ce niveau, au sommet antérieur du *coin*, un pli de passage cunéo-limbique empêche la jonction des deux scissures, perpendiculaire interne et calcarine. Enfin au-dessous

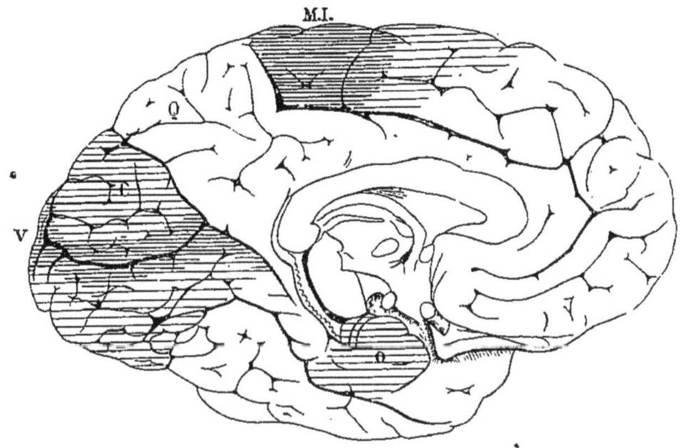

Fig. 73. — Zones sensitivo-motrices et sensorielles de la face interne du cerveau (d'après Déjerine).
V, centre cortical de la vision. — O, centre cortical de l'olfaction (corne d'Ammon). — MI, zone du membre inférieur. — C, cunéus. — Q, lobe carré.

de cette dernière le relief du bord interne de la deuxième circonvolution temporo-occipale complète la face interne de notre région (fig. 73).

La face externe de la région visuelle est constituée par les trois circonvolutions occipitales superposées suivant une direction oblique en haut et en avant, et séparées par deux sillons incomplets et peu profonds (fig. 74). Sa limite physiologique antérieure déborde la limite fictive, trace du plan mené par la scissure perpendiculaire interne ; elle réclame en effet les quatre plis de passage qui unissent les trois circonvolutions occipitales aux trois temporales et aux deux pariétales. Les deux plis supérieurs ou pariéto-occipitaux, généralement très développés, masquent à sa partie supérieure la scissure perpendiculaire externe, réduite à une simple encoche sur le bord convexe de l'hémisphère que longe le pli supérieur. Le second rejoint en avant le pli courbe qui, à cheval sur l'extrémité postérieure du sillon parallèle, forme comme un U renversé et couché dont une branche gagne le point d'union des circonvolutions pariétale inférieure et première temporale, dont l'autre branche va se souder à la deuxième temporale. Un moyen pratique de reconnaître le pli courbe consiste à introduire l'index dans le sillon parallèle et sous-jacent à la scissure de Sylvius et à le suivre d'avant en arrière ; la première circonvolution qui arrête le doigt au voisinage de l'extrémité postérieure de la

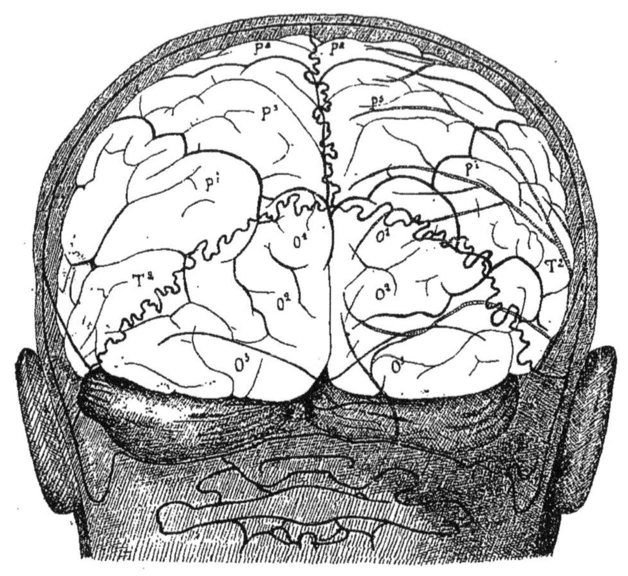

Fig. 74. — Région postérieure du cerveau.

scissure de Sylvius, n'est autre que le pli en question (Testut [1]).

La face inférieure laisse apercevoir sur sa partie la plus externe l'extrémité postéro-inférieure de la troisième temporale et en dedans de celle-ci, séparées par deux sillons antéro-postérieurs (sillons temporo-occipitaux) les deux circonvolutions temporo-occipitales. Celles-ci, sans trace du plan fictif perpendiculaire interne, se prolongent en avant bien au delà de notre région. De ces deux circonvolutions temporo-occipitales, l'une, externe, est encore appelée *lobule fusiforme,* l'autre, interne, le *lobule lingual* dont la saillie sur la face interne de la région constitue la *lèvre inférieure de la scissure calcarine.*

1. L. Testut, *Traité d'anatomie*, 1re édit., t. II, p. 448.

Outre les fibres de la substance blanche sous-corticale, la région occipitale présente encore dans sa profondeur l'extrémité postérieure du ventricule latéral qui y décrit une courbe à concavité interne et se termine en pointe à 25 millimètres environ de l'écorce du pôle occipital.

Fibres afférentes visuelles. — Émanant des cellules rétiniennes les *fibres visuelles* constituent trois faisceaux : l'un émané de la moitié nasale de la rétine groupe les fibres qui convergent vers la papille ; le second est formé par les fibres de la moitié temporale qui, elles aussi, gagnent la papille en se décomposant suivant deux faisceaux secondaires, l'un supérieur constitué par des fibres émanées du quadrant supéro-externe, l'autre inférieur, des fibres du quadrant inféro-externe ; tous deux enserrent le faisceau des fibres maculaires. Ce dernier, dit encore faisceau de la vision distincte, se porte transversalement en dedans, aboutit au segment inférieur et externe de la papille ; il représente près du tiers des fibres du nerf optique fig. 75).

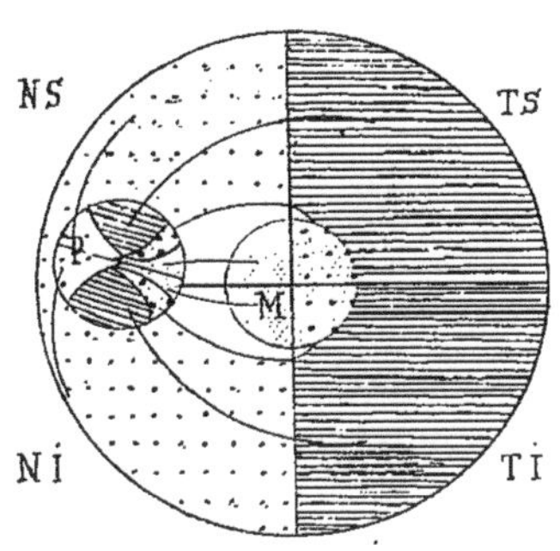

Fig. 75. — Schéma du groupement des fibres rétiniennes.
Fibres temporales (traits transversaux). TS, faisceau temporal supérieur. TI. f. temporal inférieur. — Fibres nasales (en pointillé). NS, f. nasales supérieur et NI, f. nasal inférieur. — Fibres maculaires : M, temporales (double pointillé) et nasales (fin pointillé). P, papille optique. M, macula (d'après Déjerine).

A leur sortie du globe oculaire ces divers faisceaux sont fusionnés sous le nom de *nerf optique* au sein duquel ils conservent cependant une certaine individualité, aussi les rapports réciproques qu'ils y présentent offrent-ils un intérêt chirurgical (fig. 76). Le faisceau *maculaire* après avoir occupé le segment inféro-externe du nerf optique, en abandonne la périphérie, s'aplatit de haut en bas en haut et devient central. Grâce à cette migration du faisceau maculaire, les deux fascicules *temporaux* se rejoignent et lui forment une sorte de revêtement en fer à cheval externe. Quant au faisceau

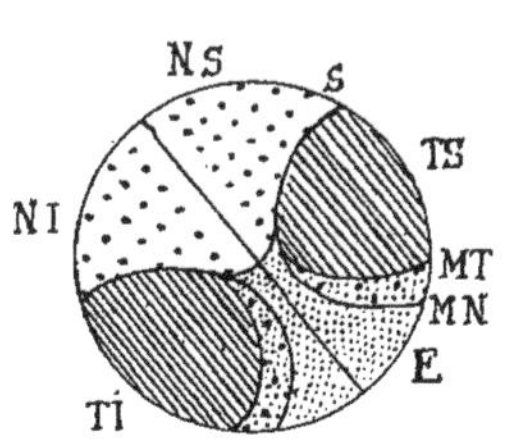

Fig. 76. — Schéma du groupement des fibres rétiniennes dans le nerf optique au sortir du globe oculaire.

nasal, dans son trajet il occupe d'abord le secteur interne, puis le secteur supéro-interne du nerf optique (fig. 77).

Dans le *chiasma* ces divers faisceaux s'entre-croisent, et subissent une décussation incomplète. Les deux tiers des fibres rétiniennes forment le *faisceau croisé* — faisceau nasal et une partie du faisceau maculaire — qui s'entre-croise avec les fibres homologues du côté opposé dont ils gagnent la *bandelette optique*. Les autres fibres — le reliquat du faisceau maculaire et le faisceau temporal — se prolongent directement dans la bandelette optique du même côté, c'est le *faisceau direct*. En résumé le faisceau nasal est croisé, c'est-à-dire qu'il se dirige vers l'hémisphère du côté opposé ; le faisceau temporal, ou faisceau direct, gagne l'hémisphère du même côté, tandis que le faisceau maculaire, faisceau de fibres directes et de fibres croisées, est en relation avec l'écorce des deux hémisphères (fig. 78).

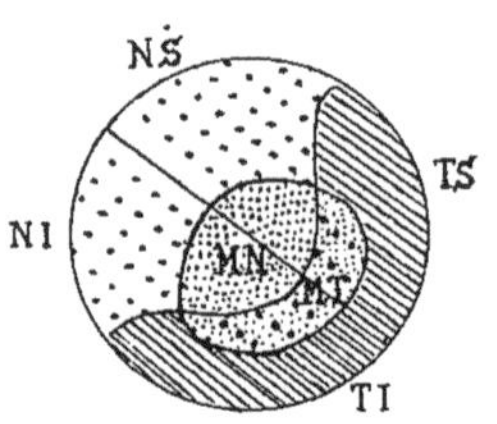

Fig. 77. — Schéma du groupement des fibres rétiniennes à mi-longueur du nerf optique.

L'entre-croisement des fibres n'est pas typique, c'est-à-dire qu'une lésion portant sur la partie externe du *chiasma* intéresse et des fibres directes et des fibres croisées (d'où une hémianopie homonyme latérale, trouble que l'on observe encore après une lésion de la bandelette optique). La ligne médiane du chiasma ne contient par contre que des fibres croisées (aussi une section médiane entraînerait une hémianopie bitemporale caractéristique).

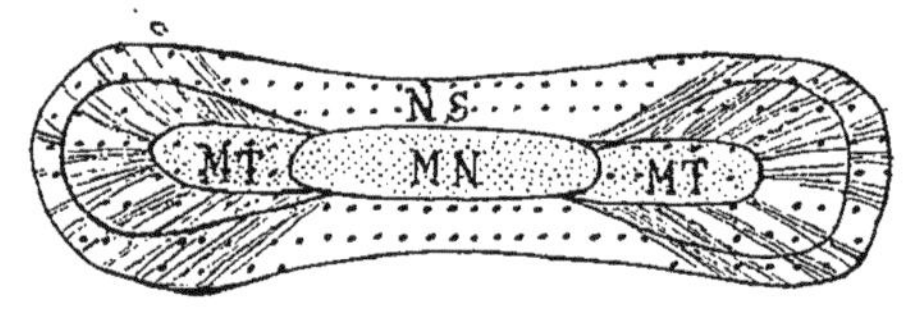

Fig. 78. — Schéma du groupement des fibres rétiniennes sur une coupe transverse et verticale du chiasma (d'après Déjerine). Au centre : faisceau nasal maculaire MN, avec à ses deux extrémités le faisceau temporal maculaire MT. — A la périphérie : fibres rétiniennes nasales en pointillé et fibres temporales en hachures.

Dans la *bandelette optique* dont il occupe surtout le segment inféro-interne, le faisceau nasal ou croisé s'enchevêtre avec le faisceau temporal ou direct lequel occupe surtout le segment supéro-externe. Il semble de plus que dans la bandelette les fibres directes et croisées présentent un groupement en rapport avec les secteurs rétiniens dont elles proviennent, ainsi la partie inférieure de la bandelette renfermerait les fibres de la moitié inférieure des deux rétines (fig. 79).

A son extrémité postérieure la bandelette optique se divise en deux *branches*, l'une *externe* enveloppe le *corps genouillé externe*, pénètre dans son intérieur où se termine une partie de ses fibres ; les autres traversent et vont participer à la formation des fibres verticales du champ de Wernicke ou concourir à former le stratum zonale du *pulvinar*. La *branche interne* n'affecte que des rapports de voisinage avec le corps genouillé interne et, après avoir suivi le bras du *tubercule quadrijumeau antérieur*, elle se termine dans ce tubercule (fig. 80).

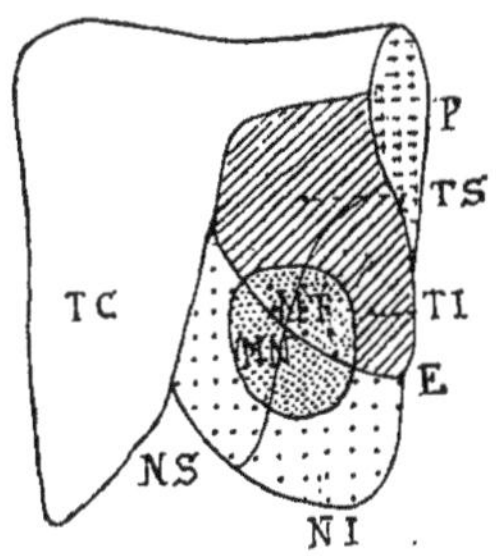

Fig. 79. — Coupe transversale de la bandelette optique (d'après Déjerine). (Mêmes indications avec en plus les fibres pupillaires P.

Telle est la constitution du *segment antérieur ou extracérébral des voies optiques*. Avant d'étudier leur *segment postérieur ou intra-cérébral*, il convient de faire remarquer que la transmission des excitations rétiniennes a lieu, non pas directement des cellules de la rétine aux radiations de Gratiolet, mais bien par l'intermédiaire des masses grises signalées. Autrement dire, la voie optique est constituée essentiellement par deux neurones : l'un frontal, des cellules rétiniennes au corps genouillé externe ; l'autre, occipital, part de ce dernier et gagne la scissure calcarine.

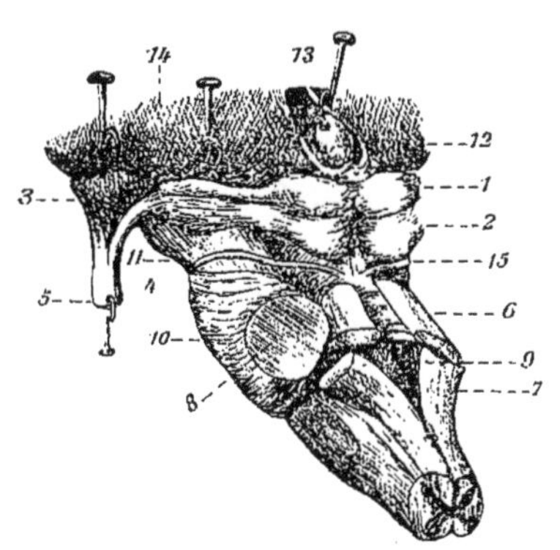

Fig. 80. — Isthme de l'encéphale.

5, bandelette optique. — Tubercules quadrijumeaux : 1, antérieur. 2, postérieur. — Corps genouillés : 3, externe. 4, interne. — Pédoncules cérébelleux : 6, supérieur. 7, inférieur. 8, moyen. 9, 4e ventricule. 10, protubérance. 11, pédoncule cérébral. 12. glandes pinéales. 13, ventricule moyen. 14, couche optique. 15, nerf pathétique.

Du corps genouillé externe, du pulvinar et du tubercule quadrijumeau antérieur partent des radiations dont le groupement contitue les *radiations optiques de Gratiolet*. Celles-ci passent par la partie supérieure du segment rétro-lenticulaire de la capsule interne et le segment postérieur de la couronne rayonnante, s'étalant en majeure partie sur la paroi externe de la corne ventriculaire. Elles concourent ensuite à former les couches sagittales du lobe occipito-temporal, puis s'irradient dans la *zone visuelle corticale*, laquelle occupe plus particulièrement la *région de la scissure calcarine* et s'étend *au cunéus, au lobe lingual et à la pointe occipale*[1] (fig. 81).

De la description précédente il découle que chaque rétine est

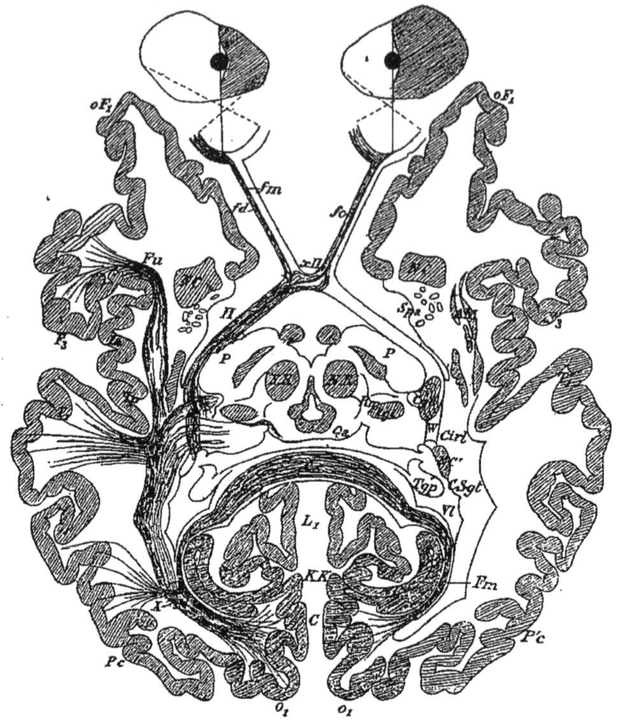

Fig. 81. — Les voies conductrices de la vision, appareil visuel central ou intra-cérébral et appareil visuel périphérique (d'après Déjerine).

La partie antérieure des hémisphères a été écartée afin de montrer le trajet de la bandelette optique et du chiasma. — Le point X indique la localisation de la lésion dans la cécité verbale pure. — La zone corticale visuelle est indiquée par des hachures serrées. — Les moitiés droites ombrées des deux champs visuels correspondent à la bandelette optique gauche — *AM*, avant-mur. — *C*, cunéus, — *Cc*, corps calleux (bourrelet). — *Cge*, *Cgi*, corps genouillés externe et interne. — *Cirl*, segment rétro-lenticulaire de la capsule interne. — *CSgt*, couches sagittales du segment postérieur de la couronne rayonnante. — F_3, F'_3, troisième circonvolution frontale droite et gauche. — *fc*, faisceau visuel croisé. — *fd*, faisceau visuel direct. — *fm*, faisceau visuel maculaire. — *Fm*, forceps postérieur du corps calleux. — *Fv*, faisceau uncinatus. — *Ia*, *Ip*, circonvolution antérieure et postérieure de l'insula. — *K*, scissure calcarine. — *NC*, noyau caudé. — *NR*, noyau rouge. — *P*, pied du pédoncule cérébral. — *Pc*, *P'c*, pli courbe gauche et droit. — *Pvl*, pulvinar. — *Qa*, tubercule quadrijumeau antérieur. — *Rm*, ruban de Reil médian. — *Spa*, substance perforée antérieure. — T_1, première circonvolution temporale. — *Tgp*, pilier postérieur du trigone. — *W*, zone de Wernicke. — *H*, bandelette optique. — *xH*, chiasma des nerfs optiques.

en connexion avec les deux pulvinars, les deux corps genouillés externes, les deux tubercules quadrijumeaux antérieurs et par l'intermédiaire de ces centres ganglionnaires avec les deux centres

1. J. Déjerine et Déjerine-Klumpke, *Anatomie des centres nerveux*, t. II, p. 421, 1901.

corticaux. Inversement par suite, chaque centre cortical visuel est en relation avec les deux nerfs optiques et les deux rétines.

Poussant très loin l'analyse Munk admet une véritable *projection corticale de la rétine* ; non seulement sa moitié temporale correspond au centre cortical du même côté et sa moitié nasale au centre cortical du côté opposé, mais de plus la portion antérieure du centre visuel serait en rapport avec la portion supérieure de la surface rétinienne et la portion postérieure du même centre avec le territoire inférieur, la partie externe avec la région homonyme des surfaces de réception [1]. Cette conception d'après la clinique doit chez l'homme être modifiée. Un cas de Hun montre en effet qu'une atrophie de la lèvre supérieure de la scissure calcarine produit une hémianopsie dans le quadrant inférieur du champ visuel des deux côtés, et dans un cas de Wilbrand, où le ramollissement occupait la lèvre inférieure, l'hémianopsie intéressait surtout le quadrant supérieur du champ visuel. Cela prouve que les *lèvres supérieure et inférieure de la scissure calcarine correspondent aux segments de même nom de la rétine,* opinion récemment soutenue encore par Henschen [2] qui considère même *l'écorce du fond de la scissure calcarine comme le lieu d'aboutissement des fibres parties du méridien horizontal de la rétine.*

Une observation de B. Harman et A. Bradburne dont on trouvera plus loin les détails, soulève deux difficultés. Les auteurs supposent : 1° une lésion directe du centre calcarinien gauche au niveau de l'angle postéro-inférieur de la circonvolution occipitale médiane et une lésion directe aussi des communications du coin et du cortex occipital avec la radiation occipito-thalamique de Gratiolet.

2° une lésion à distance du centre calcarinien droit.

L'examen des champs visuels indique, en sus de l'hémianopsie latérale droite, une cécité centrale à droite, ce qui n'est pas d'accord avec ce que nous avons dit de la répartition dans les deux centres visuels des fibres maculaires.

De plus le champ visuel de l'œil gauche, en sus de la suppression de sa moitié nasale, présente une bande aveugle qui limite la moitié temporale conservée. Rien d'analogue n'a pu être relevé sur la limite de la moitié nasale conservée dans le champ visuel

1. Bechterew, *Les voies de conduction du cerveau et de la moelle.*

2. S.-E. Henschen, La projection de la rétine sur la corticalité calcarine. *Semaine méd.*, 22 avril 1903, p. 125.

droit, ce qui peut tenir à l'ombre normale, due à la saillie du nez. Par contre, une bande aveugle circonscrivant la partie nasale conservée est bien nette sur le champ visuel d'une observation de Christiansen. Pour expliquer la zone aveugle notée à gauche, les auteurs sont portés à croire que cette périphérie du champ visuel, ou mieux de la rétine, est en connexion avec la partie du cortex située à la limite postéro-inférieure de la circonvolution occipitale moyenne, hypothèse qui demanderait à être confirmée par de nouveaux faits. Si l'on se reporte aux schémas des champs visuels donnés plus loin, on notera sur plusieurs cette existence d'une zone aveugle à la périphérie de la portion conservée du champ visuel, qu'il s'agisse d'hémianopsie latérale homonyme ou d'hémianopsie supérieure ou inférieure. Cette particularité mérite d'être relevée et le cas échéant l'anatomie pathologique en fournira peut-être l'explication.

Il convient enfin de noter que le faisceau maculaire, formé de fibres directes et de fibres croisées, est en relation avec les deux centres corticaux, et de plus ses fibres se dissocient au point que la macula rétinienne paraît entrer en relation avec toute l'aire visuelle corticale.

Centres visuels corticaux. — L'on vient de voir que le centre de la perception des impressions visuelles est localisé dans l'écorce de la *scissure calcarine* et de ses lèvres, le *coin* et le *lobe lingual*; cela ne veut pas dire toutefois que cette région soit la seule portion de l'écorce en rapport avec la vision. Elle est l'aboutissant de toutes les impressions rétiniennes, puis de cette *rétine corticale* les impressions vont s'emmagasiner dans d'autres points de la sphère visuelle corticale, c'est-à-dire sur la convexité du lobe occipital et le pli courbe. Dans la vision en effet il faut considérer deux choses distinctes ; 1° la *perception de la lumière* d'intensité déterminée et souvent aussi de qualité déterminée (couleurs); 2° la *perception de la forme de l'objet vu* ; celle-ci est le produit d'un travail psychique complexe, c'est surtout une représentation motrice, une représentation tactile de l'œil. Pour qu'elle existe, les sensations d'innervation des muscles de l'œil sont nécessaires. Les représentations de la forme n'ont donc pas leur siège dans le territoire des perceptions lumineuses, dans le *territoire optico-sensoriel*, (scissure calcarine), mais dans cette région de l'écorce où existent les sensations d'innervation des muscles de l'œil, *territoire optico-moteur,* lequel occupe en particulier l'écorce de la face convexe s'étendant en avant sur le lobule du *pli courbe.* Sur ce dernier et du seul côté gauche, Déjerine localise le *centre des images visuelles des mots* qu'il détache du *centre des souvenirs visuels,* que Wilbrand étend sur toute la face externe du lobe occipital.

Fibres d'association. — Les diverses parties de l'écorce occipitale sont reliées entre elles par des fibres constituées en quatre faisceaux : 1° en dedans le *stratum calcarinien,* dont les fibres relient la lèvre supérieure de la scissure calcarine à la lèvre infé-

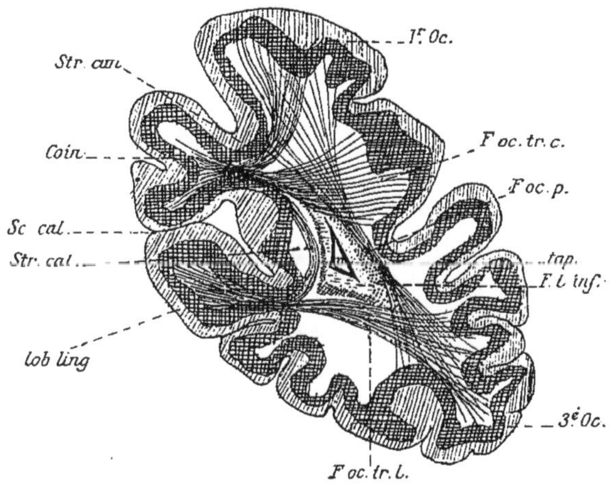

Fig. 82. — Fibres d'association du lobe occipital (Déjerine).

Sc. cal. scissure calcaire. — *Str. cal.* stratum calcarinien. — 1re *oc.* 1re circonvolution occipitale. — 3e *oc.*, 3e circonvolution occipitale. — *F. oc. p.*, faisceau occipital perpendiculaire. — *F. oc. tr. c.*, faisceau occipital transverse du cunéus. — *F. oc. tr. l.*, faisceau occipital transverse du lobule lingual. — *lob. ling.*, lobule lingual. — *Str. cun.*, stratum cunei. — *Fl. inf.*, faisceau longitudinal inférieur. — *Tap.*, tapetum. — *V*, corne ventriculaire.

rieure ; 2° en dehors, le *faisceau occipital perpendiculaire,* qui relie la première circonvolution occipitale à la troisième et au lobe fusiforme, et plus en avant le pli courbe aux deuxième et troisième temporales ; 3° en haut, le *faisceau occipital transverse du cuneus,* dont les fibres parties de la lèvre supérieure de la scissure calcarine vont s'irradier très probablement dans l'écorce de la convexité du lobe occipital et de son bord inféro-externe, les antérieurs gagnant le lobule pariétal supérieur et le pli courbe ; 4° en bas le *faisceau occipital transverse du lobule lingual,* similaire du précédent, relie la lèvre inférieure de la scissure calcarine à la convexité de l'hémisphère. Il existerait encore un faisceau de courtes fibres d'association du cunéus, le *stratum proprium cunei* (fig. 82).

En plus de ces faisceaux d'association propres au lobe occipital, il en existe d'autres destinés à le mettre en relation avec les autres parties de l'écorce cérébrale : le *faisceau longitudinal inférieur* relie le lobe temporal au lobe occipital et le *faisceau occipito-frontal* concourt à former le tapetum (couche de fibres qui recouvrent la face externe des cornes sphénoïdale et occipitale et assurent les connexions entre le lobe occipito-temporal et le lobe frontal (fig. 83).

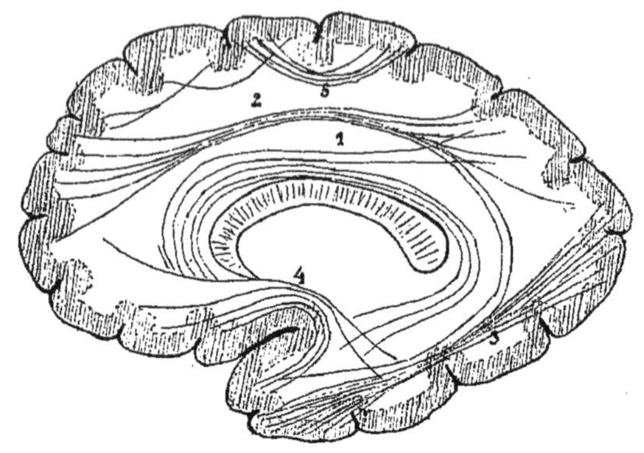

Fig. 83. — Fibres d'association des divers lobes cérébraux. 1, faisceau longitudinal de la circonvolution limbique (cingulum). — 2, faisceau longitudinal supérieur (fasciculus arcuatus). — 3, faisceau longitudinal inférieur. — 4, faisceau unciforme. — 5, fibres arquées ou arciformes.

D'une façon schématique ces associations de l'écorce occipitale avec le reste du manteau peuvent être ainsi résumées :

a) Un faisceau commissural interhémisphérique traverse le corps calleux et unit les deux centres corticaux visuels.

b) et *c)* Deux faisceaux transverses vont de la face interne (centre de perception) à la face externe du lobe occipital (centre des souvenirs visuels).

d) Un faisceau unit le centre visuel au centre des images graphiques ou centre visuel des mots, situé sur le pli courbe.

c) Des fibres courtes unissent le centre des souvenirs visuels au centre visuel des mots.

d) Un faisceau occipito-temporal relie le centre visuel au centre de la mémoire auditive.

e) Un faisceau occipito-frontal unit le centre visuel au centre du langage articulé.

f) Enfin les deux lèvres de la scissure calcarine sont reliées par le stratum calcarinien et le stratum proprium du coin joue le même rôle entre les diverses parties de l'écorce du coin.

Ces connexions permettent de comprendre comment les impressions visuelles perçues au niveau de la rétine corticale peuvent rayonner : vers la face externe du lobe occipital pour l'emmagasinement des souvenirs visuels ; vers les centres de la zone du langage pour l'emmagasinement des souvenirs verbaux et l'excitation des souvenirs d'audition ou d'articulation verbale.

Troubles fonctionnels dus aux coups de feu de la région visuelle.

Les troubles de la vision à la suite de coups de feu de l'occiput sont signalés par Guthrie[1] d'abord chez un blessé de la bataille de Toulouse (10 avril 1814) qui, quatre jours après une fracture de l'occipital, se plaignait d'un affaiblissement de la vue ; puis, c'est un blessé des Quatre-Bras qui, d'abord complètement aveugle, conserve une faiblesse des deux yeux, surtout du droit. A l'autopsie de cet homme, après une survie de plus d'un mois, Guthrie trouva une balle qui, après avoir pénétré à la jonction des sutures lambdoïde et sagittale, s'était logée à une profondeur de cinq centimètres dans le lobe occipital droit. La guerre de Sécession fournit les deux faits suivants :

Observation. — Otis [1].

Snyder, 22 ans, est blessé le 1er avril 1862 par une balle qui fracture le crâne à la pointe de la suture lambdoïde en intéressant sans doute les deux pariétaux et l'occipital.

Après évacuation, le 12, le patient est plongé dans une stupeur profonde, les pupilles très dilatées, langue humide, P. 56, pas de paralysie ; le crâne est déprimé, de la matière cérébrale filtre au travers.

Le 13, extraction d'une esquille de 2 centimètres ; les symptômes de compression du cerveau diminuent et la vision s'améliore surtout à gauche. Le 11 octobre toutefois le blessé est pensionné pour perte complète de la vision.

Observation. — Otis.

Le capitaine Frank Gordon, 30 ans, est blessé le 8 mai 1864 par une balle qui lui fracture l'occipital au niveau de la protubérance. Le 18 février 1865 on note une paralysie partielle du nerf optique des

1. Guthrie, *Commentaries on the surgery of the war*, 1855, p. 354.
2. Otis, *Surg. and med. hystory of the war of the rebellion*, Surg. Vol., First Part, p. 233.

deux yeux, surtout du droit. Les efforts provoquent des vertiges et de la douleur de tête.

Dans cette dernière observation on peut admettre qu'il s'agissait d'hémianopie, le diagnostic, il est vrai, ne fut pas posé, ce qui du reste n'a rien d'étonnant puisque le Pr Panas[1], quelques années plus tard encore, chez un blessé atteint de coup de feu du crâne, après avoir conclu « à une lésion du centre optique droit, centre localisé aux deux premières circonvolutions occipitales et au cuneus, lésion qui bien qu'unilatérale a déterminé des troubles visuels bilatéraux » fait les réserves suivantes : « Ce diagnostic reste incertain, car les notions anatomiques sur lesquelles il s'appuie n'ont pas encore toute la précision désirable. »

Mieux renseignés nous pouvons souvent être plus affirmatif et remonter du trouble visuel à la lésion qui le provoque.

1° Hémianopie.

La suppression de l'une des moitiés, externe ou interne, du champ visuel, seule mérite d'être désignée sous la rubrique *hémianopie,* ce qui textuellement veut dire *demi-cécité* ou *cécité dans la moitié du champ visuel.* Il va de soi que, si l'on envisage la moitié conservée du champ de la vision, on sera en droit de dire : *hémiopie*[2].

L'hémianopie est le symptôme clinique ordinaire, banal, des lésions qui détruisent d'un seul côté la sphère visuelle ou les centres ganglionnaires primaires (pulvinar, corps genouillé externe, tubercule quadrijumeau antérieur) ou qui sectionnent les voies optiques centrales, couches sagittales du lobe occipito-temporal (Déjerine[3]). Nous laissons de côté pour le moment les lésions des noyaux primaires. Une remarque utile au point de vue clinique, c'est que l'*hémianopie latérale indique l'existence d'une lésion intracrânienne siégeant du même côté que la portion conservée du champ visuel.*

1. Panas, *Union médicale*, t. XLVIII, p. 85.

2. Nimier et Despagnet, *Traité élémentaire d'ophtalmologie*, 1894, p. 463 (Paris, F. Alcan).

3. Déjerine et Déjerine-Klumpke, *Anatomie des centres nerveux*, t. II, f. 1, p. 242, 1901.

OBSERVATION. — MAKINS [1].

Un blessé de Belmont présente 5 centimètres au-dessus de la protubérance occipitale externe une plaie transversale longue de 5 centimètres, béante et pleine de bouillie cérébrale ; elle date de trois jours. L'homme assoupi reste couché, les yeux fermés, se plaignant d'une forte céphalalgie frontale. Il distingue la lumière et la nuit, mais pas les personnes, ceci depuis quelques heures, car aussitôt le coup reçu il a été complètement aveugle. Les pupilles sont égales, modérément dilatées, réagissent à la lumière qui est désagréable au blessé. Il est un peu irritable, silencieux, mais paraît raisonnable, T. 36°, P. 56, langue nette, ni faiblesse, ni difficulté de miction.

Cinquante-six heures après la blessure la plaie a été débridée et nettoyée ; il existe une fracture ovale large de près de 3^{cm},5 sur 1^{cm},5,

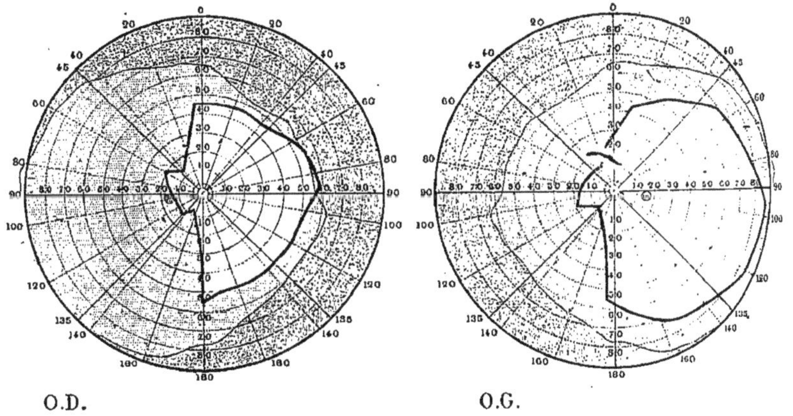

FIG. 84. — Champ visuel (Makins).

située à 3^{cm},5 à gauche et 5 centimètres au-dessus de la protubérance occipitale ; dans les bords osseux sont incrustées quelques parcelles de plomb. L'extrémité gauche du trou fut élargie à la tréphine et l'on trouva que près de 2 centimètres carrés de la table interne, ainsi que de petites esquilles et du plomb, avaient été projetés dans le cerveau. L'exploration montra que environ un pouce et demi carré du lobe occipital avait été réduit en bouillie ; le doigt sentait la tente du cervelet. Il ne semble pas qu'il y ait eu d'hémorragie sérieuse du sinus. La cavité fut nettoyée et drainée.

Évacué au 6e jour, le blessé trois semaines plus tard présente une plaie guérie, se plaint de céphalalgie frontale, et se garantit les yeux contre la lumière.

Les pupilles sont mobiles mais larges ; les objets sont distingués ainsi que les personnes.

1. Makins, *Surgical experiences in South Africa*, 1899-1900, p. 277, obs. 65.

Par ailleurs le blessé va bien et au bout de six semaines rentre en Angleterre.

Une année plus tard il gagne sa vie comme commissionnaire ; il se plaint d'étourdissements quand il se penche ou regarde en haut et parfois souffre beaucoup dans la région blessée et dans les tempes.

Il existe une perte de substance osseuse et de légères pulsations au niveau de la cicatrice.

Lorsque le patient cherche à lire, les lignes se brouillent et une ombre opaque s'étend devant les yeux qu'il dit très faibles. La parole est lente, mais sans erreur de mots. La mémoire des faits récents est mauvaise.

Les pupilles et les mouvements des yeux sont normaux, pas de lésion du fond de l'œil. V. OD $\frac{12}{5}$, avec — 0,5 $\frac{5}{6}$. — V. OG $\frac{5}{9}$, avec — 0,5 $\frac{5}{5}$. En réalité il n'existe pas de myopie. Il existe une hémianopie typique. L'homme est incapable de voir les objets placés à sa droite (fig. 84).

Une observation d'Eckridge mérite encore de trouver place ici parce qu'elle donne l'autopsie du blessé.

Observation. — Eckridge[1].

Un nègre est frappé à l'occiput par une balle qui, entrée 6 centimètres en avant de la protubérance occipitale et à 1cm,5 à gauche de la ligne médiane, est enlevée environ 1cm,5 au-dessous de l'écorce cérébrale. Sauf un affaissement considérable dû au shock et une tendance constante au sommeil, le blessé ne présentait aucun autre symptôme et répondait bien aux questions, lorsqu'il était secoué de son état d'apathie pendant quelques secondes. Le 4e jour il devint tout à fait inconscient et mourut le 5e.

La dure-mère et la pie-mère sont gorgées de sang, mais sans pus. La substance cérébrale présente un trou de 5 centimètres de diamètre ; la partie détruite s'étend en avant jusqu'à 2cm,5 de l'extrémité supérieure de la scissure de Rolando ; le coin est détruit complètement, la substance blanche qui se trouve à peu près sous-jacente au gyrus angulaire est ramollie. La lésion n'atteint pas la tente du cervelet.

Nous n'avons pu nous procurer le texte même de cette observation qui est donnée par son auteur, comme un exemple d'hémianopie, ce que justifie du reste la description anatomique de la lésion. A ce propos encore nous rappelons ce que Déjerine[2] écrit sur la relation du siège des lésions et l'existence de l'hémia-

1. Eckridge, Gunshot wound of the left cuneus with right homonymous hemianopsie. *Philadelphia med. News*, 1891, LIX, p. 496.

2. Déjerine et Déjerine-Klumpke, *Anatomie des centres nerveux*, t. II, p. 244, 1901.

nopie. « Un fait indiscustable qui résulte en effet de l'étude comparative des hémianopies et de leurs lésions corticales causales, c'est que les mêmes troubles visuels correspondent à des lésions de la sphère visuelle corticale, d'étendue et de siège fort différents. Que la lésion siège dans la scissure calcarine, dans le cuneus tout entier, ou dans la partie antérieure de ce dernier, qu'elle détruise les lobules lingual et fusiforme et la pointe occipitale, qu'elle interrompe enfin les conducteurs optiques partiellement ou en totalité par lésion du lobe pariéto-temporo-occipital, le trouble visuel est le même ; c'est une hémianopie et cette hémianopie est aussi complète, aussi absolue, dans un cas que dans l'autre et revêt les mêmes caractères cliniques. » D'après cette donnée le diagnostic précis de la lésion produite par le projectile ne peut se déduire de la constatation d'une hémianopie chez le blessé. Les faits suivants prouveront toutefois que l'opinion de Déjerine est trop absolue et que parfois il est possible de remonter du symptôme à la lésion qui le provoque.

Le fait précédent de Makins a fourni un exemple d'hémianopie par lésion de l'écorce occipitale : mais il est bon d'être prévenu que le trouble visuel peut passer inaperçu, car la vision centrale est alors conservée, grâce à l'épanouissement du faisceau maculaire. D'autre part, la ligne de démarcation qui sépare la moitié aveugle du champ visuel de la moitié saine passe non pas par la ligne médiane, mais à cinq ou dix degrés en dehors. On relèvera encore l'intégrité des mouvements de l'iris, fait sur lequel nous aurons à revenir.

Pour qu'il existe une *hémianopie typique,* il faut que le traumatisme ait produit la destruction complète de l'un des deux centres visuels ou encore, comme nous le verrons plus tard, la section de l'une des deux voies centrales optiques. Dans nombre de cas on relèvera plutôt qu'une lésion incomplète entraîne la production d'une lacune atypique du champ visuel et, au lieu d'*hémianopie typique latérale,* on constate de l'*hémianopie atypique supérieure* ou *inférieure.*

Si le coup de feu intéresse les deux moitiés de l'appareil sensoriel central de la vision, il provoque une *hémianopie double,* c'est-à-dire la *cécité,* si la rupture est complète entre les deux organes de réception périphériques et les centres visuels ; ou bien il peut se faire que grâce à la conservation partielle des relations entre les rétines et les centres visuels, la cécité ne soit pas complète ;

dans ce cas on constate chez le blessé la persistance de champs visuels plus ou moins étendus.

Nous empruntons encore à Makins une autre observation d'hémianopie, suite de coup de feu, mais il s'agit cette fois d'hémianopie avec conservation partielle du champ visuel supérieur.

OBSERVATION. — MAKINS [1].

Un homme, à Spitzkop, est frappé par une balle qui, tirée à 1 000 mètres, entre 2^{cm},5 au-dessous de l'angle droit de l'occipital, et sort à 5 centimètres de la ligne médiane dans la moitié supérieure du sillon de Rolando gauche. Le pariétal est fracturé jusqu'à la suture

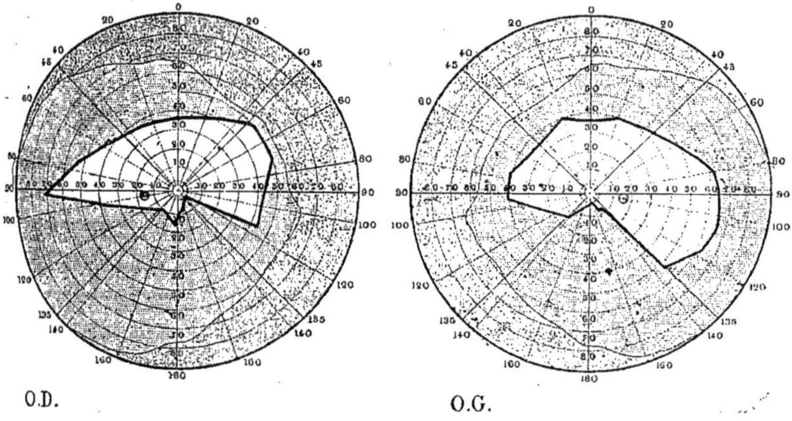

FIG. 85. — Champ visuel (Makins).

lambdoïde. Le patient a conscience du coup, puis il perd aussitôt connaissance, et, cinq heures plus tard, il est semi-conscient, peut parler, semble aveugle ; les pupilles égales, modérément dilatées, ne réagissent pas à la lumière. Il existe une hémiplégie droite, pas de nausées, des plaintes de douleurs de tête, miction normale. L'hémorragie a été abondante, et la comminution du pariétal gauche est considérable.

Le blessé recouvre sa pleine connaissance au bout de cinq jours, et, à la fin de la quinzaine, il commence à voir de nouveau. Six semaines plus tard il entrepit son voyage de retour ; la paralysie s'améliorait.

Sept mois après la blessure on note : trace légère de paralysie faciale, léger mouvement du bras, de l'avant-bras et des doigts, mais la préhension est très faible ; légère abduction de l'épaule et extension du coude. La sensibilité est faible sur la face postérieure du bras et émoussée à l'extrémité des doigts. Très légère atrophie musculaire. Marche bonne, mais avec un peu de pied tombant, légère exagération du réflexe patellaire.

1. Makins, cas 67, p. 282.

La perte de substance osseuse est fermée. L'oreille droite est absolument sourde.

Les mouvements pupillaires et les fonds d'yeux sont normaux, la *vision centrale* est normale = 1 ; le blessé se plaint de ne pas voir sur sa gauche et en bas ; il est obligé de regarder en bas pour pouvoir marcher. Les deux *champs visuels* sont réduits à un segment supéro-externe du champ normal (fig. 85).

D'après le trajet qu'il a suivi, le projectile a lésé la face externe et le coin du lobe occipital droit, traversé la scissure interhémisphérique et pénétré dans la région rolandique gauche juste au-dessus de son centre en intéressant sans doute l'avant-coin, une partie des fibres de la capsule interne et de l'écorce de l'hémisphère gauche.

D'après l'examen des champs visuels, suivant l'opinion de Munk, il doit exister une lésion des *deux centres de perception*, mais seulement au niveau de leur *partie antérieure*, c'est-à-dire du centre de projection supérieur de la rétine corticale, si bien que le segment de projection inférieur de la rétine corticale étant resté intact, la vision est conservée dans le champ visuel supérieur comme dans la région maculaire. Suivant Hun, il faudrait plutôt admettre une lésion des *deux lèvres supérieures calcarines*.

Notre confrère anglais nous fournit encore un exemple de lésion simultanée de *deux régions visuelles* se traduisant par une réduction considérable et différente pour l'un et l'autre des champs visuels.

OBSERVATION. — MAKINS [1].

Un soldat couché est atteint par une balle, tirée à 500 mètres, au niveau de l'angle postéro-supérieur du pariétal droit, il ne perd pas connaissance, reste deux jours tout à fait aveugle, puis la vue s'améliore, il persiste une céphalalgie intense. Le 8e jour, la plaie est débridée, de nombreuses esquilles et de la bouillie cérébrale sont enlevées d'un foyer de fracture déprimée. Il n'existe pas trace de lésion du sinus longitudinal supérieur, la destruction cérébrale intéresse sans doute une partie considérable des *deux coins* et des deux avant-coins, et de plus à droite une portion de la 1re circonvolution occipitale et le lobule pariétal supérieur. Après l'intervention le sommeil est meilleur. Le blessé est évacué.

A l'arrivée à l'hôpital la blessure suppure. T. 37°,7 ; la plaie est rouverte, extraction d'esquilles enfoncées à 5 centimètres de la surface

1. Makins, obs. 66, p. 280.

Amélioration ; au bout de trois semaines la blessure est guérie, la céphalalgie a disparu, la lumière est désagréable pour l'œil droit et le champ visuel est manifestement rétréci.

Un an plus tard, le blessé est facteur des lettres, il souffre parfois de la tête, il a éprouvé à six reprises des attaques de faiblesse qui commencent par un tremblement ; ses jambes fléchissent, il tombe, puis au

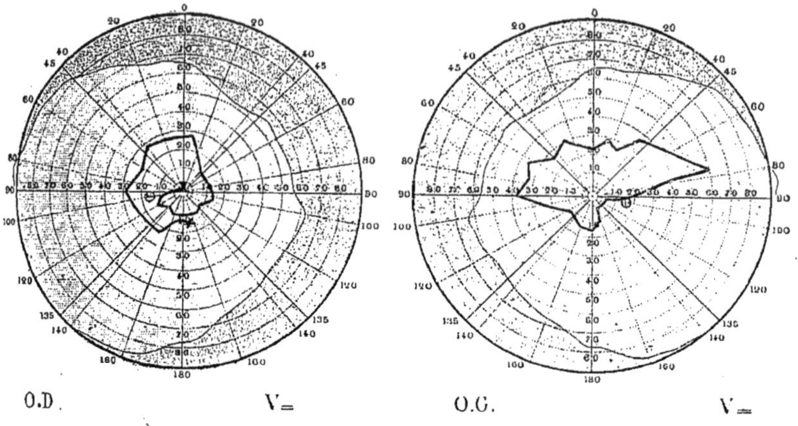

Fig. 86. — Champ visuel (Makins).

bout d'un quart d'heure il se relève sans autre malaise. La parole et l'audition sont parfaites.

Il existe une très forte hypermétropie, mais après correction l'acuité visuelle centrale est normale. Toutefois le patient ne voit ni sur sa gauche, ni sur sa droite, mais seulement devant lui. Les champs visuels sont très petits et pas typiques. Celui de l'œil droit est en spirale, celui de gauche présente une perte de tout son segment inférieur, aussi le patient voit le front et non la moitié inférieure du visage des personnes qu'il regarde (fig. 86).

Observation. — Christiansen [1].

Le 1er *août* 1900, une femme âgée de 30 ans se tire un coup de feu dans la tempe droite. Apportée à l'hôpital elle a sa connaissance, aucun trouble moteur ni sensitif, fait des réponses cohérentes et bien articulées, ne présente aucun autre symptôme qu'un cécité absolue et une forte dilatation des pupilles insensibles à la lumière ; dans la journée elles reprirent leurs dimensions normales. Rien à l'ophtalmoscope. La plaie qui donne issue à un peu de matière cérébrale et de sang est pansée.

3 *août*. — La blessée perçoit la flamme d'une bougie et la main qui passe à 10 ou 20 centimètres devant ses yeux.

1. Viggo Christiansen, *Nordiskt medicinskt Arkiv*, 1902, Afd II (In re medicin), H. 2, Nr. 7, p. 1.

4 *août*. — Elle lit les lettres de dimensions moyennes et indique l'heure sur un cadran.

9 *août*. — Elle lit des caractères très fins.

Le champ visuel pris le 16 *août* décèle l'existence d'une hémianopie homonyme complète gauche avec rétrécissement concentrique. L'acuité visuelle centrale est normale (fig. 87).

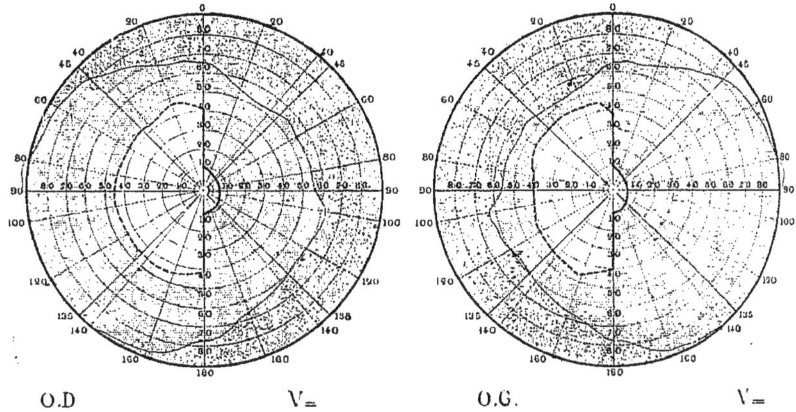

Fig. 87. — Champ visuel du 16 août 1900 (Christiansen).

Un mois plus tard, le 17 *septembre*, les deux champs visuels se sont élargis dans leur moitié droite et de plus ils débordent notablement la ligne médiane vers la gauche (fig. 88).

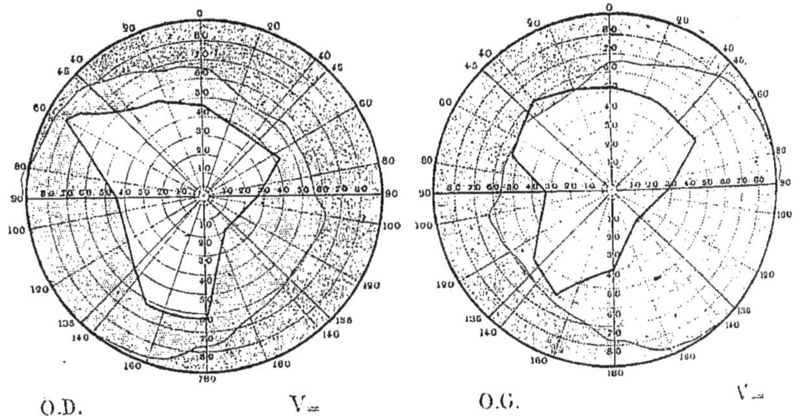

Fig. 88. — Champ visuel du 17 septembre 1901 (Christiansen).

En raison de la céphalalgie accusée par la blessée et de l'état mental que lui crée l'idée de séjour du projectile, six semaines après l'accident on la radiographie et on reconnaît que la balle se trouve à 1 centimètre au-dessous de l'écorce cérébrale du côté gauche. En regard de ce point l'on place une couronne de trépan qui enlève un morceau de l'angle postéro-inférieur du pariétal gauche en empiétant un peu sur le temporal. Le projectile est extrait.

Deux jours après, on explore sommairement le champ visuel qui présente toujours une hémianopie gauche ; il n'existe pas de daltonisme.

La blessée ne présente les mois suivants aucun symptôme particulier.

Le 29 *janvier* 1901, les champs visuels sont relevés, ils se sont un peu élargis (fig. 89).

Le 30 *janvier*, la femme se suicide à nouveau et cette fois meurt le lendemain.

Autopsie. — Outre la trace de la trépanation à gauche, on constate

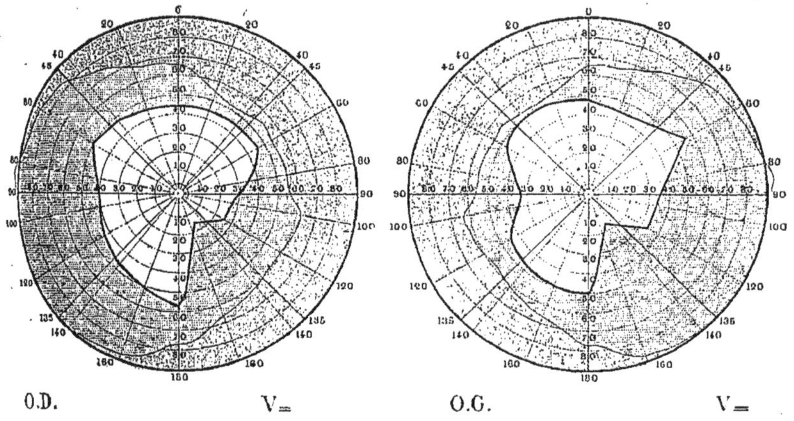

Fig. 89. — Champ visuel du 27 janvier 1901 (Christiansen).

à droite : 1° le premier trou d'entrée situé à 6 ou 7 centimètres au-dessus et en arrière du bord postéro-supérieur du méat auditif à 3 centimètres au-dessus de l'horizontale menée par le bord supérieur du zygoma et à 12 centimètres en arrière de l'apophyse orbitaire externe ; 2° le deuxième trou d'entrée situé dans la fosse temporale droite vers le ptérion. La voûte enlevée on voit un épanchement sanguin épidural assez abondant à gauche. Sous la dure-mère du sang liquide et coagulé occupe les fosses crâniennes moyenne et postérieure, entoure le cervelet et pénètre dans le canal rachidien. Les méninges molles surtout à droite sont fortement imbibées de sang.

Le trajet du dernier coup de feu se dirige en bas et en arrière à travers le ventricule latéral droit, la tente du cervelet et son lobe gauche, la balle est arrêtée dans la fosse crânienne postérieure. Cette lésion n'a aucun rapport avec le premier coup de feu et vu la brièveté de la survie elle n'a pu retentir secondairement sur lui. Le trou d'entrée de la première balle se trouve au milieu du bord supérieur de la temporale inférieure droite, le pli courbe et le lobule du pli courbe sont intacts. Le trajet se dirige en dehors, en bas et en arrière et, sur la face interne du lobe occipital droit, on voit un trou dans la partie antérieure du cuneus ; il intéresse les *lèvres supérieure et inférieure de la scissure calcarine dans son tiers antérieur, comme aussi son prolongement en avant du coin.*

En face, sur la face interne de l'hémisphère gauche existe un trou un peu en arrière et au-dessous du précédent ; à ce niveau la *partie antérieure de la scissure calcarine et les parties voisines de l'écorce sont lésées.* Enfin la balle est sortie à la partie antéro-supérieure de la circonvolution occipitale inférieure.

A droite la corne postérieure du ventricule latéral a été traversée, aussi les *radiations de Gratiolet sont tout à fait détruites dans leur moitié supérieure.*

A gauche, la balle a passé un peu plus en arrière et en bas, intéressant la corne postérieure du ventricule latéral et les *radiations de Gratiolet sont traversées à leur milieu ainsi que les fibres d'association voisines.*

Dans le trajet droit du sable osseux, des débris du cuir chevelu et du tissu musculaire sont restés en place sans provoquer de réaction. Il n'existe de dégénérescence que dans une zone très étroite autour de la blessure.

Cette observation au point de vue clinique est intéressante en ce qu'elle permet de suivre l'amélioration des désordres anatomiques dans la sphère visuelle. Les trois champs visuels ci-joints permettent en effet d'une part de prévoir la lésion des deux centres ; l'hémianopie gauche, c'est-à-dire la suppression de la moitié gauche du champ visuel, caractérise la lésion du faisceau de Gratiolet gauche, le rétrécissement de la moitié droite indique l'atteinte du faisceau de Gratiolet droit.

En second lieu, l'élargissement progressif des champs visuels s'explique par le processus de résorption et de restauration fonctionnelle qui s'est opéré dans les tissus lésés. Christiansen fait à ce propos observer que la blessée est morte avant que ce travail ait eu le temps d'aboutir à la sclérose des radiations de Gratiolet. Quoi qu'il en soit, ce fait peut être donné comme une véritable expérience de vivisection sur l'appareil central de la vision.

Chez les blessés dont il vient d'être question, il s'est agi de lésions du centre de perception visuelle d'un seul lobe, d'où de l'*hémianopie latérale homonyme,* ou d'une lésion limitée des deux centres de perception visuelle d'où de l'*hémianopie inférieure.* Voici maintenant deux exemples, l'un de *scotome constant et hémianopie,* l'autre de *perte de la vision périphérique des deux côtés avec conservation de la vision centrale.*

Bien particulier comme manifestation d'une lésion des deux

centres visuels, se présente le schéma donné par Henschen[1] d'une *hémianopie latérale homonyme avec scotome homonyme symétrique.* Il s'agit d'une blessure par éclat de balle.

OBSERVATION. — HENSCHEN[2].

Un enfant de 14 ans, le 25 mai 1901, est atteint par la balle de 6 millimètres d'un fusil de salon, tirée à 5 ou 6 mètres. Trou d'entrée à l'occiput 5 centimètres à droite de la ligne médiane sur le cuir chevelu (soit 3cm,5 à 4 centimètres sur l'écorce cérébrale) et à 2 centimètres au-dessus de la ligne d'insertion de la tente du cervelet.

La radiographie montre trois corps étrangers (fig. 90) :

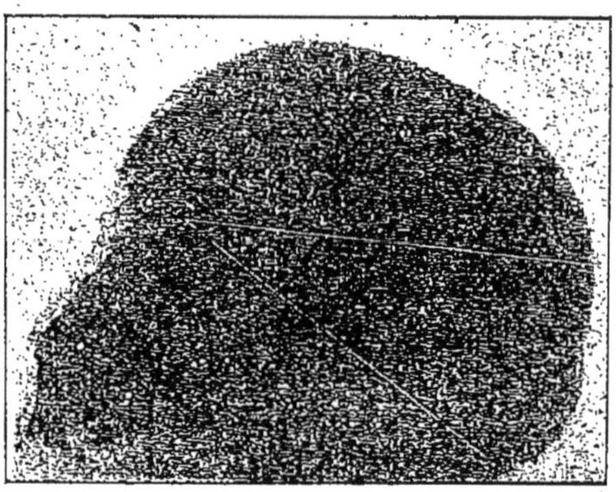

FIG. 90.

1° La partie principale du projectile tout à fait en avant à peu près au niveau de la fosse sylvienne, derrière le pied de la pariétale ascendante à 1 centimètre de profondeur dans du tissu dégénéré (constaté pendant l'opération qui ne permit pas de retrouver la balle).

2° Dans le lobe occipital, deux petits éclats : le plus petit sans importance, le plus gros se voit sur la photographie à environ 55 millimètres de la surface cutanée correspondant à la protubérance occipitale externe, à environ 36 millimètres en avant de la pointe du lobe occipital. Il se trouve de plus à 13 millimètres de la ligne qui joint l'apophyse orbitaire externe à la protubérance occipitale externe et indique le bord inférieur du lobe occipital, c'est-à-dire l'insertion de la tente du cervelet.

1. Henschen, *Semaine médicale*, 22 avril 1903, p. 126, fig, 17.
2. Henschen, *Klin. u. Anat. Beiträge zur Patholog. des Gehirns*, t. IV, p. 37.

Une lésion à 13 millimètres au-dessus de la face inférieure du lobe occipital et à 38 millimètres en avant de sa pointe intéresse ou la lèvre ventrale de la scissure calcarine, si la tête est inclinée à gauche, ou bien les fibres ventrales du faisceau visuel. La radiographie n'a pas été assez nette pour établir si le corps étranger se trouve dans le lobe occipital droit ou gauche. En raison de sa petite masse et de la résistance il a pu s'arrêter dans le droit. S'il a pénétré dans le gauche, il doit, par suite de la position de la tête au moment de la blessure, avoir traversé tout le faisceau optique.

La première hypothèse explique le petit scotome du quadrant supérieur gauche; la seconde rend compte de plus de l'hémianopie complète droite — désordres constatés chez le blessé (fig. 91).

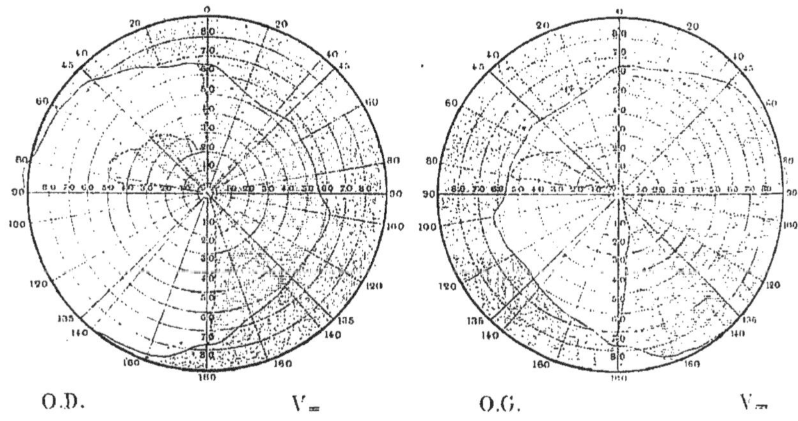

Fig. 91. — Champ visuel (Henschen).

3° Sur le coup l'enfant tombe en criant : « au secours, je suis aveugle », il reste 4 jours sans connaissance, puis ne peut dire que *oui* et *non*, il accuse des crises de douleurs dans la jambe gauche mais rien par ailleurs.

Peu après l'accident il accuse que son champ visuel est limité sur la droite, et 5 mois après il remarque que d'un pot de fleur placé sur une table il voit la fleur et la table mais pas le pot.

L'examen des champs visuels montre : 1° une *hémianopie* droite complète, laquelle traduit une destruction complète des voies visuelles gauches par le coup ou une infiltration de sang ;

2° Une lacune du quadrant supérieur dans les champs visuels gauches, *scotome constant, bilatéral, homologue, de même forme.* Constatation fort importante au point de vue de la théorie de la projection corticale de la rétine — il traduit une lésion limitée du faisceau ou du centre visuel droit.

Observation. — Alf.-W. Sanders [1].

Un soldat, dans la nuit du 26 décembre 1900 est atteint à l'occiput par une balle de fusil ; aussitôt il perd la vue (mais il ne peut affirmer que la cécité ait été totale). Il est évacué et en cours de route il perd connaissance ; au bout de dix jours il arrive à l'hôpital : les membres sont en extension, la respiration profonde, les yeux clos ; le patient peut être tiré de son sommeil, mais alors il devient bruyant et grossier. T. 39°,5, P. 76, pas de paralysie, pupilles égales réagissant à la lumière.

A la région occipitale existe une plaie suppurante longue d'environ 5 centimètres et, après débridement, on voit sur l'os un trou en forme d'haltère avec esquilles et hernie cérébrale tendue, non pulsatile ; une ponction à près de 5 centimètres de profondeur donne issue à quelques grammes de pus et de matière cérébrale ramollie ; il existe une cavité sans esquilles qui est lavée à l'eau stérilisée et drainée. Le centre du trou crânien se trouve à 6 centimètres environ au-dessus de la protubérance occipitale externe et à 3 centimètres de la ligne médiane.

Le lendemain l'opéré est encore assoupi et irritable. T. 37°,7 et 38°,3, P. 54.

Le 8 *janvier*, T. 37°,7, le blessé se plaint de perte de la vision ; à partir du 10 la température redevient normale, la plaie est en bon état. Le patient peut distinguer la sœur et la couleur de son vêtement ; l'état mental paraît normal.

Le 14 *janvier*, on constate une diminution du champ visuel.

Quatre semaines plus tard la blessure est guérie, le blessé se lève, sa démarche est incertaine ; il semble marcher en regardant devant lui. Le champ visuel est en effet réduit à une petite aire centrale ; identique des deux côtés ; elle ne dépasse pas 5 degrés dans la plupart des directions et dont aucune n'atteint 10 degrés.

Fin de *février*. — La vision ne s'est pas améliorée, il n'y a pas d'apparence de cécité mentale.

La disparition des deux champs visuels périphériques, ou si l'on veut la conservation du seul champ visuel central, d'après les données actuelles de la physiologie ne peut s'expliquer que par une lésion des deux centres de perception visuelle ; il s'agirait non de rétrécissement des champs visuels, mais d'une *double hémaniopie*. De plus, si la vision maculaire persiste, c'est qu'une petite partie de l'écorce occipitale interne, d'un côté ou de l'autre, est restée intacte. Or, dans le cas rapporté par Sanders, cette explication ne serait pas de mise ; d'après les recherches qu'il a

1. Alf.-W. Sanders, A case of cerebral abcess complicating gunshot injury with bilateral loss of pheripheral vision. *The Lancet*, 31 août 1900, p. 580.

faites sur le cadavre, le chirurgien anglais admet chez son blessé l'intégrité du lobe occipital gauche ; à droite, les régions détruites seraient : 1° la partie antérieure de l'écorce de la face convexe du lobe occipital ; 2° la partie postérieure du gyrus angulaire ; 3° une partie de la substance blanche du lobe occipital intéressant la radiation optique et la substance blanche sous-jacente un peu profondément au gyrus angulaire.

A défaut de l'autopsie du blessé nous sommes en droit de rester sur la réserve et d'attendre avant de chercher une explication anatomique qui satisfasse au problème soulevé par Sanders.

Chez le blessé dont il vient d'être question il s'est agi d'une lésion, non confirmée par l'autopsie, des deux lobes occipitaux ; en voici par contre un exemple où l'examen anatomique a pu être pratiqué.

Observation. — Ratimoff [1].

X..., 22 ans, se tire accidentellement le 28 septembre 1888, un coup de revolver dont la balle de 4 à 5 millimètres pénètre à droite à 3 centimètres en arrière de la ligne biauriculaire et à 8 centimètres au-dessus du méat auditif. Tombé sans perte de connaissance, le blessé se relève aveugle. Pupilles légèrement dilatées, réagissant bien à la lumière. T. 37°, P. 72. Rien par ailleurs.

30 *septembre*. — Nuit agitée, sans sommeil, deux vomissements. T. 38°, P. 78.

1er *octobre*. — Injection de 1 centigramme de morphine et chloroformisation, mise à nu du trou crânien de 1 centimètre de diamètre à bords irréguliers, esquilleux et d'une esquille enfoncée dans le crâne ; extraction des esquilles, issue de caillots sanguins, de bouillie cérébrale et de cheveux, constatation des pulsations cérébrales, exploration du trajet sans résultat jusqu'à 4 à 5 centimètres. P. 64 à 70 ; T. s. 38°,6 ; P. 82.

2 *octobre*. — Sommeil agité, céphalalgie intense ; pour la première fois depuis l'accident le blessé distingue la lumière et commence à reconnaître les objets.

3 *octobre*. — Nuit bonne, pas de céphalalgie, vision beaucoup plus nette, le blessé reconnaît sa mère et sa sœur. T. 37°,7 et 37°,2.

5 *octobre*. — Depuis hier soir, céphalalgie très forte au niveau de l'occiput et du front, léger ictère. T. 37°,5 à 37°,9.

6 *octobre*. — T. 37°,4 et 38°,3.

7 *octobre*. — T. 37° et 37°,9.

8 *octobre*. — La teinte ictérique a presque disparu. A cinq pieds le

1. Ratimoff, Sur un cas rare de plaie de tête par arme à feu. *Revue de chirurgie*, 1890, p. 592.

blessé distingue le n° 100 de l'échelle de Krudoff, les couleurs sont vues, le champ visuel décèle: *cécité de la moitié gauche des rétines,* rien au fond de l'œil. État psychique, motilité, sensibilité, normaux.

Onze jours après l'opération, formation d'une hernie cérébrale qui progressivement, atteignit à la fin du 2e mois le volume d'une petite orange, elle était couverte de bourgeons charnus.

12 *novembre.* — Après une crise de céphalalgie très forte, la parole du blessé s'embrouille subitement, il articule les mots avec difficulté, le lendemain l'aphasie est complète, trois jours plus tard la parole revient, mais affaiblissement de la vue, parésie de la face et du membre supérieur droit.

20 *novembre.* — Après une crise de céphalalgie et d'agitation apparaissent subitement des convulsions toniques et cloniques pendant vingt-cinq minutes, puis sommeil profond. Si on réussit à réveiller le malade, il ne répond pas aux questions, il ne semble pas les comprendre, cela jusqu'au lendemain soir. Trois jours après le blessé est revenu à son état antérieur, persistance de la parésie de la face et du membre supérieur droit, persistance de l'hémianopie, mais diminution de l'acuité visuelle, le blessé distingue à peine les mouvements d'une main à 35 centimètres. A l'ophtalmoscope: neuro-rétinite, la moitié externe de la papille droite a une teinte blanchâtre, peu de dilatation des vaisseaux.

L'état du blessé s'améliore ensuite jusque fin de janvier, mais alors reprise de la céphalalgie, revenant par crises suivies parfois de sommeil profond; contractures dans les membres droits.

L'état du patient empire progressivement et il meurt le 6 avril.

Autopsie. — Du côté de l'entrée de la balle, à droite, zone de destruction de la substance cérébrale sur une surface de 4 centimètres en arrière et en bas de la partie terminale de la scissure de Sylvius, empiétant sur une partie des circonvolutions pariétales postéro-inférieures et des occipitales (elle intéresse le territoire du gyrus angulaire). La dure-mère à ce niveau est fortement adhérente, le cerveau est épaissi dans toute sa masse, surtout dans les lobes postérieurs où le relief des circonvolutions est presque complètement effacé. Dans *chaque lobe occipital,* on énuclée une poche, celle de gauche renferme la balle et pèse 115 grains; dans celle de droite s'ouvre le canal creusé par la balle. Elles contiennent un liquide purulent, vert jaunâtre, mêlé au détritus cérébral. Ces abcès ont presque complètement détruit la substance centrale qui leur forme une mince enveloppe. Le reste du cerveau ne présente rien d'anormal.

Dans ce cas la *cécité immédiate* s'explique parce que, sous l'action directe de la balle, le centre cortical droit et les radiations afférentes du centre gauche ont été altérés, et aussi parce que à cette action du projectile est venue s'ajouter l'action nuisible du sang infiltré et épanché. Cette dernière sous l'influence de l'intervention et de la résorption normales du sang a perdu de son importance, aussi a-t-on vu la vision s'améliorer jusqu'au moment où la formation des abcès occipitaux a abouti à la destruction tout au moins des voies afférentes des deux centres visuels.

Dans cette observation encore il convient de faire remarquer que la *neuro-rétinite* présentée par le malade doit être expliquée par une participation du segment antérieur de l'appareil visuel aux accidents infectieux qui ont compliqué la lésion traumatique. Il est en effet établi que les dégénérescences consécutives aux lésions destructives du centre visuel cortical ou des radiations optiques de Gratiolet ne dépassent pas en général les centres ganglionnaires de la vision et n'entraînent qu'à la longue une atrophie du segment antérieur, extra-cérébral de l'appareil nerveux visuel (Déjerine [1]).

2° Hémiachromatopsie.

L'*hémiachromatopsie* ne semble pas avoir dans les cas précédents attiré l'attention des observateurs. A l'occasion cet examen mériterait d'être pratiqué et sans doute serait positif. Wilbrand, en effet, a émis l'hypothèse de l'existence d'un centre des couleurs surperposé dans la sphère visuelle à celui de la perception lumineuse. Cette conception n'est pas généralement admise. L'hémiachromatopsie et l'hémianopie ne sont que des manifestations à un degré différent d'un trouble visuel qui résulte d'une seule et même cause centrale, commençant par la perte de la perception d'une couleur et finissant par l'abolition de la lumière dans une moitié du champ visuel.

3° Cécité corticale.

Sous la dénomination de *cécité corticale* il faut ranger la cécité produite par la *disparition fonctionnelle des deux centres de perception visuelle* : c'est donc une double hémianopie latérale avec disparition de la vision centrale. Nous n'en avons pas relevé d'exemples à la suite de coups de feu ; rappelons cependant qu'un certain nombre de blessés, dont il a été précédemment question, se sont plaints d'avoir été tout d'abord complètement

1. Déjerine et Déjerine-Klumpke, *Anatomie des centres nerveux*, t. II, p. 422, 1901.

aveugles. Il est possible que chez eux, comme chez le blessé de Ratimoff[1], le trouble fonctionnel primitif dans une partie du centre de perception visuelle n'ait été provoqué que par des lésions anatomiques rapidement réparables (troubles dans le jeu des neurones ou simplement troubles circulatoires ?)

4° Cécité psychique.

La *cécité psychique* est caractérisée par ce fait que l'individu a conservé la perception visuelle brute, mais il est incapable d'en interpréter la signification ; il a perdu ses *images visuelles commémoratives*. Le malade qui *voit* est néanmoins incapable de reconnaître les objets les plus usuels, sa maison, sa rue, les personnes qui le touchent de plus près ; en d'autres termes, il voit les choses et les objets comme s'il les voyait pour la première fois. La cécité psychique est accompagnée le plus souvent d'une faiblesse de mémoire visuelle plus ou moins marquée, le malade est incapable de reproduire par le dessin un objet usuel quelconque. Ces symptômes peuvent être permanents ou passagers, mais présentent toujours d'un jour à l'autre de grandes oscillations. Ils accompagnent parfois l'hémianopie, l'aphasie sensorielle et relèvent en général de doubles lésions profondes du lobe occipital lesquelles détruisent les radiations optiques et empiètent sur le lobe pariétal. Cette localisation a amené Wilbrand à conclure à l'existence dans toute la face externe du lobe occipital d'un centre auquel il donne le nom de *centre des souvenirs visuels,* en opposition au centre visuel cortical ou *centre de perception* qui siège à la face interne du lobe occipital (Déjerine[2]) (fig. 72).

La cécité psychique présente des différences suivant qu'elle tient à une *destruction de l'écorce cérébrale* au niveau du centre des souvenirs visuels ou qu'elle résulte seulement d'une *rupture des connexions* entre ce centre et le centre de perception visuelle.

La destruction des connexions entre les centres des souvenirs visuels et les centres de perception a pour résultat, comme la destruction des deux centres de perception, de mettre le sujet

1. Ratinoff, *Gaz. med. de Botkin*, 1890, 1 et 2, p. 26. — *Revue de chir.*, 1890, p. 592.

2. Déjerine et Déjerine-Klumpke, *Anatomie des centres nerveux*, t. II, p. 245, 1901.

hors d'état de former de nouvelles représentations et d'acquérir de nouvelles notions en rapport avec la perception visuelle, mais il conserve les souvenirs visuels antérieurs à l'accident. Il suffit par suite que chez lui les connexions du centre des souvenirs visuels avec les autres centres de l'écorce existent pour qu'il puisse évoquer les souvenirs. Il a en réalité une vision mentale. Si au contraire *l'écorce cérébrale, siège des souvenirs visuels, est détruite, le sujet ne possède plus aucune des notions visuelles* qui entrent dans la constitution des représentations mentales des objets. Cependant, si la lésion de déficit est strictement limitée au lobe occipital, les autres sens, avec leur cortège d'images mentales, où manque désormais l'élément visuel (perception lumineuse ou chromatique, acuité, forme des objets isolés ou en série), les émotions, les passions avec leurs réactions appropriées, bref les fonctions intellectuelles et affectives peuvent encore paraître normales (Soury [1]).

L'observation suivante, recueillie par Rencurel, peut être donnée comme un exemple de *cécité psychique*; malheureusement la description des lésions du lobe occipital n'est pas faite avec toute la précision désirable.

Observation. — Rencurel [2].

Le *4 août* 1896, un tirailleur sénégalais est atteint d'un coup de feu à la région occipitale ; muni d'un pansement sommaire il doit voyager pendant six jours dans un pays accidenté et dépourvu de routes et le 10 après large incision horizontale, à peu près à égale distance du lambda et de la protubérance occipitale externe, on voit un sillon long d'environ 8 centimètres et large de 2, creusé aux dépens des deux tables de l'occipital et encombré d'esquilles et de bouillie cérébrale.

Le blessé répond aux questions et se fait comprendre ; les pupilles sont largement dilatées. T. 38°.

11 *août*. — T. m. 39°,7, R. 53, P. 105. Le patient semble ne pas voir, il ne distingue aucun des objets qui l'entourent, il ne peut saisir la main tendue vers lui que grâce au claquement des doigts et après avoir dirigé le bras au hasard. Lorsqu'il veut porter une cuiller à la bouche, il hésite, la porte à la joue, aux lèvres, aux dents.

Cependant malgré des signes de cécité absolue, et peut-être même de perte de la notion des directions, il a été vu marchant à tâtons, s'appuyant sur les lits qu'il rencontrait et heurtait sur son chemin, se diri-

1. Soury, *Le système nerveux central*, p. 1494.

2. Rencurel, Note sur un cas de fracture de l'occipital avec lésions cérébrales et troubles visuels, in *Archives de méd. navale*, décembre 1897, p. 457.

geant la tête levée vers la porte ouverte et vivement éclairée, d'une allure titubante d'homme ivre.

13 *août*. — T. 39°,3 et 40°,6, R. 57 et 53, P. 125 et 118, pas de signes de méningite, mêmes troubles visuels. Le blessé cause avec ses voisins.

Les jours suivants, la température oscille entre 39° et 38°, le pouls reste aux environs de 100 pulsations et le nombre des respirations varie peu autour de 50, cela jusqu'au 18. On note alors de la somnolence, la position en chien de fusil, et l'apparition de pus dans le pansement.

La mort arrive le 20.

L'autopsie faite par le médecin-major Beigneux décèle une méningite purulente, le cervelet lui aussi est enveloppé par le pus. Le lobe occipital est en partie détruit par le traumatisme : la substance grise de la 1re circonvolution occipitale est en partie enlevée, sur un trajet correspondant à la plaie superficielle et d'une manière à peu près symétrique pour les 2 hémisphères. Pas de lésions de voisinage apparentes, pas de fracture irradiées vers la base, pas de lésion cérébelleuse, pas de lésions des nerfs optiques ni des tubercules quadrijumeaux.

Rencurel fait suivre son observation des remarques suivantes :

« La conscience qui distingue les formes à l'aide de la lumière peut perdre cette faculté précise et acquise qui lui permet de reconnaître les objets, sans pour cela oublier la sensation plus vague, plus primitive, de la lumière. Et c'est probablement ce qui s'est produit chez notre malade : il ne reconnaissait pas les lits ni le mur, ni son quart plein de lait, mais il avait la perception plus rudimentaire du jour ; ou plutôt son quart, les lits, etc., éveillaient en lui un groupe de sensations d'ombre et de lumière, et c'était tout ; il avait perdu l'éducation lui permettant de faire avec certains jeux d'ombre et de lumière, des objets appelés quarts, lits, etc. Il ne pouvait plus associer des sensations de lumière à la perception des formes, ou encore transformer par une élaboration consciente, des sensations lumineuses en perception de formes. Il y avait une sorte de vide dans sa conscience visuelle, une cécité psychique en un mot pour les objets, avec persistance de la perception de la lumière. Peut-être donc y a-t-il dans les lobes occipitaux le siège seul de la conscience visuelle, alors que des centres accessoires permettent à l'impression lumineuse de s'élaborer indépendamment des formes. C'est là la seule solution qui, croyons-nous, peut être donnée au problème posé par notre observation clinique.

« Le malade avait une démarche tibutante d'homme ivre. Ce

phénomène nous paraît être une conséquence de sa cécité subite, avec perte du souvenir des formes. Le malade n'ayant plus dans sa conscience de forme représentative des objets ne pouvait avoir d'idées lui permettant de savoir, par exemple, sur quel plan il marchait ; les sensations tactiles n'avaient pas encore pu lui donner une éducation nouvelle pour suppléer aux connaissances perdues, et lui permettre de se tenir en parfait équilibre en se déplaçant. S'il avait vécu, il aurait probablement recouvré peu à peu une démarche normale, sans y voir davantage, mais en suppléant à sa vision disparue par des expériences tactiles. C'est là, nous semble-t-il, l'explication qu'on peut donner de la démarche hésitante, désorientée même, de notre malade, qui ne savait plus comment veiller à son équilibration : car il n'avait ni lésions de l'oreille interne, ni fractures des canaux semi-circulaires, ni lésions du cervelet, du moins d'une manière apparente (Rencurel). »

Reconnaissant que son blessé pouvait percevoir encore la lumière, mais ne percevait pas les objets, c'est-à-dire la forme, Rencurel admet qu'il y avait chez lui destruction du centre des souvenirs visuels et conservation du centre de perception visuelle. Par suite, la vision était supprimée comme élaboration de conscience et non supprimée comme impression sensorielle.

5° Cécité verbale.

Parmi les objets que le blessé atteint de cécité psychique ne peut reconnaître, il en est qui présentent une importance toute particulière dans la vie de relation de l'homme civilisé, ce sont les *mots écrits.* La perte de compréhension de la lecture, la perte de la signification conventionnelle attribuée aux mots écrits constitue la *cécité verbale* que nous avons étudiée à propos des désordres du langage (page 334).

6° Hallucinations hémiopiques homonymes.

Chez les malades atteints d'hémianopie d'origine corticale les médecins ont quelquefois observé des hallucinations de la vue dans la partie abolie du champ visuel. Or une *lésion irritative du centre des souvenirs visuels* chez un blessé par coup de feu doit également être susceptible de provoquer pareil trouble fonctionnel. Autrement encore une lésion du territoire calcarinien doit pouvoir provoquer à distance une irritation de ce centre de souvenirs. Il s'agirait d'une sorte d'*épilepsie des centres sensoriels*. Nous n'en avons pas trouvé d'exemples relatés par les auteurs, mais il nous paraît naturel d'en admettre l'existence. De même qu'une lésion *destructive* unilatérale du lobe occipital détermine une *hémianopie bilatérale homonyme*, affectant de cécité partielle les deux moitiés correspondante du champ visuel, une lésion *irritative* unilatérale des mêmes régions doit déterminer une *hallucination bilatérale homonyme* affectant partiellement les champs visuels des deux yeux. L'image hallucinatoire est alors projetée et extériorisée, comme l'est une image réelle dans la perception normale des choses du monde extérieur [1].

Lésions de l'appareil sensoriel de la vision chez les blessés de la guerre de 1870-71.

Le Rapport allemand sur la guerre de 1870-71 [2] renferme une intéressante étude des lésions que produisent les projectiles sur le *tronc des nerfs optiques* et sur *ses origines*. Chez 32 blessés la lésion aboutit à des altérations de la *papille* ; 5 fois on note une neuro-rétinite, 26 fois l'*atrophie papillaire* et 1 fois une *hémorragie de la papille*. Toujours l'examen ophtalmoscopique avait été fait tardivement après la blessure. Dans 3 cas on constate le rétrécissement des vaisseaux rétiniens, dans 4 le rétrécissement des artères, enfin dans 3 la dilatation des veines. Outre la lésion du nerf optique, deux observations signalent des traces d'inflammation de la rétine et des amas pigmentaires sur le fond de l'œil. L'acuité visuelle, du fait de ces désordres, se montre très inégalement modifiée, et cela sans aucun rapport avec les lésions anatomiques. Tantôt la vision centrale est affaiblie, tantôt elle est nulle, parfois le champ visuel est en partie ou concentriquement rétréci. Ces troubles visuels surviennent en partie aussitôt après la blessure, en partie plus ou moins longtemps après ; parfois du reste ils s'améliorent.

1. Soury, *Le système nerveux central*, p. 1474 et 1473.
2. H. Nimier, Les blessures de l'œil pendant la guerre de 1870-71. *Arch. de méd. et de pharm. milit.*, t. XIV, p. 479, 1889.

Relativement à la blessure initiale, il est à remarquer que, sauf un cas incomplet et un coup de baïonnette dans l'orbite, il s'est agi de *fracture* par coup de feu des os du crâne ou de la face. Le plus souvent, la lésion intéressait la paroi de l'orbite ou son voisinage immédiat ; dans six ou sept cas, il s'agissait de régions éloignées du crâne. Dans sept de ces blessures, les deux nerfs étaient intéressés à peu près au même degré par le processus morbide qui pour l'un évolua plus vite, pour l'autre plus lentement. Dans deux cas enfin il y avait perte d'un œil et atrophie du nerf optique de l'autre côté.

Un petit nombre d'observations relate l'absence de lésions appréciables à un examen attentif malgré un affaiblissement de l'acuité visuelle ; une affection du nerf optique est alors vraisemblable. Dix faits de ce genre peuvent être signalés et, on serait en droit d'y ajouter les cas de diminution de la vision que n'expliquent pas suffisamment les lésions constatées. Répété pendant des années, l'examen n'a permis de reconnaître aucune altération de la papille, et cependant sauf de rares exceptions, l'état de la vision ne s'améliora pas. La faiblesse de l'acuité visuelle le plus souvent était unilatérale, du côté de la blessure ou du côté le plus sérieusement blessé.

Un autre groupe d'observations a trait aux lésions *immédiates* du nerf optique ou de ses origines ; alors la perte de connaissance au début et la mort rapide ne permettent que de supposer la cécité ; mais l'autopsie précise la lésion anatomique.

Une seconde série de blessures est caractérisée par des désordres visuels dont la cause est intra-oculaire ou rétro-bulbaire. On en compte 53 exemples. Les observations indiquent pour ces cas le degré de l'affaiblissement de la vision, la blessure par arme de guerre qui l'a causée, la conservation de la forme extérieure du globe de l'œil ; mais à toutes manque l'examen ophtalmoscopique, tandis qu'on spécifie le plus souvent la dilatation et l'immobilité de la pupille. Il est par suite difficile de décrire d'une façon générale cette variété de traumatisme. 24 fois il s'agissait de coups de feu du crâne (le pourtour de l'orbite laissé de côté), 5 fois de l'occiput, 17 des régions temporo-pariétales, 2 du front. Les suites de la blessure consistaient en cécité unilatérale ou bilatérale en diminution plus ou moins grande de l'acuité visuelle ; 11 fois les deux yeux, 13 un seul, étaient intéressés. Sauf chez 3 blessés, il existait de graves désordres cérébraux :

surdité uni ou bilatérale (9 fois), troubles du langage, paralysie des membres du côté opposé, faiblesse de la mémoire, vertiges...

A côté de ces 24 cas, viennent s'en placer 29 autres dus à des lésions du pourtour de l'œil ou à sa contusion (5 fois). A quelques exceptions près, il s'agissait alors de coups de feu (balles ou éclats d'obus), et par moitié de coups de feu perforants du visage et de blessures de même ordre des parois orbitaires. Dans 15 cas, il existait comme lésion concomitante : soudure palpébrale, ectropion, paralysie palpébrale, lésions des voies lacrymales, limitation de la mobilité du globe de l'œil. On notera encore deux cas de cécité bilatérale par choc gazeux, enfin un cas dans lequel la compression du nerf optique par un épanchement de sang est donnée comme cause de l'affaiblissement de la vue.

Une lésion directe du nerf optique par action immédiate d'un projectile fut blessure rare en 1870-71. On en signale quelques cas par suite du passage d'une balle d'une tempe à l'autre. Toutefois aucune preuve du traumatisme nerveux n'est fournie, et, comme le nerf peut, quoique primitivement intact, subir des *altérations secondaires* après un coup de feu de l'orbite ou du crâne, on ne saurait comme preuve de sa lésion primitive accepter la simple donnée ophtalmoscopique de l'existence d'une papille atrophiée et enflammée. Or, on manque d'autopsie, car ces coups de feu transversaux de l'orbite n'occasionnent pas la mort lorsqu'ils respectent la base du crâne.

Certain tableau de la statistique allemande relate les blessures suivies d'altération de la *papille optique* : taches blanches, hémorragie, anneau pigmentaire. Ces altérations traduisent le plus souvent des lésions du nerf optique par des esquilles de l'orbite.

Observation.

Dans un cas de plaie par éclat d'obus sur le côté droit du front, la perte de connaissance, la cécité, la surdité à droite, la paralysie palpébrale et la dilatation pupillaire, coïncidant avec l'intégrité de l'œil gauche, ne laissaient subsister aucun doute sur l'existence d'une fracture de la moitié droite de la base du crâne, étendue du canal optique à la pyramide. A l'examen ophtalmoscopique, la papille était normale fin novembre (blessure reçue le 7 octobre 1870) ; le 23 février 1871, elle était très blanche et les vaisseaux rétiniens étroits et rares ; le 12 juillet 1873, l'état de l'œil droit ne s'était pas modifié, le gauche restait intact.

Déjà Larrey avait rapporté l'autopsie d'un soldat qui, après avoir été frappé par une balle près de l'orbite au niveau de la tempe gauche, avait perdu complètement la vue de ce côté ; le nerf optique était comprimé par une esquille.

Dans certaines autres observations, le siège de la lésion doit être cherché dans l'intérieur du crâne en raison des troubles visuels bilatéraux et des symptômes concomitants.

Observation.

Coup de feu du crâne à $1^{cm},5$ en arrière du bord supérieur de l'oreille droite, le 14 août 1870. Le 22, des deux côtés, papille saillante ; à droite, bonne réaction pupillaire ; les mouvements de la main sont perçus du côté externe ; à gauche, faible réaction pupillaire, cécité. Le 31 mai, des deux côtés atrophie papillaire, particulièrement à gauche. $V = \frac{1}{10}$ G et $\frac{2}{7}$ D, champ visuel très limité. Le 19 juin, $V = \frac{1}{20}$ G et $\frac{1}{15}$ D ; des deux côtés hémianopie.

Dans ce fait rapporté par Cohn, il y aurait eu, d'après Leber, hémorragie intracrânienne à la suite d'un coup de feu du pariétal droit, d'où la *double cécité*. Dans une autre observation, recueillie par Beck, de double cécité après coup de feu à l'occipital et perte de substance cérébrale, sans autre désordre de sensibilité ou de motilité, l'autopsie dévoila une fracture esquilleuse de l'occipital, un grand épanchement de sang à la base du crâne et une méningite suppurée. Un autre cas prouve également que la méningite chronique peut abolir la vision et déterminer une double atrophie papillaire.

Chez un blessé, lentement et tardivement une *névrite optique* se développa, consécutive à une hémorragie de la base et à un abcès du cerveau. Il en fut de même dans un cas de Bernhardt. Après une blessure de la tempe gauche, suivie d'affaiblissement de la vision des deux côtés et plus tard de cécité de l'œil droit avec une légère décoloration de la papille au bout de trois ans, Berger admet, en raison de troubles auditifs des deux côtés, une lésion du chiasma et des deux temporaux (fracture et hémorragie).

Observation.

Un canonnier fut apporté du champ de bataille, le 18 août 1870, sans connaissance. Le lendemain on constatait à l'occiput une petite plaie, et après reprise de la connaissance une cécité complète sans altération des mouvements des yeux ; les deux pupilles, très dilatées, étaient égales ; les fonds d'yeux normaux. Par ailleurs, rien comme désordre de la sensibilité ou de la motilité, aucune douleur de tête ; la connaissance toutefois n'est pas parfaitement revenue. Au bout d'une semaine la vision s'améliore ; fin décembre 1870, le blessé compte les doigts placés près de lui ; toujours rien à l'ophtalmoscope.

Bien qu'on ne connaisse pas la fin de cette observation, elle offre un certain intérêt ; en effet on est en droit de croire qu'il y eût dans ce cas une fracture indirecte de la base à la région du *chiasma* dont la lésion primitive s'améliora (vu le relèvement de l'acuité visuelle), et de plus une hémorragie intracrânienne rend compte de la perte prolongée de connaissance. Une lésion du centre optique occipital ne pourrait expliquer la cécité double et totale ainsi que la dilatation pupillaire.

Deux autres observations méritent encore d'être signalées : dans l'une, la relation à établir entre le désordre visuel et la blessure pour le moins est douteuse.

Observation.

Il s'agit d'une plaie par éclat d'obus juste au-dessus du bord supérieur de l'orbite droit, laquelle, après une perte de connaissance passagère, causa si peu de troubles que dès le lendemain le blessé fut renvoyé comme guéri et fit son service. Dix mois plus tard, pour la première fois, il signala une diminution de l'acuité visuelle, et, au bout de deux ans, à l'ophtalmoscope, on pouvait reconnaître une atrophie du nerf optique droit.

Dans certaines observations, c'est moins la relation de cause à effet que les détails du processus traumatique qui font défaut.

Observation.

Th.-V. B..., fut blessé le 18 décembre 1870 par un obus (ou un éclat) qui lui passa très près du visage, et en même temps par des débris de mortier et de pierres provenant d'une maison frappée par le projectile à côté de lui. Peu après mydriase, faiblesse de la vue et sensation de flammèches à gauche. D'après un certificat médical, le blessé fut traité sans résultat pendant plusieurs mois pour mydriase et paralysie de l'accommodation. La vision continua à faiblir et, le 20 février 1873, on note que le champ visuel gauche est rétréci en haut et en dehors jusqu'à 40° ; et, à droite, $V = \frac{3}{5}$, pupille large, presque immobile.

En *novembre* 1874, la pupille est plus dilatée à gauche qu'à droite ;

paralysie des muscles droit inférieur, oblique inférieur, droit externe, parésie de l'accommodation, $V = \frac{1}{4}$. A droite, parésie du sphincter de l'iris, paralysie complète du droit externe avec rétraction de l'interne, paralysie presque complète de l'accommodation, $V = \frac{2}{9}$; des deux côtés le champ visuel est très rétréci, pour le gauche surtout en haut et en dehors. A l'ophtalmoscope, double atrophie du nerf optique, papilles très brillantes, blanc nacré : artères filiformes.

Dans deux observations, on signale de l'hémianopie, mais cette dernière semble plutôt avoir consisté en une lacune étendue du champ visuel, avec diminution considérable de la vision centrale. Ni l'une ni l'autre ne fournissent un exemple indiscutable d'hémianopie homonyme typique, et la lacune du champ visuel dans les deux cas ne peut s'expliquer par une lésion des fibres optiques en arrière du chiasma. L'atrophie papillaire signalée dans les deux cas, ainsi que la diminution persistante de l'acuité visuelle centrale et la limite mal déterminée du champ visuel, portent à admettre une lésion au niveau du chiasma : fracture de la base pour l'un, hémorragie pour l'autre.

Enfin il nous reste à emprunter au Rapport allemand une dernière observation, celle d'un homme blessé par une balle qui, entrée au-dessous de l'apophyse mastoïde droite, sortit près de l'apophyse épineuse des premières cervicales. Aussitôt, diminution de l'acuité visuelle, et, six mois plus tard, atrophie des deux nerfs optiques ; les détails manquent sur les autres désordres de l'innervation. Y a-t-il eu lésion de la moelle ou plutôt fracture à distance de la base ? On ne saurait le préciser.

XIII

CENTRES MOTEURS ET VOIES MOTRICES DE L'APPAREIL DE LA VISION.

L'innervation motrice de l'appareil de la vision comporte deux systèmes différents : l'un destiné à l'innervation de la *musculature intérieure* de l'œil ou système iridien, système ophtalmo-moteur intérieur, l'autre chargé de mettre en mouvement la *musculature extérieure*, système ophtalmo-moteur extérieur.

I. — SYSTÈME OPHTALMO-MOTEUR INTÉRIEUR

1° Centres et voies motrices iridiennes.

A sa sortie de l'œil le nerf optique renferme des fibres nerveuses qui constituent les *voies centripètes du réflexe pupillaire à la lumière*, et d'après Bechterew[1] ces fibres après croisement partiel dans le chiasma cheminent dans la bandelette optique jusqu'au corps genouillé externe, se dirigent de là dans le voisinage du bord interne du corps genouillé interne vers le bord supéro-interne de celui-ci ; là, elles se réunissent en un faisceau qui se rend au sillon latéral du tubercule quadrijumeau antérieur dans la substance grise duquel il s'épanouit en éventail, puis il gagne la région de l'aqueduc de Sylvius en décrivant une double courbe. Ses fibres devenues amyéliniques se ramifient autour des petites cellules caractéristiques du *noyau médian pair du moteur oculaire commun*. Les deux noyaux du sphincter de

1. Bechterew, *Les voies de conduction du cerveau et de la moelle*, p. 307.

l'iris sont en outre unis l'un à l'autre par de longs prolongements que l'on voit traverser la ligne médiane.

Telle est la *voie centripète* du *réflexe pupillaire à la lumière,* sa *voie centrifuge* se trouve dans l'oculo-moteur commun dont nous n'avons pas besoin ici de rappeler la description anatomique. Grâce à cet arc réflexe, l'impression lumineuse sur la rétine provoque dans le tubercule quadrijumeau antérieur une excitation qui, transmise au noyau iridien du moteur oculaire commun, provoque la contraction de la pupille.

La pupille se contracte également lorsque l'œil *accommode,* c'est-à-dire que, l'œil emmétrope regardant au loin, son muscle ciliaire est au repos et sa pupille est dilatée, tandis que dans le regard de près le muscle accommodateur est contracté et la pupille rétrécie. Ces modifications survenues dans la musculature intérieure de l'œil s'accompagnent généralement de changements analogues dans l'état des muscles extérieurs qui président à la convergence, aussi convient-il d'étudier la *réaction de l'iris à l'accommodation et à la convergence.*

Le nerf de la contraction iridienne par accommodation, écrit Grasset[1], comme le nerf de l'accommodation même, est toujours l'oculo-moteur commun, comme pour la contraction iridienne par la lumière. Seulement la contraction par accommodation n'est pas un réflexe ; c'est un *acte d'émanation corticale directe.* Quand un sujet y voit bien, l'impression visuelle arrivée dans l'écorce occipitale est transmise par les fibres d'association au *centre cortical de l'oculo-moteur commun* et de là part l'excitation motrice pour l'iris. L'excitation périphérique sur le centre visuel n'est cependant pas indispensable ; elle peut naître sur place par reviviscence des souvenirs visuels. Les yeux fermés ou dans l'obscurité, nous pouvons fixer loin ou près ; de même l'aveugle peut, sans rien voir, fixer loin ou près, et alors la pupille se dilate ou se rétrécit, par une excitation venue directement du centre cortical de l'oculo-moteur commun. Si l'on se rappelle que l'oculo-moteur commun innerve le *droit interne,* c'est-à-dire le *muscle de la convergence,* l'on comprend la dépendance des *deux mouvements d'accommodation et de convergence.* Reste à préciser le siège du *centre cortical de l'oculo-moteur commun.*

D'après Grasset on peut dire que probablement dans le *lobule*

1. Grasset, *Leçons de clinique médicale,* 1898, p. 468.

pariétal inférieur et le *lobule du pli courbe* se trouvent les centres corticaux des muscles moteurs et protecteurs de l'œil et par suite le centre cortical du moteur oculaire commun. Mais, avant de conclure le lecteur, voudra bien se reporter à ce que quelques pages plus loin nous dirons des centres corticaux de la musculature extérieure de l'œil.

Pour ne pas scinder la question des mouvements pupillaires, nous croyons utile de donner ici une indication du *système nerveux irido-dilatateur*. Le sphincter de l'iris se relâche et la pupille se dilate sous l'influence d'une paralysie de son appareil constricteur, c'est-à-dire d'une *lésion rompant l'arc réflexe constricteur*, en particulier au niveau de l'oculo-moteur commun ou de la bandelette optique. De plus, la pupille peut se dilater sous l'*action inhibitrice* que les fibres du *grand sympathique* exercent sur les *ganglions microscopiques du plexus ciliaire*. Le grand sympathique cervical renferme en effet des fibres irido-dilatatrices; la preuve en est que sa *section* est suivie de *myosis*, et inversement l'*excitation de son bout périphérique* provoque de la *mydriase*. Ces fibres irido-dilatatrices viennent du *centre cilio-spinal*, situé à la partie inférieure de la moelle cervicale et à la partie supérieure de la moelle dorsale. Elles passent par le rameau communiquant de la première dorsale avec le grand sympathique, qu'elles abandonnent à la base du crâne pour se joindre au trijumeau dans le ganglion de Gasser; puis par l'ophtalmique, le nerf nasal, le ganglion ophtalmique et les filets ciliaires, elles arrivent au globe oculaire et au plexus ciliaire. Ces données nous serons utiles quand viendra l'étude des coups de feu de la moelle et du sympathique.

2° Troubles fonctionnels de la musculature intérieure de l'œil.

A défaut des *troubles de l'accommodation* qui, de règle à tort ne sont pas recherchés, les *troubles pupillaires* provoqués par les coups de feu encéphaliques sont fréquemment observés et, si l'on veut bien se reporter aux données anatomo-physiologiques qui viennent d'être rapportées, il est possible de trouver dans leur constatation un appoint clinique pour remonter à la lésion anatomique.

Si en effet on se reporte au schéma des réflexes iridiens tel que l'établit le professeur de Montpellier, l'on peut se rendre compte des différents troubles fonctionnels relevés dans certains coups de feu de l'appareil de la vision (fig. 92).

Supposons 1° une section sur le tronc de l'un des nerfs optiques, la vue de l'œil correspondant est perdue, la contraction iridienne à la lumière ne se produit plus, mais persiste à l'accommodation.

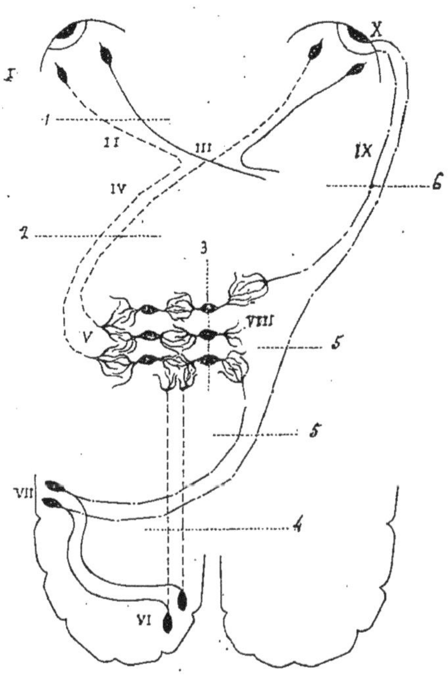

Fig. 92. — Schéma des centres et voies réflexes iridiens (d'après Grasset).

I, neurones périphériques rétiniens. — II, nerf optique. — III, chiasma optique. — IV, bandelette optique. — V, neurones de relais, centres optiques primaires. — VI, neurones optiques corticaux. — VII, neurones corticaux moteurs de mouvement et de protection de l'œil. — VIII, centres réflexes. — IX, nerf oculo-moteur commun et facial supérieur. — X, iris et paupières. Pour les chiffres arabes voir texte (p. 392).

2° Le projectile a sectionné la bandelette optique ; il existe de l'hémianopie bilatérale homonyme, la pupille présente la réaction hémianopique, c'est-à-dire que la moitié aveugle du champ visuel ne peut pas donner lieu à la réaction pupillaire, l'accommodation n'est pas troublée.

3° La lésion portant sur le centre réflexe iridien de la base, il y aurait conservation de l'acuité visuelle, abolition du réflexe lumineux pupillaire et conservation de la contraction iridienne de l'accommodation.

4° La lésion intéresse les radiations optiques au-dessus des noyaux de la base, il y a de l'hémianopie, les réflexes pupillaires à la lumière et à l'accommodation sont normaux (ce qui il est vrai n'a pas toujours lieu).

5° La lésion coupe la communication entre l'écorce et les centres réflexes ou les fibres qui de l'écorce gagnent le muscle accommodateur, la vue et les réflexes lumineux sont conservés, l'accommodation et la contraction pupillaire à l'accommodation sont supprimées.

6° La section du tronc de l'oculo-moteur commun supprime

tous les réflexes iridiens à la lumière et à l'accommodation, la vision persiste.

7° Si la lésion pouvait couper les fibres qui de l'écorce vont au noyau bulbaire de l'oculo-moteur commun, la vue et le réflexe lumineux seraient conservés, l'accommodation étant supprimée.

Lésions de l'appareil ophtalmo-moteur intérieur chez les blessés de la guerre de 1870-71.

Très rares sont dans le Rapport allemand sur la guerre de 1870-71[1] les observations de *désordres de l'accommodation*. Un fait de Cohn : *parésie* de l'accommodation à droite avec paralysie du côté gauche à la suite d'un coup de feu du pariétal droit et du cerveau ; un fait de Just : *spasme* de l'accommodation après une contusion du globe de l'œil par coup de feu sont à relever. On peut en ajouter un troisième dans lequel, à la suite d'un coup de feu du côté droit de la tête, il survint une parésie de l'accommodation, surtout marquée à l'œil droit, avec affaiblissement de l'acuité visuelle, mais sans participation de la musculature de l'iris.

Cette dernière par contre a fourni de nombreux exemples de *troubles fonctionnels pupillaires* sous l'influence d'affections de l'oculo-moteur ou du sympathique. Malheureusement les observations trop souvent sont incomplètes. Chez deux blessés, en raison de la blessure de tête et de la céphalalgie concomitante, on attribua le *rétrécissement* pupillaire à une irritation intracrânienne des fibres de l'oculo-moteur. Dans trois cas de *dilatation* de la pupille avec altération (?) de la vue, en raison des désordres concomitants de la sensibilité et du mouvement, on admit une méningite chronique de la base. La dilatation pupillaire était inégale ou unilatérale ; la réaction à la lumière était faible et lente, la déformation de la pupille, presque constante après la contusion du globe de l'œil, n'existait pas. Trois autres fois la mydriase s'accompagnait de paralysie d'autres fibres du moteur oculaire commun sous l'influence d'une lésion intracrânienne. Enfin on cite quatre coups de feu du pourtour de l'œil suivis de mydriase passagère.

1. H. Nimier, Les blessures de l'œil pendant la guerre de 1870-71. *Arch. de méd. et de pharm. milit.*, t. XIV, p. 486, 1889.

Notons encore ce blessé qui, atteint par un coup de feu à l'occiput, présentait des alternatives de mydriase et de myosis, la pupille changeant de dimensions sans motif appréciable ou au moment de crises de céphalalgie.

Dans la suite de ce chapitre nous donnerons un certain nombre d'observations qui, entre autres symptômes, relatent l'existence de troubles fonctionnels de l'iris et de l'accommodation.

II. — SYSTÈME OPHTALMO-MOTEUR EXTÉRIEUR

1° Centres et voies motrices.

A. Centres corticaux de la musculature extérieure des yeux. — Ferrier[1] a découvert dans le *lobe frontal* un centre des mouvements des yeux qui occuperait la moitié ou les deux tiers postérieurs des première et deuxième circonvolutions frontales. L'excitation serait suivie d'un mouvement de la tête et des yeux vers le côté opposé. Ce centre se subdiviserait en centre de mouvement de la tête et centre de la déviation conjuguée des yeux du côté opposé, ce dernier présentant lui-même : 1° un territoire supérieur dont l'excitation est suivie d'une déviation latérale avec abaissement des globes oculaires ; 2° un territoire moyen dont l'excitation provoque la déviation conjuguée simple, et 3° un territoire inférieur, d'où relève la déviation latérale avec élévation des globes.

Dans le *lobe occipital,* d'après Bechterew[2], chez le singe l'excitation de la partie antérieure dirige les globes oculaires en haut et du côté opposé, celle de la portion la plus reculée du même lobe en bas et du côté opposé ; l'excitation du reste du lobe occipital produit toujours et seulement des mouvements des globes oculaires qui les dirigent du côté opposé (à gauche, par exemple, si l'excitation a porté sur le lobe droit).

L'excitation de l'*écorce pariétale* elle aussi produit des mouvements multiples du globe de l'œil. Enfin Schaffer admet encore que l'électrisation des deux premières *circonvolutions temporales,* du gyrus angulaire, provoque aussi des mouvements des yeux.

1. Ferrier, *De la localisation des maladies cérébrales,* traduction Varigny, 1879 (Paris, F. Alcan).

2. Bechterew, *Les voies de conduction du cerveau et de la moelle* (édit. française, 1900), p. 682.

D'après Raymond[1], les fibres qui émanent du centre frontal traversent le corps calleux, la capsule interne, la lame médullaire interne du noyau lenticulaire, le pied du pédoncule cérébral. Là, elles semblent se mettre en rapport avec le tubercule quadrijumeau antérieur et avec le groupe des noyaux de l'oculo-moteur commun des deux côtés. Les fibres qui partent du centre pariétal traversent le cingulum, la couche des fibres tangentielles de la substance grise sous-épendymaire, le corps calleux, la capsule interne, la couche optique, le pied du pédoncule cérébral; finalement elles remontent vers le tubercule quadrijumeau antérieur. En outre, un faisceau direct gagne le tubercule quadrijumeau antérieur à travers la capsule interne. Quant aux fibres qui émanent du centre occipital, leur trajet exact est encore fort mal connu. En résumé, il existe des connexions directes entre les centres corticaux des mouvements oculaires et les *tubercules quadrijumeaux antérieurs* dans lesquels se trouvent les *centres de coordination* qui président aux mouvements associés des yeux.

L'existence de ces fibres de projection qui, des divers centres oculaires, vont aux tubercules quadrijumeaux, autorise à croire que ces divers centres moteurs sont *indépendants* les uns des autres, que le centre occipital par exemple n'est pas moteur indirectement grâce à l'existence de fibres d'association avec le centre frontal. L'expérimentation du reste paraît également avoir établi le bien fondé de cette donnée. De là découlerait que chaque centre provoque dans la musculature des yeux des mouvements en rapport avec l'*excitation sensorielle* ou *sensitive* qui y aboutit; le centre occipital provoquerait des mouvements oculaires sous l'influence des excitations visuelles, du centre frontal émaneraient les excitations motrices oculaires en rapport avec les excitations de la sensibilité superficielle ou profonde, et il est naturel d'admettre que les mouvements oculaires manifestement provoqués par une excitation auditive, eux aussi, découlent de l'excitation d'un centre spécial, localisé dans le lobe temporal, dans la sphère auditive, ce qu'établissent du reste les expériences de Schäffer.

Ces données sont intéressantes à rappeler en vue de la recherche de troubles de motilité comme manifestation des lésions des centres corticaux sensoriels ou sensitifs.

1. Raymond, *Progrès médical,* 25 janvier 1902, p. 53.

Mais, outre les centres oculo-moteurs de l'*écorce cérébrale*, l'on en a décrit d'autres dans le *cervelet*; après l'ablation d'un lobe latéral du cervelet, l'œil opposé regarde en bas et en dehors. Il y aurait ainsi *antagonisme* entre l'influence exercée sur les muscles oculaires par les lobes latéraux du cervelet et l'écorce du cerveau.

L'influence exercée sur les muscles oculaires de l'œil opposé par un lobe latéral du cervelet et par les cellules corticales de l'aire motrice des yeux de l'hémisphère cérébral du même côté que le lobe du cervelet est antagoniste. Tandis que l'une de ces influences empêche l'œil de se mouvoir dans une direction, l'autre l'empêche de se mouvoir dans une direction exactement opposée, de sorte que, lorsque l'une ou l'autre influence est séparément supprimée, une position anormale des globes oculaires en résulte ; tandis que si les deux influences sont simultanément abolies, cette position anormale des globes oculaires n'a pas lieu ; elle demeure normale en fait.

On pourrait dire encore qu'un *lobe latéral du cervelet et l'hémisphère cérébral opposé* exercent une *influence combinée* qui tend à mouvoir les yeux dans une direction, tandis que l'autre lobe latéral du cervelet et l'autre hémisphère cérébral réalisent les conditions du mouvement des yeux dans une direction exactement opposée (Soury).

Cette complexité des centres moteurs des muscles oculaires a sa raison d'être, car elle nous apparaît en relation avec la complexité même du rôle des yeux, en tant que récepteurs des incitations lumineuses qui émanent de tous côtés autour du sujet, et au-devant desquelles les yeux se portent, soit que la lumière elle-même les attire, soit qu'un bruit, une sensation quelconque vienne les inciter.

De cette multiplicité des centres moteurs, d'autre part, il résulte que la paralysie des muscles moteurs de l'œil du fait d'une lésion de l'écorce cérébrale est difficilement appréciable, le centre détruit paraissant suppléé par les autres. Cependant l'analyse clinique doit permettre de constater l'absence de mouvements oculaires sous certaines excitations. Dans un cas de cécité totale il y a disparition des mouvements en rapport avec la perception visuelle, chez un sourd les mouvements oculaires liés à la perception auditive font également défaut. Mais bien exceptionnels seront les coups de feu susceptibles de détruire les deux lobes occipitaux et de rendre le sujet aveugle. Impossible presque est la surdité bilatérale par traumatisme cortical. Quant à la cécité et à la surdité avec conservation des centres corticaux et de leurs relations avec les noyaux des nerfs moteurs de l'œil, elles ne sauraient mettre obstacle à l'apparition de mouvements oculaires en rapport avec la reviviscence des souvenirs visuels ou auditifs. Quoi qu'il en soit du reste, il convient d'opposer au peu d'importance clinique des désordres moteurs oculaires par *destruction* des centres corticaux, la fréquence de ces troubles lorsqu'il y a *excitation* de ces mêmes centres. Dans les attaques d'épilepsie jacksonnienne, les convulsions oculaires sont souvent relatées; or, si en pareil cas l'on signale surtout la déviation conjuguée, il convient d'admettre avec Jackson[1] que les mouvements latéraux des yeux ont dans le cortex une représentation beaucoup plus importante que tout autre de leurs mouvements, si bien qu'ils masquent en quelque sorte ceux-ci, quand l'aire motrice des yeux est stimulée.

Nous ne saurions finir cet exposé de l'innervation motrice centrale des yeux sans dire encore un mot du centre que Landouzy, Grasset, Wernicke, Henschen placent dans le lobule paracentral inférieur, lobule supramarginal ou du pli courbe ; ce serait le *centre de la déviation conjuguée des yeux*. Contre cette manière de voir Flechsig écrit : Il est exact que dans les lésions de cette région, en particulier dans les ramollissements profonds, on note fréquemment ici une déviation latérale des yeux et de la tête. En outre, on observe d'ordinaire, dans les extrémités et les muscles de la face du côté opposé, des phénomènes de paralysie, plus rarement des phénomènes d'irritation sous forme de convulsions : dans le premier cas, les yeux regardent la lésion, dans le dernier ils s'en détournent. Ces troubles fonctionnels toutefois ne prouvent pas l'existence du centre admis par Wernicke; ils sont pour Flechsig sous la dépendance de l'altération de faisceaux qui sillonnent à ce niveau la substance blanche sous-corticale, faisceaux dont l'action sur les mouvements des yeux est établie ; ce sont la radiation optique de Gratiolet et le faisceau temporal cortico-protubérantiel de la sphère auditive. Flechsig signale encore dans la substance blanche du lobule pariétal inférieur un faisceau d'association en rapport par sa partie antérieure avec la

1. Soury, *Système nerveux central. Structure et fonctions*, p. 944 et 945.

région sûrement motrice de la tête et des yeux. Il faut donc admettre que la lésion au point indiqué provoque indirectement des désordres oculo-moteurs : *en ce point il n'existe pas un centre cortical oculo-moteur.*

B. Voies motrices de la musculature extérieure de l'œil. — Si l'anatomiste décrit trois nerfs moteurs du globe oculaire, nerfs dont nous indiquerons ailleurs les rapports avec le sinus caverneux (page 403), les physiologiste avec Grasset[1] schématisent autrement l'œil moteur. Ils acceptent le *pathétique* destiné au muscle grand oblique, mais ne s'arrêtent pas à la simple constatation de l'existence des troncs *oculo-moteur externe* et *oculo-moteur commun*. Pour expliquer les mouvements toujours associés à direction latérale des deux yeux, ils admettent *deux nerfs hémi-oculo-moteurs.*

L'hémi-oculo-moteur droit ou *nerf dextrogyre* qui vient de l'hémisphère gauche, va au droit interne gauche et au droit externe droit, et fait tourner les deux yeux à droite.

L'hémi-oculo-moteur gauche ou *nerf lévogyre* qui vient de l'hémisphère droit, va au droit interne droit et au droit externe gauche, et fait tourner les deux yeux à gauche.

Parties de l'écorce cérébrale les fibres de chacun des hémi-oculo-moteurs s'entre-croisent et gagnent les noyaux situés dans l'étage antérieur du pédoncule cérébral au-dessous des tubercules quadrijumeaux. Là elles se répartissent en deux branches : l'une qui va directement au muscle droit interne du même côté, l'autre qui croise la ligne médiane pour aller au droit externe de l'autre; il existe donc un chiasma oculo-moteur.

La branche du droit externe ne s'accole à aucune autre ; c'est le nerf oculo-moteur externe des anatomistes.

La branche du droit interne s'accole à d'autres branches pour former l'oculo-moteur commun. Le schéma ci-joint montre leur constitution (fig. 93).

L'existence des nerfs hémi-oculo-moteurs dextrogyre et lévogyre doit nous faire supposer l'existence parallèle d'un nerf *élévateur* et d'un nerf *abaisseur du regard,* écrivent Morat et Doyon[2]

1. Grasset, *Leçons de clin. méd.*, 1898, p. 510.
2. J.-P. Morat et M. Doyon, *Traité de physiologie*. Fonctions d'innervation, 1902, p. 613.

qui ajoutent : « Les nerfs dextro et lévogyre sont rendus visibles et indépendants anatomiquement par l'existence de la scissure interhémisphérique qui sépare le cerveau en deux moitiés droite et gauche par rapport au plan médian. Rien de pareil n'existe pour nous faire reconnaître les deux nerfs, l'un élévateur et l'autre abaisseur. Les fibres constituantes de l'un comme de l'autre sont forcément réparties dans les deux moitiés du cerveau. Les deux moitiés de l'un comme de l'autre sont solidarisées dans leur fonctionnement par des connexions qui peuvent exister soit dans les deux hémisphères par les commissures (corps calleux), soit dans le mésocéphale au point de relai entre les neurones cérébraux et périphériques. Ces deux moitiés sont d'autre part fonctionnellement indépendantes pour permettre leur action isolée antagoniste. » De cette donnée physiologique découle au point de vue clinique que, à notre point de vue, les troubles des mouvements d'élévation et d'abaissement du regard doivent être exceptionnels.

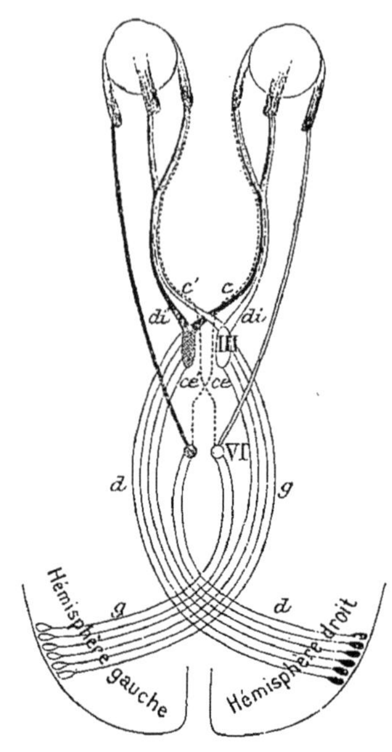

Fig. 93. — Nerfs hémi-oculo-moteurs dextrogyre et lévogyre.

Schéma montrant : 1° L'entre-croisement sus-nucléaire total des fibres oculo-motrices *d* et *g* se portant d'un hémisphère aux noyaux du côté opposé. — 2° L'entre-croisement sous-nucléaire partiel des filets de l'oculomoteur commun (chiasma oculomoteur de Grasset), et la constitution de son tronc :

α) Surtout par des filets directs venant du noyau du même côté *di*, *di'*.

β) Par des filets croisés provenant du noyau du côté opposé, *c–c'*.

γ) Par des filets croisés provenant du noyau du moteur oculaire externe du côté opposé, *ce-ce'* (Ferron).

3° Troubles fonctionnels de la musculature extérieure de l'œil.

Les données anatomiques relatives aux nerfs hémi-oculo-moteurs dextrogyre et lévogyre nous permettent de comprendre que, si une lésion siège entre le neurone cortical et le chiasma hémi-oculo-moteur, il y aura *déviation conjuguée des yeux*. Autrement dit, ce désordre fonctionnel caractérise l'altération du nerf hémi-oculo-moteur, tout comme l'hémianopie indique une lésion du nerf hémioptique, c'est-à-dire des voies sensorielles de la vision entre le neurone cortical et le chiasma optique.

Lorsque la lésion siège au-dessous du chiasma hémi-oculomoteur, elle se traduit alors par une *ophtalmoplégie* et, celle-ci, comme le fait observer Ferron[1], peut être suivant les cas *mixte*,

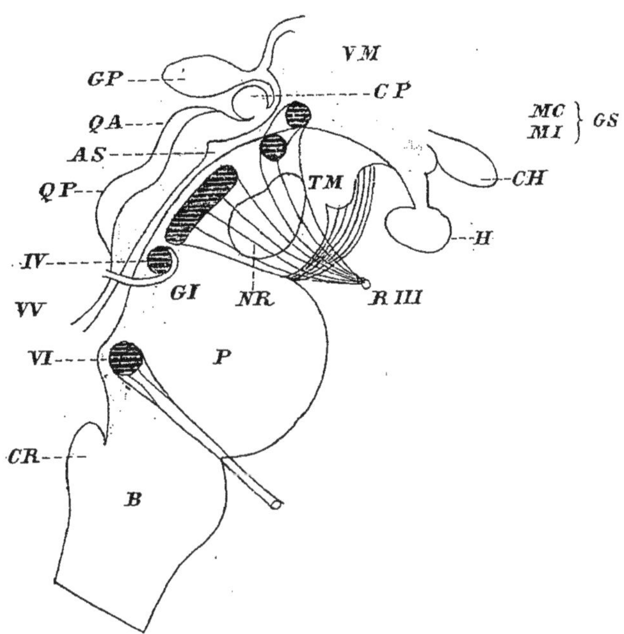

Fig. 94. — Région bulbo-protubérantielle et noyaux moteurs oculo-moteurs (d'après Brissaud).

Noyaux de l'oculo-moteur commun : *GS*, groupe supérieur. — *MC*, noyau du muscle ciliaire. — *MI*, noyau du muscle irien. — *GI*, groupe inférieur. — *RIII*, racine de la IIIe paire après traversée du noyau rouge *NR*. — *IV*, noyau du pathétique. — *VI*, noyau de l'oculo-moteur externe.

B, bulbe. — *P*, protubérance. — *CR*, corps restiforme. — *W*, valvule de Vieussens. — *QP-QA*, tubercules quadrijumeaux. — *AS*, aqueduc de Sylvius. — *VM*, ventricule moyen. — *GP*, glande pinéale. — *CP*, commissure postérieure. — *CH*, glande pituitaire. — *TM*, tubercule mamillaire.

extrinsèque ou *intrinsèque*, c'est-à-dire intéresser à la fois la musculature extérieure et intérieure de l'œil ou se limiter à l'un ou à l'autre.

La *déviation conjuguée des yeux avec rotation de la tête du côté opposé au point excité* est un symptôme ordinaire dans l'épilepsie jacksonnienne ; lorsqu'elle constitue le symptôme de début, Horsley diagnostique une lésion du *lobe frontal* et, pour être plus précis, une lésion de la partie postérieure de la deuxième frontale.

1. Ferron, *Annales d'oculistique*, novembre 1902.

Toutefois on ne saurait être aussi affirmatif, car la déviation conjuguée peut encore, ne l'oublions pas, être provoquée par une lésion sous-corticale du *lobule pariétal inférieur*. C'est alors un symptôme indirect de lésion en foyer, dû à l'évocation d'une sensation visuelle ou auditive, par suite de l'irritation ou de la destruction des faisceaux, visuel cortical et auditif cortical, sous-jacents au pli courbe ou au gyrus supra-marginal. Nous ne ferons que rappeler, faute d'observations à la suite de coups de feu, la constatation du même syndrome dans quelques autres altérations encéphaliques, notamment des hémorragies du cervelet et de la protubérance.

Si la théorie de Duret, le choc produit dans les cavités bulbaires *sur le plancher du quatrième ventricule* par le liquide cérébro-rachidien, permet d'admettre la possibilité de la lésion des *noyaux oculo-moteurs* à la suite d'un coup de feu de tête, aucune observation clinique à notre connaissance ne nous autorise à invoquer ce désordre comme cause de paralysie des muscles de l'œil (fig. 94).

Une observation de Eisenlohr fournit un exemple de paralysies associées des muscles de l'œil par lésion d'un *tubercule quadrijumeau antérieur* lui-même et du *centre de l'oculo-moteur*. Du reste au point de vue symptomatique le fait est complexe et pourrait être rapproché de ceux que nous étudions ailleurs sous la rubrique de *fausses hémiplégies protubérantielles et pédonculaires* et auxquels nous renvoyons le lecteur.

OBSERVATION. — EISENLOHR[1].

Un boulanger, âgé de 23 ans, se tire en *mai* 1889 un coup de revolver dans la région temporale droite. Apporté dans un service de chirurgie il reste quelques jours somnolent et souffrant de vertiges passagers. Pas de symptômes locaux. La plaie extérieure guérit et le malade sort en *juillet* de la même année.

Peu après il rentre à l'hôpital en raison d'incapacité de travail. Eisenlohr trouve du tremblement du bras gauche rappelant celui de la paralysie agitante, de plus du strabisme divergent, déjà ancien par myopie et astigmatisme. La pupille gauche plus dilatée que la droite, toutes deux réagissent paresseusement à une lumière artificielle intense.

1. Eisenlohr, Ueber die Diagnose der Vierhügel-Krankungen, Aetrzl, Verein in Hamburg, 6 mai 1890. *Münchner med. Wochenschrift,* 1890, n° 20, p. 364. (Marina, obs. 198, p. 308.)

Examen ophtalmoscopique normal. Les troubles s'améliorent à la suite d'injections d'hyoscine puis de physostigmine.

Au début d'*octobre,* le malade quitte l'hôpital pour revenir six jours après. On trouve des mouvements spasmodiques du bras gauche, des oscillations de la tête, de la *limitation des mouvements des globes oculaires, surtout vers le haut et le bas ; pupille droite presque double de la gauche,* polyurie (3 000 centimètres cubes) sans sucre.

En *novembre,* surviennent des maux de tête, des vomissements, du sopor, de l'insécurité de la marche sans vertiges. Température subfébrile avec 44 à 52 pulsations. Le traitement consiste en applications froides sur la tête et la nuque et en purgations.

En *décembre*, stauungs-papille, puis *ptosis* à droite.

Le 9 *janvier*, mort par pneumonie.

A l'autopsie on trouve que le projectile ayant pénétré à travers le lobe orbitaire, avait cheminé le long du pilier du trigone (auprès du corps strié), du plancher du 3e ventricule, avait perforé le *tubercule quadrijumeau droit et s'y était encapsulé.* Les régions avoisinantes avaient perdu leur couleur, mais n'étaient pas ramollies, tandis qu'étaient détruites la région profonde du tubercule quadrijumeau droit et une partie de l'oculo-moteur, le pédoncule et la couche optique étaient intacts. Hydropisie du 3e ventricule et des ventricules latéraux.

Eisenlohr divise la symptomatologie en trois phases :

a) Troubles moteurs : tremblements puis contractions spasmodiques du bras gauche et inégalité pupillaire qui paraissent dépendre d'une irritation des faisceaux pyramidaux et de la situation des projectiles dans les tubercules quadrijumeaux.

b) Paralysies associées des muscles de l'œil par lésion du tubercule quadrijumeau antérieur lui-même et du centre de l'oculo-moteur.

c) Enfin symptômes d'augmentation de pression (somnolence, stauungs-papille).

Trop complexe pour trouver place ici, une observation de Duzea (voir plus loin) nous fournit un exemple de paralysie du moteur oculaire commun par destruction de ce nerf dans son *trajet intrapédonculaire* (voir Hémiplégie pédonculaire et paralysie de l'oculo-moteur commun du même côté).

Dans leur *trajet prédural* les nerfs moteurs oculaires, enveloppés dans leur seule gaine arachnoïdienne, sont en rapport avec la face antéro-inférieure de l'isthme et les vaisseaux qui la sillonnent.

Reposant sur le pédoncule cérébral, le moteur oculaire commun, séparé de celui du côté opposé par le tronc basilaire, émerge entre les artères cérébelleuse supérieure et cérébrale postérieure, pas loin de la bandelette optique. Le pathétique, après avoir contourné la protubérance annulaire et le pédoncule cérébral, accompagné par l'artère cérébelleuse supérieure vient, très voisin du moteur oculaire commun et du trijumeau, longer la face inférieure du pont de Varole. Le trijumeau lui aussi est intimement connexe avec l'isthme de l'encéphale. Le moteur oculaire externe enfin, très près du facial, s'applique contre la protubérance et croise l'artère cérébelleuse inféro-antérieure, avant de gagner comme les précédents l'espace sous-dural sur le bord supérieur du rocher.

De ces rapports il découle qu'une lésion des divers troncs

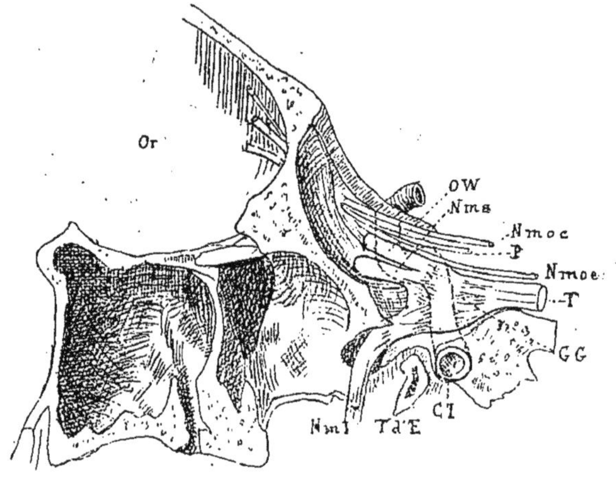

Fig. 95. — Rapports des nerfs oculo-moteurs et du sinus caverneux.
N. moc., nerf oculo-moteur commun. — *N. moe.*, oculo-moteur externe. — *P*, pathétique. — *OW*, nerf ophtalmique de Willis. — *Nms*, nerf maxillaire supérieur. — *T*, trijumeau. — *GG*, ganglion de Gasser. — *Nmi*, nerf maxillaire inférieur. — *CI*, carotide interne. — *T. d'E.*, trompe d'Eustache. — *Or*, orbite.

nerveux précédemment énumérés passera de règle inaperçue, masquée par les complexus cliniques liés aux désordres que le projectile a simultanément produits dans le mésocéphale et dans les vaisseaux voisins. De plus, de part sa structure, la gouttière basilaire sous le choc d'une balle se laissera perforer, ne subira pas de traits de fracture, ne présentera pas d'esquilles dont l'action vulnérale bien limitée, se limiterait à l'un ou l'autre des nerfs visés.

Dans leur *trajet intradural* par contre les nerfs oculo-moteurs se trouvent dans de tout autres conditions. Véritable carrefour nerveux et vasculaire la selle turcique avec les bases d'implantation des grandes ailes sphénoïdales constitue une importante région, dont les traumatismes en tant que désordres vasculaires nous ont déjà occupés. A son niveau encore les nerfs moteurs de l'œil contractent avec le squelette des rapports dont la connaissance nous importe. Le moteur oculaire externe embrasse le sommet du rocher dans une anse verticale à concavité inférieure; le moteur oculaire commun et moins immédiatement le pathétique viennent s'adosser à la paroi supérieure de la fente sphénoïdale dans sa partie la plus interne au contact du canal optique. Ajoutons encore que le moteur oculaire externe chemine à l'intérieur du sinus caverneux, les deux autres dans l'épaisseur de sa paroi supéro-externe, tous longeant en dehors la carotide interne. Au-dessus d'eux se trouvent les bandelette, chiasma et nerf optique, ainsi que le lobe frontal. Non loin d'eux encore naît l'artère méningée moyenne; enfin, mince se présente la lame osseuse qui les sépare du sinus sphénoïdal et du naso-pharynx.

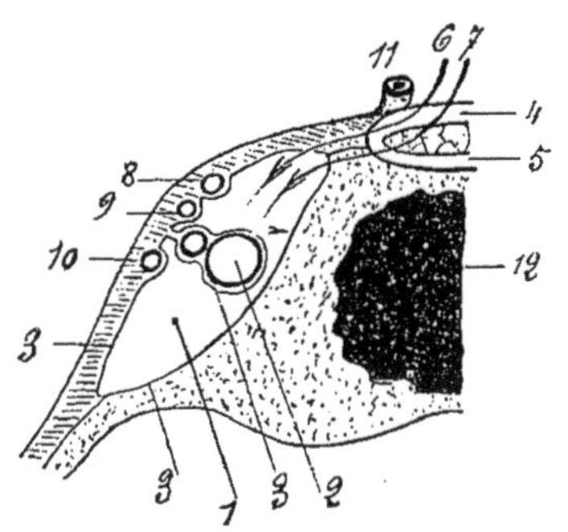

Fig. 96. — Coupe frontale schématique du sinus caverneux.

1, sinus caverneux. — 2, artère carotide interne, et à son côté externe le nerf oculo-moteur externe. — 3, 3, endothélium qui tapisse la moitié du sinus. — 4, sinus coronaire. — 5, sinus de la selle turcique. — 6 et 7, flèches qui passent du sinus coronaire dans le sinus caverneux. — 8, nerf oculo-moteur commun. — 9, nerf pathbétique. — 10, nerf ophtalmique. — 11, carotide interne à sa sortie du sinus caverneux. — 12, sinus sphénoïdal.

De ces différents rapports il découle que les lésions de ces nerfs directement produites par un projectile resteront souvent méconnues par suite de la gravité même du traumatisme. Cependant l'observation de Rehn (page 90) nous montre une ophtalmoplégie incomplète liée à la présence d'une *balle* arrêtée au voisinage du sinus caverneux et celle de Pereda (page 93) établit, semble-t-il, que l'*anévrysme artério-sinusal* peut retentir sur la motilité oculaire.

La même remarque s'applique aux lésions du *rocher*. Puig[1] en rapporte un exemple, l'attribuant à Chassaignac.

Observation. — Puig.

Coup de pistolet dans l'oreille, fracture de la base, lésion des *nerfs moteur oculaire commun, trijumeau* et *facial*; fracture comminutive du rocher, injection des nerfs de la 5e paire dont les filets sont

1. Puig, *Thèse*, Lyon, 1886.

ramollis et se déchirent facilement au niveau du bord supérieur du rocher, destruction complète du nerf facial dans son trajet.

Plus exposé, nous le savons, est le *moteur oculaire externe*.

OBSERVATION. — HAHN [1].

Coup de pistolet portant sur le pariétal gauche chez un jeune homme de 17 ans; trépanation au niveau de la plaie. Après l'incision de la dure-mère, il s'écoule de une à deux cuillerées de bouillie cérébrale altérée et on enlève un fragment de la table interne du volume d'une fève ; la balle est cherchée en vain. Guérison au bout de six semaines. Le blessé a eu du strabisme convergent gauche, de l'aphasie, de la rétention d'urine, pas de paralysie des membres. Quatre mois plus tard, il conserve encore de l'hémianopie droite.

Si cette hémianopie peut être attribuée à la lésion de la bandelette optique par le projectile lui-même, l'on ne saurait être aussi affirmatif au sujet de la paralysie du moteur oculaire externe. Le siège de la plaie à la région pariétale ne permet-elle pas d'autre part d'admettre l'irradiation vers la base d'un *trait de fracture décapitant le sommet du rocher* et lésant l'abducens, ainsi que l'ont montré les expériences de Félizet et Panas. Nous regrettons, il est vrai, de ne l'avoir jamais constaté sur nos pièces expérimentales.

Le même doute subsiste à propos du blessé dont Wahl a rapporté l'observation et cependant l'existence de la lésion nerveuse au sommet du rocher cette fois encore paraît probable.

OBSERVATION. — WAHL [2].

Instituteur. Artilleur bavarois, le 10 décembre 1871, devant Belfort, est contusionné par une grenade au côté droit de la face et à la région temporale. Immédiatement étourdissement. Plus tard douleurs et maux de tête constants du côté droit.

A l'examen, quelques jours après l'accident, on constate de la surdité de l'oreille droite, sans lésion du tympan. Plus tard diplopie binoculaire.

Œil droit dévié un peu en dedans et ne pouvant pas se porter en dehors au delà de la ligne médiane. Les deux images sont sur le même plan horizontal, et disparaissent dans le regard en dedans et en haut, au contraire il se produit une grande divergence dans le regard en dehors.

1. Hahn, *Deutsche med. Wochensch.*, 2 et 6 août 1896.
2. Wahl, *Arch. f. klin. Chir.*, 1872, XIV, p. 32.

Traitement. — Légère antiphlogose, iodure de potassium, puis sirop ferro-iodique.

Amélioration telle des symptômes que le malade peut rentrer chez lui au début de février.

Enfin toujours dans le même ordre d'idées le fait suivant ne nous fournit pas une description assez précise des rapports de la fracture et de la lésion du nerf moteur oculaire externe.

OBSERVATION. — A. BÉRARD [1].

Un homme de 64 ans se tire un coup de pistolet dans l'oreille droite. Intelligence intacte, céphalalgie très vive, nausées, quelques vomissements, peau froide et pâle, pouls petit et concentré. Paralysie de tout le côté droit de la face, *paralysie du nerf moteur oculaire externe*, perte de la sensibilité tactile de la moitié droite de la face, de la conjonctive, des muqueuses olfactive et linguale.

Le 8e jour : céphalalgie, agitation, délire, hémiplégie avec hémianesthésie gauche.

Le 10e, mort.

Autopsie. — Fracture comminutive du rocher. Injection de la 5e paire, ses filets ramollis se déchirent facilement au niveau du bord supérieur du rocher et de la face supérieure de cet os. Le ganglion de Gasser est mou et fragile, mais les filets qui en naissent sont sains. Le *nerf de la 6e paire* est rouge et moins consistant que celui du côté opposé. Destruction complète du facial dans une partie de son trajet. En un point correspondant à la fracture du rocher, la substance cérébrale présente une cavité contenant du pus et une balle.

Dans leur trajet basilaire les nerfs oculo-moteurs sont encore exposés à être lésés par des *esquilles du sphénoïde*. Nous n'en voulons pour preuve que le fait suivant de nos camarades Sieur et Jacob.

OBSERVATION. — SIEUR et JACOB [2].

Chez un homme qui s'était suicidé en se tirant un coup de feu dans la bouche, nous avons trouvé le sinus sphénoïdal droit effondré ; toute la gouttière caverneuse correspondante détruite avec ouverture de la carotide et du sinus caverneux et dilacération du *moteur oculaire commun* et du *pathétique*.

1. A. Bérard, *Gazette hebdom.*, 1840, p. 490, in Aran, *Archives gén. de méd.*, 1844, t. VI, p. 191.

2. Sieur et Jacob, *Recherches anatomo-cliniques et opératoires sur les fosses nasales et leurs sinus*, 1901.

Une lésion analogue est admissible dans un fait de Schwartz.

OBSERVATION. — SCHWARTZ [1].

Un homme se tire un coup de revolver au niveau de la région fronto-temporale droite ; *strabisme interne* et cécité complète de l'œil droit ; épistaxis abondante arrêtée spontanément. Pas de troubles cérébraux appréciables. Un mois après épistaxis profuse, suivie de cinq autres à brève échéance ; 6 mois plus tard, maux de tête continuels, sans fièvre ; hémorragie formidable quelque jours après : du sang rutilant sortait par les narines. Ligature de la carotide externe gauche ; nouvelle hémorragie par la narine droite, suivie de la ligature de la carotide externe droite. Deux jours après, nouvelle épistaxis aussi formidable qu'au début indiquant que le tronc artériel blessé dépend de la carotide interne. On se décide alors à aller directement à la recherche du foyer.

Le nez est rabattu suivant la méthode d'Ollier, on pénètre dans les sinus sphénoïdaux pleins de sang coagulé ; on constate qu'ils communiquent entre eux et on les tamponne à la gaze iodoformée ; 15 jours après ablation prudente des mèches. Guérison définitive.

Notre camarade Ferron, dans une note qu'il nous a remise, discute en ces termes l'observation précédente :

« Schwartz croit à l'existence d'une blessure de la carotide interne, probablement après sa sortie du sinus caverneux droit. La blessure simultanée du nerf optique et du nerf moteur oculaire commun confirme ce diagnostic, car à ce niveau la carotide interne, sise en arrière et en dedans de l'apophyse clinoïde antérieure, n'est séparée de la cavité du sinus sphénoïdal que par une mince lame osseuse. Pour notre part, nous ne croyons pas l'opinion de M. Schwartz absolument exacte et pour les raisons suivantes : à son issue du sinus caverneux la carotide interne est intracrânienne et non plus intradurale. Dès lors comment expliquer l'absence de troubles cérébraux, bien spécifiée par le rapporteur, troubles qui n'auraient pas manqué de se produire à la suite d'une compression due à une hémorragie aussi considérable que celle d'une déchirure de la carotide interne ; et surtout comment expliquer l'abondance et les caractères bien spécifiés aussi des épistaxis. Pour ces deux raisons, au contraire, l'existence d'une plaie de la carotide dans son trajet caverneux intradural doit être rationnellement admise. Ceci nous conduit à attribuer cette plaie à une esquille, hypothèse qui nous permet aussi d'expliquer la

1. Schwartz, *Arch. intern. de laryngol.*, t. VII, p. 228, juillet 1894.

paralysie du *moteur oculaire commun seul* et l'intégrité des pathétique, moteur oculaire externe et branche ophtalmique du trijumeau. C'est ce processus qui existait dans l'obvervation classique de Nélaton, dans laquelle une esquille de la paroi externe du sinus sphénoïdal, fracturée par la pénétration d'un bout de parapluie à travers l'orbite, a déchiré la carotide. Dans les deux cas, sauf l'absence dans celui que nous rapportons des signes d'un anévrisme artério-veineux, les symptômes sont identiques. Nous croyons donc qu'il s'agit d'une fracture des étages moyen et antérieur ayant entraîné la déchirure de la carotide interne droite dans sont trajet intracaverneux et la lésion des nerfs optique et moteur oculaire commun droits à leur issue de la cavité crânienne. »

Dans certains cas la complexité de la lésion osseuse au niveau de la base se traduit par des symptômes tels qu'il devient difficile de localiser le siège de la lésion nerveuse. Tel le fait de Walker.

Observation. — Walker[1].

Le 2 janvier 1891, on trouve sans connaissance un homme âgé de 24 ans ; trois heures plus tard il est semi-conscient, rend du sang par le nez, la bouche, l'oreille gauche. La paupière du même côté est le siège d'une forte ecchymose. Sur le voile du palais à gauche de la ligne médiane existe un trou et sur le sommet de la tête une tuméfaction sous laquelle on perçoit des esquilles. Celles-ci après chloroformisation sont extraites, il s'agit de fragments de la table externe et du diploé du frontal, formant les trois quarts d'un cercle de 3 centimètres de diamètre, en plus quelques esquilles de la table interne, du sang et de la bouillie cérébrale, enfin une balle. La plaie est fermée sur un drain.

Pendant trois jours, le blessé demeure semi-conscient, puis le 4e : délire, suppuration orbitaire, et le 8e le pus s'échappe par la plaie du vertex : puis l'état général s'améliore de jour en jour.

Actuellement (?) il existe une profonde brèche dans le crâne, à gauche de la ligne médiane et juste au niveau de la suture coronale. On note une légère exagération de la singularité mentale que présentait le sujet avant son accident. En outre, léger *strabisme* de l'œil gauche par manque de synergie du droit externe, du droit supérieur et de l'élévateur de la paupière, d'où de la diplopie dans certaines positions du regard ; enfin légère surdité de l'oreille gauche.

Chez ce blessé le projectile a dû traverser la cavité nasale et

1. Walker, *British med. Journ.*, 1892, p. 552.

le corps du sphénoïde, puis entrer dans le cerveau juste en avant de la commissure optique et en dedans du nerf optique gauche, perforer la première circonvolution frontale ; c'est de la partie supérieure de cette dernière qu'il a été extrait. Dans ce parcours il a pu par projection d'une esquille sphénoïdale léser les troncs nerveux ; mais, comme l'observation relate que le blessé a présenté du côté gauche une otorragie et une diminution de l'acuité auditive, peut-être cette fois encore s'agit-il d'une lésion nerveuse par fissure du rocher.

Ce fait enfin soulève une autre difficulté : il relate des troubles moteurs attribuables à la lésion de la 6e paire et du seul rameau supérieur de la 3e, or ce dernier n'est isolément vulnérable que près de l'entrée du nerf dans l'orbite : il s'agirait donc peut-être d'une *fracture du rebord de la fente sphénoïdale.*

Dans une étude sur les paralysies du moteur oculaire commun consécutives aux traumatismes crâniens, Durand et Gayet [1] donnent du trouble fonctionnel une explication — *la compression par un épanchement sanguin* — qui doit être acceptée pour certains de nos blessés.

En faveur de cette action des *hématomes basilaires,* il convient de signaler la guérison même de certaines paralysies. Sans doute, il est exceptionnel de constater, comme dans un cas de Marvaud, qui sera relaté plus loin, la brusquerie de la guérison au cours d'une intervention chirurgicale qui entraîne la suppression brusque de l'agent compresseur. Mais de règle l'on signale la guérison progressive des désordres au fur et à mesure que la résorption spontanée en fait disparaître la cause.

OBSERVATION. — DE BOUCAUD et CRUCHET [2].

Un jeune homme de 22 ans, le 8 décembre 1898, se tire un coup de revolver dans la tempe droite. Commotion cérébrale et, comme seuls désordres locaux : du côté de l'œil droit, hématome de l'orbite et exophtalmie, puis ultérieurement on constate une paralysie des muscles releveur de la paupière supérieure et droit interne, de l'œdème de la moitié interne de la papille avec rétrécissement du champ visuel en haut et en bas, enfin perte de l'olfaction du même côté.

Un mois plus tard la guérison était complète.

1. Durand et Gayet, Une variété pathogénique de paralysies du moteur oculaire commun..., compression par épanchement sanguin. *Archives provinc. de chirurgie,* 1901, p. 152.

2. De Boucaud et Cruchet, *Société d'anat. et de phys. de Bordeaux,* 16 janvier 1891.

On ne saurait dans ce cas admettre une paralysie par compression due à l'hématome orbitaire ; en effet des filets paralysés de l'oculomoteur commun, l'un, celui du releveur de la paupière, appartient à la branche supérieure du tronc nerveux ; l'autre, celui du droit interne, à la branche inférieure.

De plus, ainsi que Ferron l'a bien établi [1], le diagnostic de paralysie nucléaire doit dans ce cas être rejeté de ce fait que le releveur de la paupière supérieure et le droit interne reçoivent leur innervation en partie du noyau gauche et en partie du droit et, surtout de ce que le blessé présente d'autres symptômes qui localisent la lésion dans l'étage antérieur. De plus, la balle, entrée à un centimètre en arrière de l'apophyse orbitaire externe droite, faisait saillie sous le tégument de la fosse temporale gauche à cinq centimètres en arrière de l'apophyse orbitaire. Le trajet suivi par elle passe au-dessus des voûtes orbitaires. Il ne peut donc s'agir d'une atteinte directe par le projectile du tronc nerveux, mais bien de son altération par le sang épanché au niveau de l'étage antérieur. L'*hémorragie intracrânienne* s'est en effet traduite par des phénomènes de compression cérébrale (somnolence, ralentissement du pouls et de la respiration) et par un hématome orbitaire.

Il convient encore d'ajouter que, la compression du tronc nerveux ne pouvant s'exercer dans son trajet intradurale, c'est avant sa pénétration dans la paroi du sinus caverneux qu'il convient de rechercher le point comprimé. Mais alors une objection se présente aussitôt, basée sur la limitation de la paralysie aux deux muscles, releveur de la paupière et droit interne. Il est difficile de concevoir un processus atteignant ces troncs nerveux et lésant de ce tronc certaines fibres à l'exclusion des autres. A cela Fromaget [2] répond avec juste raison : « Nous ne voyons pas pourquoi en raisonnant *a priori*, puisque la troisième paire a des noyaux et des terminaisons distinctes et que, par conséquent, son tronc est constitué par des filets bien distincts, l'un de ces faisceaux ne pourrait pas être lésé à l'exclusion des autres. »

Que le sang épanché agisse par *compression* pure ou bien après *infiltration* dans la gaine nerveuse, le fait n'est pas établi ; ce dernier mode d'action mérite d'être pris en considération, car, faute de preuves anatomiques, l'on peut invoquer en sa faveur

1. Ferron, *Annales d'oculist.*, novembre 1902.
2. Fromaget, *Gazette hebdom. des Sc. méd. de Bordeaux*, 19 juillet 1894, p. 332.

que chez le blessé précédent la paralysie ne fut pas constatée immédiatement après l'accident.

Enfin une autre condition de paralysie motrice oculaire peut se trouver dans la venue d'*accidents méningés* ; cette remarque nous est suggérée à propos d'une observation dans laquelle Le Dentu invoque cette complication comme cause d'une légère parésie faciale, secondairement surajoutée à la paralysie immédiate de tous les muscles de l'œil.

OBSERVATION. — LE DENTU [1].

Un jeune homme s'est tiré un coup de revolver dans la région temporale droite : au moment où le chirurgien le voit, sa surexcitation est grande, la paupière supérieure de l'œil droit est tombante, la zone de distribution de la branche ophtalmique de Willis est privée de sensibilité, il existe une *paralysie de tous les muscles de l'œil* et surtout du droit externe. Au bout de 5 ou 6 jours apparaît une très légère parésie du facial droit, laquelle ne dura que quelques jours sans être accompagnée de surdité. Pendant plus de trois semaines le blessé fut en proie à un violent délire traumatique, puis ultérieurement le ptosis disparut, la paralysie du moteur oculaire externe s'effaça presque complètement, et le blessé ne conserva que de l'anesthésie sus-palpébrale et frontale droite.

Si dans ce cas la parésie faciale peut s'expliquer par un commencement de méningite très limitée, comme le veut Le Dentu, on peut aussi penser à une compression de nerf par une légère infiltration sanguine ou par une réaction périostique dans le canal de Fallope. Quant aux paralysies des oculo-moteurs, faut-il les attribuer à ce que la balle est allée se loger au voisinage immédiat de la paroi du sinus caverneux et qu'elle a contusionné ou déchiré les nerfs qui y sont accolés ou en parcourent l'épaisseur ? En passant elle aurait plus vivement lésé l'ophtalmique de Willis, puisque sa fonction ne s'est pas rétablie. Regrettons que la radiographie n'ait pas tranché la difficulté en localisant le point d'arrêt du projectile.

LÉSIONS DE L'APPAREIL OPHTALMO-MOTEUR CHEZ LES BLESSÉS DE LA GUERRE DE 1870-71.

Laissant de côté les obstacles mécaniques que les plaies de

1. Le Dentu, *Société de chir.*, 28 février 1894, p. 213.

l'orbite et des paupières apportent parfois aux mouvements de l'œil, nous emprunterons à la statistique allemande sur la guerre de 1870-71[1], quelques observations dans lesquelles les troubles moteurs peuvent être rattachés à une lésion nerveuse. Signalons d'abord 9 cas de *contracture palpébrale,* contracture réflexe, due à l'excitation des fibres sensitives du trijumeau (3 fois sus-orbitaire, 4 fois sous-orbitaire). Chez un blessé la contracture palpébrale persista malgré la destruction de l'œil par le coup de feu. Le petit nombre de ces faits, en comparaison de celui des blessures du crâne et de la face avec lésion du trijumeau, démontre la rareté de cet accident. Toujours, il fut unilatéral, correspondant au côté blessé. Jamais on n'a signalé de guérison ou d'amélioration, sauf une guérison obtenue par névrotomie. Relativement au mode de développement de la contracture palpébrale, dans deux cas elle débuta brusquement après complète guérison de la blessure. Chez deux blessés il s'agissait de contractions cloniques des paupières ; chez les autres, elles étaient toniques. Le plus souvent on signale, en outre, des douleurs dans les filets nerveux blessés.

Comme affection du *releveur de la paupière supérieure,* on trouve trois observations de paralysie liée à une contusion du pourtour de l'œil par éclat d'obus, une pierre ou un coup de feu du frontal à la racine du nez. Dans ce dernier cas, la paralysie musculaire s'amenda dans le cours de l'année qui suivit la blessure ; dans les deux autres, elle persista sans modification ; l'un d'eux se compliquait d'affaiblissement de la vision sans phénomènes objectifs appréciables. Enfin, une autre observation de paralysie de la paupière, d'abord incomplète, puis complète, signale comme cause la lésion du releveur par un coup de baïonnette. Un cinquième cas de paralysie palpébrale sans participation des autres muscles ne peut s'expliquer que par la contusion médiate du muscle ou de son filet nerveux par le globe de l'œil ; la paupière supérieure était intacte, l'éclat d'obus ayant déchiré l'inférieure, causé une hémorragie sous la conjonctive bulbaire, rupturé la choroïde et la rétine. Dans les trois autres faits de paralysie palpébrale, il s'agissait de blessures du crâne indépendantes de l'orbite.

1. H. Nimier, Les blessures de l'œil pendant la guerre de 1870-71. *Arch. de méd. et de pharm. milit.*, t. XIV, p. 484, 1889.

Parmi les observations de *désordres des mouvements du globe de l'œil,* 5 fois on note des cas de lésion du crâne avec la mention trop incomplète de strabisme. Par contre, la *paralysie du droit interne,* une fois avec paralysie palpébrale, est signalée chez deux blessés par Cohn, mais d'une façon trop insuffisante pour permettre de localiser la lésion. Deux fois aussi on a noté la *paralysie du droit externe* chez un blessé à la suite d'une contusion par éclat d'obus de la moitié droite de la face et du crâne. La coïncidence de surdité de l'oreille droite sans rupture du tympan fait dans ce cas penser à une lésion de la base du crâne vers la partie postéro-interne du rocher. Dans l'autre cas, la paralysie de l'abducteur survint au cours d'une méningite basilaire traumatique mortelle. Enfin, une paralysie incomplète du même muscle résulta vraisemblablement d'une fracture de la base, et, dans un autre cas, d'une lésion directe du nerf moteur oculaire externe et de l'optique dans l'orbite.

Des *contractures* diverses des muscles de l'œil se sont également produites. Berthold a relevé un strabisme de l'œil gauche comme suite d'un coup de feu de l'occipital du côté gauche, sans autre phénomène morbide qu'une céphalalgie périodique.

A signaler encore quatre cas de *nystagmus* ; deux fois il intéressait les deux yeux après un coup de feu du temporal et de la racine du nez ; deux fois, après des coups de feu perforants du visage, il était unilatéral. L'un de ces derniers cas se compliquait de contractions cloniques des muscles de la face du côté blessé ; dans l'autre, le second œil avait été détruit au moment de la blessure.

XIV

RÉGION TEMPORALE. — RÉGION AUDITIVE

CENTRES ET VOIES NERVEUSES DE L'AUDITION

Le lobe temporal sous-jacent à la sphère rolandique dont il est séparé par la scissure de Sylvius, est limité en arrière par la ligne fictive perpendiculaire externe, qui le sépare de la région occipitale. Celle-ci, du reste, sur la face inférieure de l'hémisphère, se continue également sans limite précise avec le lobe temporal auquel nous décrirons une face externe et une face inférieure.

Sur la face externe se voient trois circonvolutions dites temporales, parallèles à la scissure de Sylvius et numérotées de haut en bas. La première, la plus élevée, longe la scissure de Sylvius qui se perd dans sa jonction avec le lobe pariétal. La deuxième temporale est séparée de la précédente par un sillon profond, sillon temporal supérieur ou sillon parallèle (à la scissure de Sylvius) ; en arrière, elle s'unit avec le pli courbe du lobe pariétal. Entre elle et la troisième temporale existe le sillon temporal inférieur, presque toujours incomplet en raison des plis de passage qui unissent ces deux circonvolutions. La troisième temporale rejette en arrière le lobe occipital et contribue à former le bord inférieur de l'hémisphère, bord qu'elle déborde par sa face inférieure (fig. 97).

Mal limitées en arrière, les trois circonvolutions temporales constituent en avant la corne sphénoïdale (opercule inférieur) qui masque dans la profondeur l'origine de la scissure sylvienne et le lobe de l'insula, et qui se loge dans la fossette de l'étage moyen de la base du crâne.

Vu par sa face inférieure, le lobe temporal se prolonge en arrière par le lobe occipital (déjà étudié) ; et, de la corne sphénoïdale à la corne occipitale, on aperçoit de dehors en dedans la face inférieure de la troisième temporale, puis le premier sillon temporo-occipital et la face inférieure de la première circonvolution occipito-temporale ou lobule fusiforme, puis un sillon antéro-postérieur, dit deuxième sillon temporo-occipital, au delà duquel se trouve la deuxième circonvolution temporo-occipitale ou lobule lingual qui longe le bord interne du lobe temporo-occipital. En arrière, ce lobule lingual forme la lèvre inférieure de la scissure calcarine ; dans sa moitié antérieure il embrasse le pédoncule cérébral dont il est séparé par la partie latérale de la grande fente

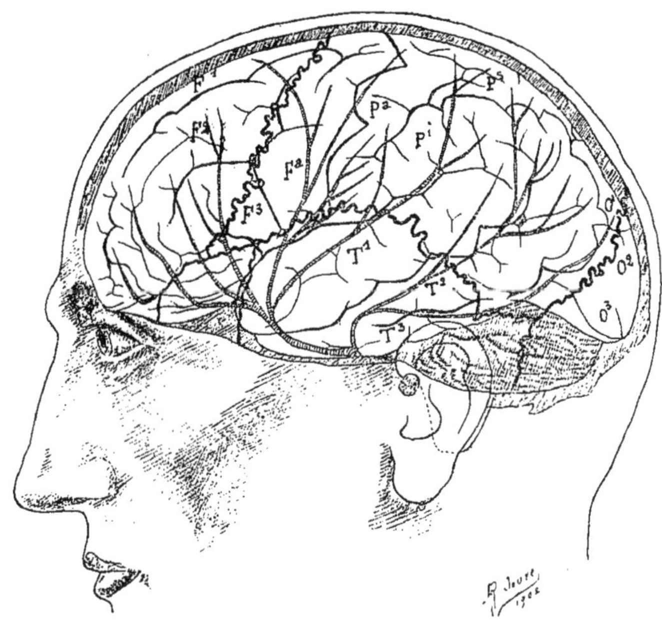

FIG. 97. — Face latérale du cerveau. Région temporale.

cérébrale de Bichat. Cette portion antérieure de la deuxième circonvolution occipito-frontale est souvent appelée circonvolution de l'hippocampe (voir fig. 73).

Enfin, la *région* est creusée par la corne sphénoïdale du ventricule latéral (voir : Ventricules).

Voies et centres acoustiques. — Le huitième nerf crânien reçut la dénomination de *nerf acoustique* en raison du rôle exclusivement sensoriel qui lui était primitivement reconnu, c'était le nerf de l'ouïe. Mais Flourens en établissant que la lésion du labyrinthe provoquait des troubles moteurs, porta le premier coup à cette opinion simpliste, et, actuellement, il est admis que le huitième nerf crânien participe à des fonctions *acoustiques* et *non acoustiques.* Sans doute il n'est pas encore possible de dissocier complètement, soit physiologiquement, soit histologiquement, ce double rôle, cependant il semble que le nerf de la huitième paire doit être subdivisé en *nerf vestibulaire* et *nerf cochléaire,* le premier répondant surtout aux *fonctions non acoustiques,* le dernier surtout aux *fonctions acoustiques* (fig. 98).

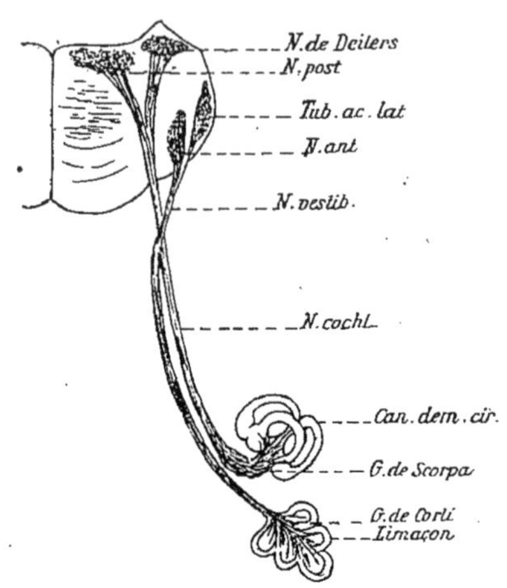

Fig. 98. — Schéma du nerf acoustique : n. vestibulaire et n. cochléaire (d'après Morat et Doyon).

D'après Grasset[1], le protoneurone sensoriel (analogue du ganglion rachidien) serait représenté par le ganglion spiral ou de Corti (avec le ganglion de Bœtscher) et le protoneurone non acoustique serait le ganglion de Scarpa ou vestibulaire.

Les prolongements protoplasmiques de ces neurones (nerf labyrinthique) viennent du limaçon, du vestibule et des ampoules des canaux demi-circulaires.

Les prolongements cylindraxiles forment le nerf vestibulaire et le nerf cochléaire, qui, momentanément accolés (nerf auditif, 8e paire) se séparent bientôt de nouveau (racine postéro-externe ou cochléaire et racine antéro-interne ou vestibulaire).

D'après Bonnier[2], le nerf *vestibulaire* est plutôt *cérébelleux,* il aurait cependant un centre cortical situé dans la circonvolution pariétale ascendante. Le nerf *cochléaire* serait surtout *cérébral,* son centre cortical siégeant dans la région temporale.

Les premiers neurones de relais (analogues des cornes grises postérieures de la moelle) sont dans le bulbe : pour la racine vestibulaire le noyau dorsal externe ou de Deiters (immédiatement au-dessous de l'angle externe du 4e ventricule), le noyau dorsal interne ou triangulaire (aile blanche externe du plancher

1. Grasset, *Anatomie clinique des centres nerveux*, p. 59, 1902.
2. Bonnier, *Les troubles auditifs dans les maladies nerveuses*, p. 166.

ventriculaire) et le noyau de Bechterew (en dehors et en arrière du premier). Ces neurones possèdent des prolongements de trois ordres : les uns vont se terminer dans le cervelet (faisceau acoustico-cérébelleux direct et croisé), les autres vont au noyau de l'oculo-moteur externe, et les troisièmes vont probablement se joindre au faisceau central du ruban de Reil.

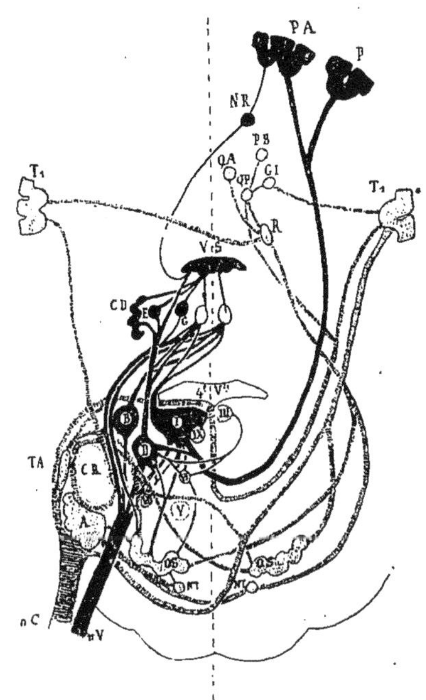

FIG. 99. — Nerfs vestibulaire et cochléaire (d'après Bonnier).

A, noyau antérieur. — *TA*, tubercule acoustique. — *B*, noyau de Bechterew. — *B*, noyau de Deiters. — *I*, noyau interne. — *CR*, corps restiforme. — *V*, racine du trijumeau. — *VI*, noyau de l'abducteur. — *VII*, noyau du facial. — *IX*, noyau du glosso-pharyngien. — *III*, noyau de l'oculo-moteur commun. — *OS*, olive supérieure. — *NT*, noyau du corps trapézoïde. — 4ᵉ Vᵗˡᵉ, quatrième ventricule. — *VS*, vermis supérieur. *CD*, corps dentelé. — *E*, embolus. — *G*, globulus. — *PA*, pariétale ascendante. — *P*, lobe pariétal. — *NR*, noyau rouge. — *PB*, noyau postéro-basilaire. — *QA*, tubercule quadrijumeau antérieur. — *QP*, tubercule quadrijumeau postérieur. — *GI*, corps genouillé interne. — *R*, noyau du ruban de Reil. — T_1, temporale supérieure.

Les premiers neurones de relais pour la racine cochléaire constituent le ganglion ventral (en avant et en dehors du pédoncule cérébelleux inférieur) divisé en tubercule latéral et noyau accessoire, antérieur ou ventral. Les prolongements cylindraxiles du noyau accessoire forment à la partie inférieure de la protubérance, le corps trapézoïde, traversent l'olive supérieure du même côté, puis la ligne médiane et atteignent l'olive supérieure du côté opposé formant ainsi une semi-décussation, chiasma analogue à celui des nerfs optiques. Les prolongements cylindraxiles du tubercule latéral forment sur le plancher du 4ᵉ ventricule les barbes du calamus ou stries acoustiques et vont aux olives supérieures du même côté et du côté opposé (fig. 99).

Les olives supérieures (noyau du corps trapézoïde et olive supérieure) forment donc un deuxième neurone de relais pour l'entier nerf cochléaire qui, après ce neurone constitue le faisceau acoustique central, lequel contient aussi des fibres longues qui ont évité le relais des olives supérieures. Ce faisceau acoustique central forme la partie externe du faisceau sensitif général (partie externe ou latérale du ruban de Reil, ruban de Reil latéral ou inférieur), il sort de la protubérance, rencontre un nouveau neurone de relais (noyau latéral du ruban de Reil) et arrive aux tubercules quatrijumeaux (quatrième neurone de relais ou de réflexes).

Les fibres longues qui évitent ce neurone de relais, renforcées de celles qui en sortent, suivent le bras postérieur des tubercules quadrijumeaux, gagnent la région sous-optique, passent dans le segment rétrolenticulaire du bras postérieur de la capsule interne (avec les fibres sensitives générales) et gagnent la partie moyenne de la 1re et de la 2e circonvolution temporale (pour Flechsig la sphère auditive comprend la partie moyenne de la 1re temporale et la partie correspondante de cette circonvolution qui concourt à former l'opercule inférieur de la scissure de Sylvius) qui constitue le centre auditif cortical, neurone supérieur de perception acoustique (Grasset).

Centre cortical auditif. — La localisation du centre auditif dans l'écorce cérébrale est comprise différemment par les auteurs. Les uns le trouvent sur la première circonvolution temporale, le limitant à sa partie postérieure ou aux troisième et quatrième cinquième postérieurs, les autres l'étendent sur les deux tiers postérieurs des première et deuxième temporales.

D'après Bechterew[3] ce centre est situé dans la portion distale du lobe temporal ; chez l'homme il comprend, d'après plusieurs observations cliniques, la première temporale et une partie de la deuxième. Les recherches de Larionoff ont décelé l'existence au niveau de ce territoire cortical d'une échelle de tons superposables à celle du limaçon de l'oreille interne. La portion temporale de la deuxième circonvolution externe du chien renferme les centres adaptés aux octaves inférieurs, depuis les sons les plus graves jusqu'au mi de la troisième octave du clavier du piano en allant de gauche à droite. La même portion de la troisième circonvolution est désignée pour les degrés de l'échelle diatonique qui se succèdent depuis mi² jusqu'à ut⁴. Enfin la moitié postérieure de la quatrième circonvolution est accordée pour les sons supérieurs à do⁴.

Plus importante pour nous est la localisation dans le centre auditif cortical lui-même d'un *centre des images auditives ver-*

1. Bechterew, *Les voies de conduction du cerveau et de la moelle*, p. 683.

bales, lequel occuperait du côté gauche seul la circonvolution de Wernicke, c'est-à-dire siègerait sur la partie postérieure de la région temporale, en arrière du centre de la fonction auditive générale (fig. 100). Ajoutons de plus que chaque nerf acoustique est en rapport avec les deux centres auditifs droit et gauche, mais que

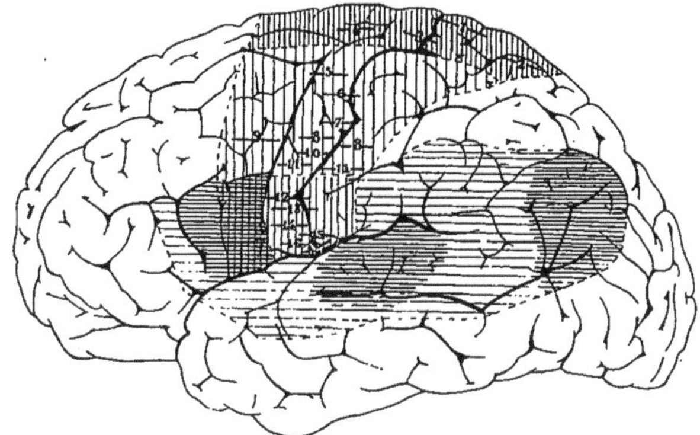

Fig. 100. — Centre cortical de l'audition.

le *centre sensoriel du langage entendu* se trouve dans le seul centre auditif gauche. Comme le centre des images motrices verbales et sans doute aussi le centre des images visuelles verbales, le centre des images auditives verbales peut se trouver exceptionnellement dans l'hémisphère droit, du moins le fait au dire d'Oppenheim aurait été établi chez quelques malades atteints de tumeur du lobe temporal droit.

Voies efférentes. — De la sphère auditive ou de son pourtour partent des fibres efférentes purement *motrices* qui, par les faisceaux externes du pied du pédoncule cérébral, unissent cette région du lobe temporal avec les noyaux gris de la protubérance. Cette voie est sans doute chargée de transmettre l'excitation de la sphère auditive aux appareils moteurs des oreilles, aux rotateurs de la tête et du tronc; son rôle a déjà été surtout signalé à propos de la déviation conjuguée des yeux.

De la voie acoustique ascendante se détache au niveau du tubercule quadrijumeau antérieur un système de *voies réflexes* dont les fibres et les collatérales se distribuent aux noyaux des 3e, 4e et 6e paires de nerfs crâniens (muscles des yeux). Cette voie réflexe du reste est commune aux nerfs optique et acoustique, elle sert à transmettre les impressions des deux sens de la vue et de

l'ouïe aux appareils moteurs des yeux, des oreilles et de la tête.
En outre, des collatérales issues des fibres du corps trapézoïde se distribuent au noyau du facial du côté correspondant : les impressions acoustiques peuvent ainsi déterminer des contractions réflexes de la face, des mouvements d'expression mimiques. Les collatérales encore par leurs ramifications transmettent les impressions acoustiques aux groupes cellulaires qui dans la formation réticulaire président sans doute en partie aux mouvements de la respiration, à l'innervation vasomotrice[1].

Désordres de l'audition. — Surdité psychique. — Surdité verbale.

Les lésions qu'un projectile est susceptible de produire au niveau du lobe temporal ne se traduisent que bien exceptionnellement par des désordres appréciables de l'audition. Ce fait se comprend du reste, puisque chaque nerf auditif est en connexion avec les deux centres auditifs, c'est-à-dire avec les deux lobes temporaux. De ces derniers, un seul traumatisé, l'autre le supplée ; les médecins ont pu le constater et ont noté quelques cas de *surdité corticale unilatérale* et *croisée*, de règle passagère. Le peu de durée de ce trouble auditif explique peut-être que, s'il a été recherché chez nos blessés, on ne l'ait pas trouvé. De même nous ne sommes pas renseignés sur les caractères de cette surdité qui, d'après les recherches des physiologistes, en particulier celles de Larionoff, que nous avons citées précédemment, dans le cas de lésions partielles du centre temporal, devrait se présenter comme une surdité limitée à certains sons.

Quant à la surdité corticale permanente, elle ne se rencontre que dans les cas de destruction bilatérale de la partie moyenne des deux lobes temporaux, c'est dire que les projectiles la causeront bien exceptionnellement.

Dans le cas de coup de feu du *lobe temporal gauche* il sera intéressant de rechercher la *surdité psychique*. Le sujet ayant conservé la perception auditive brute est incapable d'en interpréter la signification ; ayant perdu ses images auditives commémoratives, il est incapable de reconnaître par le son l'objet

1. Soury, *Système nerveux central.* Structure et fonctions, p. 1510.

sonore. Parmi les agents sonores qui impressionnent l'oreille humaine, le mot parlé tient le premier rang, aussi, dans la surdité psychique la *surdité verbale* réclame une place à part, bien que ce soit seulement à titre de désordre exceptionnel que nous puissions la signaler.

Le blessé, comme transporté en pays étranger, ne comprend rien de ce qu'on lui dit à haute voix et ne peut ni répéter les mots qu'il entend, ni écrire ceux qu'on lui dicte. Les mots frappent son oreille comme sons différenciés, mais non comme représentant des idées. La parole spontanée est conservée et la lecture muette ou à haute voix se fait comme à l'état normal; elle fournit, avec l'écriture, le moyen pour le malade de communiquer avec son entourage. Dans la surdité verbale pure la symptomatologie se réduit donc à la perte de la compréhension de la parole parlée et de l'écriture sous dictée.

Chez les polyglottes la surdité verbale peut porter uniquement sur une langue et en général c'est la langue la plus familière au malade qui disparaît la dernière et qui réapparaît la première quand l'état s'améliore.

Quelques cliniciens ont vu la surdité verbale se compliquer de *surdité musicale* ou *tonale*. A ce propos, Monakow admet que la surdité tonale relève d'une lésion bilatérale des premières circonvolutions temporales; il émet l'hypothèse que la zone auditive droite est surtout préposée à la perception des sons, tandis que la zone auditive gauche est différenciée pour les sons verbaux. Ces données mériteront d'être utilisées lors de l'examen des blessés par coup de feu.

Faute de données cliniques nous ne pouvons que signaler théoriquement la dualité de la surdité verbale, l'une *corticale*, l'autre *sous-corticale*. En effet ou bien il s'agit d'un blessé qui, tout en ne comprenant pas la parole parlée, conserve cependant l'*audition de la parole intérieure*. Cela ne peut s'expliquer que par la conservation de l'écorce du centre auditif verbal et la destruction de ses fibres afférentes; l'excitation n'y parvient plus que par la voie des fibres d'association. Ou bien voici un autre blessé qui a perdu et la compréhension de la parole parlée et l'audition de la parole intérieure, cela par destruction de l'écorce, siège des souvenirs auditifs, écorce que nous supposions intacte chez le précédent (voir *aphasie*).

A ma demande, mes deux camarades, le professeur agrégé

Toubert et le médecin-major Fasquelle ont examiné, au point de vue de l'audition, le blessé qui fait le sujet de l'observation (page 304).

Observation.

Après avoir été débarrassé de deux volumineux bouchons de cérumen, M... présenta deux tympans légèrement sclérosés, plus à droite ce qui permet d'expliquer le résultat de certaines épreuves.

Placé dans un long couloir de 15 mètres fermé aux deux extrémités, la cicatrice crânienne masquée sous un épais tampon d'ouate, l'un des conduits fermé par du coton et le doigt d'un aide, les deux yeux fermés, M... fournit les renseignements suivants :

La *voix chuchotée* est perçue à 10 mètres, Or. D ; — 15 mètres, Or. G.

La *montre* est perçue à 15 centimètres, Or. D ; — 50 centimètres, Or. G.

Le *diapason moyen* est perçu de l'oreille D à 3 mètres et entendu pendant 45 secondes quand il est approché à 5 centimètres.

Le même diapason est perçu de l'oreille G à 3 mètres et entendu pendant 35 secondes à 5 centimètres.

Le *diapason grave* est perçu à D à 50 centimètres et pendant 1 minute 30 secondes à 5 centimètres ;

Par l'oreille G à 25 centimètres et pendant 1 minute 15 secondes à 5 centimètres.

Le *sifflet de Galton* est entendu avec le chiffre 1 à 5 centimètres de OD et avec le chiffre 2 et la même distance de OG.

La cicatrice crânienne toujours masquée on procède aux épreuves suivantes :

Épreuve de Weber : le diapason vibrant sur le vertex est nettement latéralisé à droite.

Épreuve d'Egger : le diapason vibrant placé sur le mollet et sur le genou D ou G est nettement perçu en tant que son et non pas seulement en tant que vibration par l'oreille droite, (c'est le phénomène connu de la « paracousie lointaine » de Bonnier).

Épreuve de Rinne : le diapason vibrant, successivement placé sur la mastoïde jusqu'à ce qu'il ne soit plus perçu et ensuite devant l'oreille examinée (à 5 centimètres), est toujours entendu plus longtemps par le conduit auditif externe : la perception aérienne l'emporte sur la perception crânienne. Le Rinne est positif à D et à G.

Épreuve de Schwabach : diapason moyen appliqué sur la mastoïde est entendu pendant 25 secondes des deux côtés. — Le diapason grave pendant 40 secondes.

Épreuve de Gellé : cette épreuve qui a pour but d'apprécier la mobilité de l'étrier est positive chez notre blessé, le son baisse au moment de la compression et cela des deux côtés. Le Gellé est positif à D et à G. Il ne se produit pas de vertige au moment de l'exagération de pression.

Ces séries d'épreuves qui avaient pour but d'apprécier l'état de l'audition chez M... furent répétées à différentes reprises, puis on procéda à l'examen de l'*audition par la cicatrice elle-même*. Pour ce faire les deux oreilles furent bouchées par du coton et les doigts d'un aide.

La *perception aérienne* par la cicatrice est nulle pour la voix chuchotée, la montre, le diapason, les notes les plus aiguës du sifflet de Galton. Mais telle est la finesse de l'ouïe de M... que la voix ordinaire, le sifflet de Galton dans ses notes les moins aiguës, sont perçues par les *oreilles bouchées*. On s'en assure facilement en obturant soigneusement avec un tampon de coton et la paume de la main la cicatrice elle-même ; M... entend encore.

La *montre* n'est pas perçue, même au contact, soit qu'on l'applique à plat sur le pourtour osseux de la cicatrice, soit que sa circonférence vienne au contact de la cicatrice cutanée sous laquelle bat le cerveau.

Les épreuves avec le diapason donnent les résultats suivants:

Le *diapason moyen* appliqué sur le *pourtour osseux* de la perte de substance est perçu pendant 30 secondes quand les deux oreilles sont bouchées et obturées, pendant 25 secondes seulement quand elles sont ouvertes et débouchées.

Ce même diapason moyen appliqué sur la *cicatrice cutanée* au contact du cerveau est perçu pendant les mêmes durées.

Le *diapason grave* appliqué sur le *pourtour osseux* de la perte de substance est perçu pendant 40 secondes quand les deux oreilles sont bouchées, pendant 35 seulement quand elles sont débouchées.

Appliqué sur la *cicatrice cutanée,* le diapason grave est perçu pendant les mêmes durées.

En résumé M... présente :

1° *En ce qui concerne l'appareil auditif* :

a) Une *légère sclérose tympanique bilatérale* plus accentuée à droite ce qui explique la latéralisation à droite de l'épreuve de Weber et le phénomène de la paracousie lointaine.

b) L'*intégrité de la chaîne des osselets* et la mobilité de l'étrier (épreuve de Gellé) et par conséquent une sclérose surtout tympanique pas encore étendue à la paroi interne de la caisse.

c) L'*état normal des deux nerfs auditifs* (longue perception crânienne, pas de trous dans la perception des sons.

2° *En ce qui concerne la cicatrice crânienne* :

a) La *non-perception aérienne* des ondes sonores par la cicatrice.

b) La *perception solidienne égale* : qu'elle soit transmise par les os ou par le cerveau.

Les autres organes des sens de M... (vue, odorat, goût) sont normaux et possèdent même un degré d'acuité remarquable.

Les effets produits sur l'oreille par la détonation des armes à feu[1] ne se bornent pas à des ruptures du tympan comme on le

1. H. Nimier, Des effets produits sur l'oreille par la détonation des armes à feu. *Arch. de méd. et de pharm. milit.*, t. XIV, p. 13, 1889.

croit généralement, ils comportent encore des troubles fonctionnels *auditifs* et des troubles fonctionnels divers *d'ordre réflexe* (H. Nimier).

Troubles fonctionnels auditifs. — L'influence des détonations sur la fonction auditive se traduit par une *diminution de l'acuité de l'ouïe* et par la *perception de bruits subjectifs*.

La surdité dans ces cas peut être partielle ou totale, incomplète ou complète, passagère ou définitive.

Au dire de Troeltsch, il arrive souvent que, sous l'influence d'un coup de feu tiré à proximité de l'oreille, certains sons, soit les plus élevés, soit les plus bas, ne sont plus perçus et que l'étendue de l'ouïe se trouve ainsi diminuée. Autrement, tous les sons, ou au moins quelques-uns d'entre eux, sont entendus faux, trop haut d'une tierce ou d'une octave par exemple. Tel était le trouble fonctionnel chez une dame, vue par Brunner, qui, après avoir éprouvé des tintements d'oreille par suite de la détonation d'une arme à feu, ne pouvait plus (cela pendant six semaines) reconnaître avec son tact habituel les sons d'un instrument de musique. Chez de pareils malades, n'est-on pas en droit d'admettre l'existence de lésions limitées à certaines des *expansions terminales du nerf de la 8e paire*, soit à quelques-unes des fibres de Corti qui transmettent les vibrations périodiques, c'est-à-dire les sons musicaux, soit à quelques-unes des fibres nerveuses du vestibule ou des ampoules qui sont chargées de recevoir les vibrations non-périodiques, c'est-à-dire les bruits ? En un mot, le nerf acoustique n'est pas altéré dans toutes ses expansions terminales, ce qui par contre existe lorsque la surdité est totale. Il est facile de vérifier sur un champ de tir que, si le premier où les premiers coups de canon ne sont pas suivis de diminution bien appréciable de l'acuité auditive, il n'en est plus de même, lorsque à bref intervalle on a subi une série de détonations. Dès le cinquième coup un de nos sujets d'expérience ne percevait plus qu'à 30 centimètres le tic-tac d'une montre précédemment entendu à 55. Chez cet homme, il s'était produit une fatigue du nerf auditif comparable à celle qu'éprouve le nerf optique trop fortement excité par la lumière. Dans un cas comme dans l'autre, l'excitation exagérée a diminué l'acuité fonctionnelle, que ce soit par suite d'un épuisement des centres ou d'une modification des expansions nerveuses périphériques. Cette lésion, du reste, et la surdité qui en résulte, peuvent être passagères ou définitives.

Outre l'altération nerveuse, cause de surdité, certains auteurs invoquent des modifications survenues dans l'oreille moyenne, la *caisse*, chez les gens qui pendant longtemps ont été exposés à des bruits intenses. C'est ainsi que, pour Holt, l'infirmité dont à la longue sont atteints les chaudronniers résulte d'une *ankylose de la chaîne des osselets*. Leurs articulations, perpétuellement en mouvement, finissent par s'enflammer et se souder. Tel n'est pas, par contre, l'opinion de Roosa, qui s'appuie sur ce que chez ces malades la transmission des sons se fait toujours mieux par l'air que par les os. Pour Jordan aussi il y aurait alors une excitation permanente de l'organe de l'audition, d'où un état congestif des parties internes, une névrose de l'appareil auditif. Moursou enfin, qui observait à bord du vaisseau-école des canonniers, écrit : « Par suite du tir, surtout chez les instructeurs, les seconds-maîtres, les officiers, la finesse de l'ouïe se perd, l'oreille devient dure, quelques-uns même deviennent sourds ; ce doit être l'effet d'une *paralysie par excès de fonctionnement* produit par ébranlement moléculaire. »

Il serait utile que de nouvelles observations vinssent confirmer la remarque de Roosa et démontrer que la surdité n'est pas liée à un trouble de transmission dans la caisse.

Ce serait toutefois aller trop loin que de croire à l'intégrité complète de l'appareil de transmission chez les individus exposés aux détonations. Outre la surdité, celles-ci provoquent dans l'oreille une sensation désagréable de plénitude et un bourdonnement prolongé, qui parfois modifie, en leur donnant un timbre métallique, tous les bruits venus de l'extérieur. Or, cette *sensation de plénitude* traduit une tension exagérée du tympan par convulsion réflexe du tenseur, et les tintements d'oreille résultent de la même cause. On n'oubliera pas cependant que les sensations sonores subjectives se rapportent parfois à des lésions du *labyrinthe*. Les terminaisons du nerf auditif dérangées de leur position d'équilibre seraient placées dans un état anormal d'irritation. L'expérience ne nous a pas permis d'établir la fréquence relative de ces deux ordres de bruits subjectifs.

Avant de terminer ce chapitre des troubles fonctionnels auditifs causés par les détonations, nous ferons remarquer que nous avons laissé dans le vague la nature des lésions causales. Nous signalerons cependant la possibilité d'*hémorragies intralabyrinthiques* admises, comme la *rupture du tympan*, par certains auteurs partisans du coup de soufflet dans l'oreille. La réalité de pareille lésion causée par une explosion de gaz d'éclairage est démontrée par une observation de Charcot relative à un cas de *vertige de Menière*. Si l'on n'en trouve aucun exemple attribué à des décharges d'artillerie (le mécanisme des lésions, il est vrai, n'est pas absolument le même dans les deux cas) la possibilité du fait ne saurait être niée *a priori*.

Troubles fonctionnels divers d'ordre réflexe. — Parlant des phénomènes provoqués chez certains individus par les grincements, les frottements, la section d'un bouchon par exemple, Gellé[1] s'exprime ainsi : « Il se produit alors par *rayonnement du noyau de l'acoustique aux noyaux voisins dans le bulbe* des effets multiples à distance, fort curieux, tels que la pâleur, la grimace, la salivation, une sensation douloureuse dans les dents, la syncope, suivant que l'action envahit le trijumeau, le facial, le pneumogastrique. On peut croire que l'excitation apportée déborde et envahit les noyaux d'origine des nerfs indiqués. Dans certains cas, tout l'organisme est ébranlé par le courant sonore et comme pénétré par lui ; ici l'élément psychique se lie intimement à l'élément sensitif. »

Tous ces phénomènes ont été observés chez des personnes exposées aux détonations des armes à feu.

On a encore vu des hommes se plaindre de nausées, de céphalalgie, de vertiges. L'un de nos camarades accusait une douleur lancinante dans le pharynx, il l'attribuait à l'irritation des filets muqueux du rameau de Jacobson et à l'irritation consécutive du plexus pharyngien ; peut-être serait-il plus exact de localiser ici encore le centre réflexe dans le bulbe.

Il ne nous a pas été donné de faire de remarques relatives à l'action directe des vibrations tympaniques par coup de feu sur la corde du tympan.

Dans une étude sur l'*audition colorée*, Baratoux[2] écrit : « Le bruit du canon au loin n'éveille guère qu'une sensation lumineuse sans couleur ; mais dès que le bruit est intense, la couleur paraît

1. Gellé, *De l'oreille, pathogénie et traitement de la surdité*, 1880, p. 91.
2. Baratoux, De l'audition colorée. *Revue de laryngol.*, 1883, p. 65.

plus claire, sans cependant changer de nuance; s'il devient sifflant et de plus en plus aigu, la sensation chromatique passe tour à tour par le jaune, le gris et le bleu suivant la cause qui l'a produite. » Il serait intéressant de contrôler l'existence des auditions colorées sur le champ de tir et, dans le même ordre d'idées, de rechercher si certaines personnes ne perçoivent pas à la suite des détonations une odeur, une saveur. L'irradiation nerveuse qui, des centres auditifs, gagne les centres visuels, peut également intéresser les autres centres sensoriels[1].

Le *défaut d'équilibre,* accusé par certaines personnes au moment où elles entendent un coup de canon, ne s'explique-t-il pas mieux par un trouble subit de l'innervation que par un choc aérien sur le corps, choc dont nos expériences ont montré le peu d'intensité ?

Les connexions du nerf vestibulaire avec le cervelet, sa terminaison dans un centre rolandique, autorisent cette hypothèse.

Enfin, avant de terminer cette esquisse, nous ne saurions taire l'influence des bruits du tir sur la production de cet état mental que l'on appelle *saisissement,* voire même *frayeur.*

1. H. Nimier, De l'audition colorée. *Gazette hebdom.*, 1891, p. 134.

XV

RÉGIONS OLFACTIVE ET GUSTATIVE

I. — Appareil nerveux de l'olfaction.

Disséminées dans la muqueuse qui revêt la partie supérieure des cornets et de la cloison des fosses nasales, les *cellules olfactives* irradient des prolongements périphériques qui gagnent l'épithélium muqueux et des prolongements cylindraxiles qui accolés entre eux constituent les *fibrilles olfactives*. Celles-ci traversent les canaux osseux de la lame criblée de l'ethmoïde et abordent les *bulbes olfactifs* du côté correspondant dans lequel se termine le neurone olfactif de premier ordre.

Au delà les voies olfactives présentent deux autres relais ganglionnaires, savoir les *centres olfactifs primaires* et les *centres olfactifs secondaires*.

La position du *lobe olfactif* dans le sillon des deux premières circonvolutions orbitaires ou olfactives nous est connue, ainsi que le lit que lui fournit la gouttière ethmoïdale. Il se prolonge en arrière par la *bandelette olfactive*, dont les deux branches de bifurcation postérieure limitent en avant l'espace perforé antérieur, lequel fait partie des centres olfactifs primaires; à ceux-ci se rattachent encore la partie adjacente du septum lucidum. Quant aux *centres olfactifs secondaires* ou *corticaux* ils sont représentés par la corne d'Ammon, la circonvolution ou corps godronné, le noyau amygdalien, la circonvolution du crochet et la partie antérieure de la circonvolution de l'hippocampe (fig. 102).

Nous ne saurions ici décrire dans tous leurs détails les diverses radiations olfactives qui relient les trois relais olfactifs ; certaines suivent la strie externe et gagnent la circonvolution du crochet, certaines la strie de Lancisi qui passe sur la face dorsale du corps calleux et relie la strie olfactive interne au corps godronné, certaines, sous le corps calleux suivent le trigone, d'autres dessinent la courbe du tænia semi-circulaire à la face interne de la couche optique de l'écorce du crochet aux centres olfactifs secondaires. A ces fibres d'association dans le sens antéro-postérieur, s'ajoutent des fibres qui relient à travers la ligne médiane les centres olfactifs de chaque hémisphère; elles passent par la commissure anté-

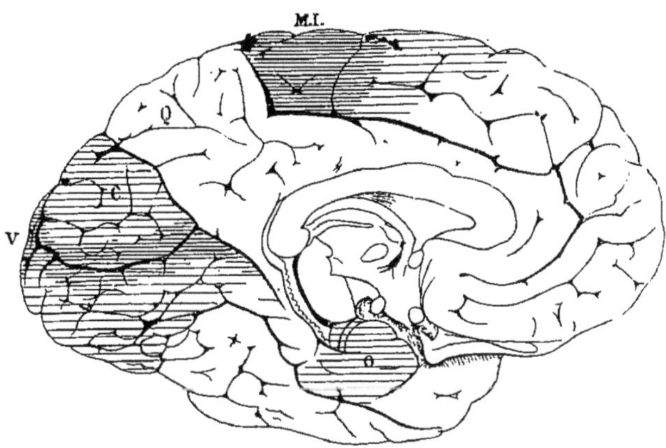

FIG. 101. — Zones sensitivo-motrices de la face interne du cerveau (d'après Déjerine). *O*, centre cortical de l'olfaction (corne d'Ammon).

rieure et le trigone. De plus, ces centres olfactifs sont reliés au tuber cireneum, tubercule mamillaire et peut-être calotte pédonculaire; d'autres fibres gagnent la partie moyenne de la couche optique, le ganglion de l'habenula et au delà les fibres longitudinales de la calotte unissent aussi les centres olfactifs et les noyaux des nerfs crâniens; d'autres encore gagnent la couche optique (noyau externe et pulvinar); le cingulum relie le centre olfactif cortical à la première circonvolution limbique. Enfin les centres corticaux olfactifs sont reliés aux différentes régions du manteau cérébral par des fibres courtes et longues d'association (faisceau longitudinal inférieur, f. uncinatus (fig. 102).

Au point de vue chirurgical, il convient d'appeler l'attention non seulement sur les dangers que fait courir aux fibrilles olfactives la traversée des canalicules ethmoïdaux et aux lobes olfactifs le voisinage de la lame criblée, mais de plus il importe de noter les chances d'infection qui résultent de la mise en communication par le projectile des fosses nasales avec la cavité crânienne.

Malgré les connexions si nombreuses que présentent les centres olfactifs secondaires ou corticaux nous savons encore peu de choses sur la valeur physiologique de ces régions. D'après Ferrier, l'excitation électrique de la circonvolution du crochet déterminerait les sensations olfactives subjectives, sa destruction entraînerait à la fois des troubles de l'olfaction et du goût. D'après des recherches de divers anatomo-pathologistes la lésion

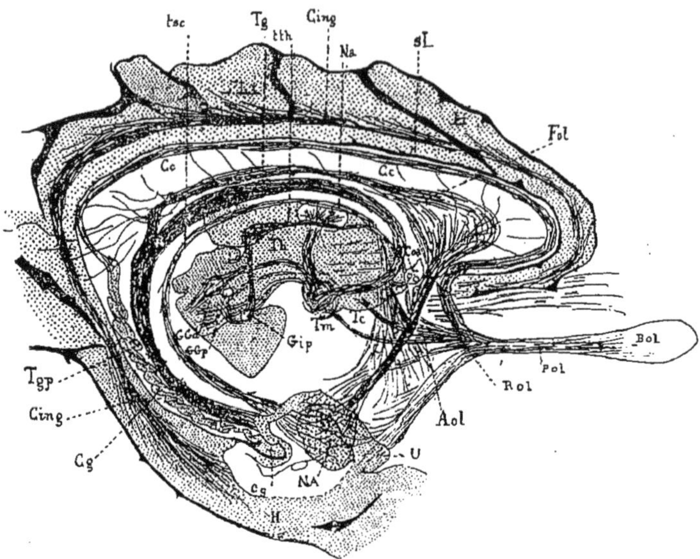

Fig. 102. — Voies olfactives centrales (d'après Dejérine).

Aol, aire olfactive. — *Bol*, bulbe olfactif. — *Pol*, pédoncule olfactif. — *Rol*, radiation olfactive rejoignant : *SL*, la strie de Lancisi. — *Coa*, la commissure antérieure. — *tth*, le tænia thalami. — *tsc*, le tænia semi-circularis. — *Tc*, le tuber cinereum. — *Tm*, le tubercule mamillaire. — *NA*, le noyau amygdalien. — *V*, la circonvolution du crochet. — *Li*, première circonvolution limbique. — *H*, circonvolution de l'hippocampe. — *Cc*, corps calleux. — *Cing*, cingulum. — *Cg*, corps godronné. — *Tg*, trigone. — *Tgp*, pilier postérieur du trigone. — *Th*, couche optique. — *Na*, noyau antérieur de la couche optique. — *Gh*, ganglion de l'habenula. — *GGd*, ganglion dorsal. — *GGp*, ganglion profond de la calotte de Gudden.

de la circonvolution du crochet provoquerait des troubles olfactifs : anosmie, parosmie, hyperosmie ou aura olfactive (Déjerine[1]).

Du reste chez l'homme le sens de l'olfaction est resté à l'état rudimentaire, tandis que chez l'immense majorité des mammifères l'odorat joue un rôle très considérable dans la vie psychique ; la preuve en est dans le développement des territoires affectés à cette

1. Déjerine et Déjerine-Klumpke, *Anatomie des centres nerveux*, t. II, p. 418, 1901.

fonction dans leur système nerveux central. Si l'homme pouvait pénétrer dans le cercle des notions d'un mammifère osmatique, il y rencontrerait sans aucun doute des représentations d'une espèce toute différente de celles qu'il connaît. Nos représentations de la vue, dont la complexité et la plasticité sont si grandes grâce à la vision binoculaire, les représentations des sons également si complexes, où se manifeste la puissance du langage, font presque entièrement défaut aux animaux ; à la place existe pour eux un monde merveilleux d'images olfactives, plus riches et plus variées que nous ne saurions l'imaginer (Soury[1]). Ces représentations de l'olfaction ont sans doute la même importance pour l'âme des animaux que pour nous celles de l'œil et de l'oreille (Buffon).

Désordres de l'odorat. — Si l'on tient compte des rapports intimes des filets olfactifs avec les canalicules de la lame criblée qui leur donnent passage, on est surpris de constater combien sont rarement notés des troubles de l'odorat chez les blessés atteints de coup de feu ayant pu intéresser l'ethmoïde. Ce fait s'explique sans doute par le peu d'attention que l'on apporte en général à la recherche du désordre fonctionnel.

Les observations suivantes sont par contre intéressantes à ce point de vue.

Observation. — Terrien[2].

Le 15 décembre 1900, un homme couché sur son lit, se tire dans la tempe droite une balle de revolver du calibre de 11 millimètres ; le trou d'entrée est à 3 millimètres au-dessus de l'horizontale passant par le canthus externe et à 15 millimètres environ en arrière de lui, pas de trou de sortie, la balle a dû s'échapper par l'angle interne de l'œil gauche. Pas de perte de connaissance, mais épistaxis abondant, sensation très nette de propulsion des yeux hors de l'orbite, abolition brusque et complète de la vision. Les deux yeux éclatés se transforment en moignons atrophiés et rétractés dans le fond des orbites. Le blessé ne perçoit aucune sensation lumineuse ; de temps en temps il éprouve quelques phosphènes.

Vu le 10 janvier 1902, il présente surtout d'intéressant des *troubles de l'odorat* dont il s'aperçut cinq à six jours après l'accident, lorsqu'il commença à prendre quelque nourriture ; il ne sentait plus rien ; et depuis lors l'olfaction est restée définitivement abolie. La sensibilité

1. Soury, *Système nerveux central*, p. 1534.
2. F. Terrien, Perforation traumatique des deux globes oculaires par balle de revolver et perte complète de l'olfaction. *Recueil d'ophtalmologie*, 4 mars 1902, p. 169.

gustative est conservée, la sensibilité tactile également et il n'existe aucune altération de la sensibilité dans la sphère du trijumeau.

L'abolition complète de l'olfaction se traduit par les troubles suivants : le blessé a perdu complètement la sensation des saveurs, il ne perçoit plus que le sucré, le salé, l'amer et un peu l'acide. Les aliments ne lui produisent aucune impression : le pain, les différentes variétés de viande, de bonne ou mauvaise qualité, les fruits, tout est confondu. — Les différents liquides ne sont pas distingués ; la bière et le café donnent seulement une sensation d'amertume particulière. Le vin n'est pas reconnu et cependant le blessé fait la différence du vin pur avec le vin mélangé d'eau ; il y a dans le premier cas une âcreté particulière qui n'existe pas dans le second. — Le tabac ne donne aucune sensation ; si bien que le sujet a cessé de fumer, la fumée se traduisant dans la bouche seulement par une sensation légère de chaleur. — Quant aux fruits, les pêches et les cerises qui étaient autrefois ses fruits préférés, lui paraissent maintenant détestables ; à part une légère sensation de fraîcheur dans la bouche qui ne lui est pas agréable, il ne perçoit aucune saveur et éprouve pour eux de la répulsion. Certains fruits acidulés, comme l'orange, lui procurent une sensation d'âcreté désagréable.

Enfin les odeurs les plus fortes comme l'éther, le chloroforme, les essences, placées sous les narines ne sont pas perçues.

L'olfaction est donc complètement abolie ; seul le goût est conservé et se traduit par la perception des saveurs amères, salées ou sucrées. Encore ne sont-elles pas perçues immédiatement, mais après un certain temps. De même pour les saveurs acides, comme le vinaigre, qui ne sont plus perçues comme autrefois.

Observation. — Haberkamp [1].

Il s'agit d'un cas de cécité simultanée des deux yeux produite par une balle de fusil ayant pénétré au niveau de l'os zygomatique. Le globe oculaire droit était atrophié ; le gauche en apparence normal présentait un décollement total de la rétine ; il y avait en outre paralysie complète du muscle droit interne gauche et *perte complète de l'odorat.* Le projectile après avoir pénétré obliquement un peu en arrière de l'os zygomatique, avait perforé le globe oculaire droit, les masses latérales de l'ethmoïde et était probablement venu dans l'orbite gauche contusionner le globe oculaire.

Observation. — Laqueur [2].

Un individu de 30 ans s'étant tiré une balle de revolver dans la tempe droite, la radiographie la montra enclavée au fond de l'orbite

1. Haberkamp, *Arch. f. Augenheilk.*, 1899, 3, p. 205.
2. Laqueur, *Arch. f. Augenheilk.*, 1902, 4, p. 263.

gauche; l'œil droit était entièrement luxé et dut être énucléé ; le gauche légèrement exophtalmé montrait au niveau de la papille un hématome énorme, la vision était perdue. La coque sclérale des deux côtés était intacte. Il existait en outre une *anosmie* complète due à l'attrition de la lame criblée par le projectile.

Makins[1] au cours de la guerre du Transwaal trois fois a observé une *perte temporaire de l'odorat*; deux fois une balle avait transversalement perforé le tiers supérieur des fosses nasales, dans l'autre cas le projectile avait passé obliquement du front au nez en traversant la paroi interne de l'orbite. Chez ce blessé, après avoir songé à un trouble olfactif dû à l'obstruction des cavités par le sang desséché, le chirurgien anglais admet la commotion des extrémités nerveuses, le trouble fonctionnel ayant persisté après enlèvement des caillots. L'odorat revint graduellement chez les trois blessés, au bout de trois semaines il était normal.

Je me bornerai à signaler que l'un de mes malades (page 304), guéri d'un coup de feu de la région rolandique gauche, prétendait être gêné par l'exagération de finesse de son odorat.

Enfin nous donnons à titre de simple document un extrait de la thèse de Brisard (Lyon, 1896, p. 21).

Le Dr Humbert Molière, de Lyon, rapporte l'histoire d'un homme qui, recevant une balle de revolver dans la région occipitale, fut pris d'un *accès d'éternuement* avant de tomber sur le sol. A l'autopsie on trouva la balle logée dans la fosse ethmoïdale et comprimant le bulbe olfactif.

D'après Broca on serait tenté d'attribuer dans ce cas l'éternuement à la compression du bulbe olfactif par le projectile. Il fait remarquer en effet que chez les animaux osmatiques, le lobe olfactif est uni directement par une racine spéciale aux centres bulbo-médullaires de la respiration qui entrent en jeu dans l'éternuement. Mais Wertheimer et Surmont[2] ont pu constater l'absence de toute réaction réflexe à la suite de l'excitation des lobes olfactifs et ces auteurs confirment l'opinion de Sandmann[3] pour qui le réflexe de l'éternuement a lieu par l'intermédiaire du *rameau ethmoïdal du nerf nasal de la branche ophtalmique de*

1. Makins, *Surgical experiences in South Africa*, 1899-1900, p. 352.
2. Wertheimer et Surmont, *Société de biol.*, 1888.
3. Sandmann, *Société de biol. de Berlin*, 1887, in *Thèse* de Brisard. Lyon, 1896.

Willis. Or chez le blessé de Mollière, il est bien admissible que ce filet nerveux ait été excité par la balle.

II. — Appareil nerveux de la gustation.

Centre gustatif. — Quant au *centre du goût*, Bechterew[1], comme Ferrier, estime qu'il est voisin de celui de l'olfaction dans la région du gyrus uncinatus au-dessus de la fosse de Sylvius ; d'après les travaux de Gorschkow on pourrait décomposer ce centre en différents territoires correspondant chacun à une catégorie spéciale de saveurs ; sa portion la plus inférieure sert à la perception des saveurs amères, un peu plus haut est le centre qui répond aux excitations produites par les aliments salés. Quant aux excitations douces et acides leur lieu de perception corticale n'a pas encore pu être décelé avec exactitude.

Plus précis est Grasset[2] qui groupe en deux systèmes les centres d'union des voies sensorielles et sensitives aux voies motrices : A. Le groupe des neurones inférieurs (centres des mouvements réflexes) comprend : 1° le ganglion géniculé et le ganglion d'Andersch (protoneurone sensoriel) ; 2° l'aile grise et le noyau du faisceau solitaire (neurones sensoriels de relais) ; 3° le ganglion de Gasser (protoneurone sensitif) ; 4° les noyaux gélatineux, moyen et du locus cæruleus (neurones de relais sensitifs) ; 5° le noyau principal et le noyau accessoire (neurones moteurs inférieurs). Tous ces neurones sont reliés entre eux du même côté et à ceux du côté opposé.

B. Le groupe des neurones supérieurs : 1° l'écorce de la partie moyenne de la circonvolution de l'hippocampe (centre sensoriel, le siège du centre sensorio-moteur est inconnu) ; 2° l'écorce de la partie inférieure de la zone périrolandique (centre sensitif moteur du trijumeau et de l'hypoglosse).

Enfin avec Bonne[3] on peut encore remarquer que les voies olfactives, comme les voies gustatives, ne passent pas par la capsule interne.

C'est encore à Grasset[4] que nous empruntons la description des voies sensorielles, sensitives et motrices de l'appareil du goût.

1. Bechterew, *Les voies de conduction du cerveau et de la moelle*, p. 684.
2. Grasset, *Anatomie clinique des centres nerveux*.
3. Ch. Bonne, in Rigollet, *Thèse*, Lyon, 1900, p. 26 et 28.
4. Grasset, *Anatomie clinique des centres nerveux*, p. 66.

Voies sensorielles gustatives. — Le protoneurone sensoriel est différent pour les deux tiers antérieurs et pour le tiers postérieur de la langue.

A. Pour les *deux tiers antérieurs* de la langue le protoneurone sensoriel est constitué par le ganglion géniculé situé dans l'aqueduc de Fallope, au coude du facial.

Les prolongements protoplasmiques de ce ganglion partent de la langue dans le lingual (décrit dans le trijumeau), puis s'en séparent et pénètrent dans la corde du tympan (décrit avec le facial ; ils passent alors par un premier canal osseux (canal antérieur de la corde); pénètrent dans la caisse du tympan qu'ils traversent d'avant en arrière, en sortent à la partie postéro-supérieure, pénètrent dans un second canal osseux (canal postérieur de la corde), se portent en bas et en arrière et abordent le facial à 3 ou 4 millimètres au-dessous du trou stylo-mastoïdien, pénètrent avec le facial dans le canal de Fallope (troisième canal osseux) jusqu'au premier coude (en regard de l'hiatus de Fallope) au niveau duquel ils se jettent dans le ganglion géniculé.

Les prolongements cylindraxiles de ce ganglion géniculé forment le nerf intermédiaire de Wrisberg, restent accolés au facial dans la première portion de son trajet dans l'aqueduc de Fallope, puis dans le conduit auditif interne et de là pénètrent dans la fossette latérale du bulbe entre l'auditif et le facial, vont en arrière et en dedans vers le plancher du ventricule, passent dans la formation réticulaire et se terminent dans le premier neurone de relais.

B. Pour *le tiers postérieur de la langue,* le protoneurone sensoriel est formé par le ganglion d'Andersch (ou pétreux) situé dans la fossette pétreuse du rocher.

Les prolongements cellulipètes de ce ganglion forment l'extrémité linguale du glosso-pharyngien.

Les prolongements cellulifuges forment la suite de cette même neuvième paire, pénètrent dans le crâne par le trou déchiré postérieur, se subdivisent en cinq ou six filets radiculaires et pénètrent dans le bulbe, à la partie supérieure du sillon latéral, entre l'auditif et le pneumo-gastrique ; de là ils se dirigent en arrière et en dedans vers le plancher du 4e ventricule et se jettent dans les premiers neurones de relais.

C. Les neurones de relais communs à l'ensemble du nerf gustatif sont réunis en deux noyaux sur le plancher du 4e ventricule.

a) L'aile grise (qui occupe sur le plancher ventriculaire l'espace compris entre l'aile blanche interne et l'aile blanche externe) : l'extrémité supérieure de ce noyau pour le nerf de Wrisberg (deux tiers antérieurs de la langue), la partie moyenne pour le glosso-pharyngien (tiers postérieur).

b) Le noyau du faisceau solitaire (petite colonne nerveuse dans la formation réticulaire en avant et un peu en dehors de l'aile grise): portion supérieure pour le nerf de Wrisberg et portion moyenne pour le glosso-pharyngien.

Les prolongements cylindraxiles de ces neurones de relais (nerf gustatif complètement constitué) gagnent la ligne médiane, la traversent, se mêlent au ruban de Reil et vont à l'écorce cérébrale.

c) Pour la plupart des auteurs le neurone supérieur siégerait à la partie moyenne de la circonvolution de l'hippocampe.

Voies sensitives générales. — Elles sont représentées par le trijumeau, le ganglion de Gasser en forme le protoneurone central, des prolongements cellulipètes sont contenus dans le lingual puis dans le maxillaire inférieur, des prolongements cellulifuges et son neurone supérieur dans l'écorce périrolandique.

Voies motrices. — L'appareil moteur d'adaptation du goût est innervé par l'hypoglosse auquel il est *rationnel de supposer un centre sensorio-moteur* dans le lobe pariétal inférieur dans la partie de la face externe qui correspond à la circonvolution. de l'hippocampe.

Le centre sensitivo-moteur est dans le pied de la frontale ascendante (près du maxillaire supérieur) ses prolongements se trouvent dans la partie tout à fait antérieure du bras postérieur de la capsule interne entre la couche optique et le noyau lenticulaire, passent dans le pédoncule (le long du côté interne) puis transversent la ligne médiane (à la partie supérieure du bulbe et se terminent dans le noyau bulbaire de l'hypoglosse (neurone moteur inférieur).

Le noyau principal répond à cette région du 4e ventricule décrite comme aile blanche interne, le noyau accessoire en avant et un peu en dedans du principal.

Les prolongements cellulifuges de ce neurone inférieur vont émerger du bulbe au niveau du sillon pré-olivaire et constituent l'hypoglosse (Grasset).

DÉSORDRES DU GOUT. — Tout autant que l'odorat le goût peut être altéré à la suite d'un coup de feu du crâne sans que les cliniciens s'inquiètent de son état et cependant quelques observations montrent l'intérêt que présente l'exploration de la langue, aussi bien du reste au point de vue de sa sensibilité tactile que de sa sensibilité gustative.

OBSERVATION. — STIMSON[1].

Stimson rapporte un cas de dilacération du pavillon de l'oreille droite avec déchirure de la portion cartilagineuse du conduit par une balle qui, logée dans l'oreille moyenne fut enlevée. Il persiste une surdité de l'oreille blessée et une perte complète du *goût* sur la moitié correspondante de la langue par suite sans doute de la lésion de la *corde du tympan.*

OBSERVATION. — H. SCHEIER[2].

Un jeune homme de 22 ans reçoit en août 1891, à la distance de 15 pieds, une balle qui pénètre à l'extrémité externe du sourcil droit, 1 centimètre au-dessus du bord orbitaire, et se perd dans la profondeur. Il tombe sans connaissance, revient rapidement à lui, mais ne voit plus de l'œil droit, qui est saillant, insensible, avec la pupille dilatée et immobile. A droite également le front et la joue sont insensibles. On alla à la recherche de la balle dans l'orbite, où l'on ne trouva qu'un petit épanchement de sang et une fracture de la lame papyracée en haut et en avant. Celle-ci démontrait que le projectile s'était logé dans l'ethmoïde, le sinus frontal ou la cavité crânienne. Après avoir présenté des accidents de méningite, le blessé quitta l'hôpital au commencement d'octobre.

En 1893 il présente encore une paralysie complète du trijumeau à l'exception de son filet moteur. Insensibilité de toute la moitié droite de la face jusqu'au vertex, sauf une petite bande auprès de l'oreille et de l'angle de la mâchoire (nerfs cervicaux) ; anesthésie de la conjonctive, de la pituitaire, de la muqueuse buccale et de la muqueuse du sinus maxillaire. Une épingle peut être profondément enfoncée dans la partie antérieure et droite de la langue sans provoquer de douleur, tandis que dans le tiers postérieur son contact est perçu. Le *sens du goût est aboli sur le tiers antérieur de la langue.* En outre, paralysie complète des nerfs optique et olfactif droits.

Quatorze jours après l'accident, survient une ulcération de la cornée droite, puis un prolapsus de l'iris ; le tout guérit sans réaction inflam-

1. Stimson, *New-York med. Journ.*, 1er mars 1890, p. 241.
2. H. Scheier, *Berlin. klin. Wochenschr.*, 1893, p. 1082.

matoire. Puis se montrèrent des ulcérations sur la muqueuse de la joue droite, où l'on voit encore à leur place des traînées cicatricielles blanches ; actuellement aussi se voit une ulcération superficielle près de la dernière molaire. Il y eut également des ulcérations sur la pituitaire droite.

Pour l'auteur, il y aurait eu fracture de la base du crâne avec irradiation à l'étage moyen, ce qui expliquerait la lésion du trijumeau au niveau du ganglion de Gasser.

Observation. — A. Bérard [1].

A l'autopsie d'un coup de feu de l'oreille droite, A. Bérard constate une fracture comminutive du rocher, l'injection du nerf de la 5e paire, dont les filets sont ramollis et se déchirent facilement au niveau du bord supérieur du rocher et de sa face supérieure. Le ganglion de Gasser est mou et fragile, mais les filets qui en naissent sont sains.

Le nerf de la 6e paire est un peu rouge et moins consistant que celui du côté opposé. Destruction complète du facial dans une partie de son trajet. Cavité purulente contenant une balle dans l'hémisphère droit.

Pendant la vie on avait constaté : la paralysie complète de tous les muscles de la moitié droite de la face, la paralysie du moteur oculaire externe, la perte complète de la *sensibilité tactile* de toute la moitié droite de la face, de la muqueuse olfactive et de la muqueuse linguale.

Lésions du trijumeau.

Si les projectiles troublent les fonctions visuelles par lésion directe de leurs centres ou de leurs voies nerveuses encéphaliques, ils peuvent indirectement les altérer en blessant les nerfs de la 5e paire. Les trijumeaux en effet interviennent dans le jeu normal des organes des sens, vision, olfaction, audition et gustation, en leur fournissant l'innervation sensitive et en présidant aux échanges nutritifs dont ils sont le siège. Déjà l'observation précédente donne une idée du retentissement que peut avoir une lésion du trijumeau ; avant d'en rapporter d'autres exemples il convient de rappeler en quelques mots la physiologie de ce nerf.

Par la pensée conduisez de l'oreille droite à l'oreille gauche un plan vertical qui divise la tête en deux moitiés : les téguments de la moitié antérieure, c'est-à-dire de toute la face et d'une partie

1. A. Bérard, *Gazette méd. de Paris*, 1840, p. 490.

du cuir chevelu, représenteront la vaste surface que recouvrent les rameaux de la 5e paire et le même plan limite aussi la partie du système muqueux à laquelle ils se distribuent. On voit par suite qu'ils innervent la muqueuse des sinus frontaux, celle des fosses nasales avec tous ses prolongements, celle des voies lacrymales, sac conjonctival compris, celle qui tapisse les parois de la bouche, les deux tiers antérieurs de la langue, le voile du palais, la trompe d'Eustache et une minime partie de la muqueuse pharyngée.

Par leurs filets *glandulaires*, les deux trijumeaux tiennent sous leur dépendance la presque totalité des glandes de la tête : les lacrymales, les salivaires, les glandes de Nühm, toutes les glandules diposées par couches au-dessous des muqueuses labiale, buccale et palatine, celles qui sont annexées aux paupières : glandes de Meibomius, glandes ciliaires, conjonctivales, caroncule lacrymale, celles bien plus multipliées qui sous la pituitaire dépendent du sens de l'olfaction, celles du sens de l'ouïe, celles de la face. Des filets ganglionnaires sont encore destinés aux muscles, au périoste et aux os de la zone correspondante.

Enfin le trijumeau fait contracter les muscles masseter, temporal, ptérygoïdien interne et externe et mylo-hyoïdien, il est *masticateur*.

Sans rappeler la subdivision de la 5e paire au delà du ganglion de Gasser en ses trois branches bien connues, maxillaires inférieur, supérieur et branche ophtalmique de Willis, il convient de noter que le trijumeau reçoit des anastomoses importantes et de plus que son territoire se confond avec celui d'autres nerfs; de là des caractères particuliers aux désordres fonctionnels qu'entraîne sa destruction. Comme emprunts il reçoit d'abord des éléments *gustatifs* qui lui sont fournis par le nerf de Wrisberg par l'intermédiaire du facial et de la corde du tympan, aussi l'absence de désordres sensoriels gustatifs peuvent entrer en ligne de compte pour la localisation d'une lésion sur le tronc nerveux. En second lieu le trijumeau renferme des éléments *sympathiques*, éléments sensitivo-moteurs qui visent la nutrition. Enfin le nerf de Wrisberg et le glosso-pharyngien lui fournissent également des éléments sécréteurs.

Ainsi donc le trijumeau répand ses ramifications dans quatre cavités de la face renfermant les organes de quatre sens importants : cavité orbitaire (vision), cavité nasale (olfaction), cavité buccale (goût), cavité auriculaire (audition). Tous ces *organes sensoriels* sont comme enclavés dans un champ de *sensibilité générale* dont le territoire lui appartient. Le sens tactile est ainsi appelé indirectement à prêter son concours aux fonctions compliquées des sens supérieurs.

Le trijumeau concourt à l'exercice de ces sens, non seulement par ses éléments sensitifs, mais aussi par les éléments moteurs involontaires qu'il tient tant de ses origines, que de ses anastomoses avec le grand sympathique. Sans parler des vaso-moteurs qui règlent la circulation dans tous les organes, il participe à une série de *réflexes d'adaptation* ou de *défense* dont on peut rappeler ici les principaux.

a) *Vision.* — Le *ganglion ophtalmique* fournit à l'œil les nerfs ciliaires qui sont les uns constricteurs, les autres dilatateurs de la pupille : les premiers viennent de l'oculo-moteur commun, les seconds du trijumeau qui les tient tant du grand sympathique que de ses origines. Les premiers agissent en plus pour augmenter la courbure du cristallin et accommoder l'œil aux objets rapprochés ; les seconds agissent en sens inverse pour diminuer sa courbure et l'accommoder à la vision éloignée (Morat et Doyon).

La tension intra-oculaire est entretenue dans son état normal par une sorte d'équilibre entre la sécrétion interne des humeurs du globe oculaire et la déplétion de celui-ci.

b) *Audition.* — Le *ganglion otique* fournit à l'oreille moyenne un filet qui va au muscle du marteau et règle la tension de la membrane du tympan. A sa pénétration dans le muscle ce filet traverse un petit ganglion qui est l'équivalent du plexus ciliaire.

c) *Olfaction.* — Des éléments sécréteurs du ganglion sphéno-palatin règlent le degré d'humidité de la muqueuse nasale.

d) *Gustation.* — Par sa branche linguale le trijumeau donne un rameau important, la corde tympanique, qui commande la sécrétion de la glande sous-maxillaire et par là même l'état d'humidité de la langue favorable au sens du goût. La corde tympanique est un rameau d'emprunt qui provient originellement du facial et aboutit au *ganglion sous-maxillaire* (Morat et Doyon[1]).

La section intracrânienne du trijumeau retentit de diverses façons sur la nutrition de la face par voie plus ou moins directe ou indirecte. Magendie note que l'œil perd son brillant et son

1. Morat et Doyon, *Traité de physiologie*, 1902. Fonctions d'innervation, p. 193.

poli ; déjà apparente au bout de quelques heures l'altération débute généralement par le centre de la cornée qui s'opacifie progressivement, en même temps qu'un nuage apparaît dans la chambre antérieure. Après quelques jours la membrane est envahie, de la périphérie vers le centre, par un lacis vasculaire, et même, chez l'animal mal nourri, on a vu survenir la fonte de l'œil par perforation cornéenne. En général chez l'homme ces désordres sont moins accentués ; cependant nous allons rapporter un exemple de troubles trophiques graves qui rappellent les ulcérations des lèvres, les altérations des muqueuses conjonctivale, nasale et buccale, la gangrène de la face que Magendie et Cl. Bernard ont observées.

Ces troubles trophiques de l'œil et de la face, qui surviennent à la suite de la section du trijumeau, ne peuvent recevoir d'explications satisfaisantes ni du fait que la sensibilité a disparu, ni de ce que la circulation a été troublée, ni même de ce que les altérations parallèles de la sensibilité et de l'irrigation sanguine se montent concurremment. Il faut admettre qu'une influence plus intime du système nerveux sur la nutrition des tissus existe et que, si elle nous échappe encore, du moins nous constatons les effets de sa suppression.

L'observation précédente de Scheier renseigne déjà sur ce que peuvent être les désordres causés par la destruction du trijumeau, la suivante apporte encore quelques traits au tableau clinique.

Observation. — Marinesco et Sérieux [1].

Chez un malade qui s'est tiré, il y a quatre ans, un coup de revolver dans l'oreille droite, on constate actuellement : 1° une paralysie faciale totale, avec réaction de dégénérescence ; 2° une abolition de la sensibilité au contact, à la douleur et à la température, pour la plus grande partie du territoire cutané et muqueux innervé par le trijumeau avec paralysie du ptérygoïdien interne et réaction de dégénérescence du masséter (la sensibilité à la pression est conservée ; la sensibilité gustative est abolie du côté droit pour la moitié antérieure de la langue) ; 3° des troubles trophiques. La peau est dépigmentée par places et semble infiltrée et épaissie, ainsi que le tissu cellulaire sous-cutané et la muqueuse buccale du côté droit ; les poils présentent un développement anormal, la conjonctive est hypérémiée, la cornée est le siège d'une taie, la sécrétion sudorale est exagérée ; l'os maxillaire inférieur

1. Marinesco et Sérieux, Lésion traumatique du trijumeau et du facial avec troubles trophiques. *Société de biol.*, séance du 18 mars 1893.

droit est hypertrophié, et la moitié droite de la langue est atrophiée. La température est abaissée du côté lésé.

Les auteurs déduisent de leur observation les réflexions suivantes: l'existence de nerfs trophiques centrifuges étant loin d'être démontrée pour les tissus épithéliaux non glandulaires et pour les diverses formes du tissu conjonctif, on peut admettre que les troubles de la sensibilité ont une influence prépondérante dans la production des désordres trophiques. D'ailleurs, la lèpre, la syringomyélie, les amyotrophies d'origine articulaire, les arthropathies tabétiques, les lésions expérimentales ou pathologiques du trijumeau, toutes affections caractérisées par des troubles de la sensibilité en plus ou en moins, sont aussi des maladies à désordres trophiques. Ceux-ci peuvent donc survenir par voie réflexe consécutivement à des modifications des nerfs centripètes. A l'état normal, l'action trophique des centres nerveux est sollicitée par les excitations centripètes. Celles-ci maintiennent par l'intermédiaire des centres vaso-moteurs, moteurs et trophiques, l'équilibre des échanges nécessaires à l'intégrité des tissus. Les modifications persistantes, en plus ou en moins, de la sensibilité troublent les rapports du système centrifuge et amènent les désordres nutritifs. L'hémiatrophie de la langue, étant données l'intégrité de l'hypoglosse et la perte de la sensibilité du lingual, semble confirmer l'hypothèse de la pathogénie par voie réflexe de ces troubles trophiques.

Le trouble moteur après section du trijumeau se traduit par une gêne de la mastication, celle-ci ne se fait plus que grâce aux muscles qu'innerve le trijumeau resté sain. La mâchoire est déviée, et attirée du côté sain ; les dents portent à faux ; une seule incisive supérieure s'oppose à une seule incisive de la mâchoire inférieure. Si les deux troncs de la 5e paire sont coupés la mastication devient impossible.

XVI

RÉGION CENTRALE

CORPS STRIÉ, COUCHE OPTIQUE, CAPSULE INTERNE.

Gratiolet compare les deux hémisphères cérébraux à deux bourses de substance grise, ouvertes seulement à leur partie inférieure et interne pour donner passage chacune à un pédoncule cérébral. Ce dernier résulte du groupement des fibres nerveuses de la moelle, du bulbe, du cervelet et de l'isthme ; de ces fibres, les unes gagnent directement la substance grise de l'écorce hémisphérique (constituant en particulier la *capsule interne* puis la *couronne rayonnante de Reil*) ; les autres se terminent dans des noyaux de substance grise (*corps strié* et *couche optique*).

La calotte hémisphérique, qui surplombe le plan horizontal tangent à la face supérieure du corps calleux, est constituée, sous son écorce de substance grise, par une masse blanche de fibres nerveuses : fibres d'association et fibres de projection. Si un projectile peut la parcourir sans causer grand dégât cliniquement appréciable, il n'en sera plus de même dans les parties sous-jacentes. Supposons faite une coupe horizontale immédiatement au-dessous de la grande commissure blanche interhémisphérique que constitue le corps calleux. Sur la ligne médiane, entre les deux segments antérieur et postérieur de la scissure interhémisphérique, le *trigone* se présente comme une lame blanche, triangle à base postérieure obliquement jetée sur les deux *couches optiques* qui, avec les *corps striés* en avant d'elles, font relief en dehors dans chacun des *deux ventricules latéraux*. Situées de chaque côté du plan médian cérébral, sur lequel en avant seule la mince cloison du *septum lucidum* les sépare l'une de l'autre, ces deux cavités creusent quelque peu par leur partie antérieure le lobe frontal, se prolongent latéralement et en bas dans le lobe sphénoïdal, et en arrière dans le lobe occipital. Le trigone enlevé, ainsi que la toile choroïdienne sous-jacente, les deux couches optiques sont complètement mises à nu et l'œil plonge dans la cavité du *ventricule moyen.*

De cette simple énumération ressort la complexité des désordres

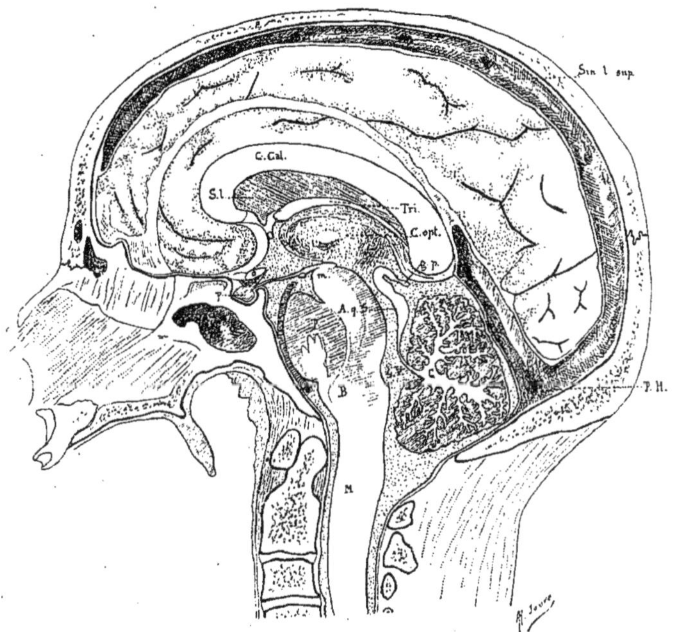

Fig. 103. — Coupe médiane antéro-postérieure du crâne (d'après Poirier).

C. cal, corps calleux. — *S. l*, septum lucidum. — *Tri*, trigone. — *C. opt*, couche optique. *c*, cervelet. — *P*, protubérance. — *B*, bulbe. — *M*, moelle épinière. — *4e V*, 4e ventricule. — *Aq. S*, aqueduc de Sylvius. — *Sin. l. sup.*, sinus longitudinal supérieur. — *P. H*, pressoir d'Hérophile. — *o*, chiasma optique. — *m*, tubercule mamillaire. — *p*, glande pituitaire. — *g*, glande pinéale.

anatomiques que peut causer le passage d'une balle dans la région centrale du cerveau. Or, sans avoir la prétention d'en fournir une description anatomique, nous devons donner un bref résumé d'anatomo-physiologie chirurgicale du *corps strié,* de la *couche optique*, de la *capsule interne* et des *ventricules*.

Le *corps strié* est constitué par deux segments ou noyaux, soudés en avant de façon à former une sorte de fer à cheval dont une branche supéro-interne, le *noyau intraventriculaire* ou *caudé,* fait relief dans le ventricule latéral en avant et en dehors de la couche optique, tandis que l'autre branche inféro-externe, le *noyau extraventriculaire* ou *lenticulaire,* répond asssez bien à la profondeur du lobe de l'insula. La fente intermédiaire livre passage à la capsule interne dissociée par les traînées de substance grise qui relient les deux noyaux en bas et en avant dans leur partie moyenne. Plus en avant leur jonction se caractérise par la diminution en hauteur et en largeur du noyau lenticulaire.

Le *noyau caudé* a été comparé à une virgule dont la tête volumineuse et arrondie, très voisine de sa congénère du côté opposé, s'implante dans le lobe frontal. Sa face supérieure et son bord extérieur bombent dans le ventricule latéral : sa face inférieure, concave dans le sens antéro-postérieur, repose sur la capsule interne qui la sépare du noyau lenticulaire ; son bord interne également concave se moule sur la couche optique, enfin la queue effilée se dirige en dehors pour descendre en formant avec le pédoncule cérébral autour duquel elle s'infléchit, la plus grande partie de la voûte de la corne sphénoïdale du ventricule latéral.

Le *noyau lenticulaire,* allongé d'arrière en avant, repose sur la substance blanche du lobe temporal au-dessus de la corne sphénoïdale. Sa face supéro-interne est recouverte par la capsule interne, tandis que sa face externe est séparée de l'écorce de l'insula par une lamelle de substance blanche, dite *capsule externe,* et plus superficiellement par une lamelle de substance grise, l'*avant-mur.* Son extrémité postérieure effilée ne dépasse pas le niveau de la circonvolution postérieure de l'insula, tandis qu'en avant les deux noyaux fusionnés répondent en bas à la substance grise de l'espace perforé antérieur.

Deux lames de substance blanche (lames médullaires externe et interne) subdivisent le noyau lenticulaire en trois segments : l'un externe, le *putamen,* et les deux autres, moyen et interne, groupés sous le nom de *globus pallidus.* Ce dernier seul est relié à l'écorce cérébrale par des fibres cortico-striées, le putamen et le noyau caudé en sont dépourvus. Par contre outre les fibres de connexion lenticulo-caudées, entre le corps strié et la couche optique il existe des fibres strio-thalamiques, les unes striopètes, les autres striofuges et aussi des fibres strio-luysiennes, c'est-à-dire des radiations entre le corps strié et le noyau amygdalien ou de Luys, nôyau de substance grise situé dans le lobe sphénoïdal à l'extrémité antérieure de la circonvolution de l'hippocampe.

La *couche optique* ou *thalamus* repose sur la face supéro-interne du pédoncule cérébral ; c'est un ovoïde à grosse extrémité postérieure, séparé de son congénère par le ventricule moyen. Son axe est oblique en arrière et en dehors, à peu près comme le sillon d'insertion du plexus choroïdien, lequel divise la face supérieure

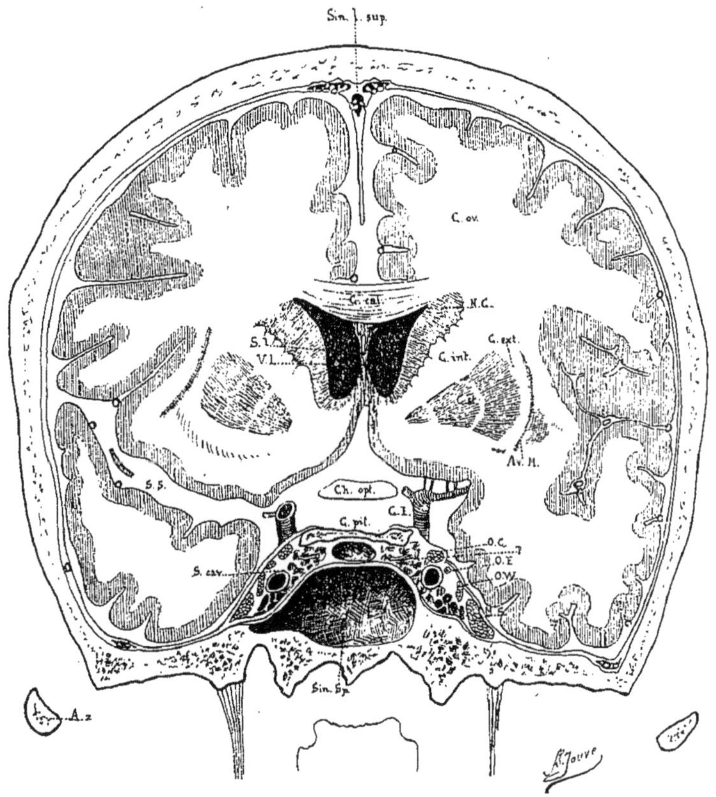

Fig. 104. — Coupe transversale du crâne au niveau du chiasma optique (d'après Poirier).
Sin. l. sup, sinus longitudinal supérieur. — *C. ov*, centre ovale. — *C. cal*, corps calleux. — *NC*, noyau caudé. — *C. ext*, capsule externe. — *C. int*, capsule interne. — *S l*, septum lucidum. — *VL*, ventricule latéral. — *C. st.*, corps strié. — *Av. M*, avant-mur. — *SS*, scissure de Sylvius, — *Ch. opt* , chiasma optique. — *Cp*, corps pituitaire. — *CI*, carotide interne. — *S. cav.*, sinus caverneux. — *O. C.*, moteur oculaire commun. — *P*, pathétique. — *OE*, moteur oculaire externe. — *OIV*, ophtalmique de Willis. — *MS*, maxillaire supérieur. — *Sin. sph.*, sinus sphénoïdal. — *A. z.*, Arcade zygomatique.

du thalamus en une partie externe, portion du plancher du ventricule latéral et une partie interne recouverte par la toile choroïdienne et le trigone. Sur la première, c'est-à-dire en avant, se voit la saillie du *corpus album subrotundum,* sur la seconde en dedans le triangle de l'habenula entre les deux rênes de la glande pinéale, laquelle avec les quatre tubercules quadrijumeaux apparaît entre les deux saillies postérieures des deux couches optiques, les deux *pulvinars*.

La face interne, soudée en arrière sur le pédoncule cérébral, forme en avant la paroi latérale du ventricule moyen et est reliée à sa congénère par la commissure grise. La face externe répond successivement au bord interne du noyau caudé, au tænia semicircularis et à la capsule interne. Quant à l'extrémité antérieure, nous l'avons vue se loger dans la concavité de la tête du noyau caudé, contournée par l'un des deux piliers antérieurs du trigone.

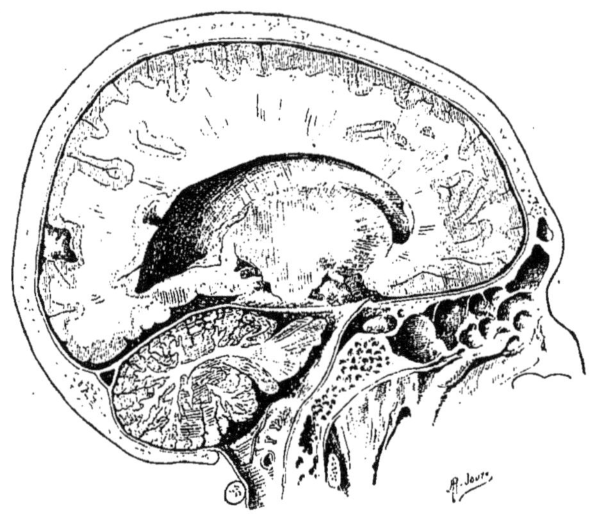

Fig. 105. — Coupe antéro-postérieure du crâne passant à deux centimètres environ de la ligne médiane (d'après Poirier).

L'extrémité postérieure plus volumineuse fait saillie dans le carrefour ventriculaire et se trouve croisée par le plexus choroïde et le pilier postérieur du trigone. Au niveau de son point de jonction avec la face inférieure se voient deux saillies semi-ovoïdes, les *corps genouillés*. L'un *interne*, en rapport avec la partie latérale de l'isthme de l'encéphale, se prolonge en avant par la *racine interne de la bandelette optique* et en arrière par le *bras postérieur des tubercules quadrijumeaux*. Plus volumineux le *corps genouillé externe*, situé sous le pulvinar, fournit pareillement la *racine externe de la bandelette optique* et le *bras antérieur des tubercules quadrijumeaux* (fig. 106).

Au point de vue de sa constitution intérieure on subdivise en général la *couche optique* en trois noyaux : l'*externe* que longe en dehors la capsule interne, l'*interne* en dedans duquel se trouve le ventricule moyen, l'*antérieur* qui répond au corpus album subrotundum et qui s'enfonce comme un coin entre les deux précédents ; il reçoit la portion ascendante des piliers antérieurs du trigone. Entre ces trois noyaux se trouvent les deux lames médullaires interne et externe.

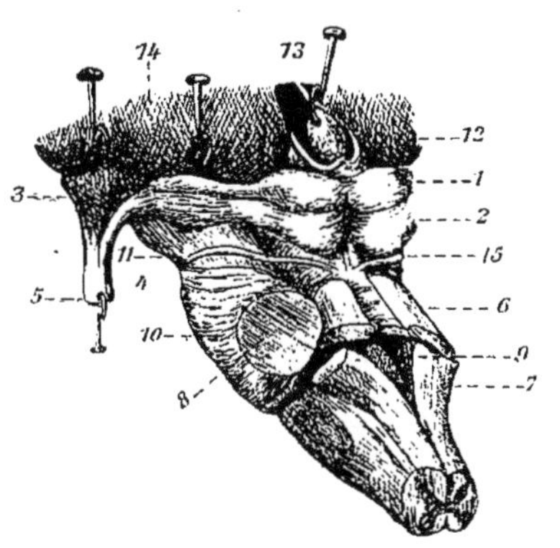

Fig. 106. — Isthme de l'encéphale (d'après Testut).

Tubercules quadrijumeaux : 1. antérieur ; 2. postérieur. — Corps genouillés : 3. externe : 4. interne ; 5. bandelette optique. — Pédoncules cérébelleux : 6. supérieur ; 7. inférieur ; 8. moyen ; 9. 4e ventricule ; 10. protubérance ; 11. pédoncule cérébral ; 12. glande pinéale ; 13. ventricule moyen ; 14. couche optique ; 15. N. pathétique.

Quant à ses connexions, la couche optique est reliée d'une part au pédoncule cérébral, sur lequel elle repose, puis à l'écorce cérébrale par des fibres qui la plupart se mêlent à celles de la capsule interne en formant deux faisceaux l'un, *pédoncule antérieur*, destiné au lobe frontal ; l'autre, *pédoncule postérieur*, va du pulvinar au lobe occipital ; enfin on décrit encore un *pédoncule inférieur*. Celui-ci entre dans la constitution de l'anse pédonculaire de Gratiolet, il croise le pédoncule cérébral au-dessus de la bandelette optique et est formé par un faisceau de fibres émanées de l'écorce de la région sylvienne, principalement du lobe temporal.

D'après Bechterew[1], la couche optique doit avant tout être considérée comme un lieu d'interruption des voies sensitives qui du tronc cérébral se dirigent vers l'écorce ; sa destruction expérimentale ou pathologique, en particulier celle de sa portion postéro-externe, produit de l'*hémianesthésie*. Mais, d'un autre côté, il est démontré que ses fonctions propres sont surtout *motrices*, elle joue un rôle essentiel dans la production des mouvements dits involontaires, soit des organes internes (cœur, tube digestif, vessie), soit des muscles du squelette, et des mouvements qui,

1. Bechterew, *Les voies de conduction du cerveau et de la moelle* (trad. franç.), 1900, p. 230.

exprimant des états psychologiques plus intimes, sont qualifiés d'affectifs ou de psycho-réflexes. Les couches optiques ont ainsi évidemment la signification de centres réflexes par le moyen desquels les excitations cutanées, et en particulier les excitations tactiles, très vraisemblablement d'ailleurs aussi les excitations

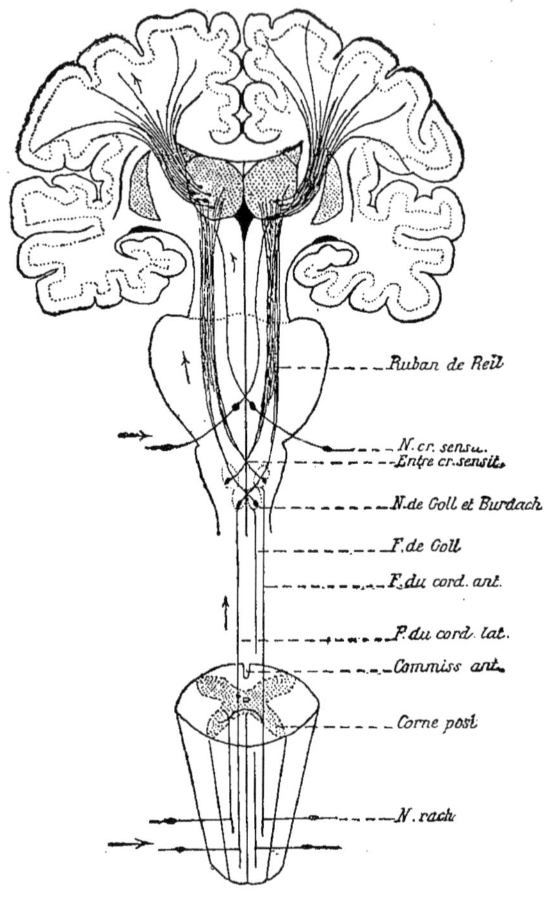

FIG. 107. — Champ sensitif avec ses deux ordres de fibres de projection principales. Couche optique et capsule interne (d'après Murat et Doyon).

fournies par les sens supérieurs, se résolvent et se réfléchissent en mouvements des organes internes ou des muscles dits volontaires.

La *capsule interne* est essentiellement constituée par l'ensemble des fibres de projection du manteau cérébral, fibres corticifuges, qui avec les fibres calleuses, les fibres d'association intrahémisphériques, et les fibres corticipètes, ont d'abord formé le *centre ovale de Vieussens*. A la partie interne de ce dernier les fibres corticifuges se concentrent en un faisceau lamellaire compact *(couronne rayonnante de Reil)*, qui enveloppe dans sa concavité interne l'angle externe du ventricule latéral. La couronne rayonnante peut schématiquement être subdivisée en quatre segments: l'*antérieur*, tributaire du lobe frontal; le *moyen* ou supérieur, tributaire des circonvolutions rolandiques frontale et pariétale ascendante, de la partie adjacente des frontales et pariétales, du lobule paracentral et de la partie moyenne de la première circonvolution limbique; le *postérieur*, tributaire du lobe occipital, enfin l'*inférieur* dont les fibres émanent aussi du lobe occipital et surtout du lobe temporal (fig. 108-109).

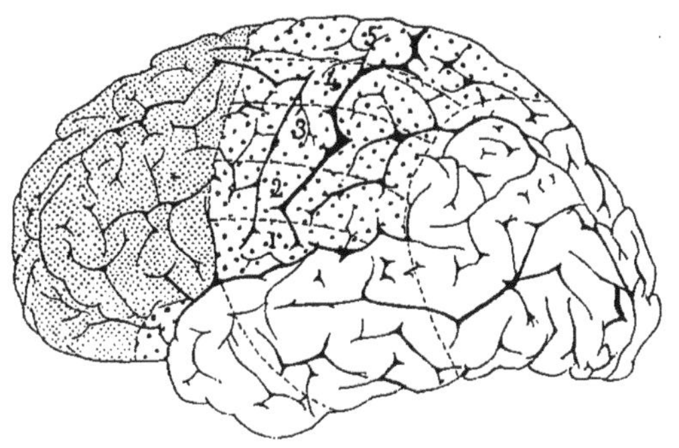

Fig. 108. — Trajet capsulaire des fibres de projection de la corticalité cérébrale (d'après Déjerine).

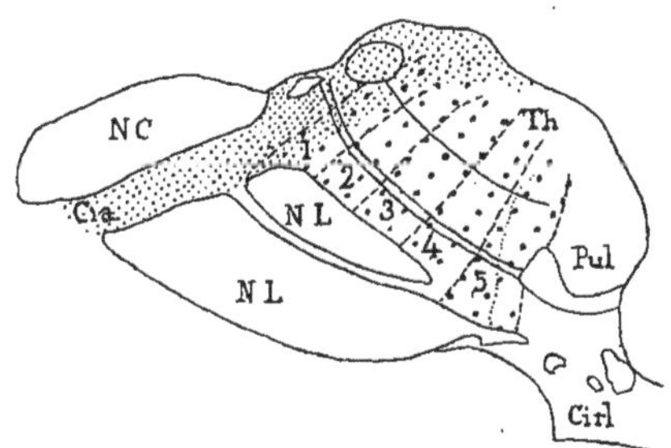

Fig. 109. — Trajet capsulaire des fibres de projection de la corticalité cérébrale (d'après Déjerine).

Le secteur frontal (fin pointillé) envoie des fibres de projection dans le segment antérieur de la capsule interne et l'extrémité antérieure de la couche optique. Le secteur occipital envoie les siennes dans le segment rétro-lenticulaire de la capsule interne et le pulvinar. Les fibres de projection du secteur moyen passent par le genou et le segment postérieur de la capsule interne, s'irradient dans la couche optique avant d'aller former l'étage inférieur du pied du pédoncule cérébral. Les fibres venues du segment supérieur ou sus-sylvien et de la région orbitaire du lobe frontal (gros pointillé) occupent dans la région thalamique le genou et le segment postérieur de la capsule interne, leur situation réciproque étant d'autant plus antérieure qu'elles proviennent de régions corticales plus inférieures et plus antérieures. Les fibres du segment inférieur ou temporal passent par le segment sous-lenticulaire de la capsule interne.

A chacun de ces segments de la couronne rayonnante correspond un segment de la capsule interne, dont nous connaissons la situation relative entre les deux noyaux du corps strié. Ces quatre segments capsulaires portent d'après leur rapport les désignations de segment antérieur ou lenticulo-caudé, postérieur ou lenticulo-optique, rétro-lenticulaire et sous-lenticulaire.

Le segment *antérieur* ou *lenticulo-caudé* est surtout formé des fibres frontales à direction générale antéro-postérieure qui passent entre les noyaux caudé et lenticulaire et convergent en éventail vers l'extrémité antérieure de la couche optique pour s'irradier dans son intérieur.

Le segment *postérieur* ou *lenticulo-optique* est surtout constitué

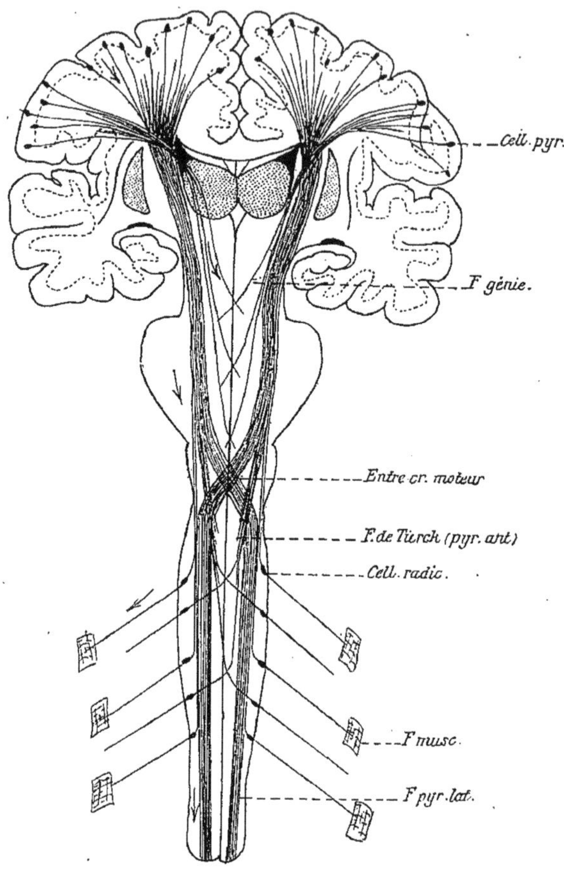

Fig. 110. — Champ moteur avec ses deux ordres de fibres de projection principales. Couche optique et capsule interne (d'après Morat et Doyon).

par des fibres rolandiques verticales ou obliques en bas et en dedans qui, irradiées suivant un plan vertico-transversal, convergent vers le pied du pédoncule cérébral ; un certain nombre d'entre elles toutefois s'arrêtent dans le thalamus et le noyau rouge.

Sur une coupe horizontale menée au-dessus de la scissure de

Sylvius (coupe de Flechsig) ou mieux encore sur la coupe oblique que Brissaud lui substitue, ces deux segments antérieur et postérieur se traduisent sous forme d'une bandelette de substance blanche formée de deux parties *(bras antérieur* et *postérieur)* réunies sous un angle ouvert en dedans, angle dont le sommet a reçu le nom de *genou de la capsule interne* (fig. 109).

Le segment *rétro-lenticulaire* est formé de fibres horizontales qui, venues du lobe occipital et de la partie postérieure des deux lobes adjacents, pariétal et temporal, se portent dans le pulvinar et les parties voisines du thalamus, dans le corps genouillé externe et le tubercule quadrijumeau antérieur. Ces fibres constituent dans leur ensemble les *radiations optiques de Gratiolet* ou *faisceau visuel cortical* (fig. 81).

Enfin le segment *sous-lenticulaire* se présente comme une lame plus ou moins triangulaire, qui, sous-jacente au putamen et au globus pallidus, concourt à former la voûte de la corne sphénoïdale du ventricule latéral. Son bord externe se continue avec le segment inférieur de la couronne rayonnante qui lui amène les fibres du lobe temporal et aussi quelques-unes du lobe occipital. Ainsi constitué ce segment sous-lenticulaire se porte en partie au pédoncule cérébral (faisceau de Türck), en partie se perd dans le corps genouillé interne et la partie ventrale du thalamus, en partie enfin s'irradie dans le corps genouillé externe et la région postéro-inférieure du pulvinar.

Beevor et Horsley[1] ont de plus montré que l'excitation de la capsule interne du Macacus Simius provoque successivement d'avant en arrière des mouvements des yeux, de la tête, de la face, de la langue, du membre supérieur, du tronc, du membre inférieur. Les fibres motrices des yeux et de la tête se trouveraient vers le genou et la portion du segment antérieur de la capsule adjacente au genou. Les fibres motrices du membre supérieur, du tronc, du membre inférieur sont dans le segment postérieur. Allant plus loin les deux physiologistes anglais reconnaissent des zones capsulaires en rapport avec les mouvements des diverses articulations des membres supérieur et inférieur. Pour eux il y a concordance entre les localisations corticales et les localisations capsulaires (fig. 109).

1. Beevor et Horsley, *Philosoph. Transact. of the Roy. Soc. of London*, 1890, CLXXX, p. 49-88.

Troubles fonctionnels provoqués par les coups de feu du centre ovale, des noyaux opto-striés et de la capsule interne.

Les lésions de cette partie centrale des hémisphères décrite sous le nom de *centre ovale* ne se traduisent cliniquement par aucun symptôme caractéristique. Rien ne saurait mieux en fournir la preuve que l'observation suivante :

Observation. — Michet [1].

Le 16 avril 1872, N..., âgé de 25 ans, bourrait un vieux mousqueton de cavalerie chargé à poudre, lorsque le coup partit ; la baguette de fer pénétra dans le crâne, au-dessus de l'angle externe de l'œil *gauche*, derrière l'apophyse temporale du frontal et sortit derrière la tête au-dessous de la bosse pariétale *droite* ; le cerveau fut donc traversé obliquement.

N... fut renversé par le choc ; au bruit de l'explosion son frère accourut et retira la baguette, qui était serrée étroitement entre les deux orifices crâniens. Sa sortie donna issue par les deux orifices à du sang.

Une demi-heure après l'accident, le blessé était encore sans connaissance et avait vomi, le pouls petit et lent, la respiration rare et faible, la température abaissée.

Le lendemain le pouls était relevé ainsi que la température ; persistance de l'assoupissement jusqu'au 7e jour, alors le blessé poussa quelques soupirs et entr'ouvrit les yeux ; les jours suivants les troubles de l'innervation se dissipèrent peu à peu ; la sensibilité, la motilité reparurent ; l'intelligence resta longtemps affaiblie mais six mois plus tard la guérison était complète et « depuis dix ans elle ne s'est pas démentie ».

Tandis que dans la traversée du centre ovale un projectile ne provoque pas de complexus symptomatiques précis en raison même de la dissociation des fibres nerveuses, il en sera autrement lorsque le traumatisme intéresse le pied de la *couronne rayonnante* et surtout la *capsule interne*. Grâce en effet à leur disposition convergente les fibres de projection de l'écorce sont ici groupées en faisceaux et une balle peut intéresser la totalité ou la majeure partie de l'un et quelquefois de plusieurs d'entre

1. Michet, *Archives méd. belges*, janvier 1894. Coup d'arme à feu (baguette de fusil) ayant traversé le cerveau de part en part.

eux. Pour bien saisir les désordres cliniques de pareils traumatismes il convient de les envisager successivement dans chacun des segments capsulaires.

Le *segment antérieur* ou *lenticulo-caudé* de la capsule interne ou pédoncule antérieur de la couche optique est constitué principalement par les fibres de projection du lobe préfrontal, aussi est-ce pour Brissaud[1] le *faisceau psychique* « qui n'est qu'un trait d'union entre certains centres où la pensée prend naissance et d'autres moins nobles qui en projettent automatiquement le reflet; il est l'instrument indispensable des mouvements qu'on qualifie à tort ou à raison de *psycho-réflexes*. A ce titre seulement et eu égard à cette concession, le faisceau psychique n'a pas tout à fait démérité son nom. »

Quoiqu'il en soit de cette opinion, il nous faut avouer que les symptômes propres à la lésion du faisceau psychique nous échappent; tant que celle-ci n'intéresse que la moitié ou les trois quarts antérieurs du segment capsulaire lenticulo-caudé, elle ne se traduit par aucun désordre moteur ou sensitif appréciable. Ce que nous avons déjà dit de notre ignorance à propos des traumatismes du lobe préfrontal est vrai, quel que soit le siège de la lésion sur les neurones de projection fronto-thalamiques. D'après Abadie[2] cependant, certains *troubles de l'émotivité*, notamment le *rire* et le *pleurer spasmodique*, paraissent être susceptibles de se développer à la suite de lésions limitées du segment antérieur de la capsule interne. Brissaud[3] également admet cette manière de voir, et fait remarquer que la destruction du centre du rire et du pleurer dans le thalamus expliquerait mal le rire et le pleurer spasmodique, tandis que ce phénomène peut être attribué à une exaltation du pouvoir moteur causée soit par une destruction du faisceau psychique, soit par une lésion irritative du thalamus ou des voies des conducteurs cortico-thalamiques. A propos des lésions de la couche optique nous aurons à revenir sur cette question.

Dans le *segment lenticulo-optique*, les lésions destructives sié-

1. Brissaud, *Leçons sur les maladies nerveuses*, 1893-1894, p. 467.
2. Abadie, Les localisations fonctionnelles de la capsule interne. *Thèse*, Bordeaux, 1900-1901.
3. Brissaud, in M. Toulza, Rire et pleurer spasmodique. *Thèse*, Paris, 1901.

geant sur les fibres de projection pyramidales se traduisent par les mêmes *symptômes paralytiques* que si la lésion portait sur la corticalité motrice elle-même. Que le neurone moteur soit touché dans sa cellule ou dans son prolongement cylindre-axile, les conséquences en seront les mêmes, monoplégie, hémiplégie. Une seule différence symptomatique, toutefois, permettra de reconnaître si la paralysie est d'origine corticale ou non. Très souvent, dans le premier cas, surtout si la lésion est de nature irritative — tumeur, plaque de méningite, plaque jaune (lésion traumatique) — la présence d'attaques d'épilepsie débutant par le membre paralysé — paralysie partielle — indiquera qu'il s'agit d'un processus à localisation corticale. Mais c'est là un signe qui, bien qu'ayant une très grande valeur diagnostique, n'est cependant pas pathognomonique. En effet, l'épilepsie partielle peut faire défaut dans les lésions corticales de la zone motrice, et, en outre l'épilepsie partielle à type jacksonnien le plus pur, le plus classique, peut se rencontrer dans les lésions sous-corticales de la zone motrice (Déjerine[1]).

Pour ce qui est de l'étendue et de la topographie des troubles moteurs dans la paralysie d'origine capsulaire, il est rationnel d'admettre qu'ils sont en rapport avec l'étendue et la topographie des lésions capsulaires qui leur donnent naissance et que, par suite, selon les cas il s'agit de *monoplégies pures* (laryngée, faciale, brachiale, crurale), de *monoplégies associées* (linguo-facio-pharyngée, brachio-crurale) ou d'*hémiplégie totale*. La lecture des observations suivantes toutefois montrera qu'en général les coups de feu provoquent surtout l'hémiplégie totale, fait constaté également par Déjerine.

D'après l'étude des faits d'ordre médical, Abadie conclut que ces paralysies capsulaires sont habituellement persistantes et s'accompagnent de contractures secondaires avec dégénération des fibres pyramidales. Moins sombre serait le pronostic de ces lésions suivant P. Marie et Guillain[2]. Chez des malades ces auteurs ont observé à la fois des lésions détruisant les voies motrices capsulaires, des lésions corticales très vastes, des dégénérations intenses de la voie pyramidale, et cependant les patients n'avaient

1. Déjerine et Déjerine-Klumpke, *Anatomie des centres nerveux*, t. II, p. 252, 1901.
2. P. Marie et G. Guillain, *Semaine médicale*, 25 juin 1902, p. 213.

pas perdu toute possibilité de mouvement volontaire. Ces malades de plus, au point de vue moteur, s'améliorent presque tous. Quant on considère l'évolution de leur paralysie après l'ictus (et il doit en être de même après le trauma), on voit que la motilité de la langue redevient facile, que la déviation de la face diminue, que les membres peuvent être soulevés, que les doigts peuvent être de nouveau remués. Sans doute l'hémiplégique conserve de son affection une certaine maladresse, sans doute il aura une certaine difficulté dans les actes nécessitant la mise en jeu, dans un but fonctionnel de groupes musculaires distincts, mais il est rare qu'il reste à jamais paralysé au sens absolu du mot dans toute une moitié du corps. Le fait tient vraisemblablement à ce que, si la motilité volontaire suit normalement la voie du faisceau pyramidal, elle peut suivre d'autres voies (P. Marie et G. Guillain). Il est probable du reste qu'ici encore il convient de faire intervenir la bilatéralité fonctionnelle de chacun des hémisphères, la moitié intacte du cerveau pouvant en quelque sorte suppléer l'autre. Ceci est vrai surtout pour la paralysie des membres inférieurs dont les muscles, fonctionnant d'une manière automatique dans la marche, récupèrent, bien que contracturés, une partie de leurs mouvements. Il est en effet des plus rares d'observer un hémiplégique par lésion corticale ou capsulaire qui reste privé de l'usage de son membre inférieur (Déjerine).

Observation. — Mermet [1].

Le 9 *mars*, le sujet se tire une balle de revolver de 5 millimètres dans la tempe droite à 1 demi-centimètre au-dessous de l'arcade zygomatique et 1 centimètre en avant du méat auditif. Lucidité de l'esprit, pas d'aphasie, pas d'agraphie, mais céphalalgie droite très vive, des vomissements verdâtres et fréquents, une hémiplégie gauche totale de la face et des membres, quelques convulsions dans le membre supérieur droit, une anesthésie légère des régions paralysées, pas de troubles sensoriels ni oculo-pupillaires. T. 37°,4, P. 80.

10 *mars*. — T. m. 38°,2, T. s. 38°,4, P. 70, R. 27, les vomissements ont cessé, constipation. L'hémiplégie gauche s'accompage de contracture à type de flexion au membre supérieur, l'anesthésie persiste. A droite les secousses cloniques s'étendent au membre inférieur et à la face et reviennent tous les quarts d'heure environ.

11 *mars*. — T. m. 38°,6, T. s. 39°, P. 70, R. 28, céphalalgie plus

1. Mermet, *Bulletin de la Soc. anat.*, 1895, p. 274.

violente, cris hydrencéphaliques, constipation et incontinence d'urine, disparition des crises épileptiformes.

12 *mars.* — T. m. 38°,4, T. s. 38°,6, P. 64, R. 24, agitation, subdélire nocturne, les contractures augmentent dans le côté paralysé.

13 *mars.* — T. m. 39°,4, T. s. 39°,8, P. 104, R. 28. Les contractures gagnent le côté droit paralysé. Anesthésie complète à gauche. Région fessière gauche érythémateuse, brunâtre par endroits.

14 *mars.* — État méningitique type : T. m. 39°,4, T. s. 39°8, P. 130, R. 37, sopor, ventre en bateau, raie méningitique, escarre fessière à gauche.

15 *mars.* — Coma complet. T. m. 39°,8, T. s. 38°,4, P. 134, R. 44, mêmes symptômes paralytiques et anesthésiques, escarre fessière débutant à droite.

16 *mars* au matin, mort dans le coma.

Autopsie. — Le temporal droit présente, 1 demi-centimètre au-dessus de la racine longitudinale de l'apophyse zygomatique et à 1 centimètre en avant de la ligne biauriculaire, un orifice de 8 millimètres siégeant sur le trajet de la branche postérieure de la méningée moyenne qui n'a pas fourni de sang. Les méninges au niveau de la partie moyenne de la 3e temporale près de son bord supérieur dans le 2e sillon temporal présente une perte de substance arrondie sur la dure-mère, irrégulière sur l'arachnoïde.

Dans la cavité arachnoïdienne existe un épanchement sanguin assez abondant qui occupe la fosse temporale. En outre, sur la plus grande partie des méninges traces d'inflammation récente, surtout du côté de la voûte où le pus s'est accumulé le long des vaisseaux pie-mériens, adhérence de la pie-mère.

Sur l'hémisphère droit la balle a pénétré dans la 3e temporale à la partie moyenne de son bord supérieur, est passée en haut et en dedans à travers la partie interne du noyau lenticulaire, la capsule interne au niveau de son genou et de son segment antérieur, le noyau caudé dans sa partie antérieure, l'angle supéro-interne de la couche optique, le ventricule latéral droit, le corps calleux, la circonvolution sus-jacente vers son tiers moyen, puis est sortie dans la scissure hémisphérique au niveau du bord supérieur du corps calleux. Il existe une traînée d'encéphalite et le ramollissement se poursuit en arrière tendant à diffuser dans le ventricule latéral qui est plein de sang.

Après être passée sous la faulx du cerveau, la balle atteint le sinus gauche du corps calleux qu'elle traverse à son point culminant, puis continue à se diriger en haut et en dehors à travers la circonvolution gauche du corps calleux, la frontale interne, pour finalement se loger dans l'extrémité postérieure du sillon frontal supérieur à quelques millimètres au-dessous de l'écorce. En ce point il existe des traces légères d'encéphalite ; la substance blanche est ramollie sur une épaisseur d'un demi-centimètre autour du projectile, mais de plus il existe un piqueté hémorragique très notable de la substance grise du pied des deux premières frontales et de la tête de la frontale ascendante.

Intéressante comme exemple d'*hémiplégie* par lésion de la capsule interne droite au niveau de son genou et de son segment antérieur, l'observation de Mermet signale du côté gauche des désordres sous-corticaux de la région rolandique droite et un piqueté hémorragique, lésions auxquelles on est en droit d'attribuer les mouvements convulsifs notés dans le membre supérieur. Sans relever encore l'encéphalo-méningite qui vient modifier le tableau clinique, nous nous contenterons de signaler que, suivant la règle, la lésion localisée de la capsule interne a cependant provoqué une hémiplégie totale ; toutefois, particularité à noter, bien que le traumatisme portât sur le genou de la capsule, il ne semble pas que le blessé ait présenté de la dysarthrie, du moins l'observation mentionne l'absence d'aphasie, sans faire allusion à un trouble d'articulation de la parole.

Cette même remarque a été faite à propos des lésions d'ordre médical du genou de la capsule interne. Sur ce sujet, P. Marie et G. Guillain[1] écrivent : « Nous avons constaté, comme M. Déjerine, que cette lésion détermine la dégénération descendante du faisceau interne du pied du pédoncule. Au point de vue clinique, il ne nous a pas semblé qu'elle amenât du côté des nerfs crâniens une symptomatologie de déficit beaucoup plus accentuée que les lésions du segment postérieur de la capsule interne. Sans doute, dans la plupart de nos observations où le genou de la capsule interne était lésé, nous avons relevé une déviation de la langue et de la face, mais nous avons fait la même constatation dans les lésions de la capsule interne ne siégeant pas au niveau du genou. La déviation de la langue, la paralysie de la face se rencontrent dans bon nombre de cas d'hémiplégie d'origine hémisphérique. D'ailleurs cette déviation de la face et de la langue s'améliore souvent rapidement. »

Grasset[2] à propos de la *dysarthrie* par lésion capsulaire fait remarquer que le désordre consiste principalement en une lenteur qui traduit l'effort, une sorte d'épellation des lettres ou de scansion des syllabes. Certains mots sont plus facilement prononcés, d'autres ont grande peine à sortir et alors font explosion. La voix est sourde, souvent inarticulée, par suite de paralysie au

1. P. Marie et G. Guillain, Existe-t-il en clinique des localisations dans la capsule interne ? *Semaine méd.*, 25 juin 1902, p. 209.

2. Grasset, *Diagnostic des maladies de l'encéphale* et *Thèse* de Galavielle. Montpellier, 1893.

moins partielle du voile du palais, et surtout monotone. Toutefois, en général, une lésion capsulaire unilatérale ne donne pas lieu à de grands troubles de la parole, même quand la langue participe à l'hémiplégie, ce qu'explique la bilatéralité du centre cortical de l'articulation des mots (particularité qui le différencie du centre cortical du langage).

Quant à l'*hémianesthésie* chez le blessé de Mermet, elle s'explique par la lésion concomitante de la couche optique. Enfin, bien que l'autopsie ait relevé l'inondation sanguine du ventricule latéral droit, il n'y a pas eu d'attaque d'épilepsie jacksonnienne, ni aucun symptôme attribuable à ce désordre.

Nous devons à Pitres une intéressante observation d'hémiplégie par lésion centrale que le savant professeur de Bordeaux, à défaut d'autopsie, explique par une *lésion secondaire* de la capsule interne au niveau de sa partie antérieure.

Observation. — Pitres [1].

Le 11 septembre 1897, dans la matinée, un garçon de 21 ans reçoit de très près dans la joue droite une charge de plomb n° 4. Pas de perte de connaissance, peu d'hémorragie ; le blessé gagne à pied son domicile éloigné de deux kilomètres. Le soir un médecin le voit. Le 12 il reste levé toute la journée, et, dans la soirée seulement étant déjà couché, cherchant à se soulever sur son lit il ne peut s'appuyer sur le poignet gauche. Le 13 au réveil il est paralysé du côté gauche, y compris la face qui commence à se dévier à droite. Tout le côté gauche est anesthésique.

Huit jours plus tard, on constate tous les symptômes d'une hémiplégie gauche flasque avec participation du facial inférieur ; l'anesthésie des premiers jours s'était beaucoup atténuée, elle disparut peu à peu par la suite.

En *février* 1898, le blessé commençait à marcher, lorsque apparut dans les muscles paralysés une contracture qui devint assez gênante pour le décider à entrer à l'hôpital.

Le 3 *mai*, on voit sur la joue droite au niveau de la saillie du malaire une cicatrice avec des grains de plomb sous la peau au pourtour. Il existe un léger degré de parésie faciale, la face étant un peu déviée à droite dans son ensemble ; la langue est déviée à gauche ; le blessé peut fermer les yeux et plisser le front également bien des deux côtés.

Le membre supérieur gauche est raidi en demi-flexion et incapable d'aucun mouvement ; la main est le siège d'une trépidation spontanée ;

1. Pitres, *Mém. et Bull. de la Soc. de méd. et de chir. de Bordeaux*, 1897, p. 145.

les réflexes tendineux sont très exagérés, la contracture est permanente mais non absolue.

Le membre inférieur gauche est raidi en extension, les réflexes tendineux sont très exagérés, la trépidation épileptoïde du pied et de la rotule s'obtient facilement et s'accompagne de soubresauts étendus à tout le membre ; il est difficile de fléchir la jambe sur la cuisse au-delà de l'angle droit. La marche se fait à petits pas, avec peine, à l'aide d'une canne ; le blessé relève le bassin et porte son membre en avant par un mouvement de torsion de la partie inférieure du corps ; le pied quitte cependant le sol et ne traîne pas.

Il n'existe plus de trouble de la sensibilité cutanée au tact et à la douleur ; cependant le malade éprouve de la peine à reconnaître les yeux fermés des objets usuels placés dans sa main gauche.

La notion de position des membres est notablement altérée. La parole très troublée, paraît-il, au début puisque le blessé parvenait difficilement à se faire comprendre, est seulement à l'heure actuelle traînante et un peu hésitante.

Le champ visuel est rétréci notablement et d'une manière concentrique des deux côtés, la vue est bonne. L'ouïe, l'odorat, le goût sont normaux.

L'intelligence et la mémoire peu cultivées ne semblent pas altérées. La lecture et l'écriture ne sont pas modifiées.

En résumé : le blessé de Pitres a présenté, trente-six heures après une blessure par un coup de feu, une *hémiplégie gauche suivie de contracture*.

Au premier abord, l'on peut être porté à voir dans ce cas une manifestation de l'*hystéro-traumatisme*. Les accidents hystériques apparaissent en général un certain temps après l'événement causal comme chez le blessé en question. De plus son hémianesthésie complète avec rétrécissement concentrique du champ visuel plaide également en faveur de cette hypothèse, contre laquelle Pitres invoque les raisons suivantes, lesquelles parlent en faveur d'une hémiplégie par lésion organique des centres nerveux.

1° Chez le blessé le facial inférieur est atteint, la langue est déviée à gauche. Or dans l'hémiplégie hystérique la face est indemne et présente seulement de l'hémispasme glosso-labié.

2° Quand il marche, le malade porte son membre en avant tout d'une pièce par un mouvement d'élévation du bassin. Les hémiplégiques hystériques traînent la jambe et le pied ne quitte pour ainsi dire pas le sol.

3° Enfin, ici la marche de la maladie a été la marche classique de l'hémiplégie organique. Établie progressivement, flasque au début, la paralysie ne s'est compliquée de contracture que quatre mois après son début, cette contracture du reste n'est pas complète; on peut en déployant une certaine force la vaincre facilement. Au contraire les hémiplégies hystériques s'installent brusquement, elles sont rarement flasques ; elles s'accompagnent de contracture dès le début. De plus la contracture hystérique est très forte ; le membre atteint est pour ainsi dire transformé en tronc rigide, ce qui n'est pas le cas ici.

Pour toutes ces raisons et malgré l'existence d'une hémianesthésie au début et d'un rétrécissement concentrique du champ visuel, Pitres écarte le diagnostic d'hémiplégie hystéro-traumatique. L'hémianesthésie passagère et le rétrécissement du champ visuel s'observent du reste dans les hémiplégies par lésion cérébrale.

Il s'agit d'une hémiplégie par *lésion centrale* et non par *lésion corticale*. La. présence de plombs dans la tempe et le fait que le blessé se trouvait à $1^{m},50$ au-dessus du sol indiquent que les plombs ont pu, après avoir pénétré sous le malaire, perforer la grande aile du sphénoïde et pénétrer dans la cavité crânienne par la base. Si, suivant cette direction présumée des grains de plomb, l'on enfonce une broche, elle traverse la capsule interne droite immédiatement en avant du genou, c'est-à-dire sans que son passage puisse être suivi d'*aucun symptôme moteur immédiat*. Mais « supposons, dit Pitres, que pour une cause ou pour une autre, par suite d'une *infection légère* peut-être, ce trajet soit devenu le centre de phénomènes inflammatoires subaigus et d'un ramollissement excentrique, les lésions doivent atteindre en arrière la partie motrice de la capsule et produire une hémiplégie ayant tous les caractères de celle que présente notre malade ». En particulier cette hypothèse permet d'expliquer l'apparition de l'hémiplégie seulement trente-six heures après l'accident.

L'étude des lésions de la partie postérieure de la capsule interne c'est-à-dire des segments *rétro-lenticulaire* et *sous-lenticulaire* soulève la question des *troubles sensitifs* et des *troubles sensoriels* d'origine capsulaire. D'après Türck et Charcot la destruction de la partie postérieure de la capsule interne se traduirait cliniquement par une *hémiplégie* plus ou moins accusée avec *hémianesthésie* dite *sensitivo-sensorielle*, c'est-à-dire portant sur les divers modes de la sensibilité générale — tact, douleur, température, sens musculaire — et sur les sensibilités spéciales — ouïe, goût, odorat, vision — les troubles de la vision étant caractérisés par un rétrécissement du champ visuel avec amblyopie du côté anesthésié. Cette manière de voir n'est pas admise dans toute sa rigueur; l'on s'accorde pour reconnaître qu'une lésion de la partie postérieure du segment postérieur de la capsule interne peut se traduire par une hémiplégie compliqué d'une hémianesthésie qui porte uniquement sur la sensibilité générale, et l'on rattache à l'hystérie les faits d'hémianesthésie sensitivo-sensoriels publiés par Charcot et ses élèves. La lésion limitée qui nous occupe ne produit jamais d'amblyopie ni de rétrécissement du champ visuel du côté opposé. On peut, il est vrai observer des cas d'association hystéro-traumatique.

Le diagnostic différentiel de l'hémianesthésie organique et de l'hémianesthésie hystérique réside dans leur contraste frappant au point de vue des troubles sensoriels. Tandis que dans la première il n'existe pas de troubles visuels : ni amblyopie, ni dyschromatopsie, ni achromatopsie, chez l'hystérique on note l'abolition ou la diminution importante, mais rigoureusement dimidiée, de toutes les sensibilités spéciales, même à l'encontre des conditions anatomiques. Chez les gens âgés il convient de tenir compte de la possibilité des troubles sensoriels antérieurs à l'accident. On doit encore noter que les hémianesthésiques de cause organique ont conscience de leur perte de sensibilité ; le sujet se rend compte de la gêne des mouvements qu'il éprouve et reconnaît que cette gêne résulte de ce qu'il ne sent pas les objets extérieurs. L'hystérique, au contraire, peut avoir une anesthésie étendue sans qu'il s'en doute et sans que les fonctions de ses membres en soient troublées. Enfin, en regard de la mobilité et de la variabilité de l'hémianesthésie hystérique sous l'influence des agents æsthésiogènes, il convient de signaler l'atténuation progressive de l'anesthésie d'origine organique (Rigollet[1]).

Nous empruntons à Raymond[2] l'observation suivante d'*hémianesthésie sans hémiplégie* consécutive à un coup de feu n'intéressant que les faisceaux sensitifs.

Observation. — Raymond[2].

X..., 26 ans, se tire 3 coups d'un revolver de 9 millimètres. La pre-

1. Alph. Rigollet, De l'hémianesthésie organique. *Thèse*, Lyon, 1900, p. 50.
2. Raymond, *Bulletin de la Soc. anat.*, 1892, p. 3.

mière balle glisse sur le cuir chevelu, la 2e pénètre, la 3e a probablement été perdue. Le blessé éprouve une très violente douleur dans la tête, tombe sur les genoux, appelle au secours.

Examen le lendemain 22 novembre : ouverture cutanée étroite dans la région pariétale droite à 7 centimètres en arrière de l'apophyse orbitaire externe. Aucun trouble mental, aucun signe de paralysie, mais la moitié gauche du corps paraît insensible, on pense à de l'hystérie.

Du 22 jusqu'au 26 novembre, aucune modification. T. normale « l'hémorragie continuant et paraissant même augmenter » on intervient. Incision de l'orifice cutané, mise à nu de l'orifice osseux dans lequel le doigt peut s'engager. M. Blum sent fuir la balle dans l'intérieur de l'encéphale, il retire quelques aiguilles osseuses et un demi-anneau de plomb que la balle avait laissé sur le rebord de l'orifice osseux. Plus loin le doigt pénètre presque en entier dans une cavité creusée dans le cerveau, remplie de sang et de débris de matière cérébrale ; on constate que le sang vient non d'un vaisseau méningé mais du cerveau lui-même ; drainage.

Rien ou presque rien comme paralysie — main gauche très peu moins forte que la droite, on crut voir un jour de légers signes de paralysie faciale.

L'insensibilité cutanée s'étend sur toute la moitié gauche du corps de façon régulière et cesse nettement quand on franchit la ligne médiane ; cette insensibilité n'est pas complète, le blessé ne distingue plus le froid et le chaud, il ne souffre pas quand on lui traverse la peau avec une aiguille, mais il a la sensation qu'on vient de le piquer, et sait à peu près dans quelle région sans pouvoir préciser le point.

L'*hémianesthésie* s'étend aux muqueuses et aux muscles : le malade présente une véritable incoordination musculaire ; si on lui montre un objet et qu'on lui dise de s'en saisir avec la main gauche, celle-ci dépasse l'objet, décrit de brusques crochets à droite et à gauche et ne le trouve qu'avec peine.

L'odorat est aboli du côté gauche, de même pour le goût qui paraît cependant persister à la base de la langue. L'ouïe est intacte, pas de troubles de la vue (mais examen incomplet).

2 *décembre*. — T. 38°.

3 *décembre*. — T. 39°.

4 *décembre*. — T. 40°.

5 et 6 *décembre*. — T. 38°, P. 140, contracture de la nuque, délire presque continu, puis coma profond, pupilles dilatées.

7 *décembre*. — Mort.

Autopsie. — A droite, la dure-mère adhère au trou crânien, aussi les méninges n'offrent rien de spécial. L'orifice de la balle se trouve au niveau même de la scissure de Sylvius ; le doigt pénètre dans une cavité en forme de fuseau traversant obliquement tout l'hémisphère droit ; une des extrémités repose sur la scissure de Sylvius et l'autre est voisine de la scissure occipitale sur la face interne de l'hémisphère dont elle n'est séparée que par une faible épaisseur de substance corticale ; le grand axe de ce fuseau est obliquement dirigé en dedans, en haut, en arrière, il offre une concavité dirigée en avant. La plus grande épaisseur de la lésion se trouve sur la partie moyenne, elle mesure en ce point 2 ou 3 centimètres d'avant en arrière et un peu plus en hauteur.

Sur la coupe la lésion a la forme d'un croissant embrassant dans sa concavité le corps opto-strié : la couche optique et le corps strié ne sont intéressés qu'à leur partie postérieure, il en est de même de la capsule interne ; la région de la substance blanche située immédiatement en arrière de la capsule interne et correspondant au *carrefour sensitif* est détruit.

Si l'on considère les coupes verticales : 1° toutes celles qui passent en avant de la scissure de Sylvius n'intéressent pas la lésion ;

2° La coupe passant par la pariétale ascendante, c'est-à-dire immédiatement en arrière de l'orifice d'entrée de la balle indique que la lésion s'étend de l'écorce grise jusqu'au noyau lenticulaire qui lui-même est intact ;

3° La coupe pratiquée en arrière de la précédente et passant par la partie postérieure de la couche optique et par le carrefour sensitif est la plus intéressante. C'est à ce niveau que les lésions sont le plus étendues. Le faisceau pédiculo-pariétal supérieur et pédiculo-pariétal inférieur sont détruits tandis que le faisceau temporo-sphénoïdal est intact ;

4° La coupe passant immédiatement en arrière du corps calleux montre la lésion devenant plus petite, plus élevée et se rapprochant de la face interne des hémisphères ;

5° Les coupes faites plus en arrière n'intéressent plus la lésion.

Tout le lobe droit du cerveau présente des lésions d'encéphalite diffuse au début.

Raymond fait remarquer que dans ce cas d'*hémianesthésie sans paralysie*, la lésion intéressait seulement la partie postérieure de la capsule interne, c'est-à-dire qu'elle détruisait presque toute la région des fibres sensitives, tandis que la région des fibres motrices était restée intacte. Les fibres sensitives, dit-il, n'étaient probablement pas toutes détruites ; celles qui font partie du faisceau temporo-sphénoïdal étaient en partie conservées, peut-être aussi quelques-unes du faisceau occipital. Or ces fibres conservées ne procuraient à aucune région la conservation d'une sensibilité intacte, mais fournissaient encore et cela indifféremment à toute la moitié du corps un reste de sensibilité. Cette observation tendrait donc à confirmer que dans le cerveau il n'existe pas une localisation de la sensibilité en rapport avec les diverses régions du corps. Pareille opinion ne saurait être admise sans plus ample informé, car Déjerine fait observer que l'hémianesthésie capsulaire se présente avec les mêmes caractères que l'hémianesthésie d'origine corticale ; que, comme cette dernière, elle s'accompagne d'hémiplégie plus ou moins accusée, et qu'ici encore les parties les plus paralysées sont encore les plus anesthésiées.

L'observation que nous venons de relater rentre dans la règle qui veut que l'hémianesthésie capsulaire s'observe dans les cas où, en même temps que le segment postérieur de la capsule interne, la *couche optique* soit lésée, et, pour préciser, le thalamus doit être détruit en avant du pulvinar, dans la partie postérieure et inférieure de son noyau externe (région du ruban de Reil). Allant même plus loin, Déjerine[1] avance que, en pareil cas, les troubles de la sensibilité générale sont la conséquence de la lésion du thalamus qui détruit les fibres du neurone thalamo-cortical et les fibres terminales du ruban de Reil. Il n'y a pas de faisceau sensitif venant du pied du pédoncule et passant directement dans la capsule interne, de même qu'il n'y a pas dans la partie postérieure du segment postérieur de cette dernière de faisceau compact formé uniquement de fibres à fonctions sensitives. Ces dernières, une fois issues du thalamus, se mélangent intimement dans ce segment postérieur de la capsule interne avec les fibres motrices pour aller s'arboriser dans les territoires corticaux, zone sensitivo-motrice, d'où émanent ces derniers.

Pour ce qui est de la participation des *sens spéciaux* aux désordres fonctionnels produits par les traumatismes capsulaires, nous avons déjà dit précédemment qu'une lésion du tiers postérieur du segment postérieur de la capsule interne ne produit jamais d'amblyopie, ni de rétrécissement du champ visuel du côté opposé. Mais, si la lésion siège dans la région thalamique inférieure et si, détruisant le segment rétro-lenticulaire de la capsule interne, elle sectionne en même temps à ce niveau le faisceau visuel, elle déterminera la production d'une hémianopie homonyme latérale.

Les lésions, qui intéressent la partie postérieure de la couche optique, provoquent de l'*hémianopie homonyme* habituellement associée à une hémianesthésie sensitivo-sensorielle et à une hémiplégie symptomatiques de l'extension des lésions à la portion avoisinante de la capsule interne, ou encore à des troubles athétosiques, choréiformes.

Raymond[2] ajoute, sans toutefois attacher une grande valeur à

1. Déjerine et Déjerine-Klumpke, *Anatomie des centres nerveux*, t. II, p. 258 et 259, 1901.
2. Raymond, *Archives de neurol.*, juin 1902, p. 467.

ces deux caractères, que la réaction hémianopique existe et que le malade a conscience de son hémianopie. Autrement dire que la contraction pupillaire fait défaut lorsque l'on projette des rayons lumineux sur les moitiés rétiniennes anesthésiées, et que les parties du champ visuel, au niveau desquelles la perception lumineuse est abolie, apparaissent en noir au patient. Voici à ce sujet une observation.

Observation. — Abadie[1].

Au mois de mai, un jeune homme de 20 ans se tire dans la tempe droite une balle de revolver de 11 millimètres ; perte de connaissance pendant quelque temps ; des symptômes parétiques se montrent à gauche, d'abord du côté de la face, puis dans le membre supérieur du même côté. Le lendemain l'hémiplégie gauche est complète, intéresse le facial inférieur et les membres ; la paralysie est flasque, les réflexes testiculaire, rotulien, plantaire sont abolis à gauche ; pas trace de contracture, pas de secousse épileptoïde du pied, ni de la rotule.

L'hémiplégie persiste pendant huit jours, sans exagération des réflexes rotuliens ; vives douleurs dans la tempe droite par suite de la formation d'un abcès.

Quelques jours plus tard, quelques très légers mouvements volontaires apparaissent dans le pied, puis dans la jambe ; les réflexes tendineux sont maintenant exagérés du côté paralysé, l'abolition des réflexes sensitifs persiste. Il n'existe aucun trouble de la sensibilité cutanée ou muqueuse ; le blessé n'accuse aucune altération de fonctionnement des organes des sens. Il récupère bientôt, mais insensiblement, les mouvements des membres paralysés, avec persistance de maladresse de la main gauche et une légère raideur du genou. La marche s'exécute normalement du côté droit, mais le pied gauche se soulève plus lourdement de terre et y revient après avoir décrit un petit mouvement de fauchage.

Une radiographie faite de profil montre à l'intérieur du crâne deux corps métalliques, situés en projection horizontale sur la ligne du plus grand diamètre antéro-postérieur. Le plus petit se trouve à 2 centimètres en arrière de l'angle externe de l'orbite ; le second plus postérieur est au centre même de l'ovoïde dessiné par le contour de l'image. L'autre épreuve en projection antéro-postérieure, l'occiput sur la plaque sensible, montre que ces deux fragments sont situés tous deux sur le plus grand diamètre transverse du crâne ; le petit externe à 2 centimètres environ de la paroi crânienne, représente le culot de la balle et doit répondre au centre ovale sous-jacent à la région frontale postérieure. Le plus gros, corps de la balle, est distant de 1 centimètre à peine de la scissure interhémisphérique et doit se trouver dans la partie postéro-inférieure de la couche optique droite.

1. Abadie, *Bull. de la Soc. d'anat. et de phys. de Bordeaux*, t. XX, 1899.

Le blessé, à peine sorti de l'hôpital, ne tarda pas à s'inquiéter de troubles visuels qu'il avait déjà remarqués, mais sans s'en rendre compte. Dans la rue il ne voyait pas les personnes qui arrivaient à sa gauche et les bousculait au passage.

Il monta à bicyclette, ne vit pas le trottoir, puis un peu plus loin un arbre et fit deux chutes successives. L'examen fit constater que l'appareil externe de la vision était parfaitement indemne ainsi que le fond de l'œil; l'acuité visuelle était normale des deux côtés, mais il existait une *hémiopie latérale homonyme droite*. Celle-ci a persisté, alors que les phénomènes paralytiques ont disparu, le blessé conservant seulement une très légère déviation de la commissure labiale et de la langue, un trouble très léger de la marche du côté gauche et des réflexes tendineux un peu vifs.

Dans des conditions analogues à la vision, l'*audition* peut être intéressée par un traumatisme de la région qui nous occupe. En effet, les neurones auditifs corticaux, venus de la première circonvolution temporale, passent par la partie postérieure du segment sous-lenticulaire de la capsule interne pour se rendre dans le corps genouillé interne et de là dans le tubercule quadrijumeau postérieur. Ces fibres peuvent donc être détruites dans une lésion de ce segment sous-lenticulaire; mais, comme le centre auditif est bilatéral, cette lésion ne déterminera pas de trouble unilatéral persistant de l'audition. Ce dernier symptôme par contre pourra durer indéfiniment dans les cas de lésion de la partie antéro-latérale de la protubérance, au niveau du noyau du nerf cochléaire et s'accompagner d'anesthésie de la moitié opposée du corps, si le ruban de Reil médian participe à la lésion (Déjerine).

Dans l'observation suivante de J. Donath, il est bien noté une diminution de l'ouïe dans l'oreille du côté de la lésion, mais peut-être faut-il y voir un effet direct produit par la balle qui s'était arrêtée contre le rocher.

Avant de la rapporter, signalons avec Déjerine que les réflexions faites à propos de l'audition s'appliquent à l'*olfaction* et à la *gustation*. Les fibres olfactives, venues de la corne d'Ammon et du fascia dentata, arrivent par le pilier postérieur du trigone pour se rendre au tubercule mamillaire et ne passent pas par la capsule interne; pour qu'il se produise une anosmie unilatérale (anosmie du reste passagère par suite de la bilatéralité du centre

1. Déjerine et Déjerine-Klumpke, *Anatomie des centres nerveux*, t. II, p. 257, 1901.

olfactif), il faut donc que le pilier postérieur du trigone soit intéressé par la lésion. Il en est de même pour la gustation, dont les fibres — d'après ce que nous savons du centre cortical de ce sens — passent probablement par la même voie.

Observation. — Julius Donath[1].

Un homme de 33 ans, sous le coup d'une insolation, le 14 juin 1900, se tire un coup de revolver dans la tempe droite. Il reste onze jours sans connaissance, se lève au bout de quatre semaines et remarque alors qu'il a les membres gauches paralysés et la main gauche insensible.

A partir du mois de septembre il éprouve des attaques convulsives avec perte de connaissance, lesquelles débutent toujours par le bras gauche et reviennent toutes les six ou sept semaines.

Le 19 *décembre*, on retire des esquilles, mais la balle est laissée.

A droite le sillon naso-labial est un peu effacé et les filets buccaux du facial droit sont parésiés ; la langue et les mains ne tremblent pas; parésie des membres gauches, le supérieur légèrement contracturé en flexion ; phénomène du genou et réflexe patellaire exagérés à gauche ; réflexe abdominal absent de ce côté : des deux côtés réflexe de Babinski. Dermographisme : sensibilité intacte sur la moitié droite du corps ; sensibilité au toucher, à la douleur, à la température, diminuée à gauche. Cette hypo-esthésie se retrouve sur la muqueuse nasale, mais pas sur la buccale et les conjonctives. A gauche, la main laisse tomber les objets, le sens stéréognostique y fait défaut, tandis qu'il persiste à droite.

La pupille gauche est plus grande que la droite qui réagit plus promptement à la lumière ; des deux côtés la réaction à l'accommodation est bonne.

$V = \frac{1}{3}$ des deux côtés, hémianopie gauche bilatérale ; papilles grisâtres, mal limitées. Ouïe affaiblie à droite : acoumètre perçu à 10 centimètres, montre perçue au contact, la transmission osseuse fort diminuée à gauche ; le diapason vertex est mieux entendu à droite, la transmission aérienne et osseuse est fortement diminuée à gauche pour les sons élevés ; Rinne positif des deux côtés ; la réaction galvanique du nerf vestibulaire est prompte.

Le 25 *avril* 1901, mort par abcès du cerveau.

Autopsie. — On trouve dans le lobe droit la cicatrice du trajet de la balle, puis des cicatrices pigmentaires dans la partie postérieure du noyau lenticulaire droit, la partie moyenne du bras postérieur de la capsule interne et la pointe postérieure de la couche optique, toujours à droite. La balle est ensuite allée s'aplatir sur le rocher droit, après s'être réfléchie, semble-t-il, sur la faux du cerveau.

1. Julius Donath, Ueber traumatische Læsionen der inneren Kapsel nebst einem Beitrag zu den acuten Insolationspsychosen. *Wiener med. Presse*, 1902, p. 1309.

Dans le lobe occipital existent trois abcès métastatiques, avec ouverture de l'un d'eux dans la corne postérieure du ventricule latéral droit, pyocéphale interne avec méningite cérébro-spinale aiguë consécutive. Bronchite catarrhale chronique, atélectasie et splénisation à la partie postérieure des deux bases pulmonaires ; dégénération parenchymateuse du myocarde.

Ainsi que l'on en peut juger par le champ visuel ci-joint (fig. 111), c'est à tort que l'observation parle d'hémianopie gauche

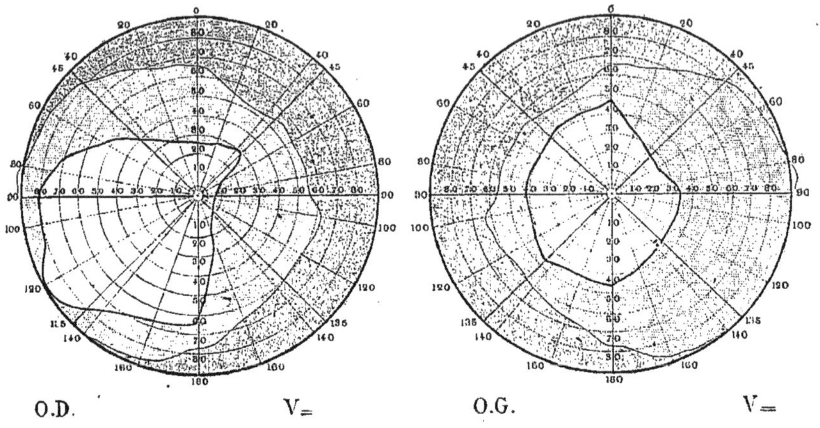

Fig. 111. — Champ visuel (J. Donath).

et, d'après les données de l'autopsie, il n'est pas possible d'expliquer d'une manière satisfaisante le rétrécissement presque régulièrement concentrique observé du côté de l'œil gauche et l'hémianopie incomplète gauche avec rétrécissement supérieur et inférieur de la moitié droite du champ visuel de l'œil droit.

Il convient de rechercher en plus des désordres sensitifs que provoquent les coups de feu intéressant la couche optique, s'il n'en existe pas d'autres en rapport avec la fonction du *centre réflexe moteur attribué* au *thalamus*. Bechterew[1], en effet, relate que l'excitation du thalamus provoque des mouvements du corps qui servent à l'expression des *émotions* ; ce sont des contractions des muscles de la face, des oreilles et des appareils phonateurs. Il ajoute que la destruction des couches optiques avec conservation des hémisphères cérébraux est suivie de la persistance de la motilité volontaire, mais de la perte des mouvements d'expression des sen-

1. Bechterew, in Soury, *Le système nerveux central*, p. 1357.

timents et des émotions. En outre, le physiologiste russe relève l'importance pour l'expression des émotions, de l'influence du thalamus sur l'activité de plusieurs centres réflexes, tels que ceux de la vaso-motricité, de la respiration. En un mot, les thalami apparaissent comme des centres d'innervation réflexe des différents groupes musculaires servant à l'expression des états affectifs.

Ce rôle du thalamus explique que chez certains malades on peut noter en même temps que l'abolition de l'innervation volontaire du facial, la conservation des mouvements d'expression du rire, du pleurer. Dans ces cas en effet la couche optique et ses fibres opto-corticales sont intactes. Inversement on peut voir, lorsque la couche optique est lésée, la perte de la mimique et la conservation des mouvements volontaires de la face.

Comme symptômes de lésion par coup de feu du thalamus, l'on peut donc signaler le *rire* et le *pleurer spasmodiques*. A ce sujet quelques données anatomiques et physiologiques méritent de trouver place ici. Elles nous sont fournies par Brissaud [1] et son élève Toulza [2]. Ce dernier donne à sa thèse les conclusions suivantes :

1° Le rire et le pleurer sont des mouvements psycho-réflexes d'expression des sentiments ; ils sont provoqués sous l'influence de la volonté ou involontairement, soit par nos représentations, soit par nos émotions, de même que le sont chez les animaux les cris de douleur, l'horripilation des poils dans la peur, le goulgoul du pigeon, le couak de la grenouille... tant qu'ils servent uniquement à l'expression de ces états affectifs.

2° La clinique et l'expérimentation permettent une localisation du rire et du pleurer dans la région thalamique. La partie antérieure des couches optiques, centre de coordination des mouvements réflexes d'expression, est le centre de coordination du rire et du pleurer.

3° Le rire et le pleurer spasmodiques se produisent chaque fois que le malade ne peut plus inhiber les réactions de sa mimique émotive (hémiplégie de cause cérébrale, paralysie pseudo-bulbaire, maladie de Parkinson, sclérose en plaques, maladie de Charcot dans les régions intéressant la région thalamo-bulbaire.

4° Pour Bechterew le rire et le pleurer spasmodiques se produisent lorsqu'il y a une lésion destructive du thalamus qui détermine la perte du pouvoir d'inhibition.

1. Brissaud, *Leçons sur les maladies du système nerveux*, 1893-1894, p. 453.
2. M. Toulza, Rire et pleurer spasmodique. *Thèse*, Paris, 1901.

OBSERVATION. — BRISSAUD et LONDE [1].

Le 4 août, X... a reçu un coup de revolver (calibre 7 millimètres) à bout portant, dans la région moyenne de la bosse frontale gauche. Il affirme n'avoir pas perdu complètement connaissance, mais n'avoir pu ni parler ni faire aucun mouvement. Quelques heures plus tard il répondait par monosyllabes aux questions ; il avait les yeux fermés, il reconnaissait les personnes à la voix ; il s'efforçait même de leur répondre en anglais, l'idée de répondre en français ne lui venant pas à l'esprit. Il avait jusqu'alors employé indifféremment l'une ou l'autre langue. Lorsqu'il voulut recommencer à parler français, il n'y put parvenir et cela dura environ trente-six heures.

Reverdin le vit dix-huit heures après l'accident et constata une hémiplégie gauche complète, avec une perte de la sensibilité étendue de l'extrémité des doigts au pli du coude. Au-dessus du coude, les réflexes cutanés étaient conservés et toutes les excitations étaient perçues.

Aucune tentative ne fut faite pour la recherche de la balle ; le blessé eut pendant neuf jours une fièvre régulièrement décroissante, n'ayant jamais atteint 39° sinon le 1er jour. Pendant quinze jours il perdit ses matières et ses urines; puis il recouvra la tonicité de ses sphincters, sortit de sa torpeur, se remit à manger avec appétit, sans avoir éprouvé un seul instant le plus léger trouble de la déglutition ; enfin il se leva et apprit à marcher à la façon des hémiplégiques. La plaie ne fut le siège d'aucune complication, ne donna pas issue à la moindre esquille et fut complètement cicatrisée en moins d'un mois.

A part la somnolence des premières heures et l'amnésie verbale transitoire exclusivement limitée aux mots français, l'état psychique ne subit aucune modification. *Des accès de fou rire, qu'il ne faut pas attribuer à un trouble mental seraient la seule anomalie intellectuelle à signaler, si l'on ne savait que les accès résultent simplement d'une irritation cicatricielle des corps opto-striés au voisinage du genou de la capsule interne.*

Aujourd'hui tout se borne à une hémiplégie gauche spasmodique des deux membres et de la face, sans participation des nerfs facial supérieur, moteur oculaire commun, masticateur. La contracture est de moyenne intensité, malgré l'exagération des réflexes et le clonus du pied ; jamais le spasme ne s'est traduit par des convulsions jacksoniennes.

La situation exacte de la cicatrice de la plaie d'entrée n'est pas donnée, l'observation indique que la balle a perforé le lobe frontal gauche obliquement de gauche à droite; puis, passant en avant

1. Brissaud et Londe, Photographie par les rayons X d'une balle de 7 millimètres dans le cerveau. *Gazette des hôp.*, 18 juin 1896, p. 711.

du corps calleux et dans le plan même de celui-ci, elle a traversé l'hémisphère droit d'avant en arrière et de dedans en dehors, pour s'arrêter, comme le montre la radiographie, dans la région postérieure à la hauteur de la deuxième circonvolution temporale, probablement au-dessus de la tente du cervelet. Dans son parcours, le projectile a intéressé le lobe frontal gauche, lésion à laquelle on est tenté de rattacher la perte de la mémoire du français; puis il a sectionné, au-dessus du ventricule latéral, les fibres de la couronne rayonnante de Reil qui forment le faisceau moteur intra-hémisphérique, d'où l'hémiplégie capsulaire. Enfin nous attirons l'attention sur le rire spasmodique qui s'explique par une lésion de la partie antérieure du noyau opto-strié.

Les lésions du thalamus sont encore susceptibles de provoquer des troubles fonctionnels du côté de l'*appareil digestif*. « Il y a bien longtemps, écrit Bechterew [1], que je cherche à prouver que les couches optiques contiennent des centres d'innervation des fonctions végétatives les plus diverses de l'organisme, ainsi que des mouvements involontaires servant à l'expression des émotions et de la vie affective. Des recherches ont montré qu'il y a dans les couches optiques entre autres des *centres d'innervation motrice de l'estomac* et de l'*intestin*. Il s'ensuit naturellement que l'innervation de l'*œsophage* doit être dans le même rapport avec le thalamus, car il est innervé comme l'estomac et l'intestin grêle par le vague. » L'excitation du thalamus provoque le complexus des mouvements nécessaires à l'alimentation de l'organisme, mouvements coordonnés, débutant par ceux de la mastication et de la déglutition, pour finir par ceux de la musculature intestinale.

Peut-être faut-il parfois rechercher dans la lésion de ce noyau central l'explication des *vomissements* que l'on relève chez quelques blessés à la suite de coup de feu du cerveau. En particulier, nous rappellerons les cas de ce soldat américain (page 128), chez lequel une balle Mauser s'était logée dans le lobe occipital après être entrée par le front. Les jours qui suivirent la blessure furent marqués par des *nausées* extrêmes, des *vomissements* persistants, une *intolérance* absolue de l'*estomac*. Il est vrai que les vomissements et les nausées sont signalés comme des signes de réaction méningée et qu'il sera souvent difficile dans un cas donné de faire à leur

1. Bechterew, in Soury, *Le système nerveux central*, p. 1206.

propos plus que des suppositions sur le rôle de la lésion de la couche optique.

La symptomatologie propre aux lésions du *corps strié* nous échappe en raison même du vague de nos connaissances sur les fonctions de ce noyau. Pour M. Duval[1], le corps strié, étant anatomiquement non l'analogue de la couche optique, mais, ainsi que l'établit l'embryologie, une dépendance de l'écorce cérébrale, doit avoir des fonctions analogues à cette dernière, c'est-à-dire des *fonctions motrices*.

Chez l'homme, en effet, la lésion du corps strié droit s'accompagne toujours d'une paralysie des mouvements du côté gauche et vice versa. Les recherches expérimentales amènent à la même conclusion pour le noyau caudé et pour le noyau lenticulaire. D'après Bechterew[2] qui le considère comme une sorte de circonvolution enfouie dans la substance blanche, le corps strié jouerait un rôle important dans la coordination des mouvements de la marche et de la course, opinion qui gagne en vraisemblance quand on considère les rapports anatomiques de ce ganglion avec les noyaux de la protubérance et du cervelet. Du reste, dans les affections du corps strié il y a en général paralysie de la moitié opposée du corps, mais cette paralysie est le plus souvent passagère, grâce à la suppléance exercée par d'autres voies de conduction qui jouent un rôle essentiel dans la motilité.

On a encore insisté sur le rôle du corps strié dans l'*innervation des vaisseaux*, et, de fait, son excitation produit de la vasoconstriction dans le côté opposé du corps : on a souvent observé aussi, lors des destructions pathologiques de ce ganglion, des paralysies vaso-motrices des membres du côté opposé. Toutefois, le noyau caudé n'est pas le seul centre vaso-moteur qui existe à la base du cerveau ; il se trouve de pareils centres dans les couches optiques.

L'observation suivante ne corrobore pas l'opinion qui fait intervenir le corps strié dans la coordination des mouvements de la marche. Peut-être, par contre, voudra-t-on invoquer l'influence de sa lésion pour expliquer « le flot de sang et de salive » rejeté par le blessé.

1. M. Duval, *Cours de physiologie*, p. 102, 1897.
2. Bechterew, *Les voies de conduction du cerveau et de la moelle*, p. 690, 1900.

Observation. — Richmond [1].

Le 26 *octobre*, un jeune homme, après s'être tiré un coup de revolver du calibre de 7 millimètres dans la tête, se rend à l'hôpital éloigné de 250 mètres environ. Il est conscient, donne son nom, son adresse.

Trou d'entrée à près de 4 centimètres au-dessus de l'apophyse orbitaire externe droite juste en arrière de la crête temporale. A part deux vomissements, le blessé ne présente aucun symptôme de sa lésion. Anesthésie au chloroforme, débridement de la plaie, on reconnaît que le cerveau est blessé, extraction d'un fragment de plomb. Cinq minutes après la cessation du chloroforme la respiration devient stertoreuse, avec yeux convulsés et pupilles punctiformes. Au bout d'une minute le blessé reprend connaissance et accuse seulement une légère douleur de tête. Tous les symptômes anormaux ont disparu.

27 *octobre*. — Dans la soirée, léger tiraillement de la bouche et des paupières, avec flot de salive et de sang par la bouche, convulsion des globes oculaires ; la crise dure trois minutes, puis la connaissance revient.

29 *octobre*. — La blessure commence à suppurer ; P. 84, un peu irrégulier, T. 39°,1 ; semi-conscience, mouvements convulsifs du côté gauche et par moments stertor. Pendant le sommeil l'œil droit est tourné en haut et en dehors, le gauche normal.

30 *octobre*. — Un peu de délire, les mouvements convulsifs persistent, les globes oculaires se convulsent vers la gauche. P. petit, T. 38°,3.

1er *novembre*. — T. 42°, les convulsions ne cessent pas, mort.

Autopsie. — La balle s'est dirigée en bas, en dedans et légèrement en arrière, a traversé le genou du corps calleux et est venue se loger dans la partie antérieure de la portion extra-ventriculaire du corps strié gauche.

La surface de l'arachnoïde à droite est couverte de pus, à gauche elle est congestionnée et on trouve des caillots de sang sur le lobe pariétal gauche.

Enfin, si nous en croyons les recherches de Czylarz [2], la couche optique et le corps strié interviendraient dans la *miction*. Il existerait, en effet, trois centres d'innervation vésicale dont un dans l'écorce motrice de la région du centre de la hanche pour la miction volontaire, un second dans le corps strié pour la miction automatique à la suite de sensation consciente, un troisième dans la couche optique pour les mouvements vésicaux par excitation

1. Richmond, Curious gunshot injury of the Brain. *The Brit. med. Journ.*, 1881. p. 596.
2. Czylarz. *Wiener klin. Woch.*, 31 juillet 1902.

affective. L'union avec la moelle a lieu grâce aux fibres motrices cérébro-spirales. Une lésion corticale produirait l'impossibilité de la miction volontaire, c'est-à-dire la rétention ; une lésion sous-corticale au niveau des ganglions provoquerait l'incontinence. Des recherches cliniques et macroscopiques demanderaient à être faites pour justifier cette manière d'interpréter la miction et quelques-uns de ses désordres.

XVII

RÉGION CENTRALE

VENTRICULES

Situés de chaque côté de la ligne médiane et séparés en avant par le septum lucidum, les *deux ventricules latéraux* divergent en arrière en s'enroulant autour de la couche optique et du pédoncule cérébral suivant une courbe ouverte en bas et en avant. Ils représentent deux canaux aplatis qui commencent dans le lobe frontal par une extrémité recourbée, la corne frontale que ferme en avant le genou du corps calleux. Ils se dirigent ensuite en haut, en arrière et un peu en dedans jusqu'à l'extrémité postérieure de la couche optique, et là se bifurquent en un prolongement ou corne sphénoïdale et un prolongement occipital (fig. 112).

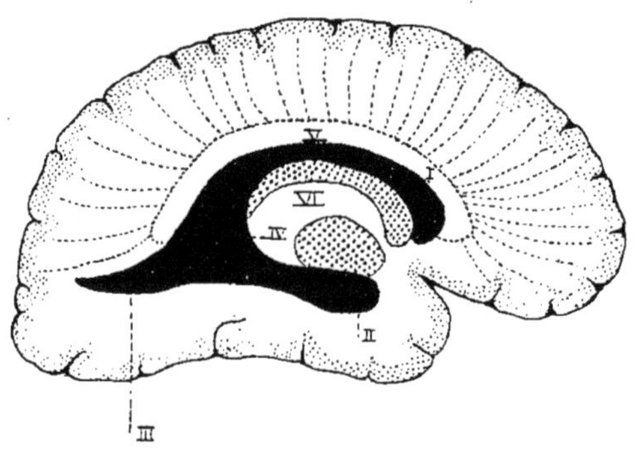

Fig. 112. — Coupe antéro-postérieure de l'hémisphère central gauche pratiquée un peu en dehors de la ligne médiane pour montrer les trois prolongements du ventricule latéral (d'après Testut).
I, prolongement frontal. — II, sphénoïdal. — III, occipital. — IV, carrefour ventriculaire. — V, corps calleux. — VI, coupe des noyaux opto-striés et de la capsule interne.

La *corne frontale* est située entre le septum lucidum et la tête du noyau caudé, fermée par le corps, le genou et le bec du corps calleux. Près de son union avec le corps du ventricule, sur sa paroi interne, le trou de Monro établit la communication avec le ventricule moyen et, par son intermédiaire, avec le ventricule latéral du côté opposé.

Le *corps du ventricule* est une simple fente horizontale de 15 millimètres de largeur dont la limite interne est la ligne d'union du corps calleux avec le trigone et la limite externe la rencontre du noyau caudé avec le corps calleux. Fermé en haut par le corps calleux, il présente sur sa paroi inférieure de dehors en dedans : le corps et la queue du noyau caudé, le sillon opto-strié, le tiers externe de la face supérieure de la couche optique, la face supérieure du trigone et les plexus choroïdes du ventricule latéral (fig. 113).

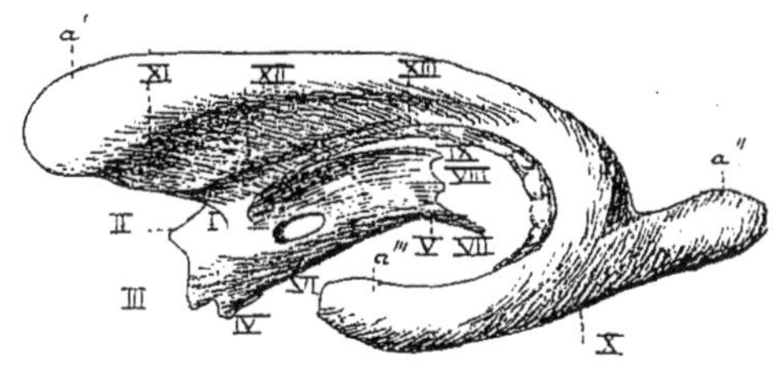

Fig. 113. — Moule des ventricules vu par sa face latérale (d'après Testut).

a', *a''*, *a'''*, prolongement frontal, occipital, sphénoïdal, du ventricule latéral. — I, trou de Monro. — II, vulve. — III, cul-de-sac sus-optique. — IV, infundibulum. — V, anus. — VI, commissure grise. — VII, aqueduc de Sylvius. — VIII, cul-de-sac pinéal. — IX, cul-de-sac sus-pinéal. — X, carrefour ventriculaire. — XI, empreinte du noyau caudé. — XII, sillon opto-strié. — XIII, empreinte de la couche optique.

Plus en arrière, au delà du carrefour, la *corne sphénoïdale* contourne le pédoncule cérébral et la couche optique, se porte obliquement en bas, en avant et en dedans et se termine à 15 ou 20 millimètres en arrière de l'extrémité antérieure de la circonvolution du crochet. Sa paroi inféro-interne ou plancher présente la saillie de la corne d'Ammon (grand hippocampe ou pied de l'hippocampe), bourrelet long de 5 centimètres, étendu suivant une courbe à concavité antérieure et interne du bourrelet du corps calleux au noyau amygdalien ; sa partie antérieure repose sur la circonvolution de l'hippocampe. La paroi supéro-externe de la corne sphénoïdale se moule sur le plancher et est formée en dehors par le tapetum qui se rattache au faisceau d'association occipito-frontal. Quant aux bords, l'un est interne et concave, l'autre, externe et convexe, décrit un trajet sensiblement parallèle à la scissure de Sylvius (fig. 114).

La *corne occipitale* ou postérieure est située à cheval sur la scissure calcarine qui la déprime longitudinalement, elle décrit une courbe horizontale à concavité interne dont la pointe terminale est distante de 2 à 3 centimètres du pôle occipital, mais très voisine de l'écorce du fond de la scissure calcarine. Sa paroi inféro-interne ou plancher présente un relief supéro-interne formé par le forceps postérieur du corps calleux au-dessous et en dehors duquel se trouve la saillie du fond de la scissure calcarine, l'ergot de Moran (petit hippocampe, éminence unciforme) (fig. 81).

L'*épendyme* qui tapisse les ventricules latéraux est une membrane délicate formée d'un épithélium pavimenteux et d'une couche de substance grise riche en névroglie. Il engaine de plus les *plexus choroïdes,* cordons vasculaires étendus du trou de Monro où ils se continuent avec ceux du côté opposé et les plexus choroïdes du troisième ventricule à l'extrémité postérieure de la corne d'Ammon ; en dedans ils se continuent avec la toile choroï-

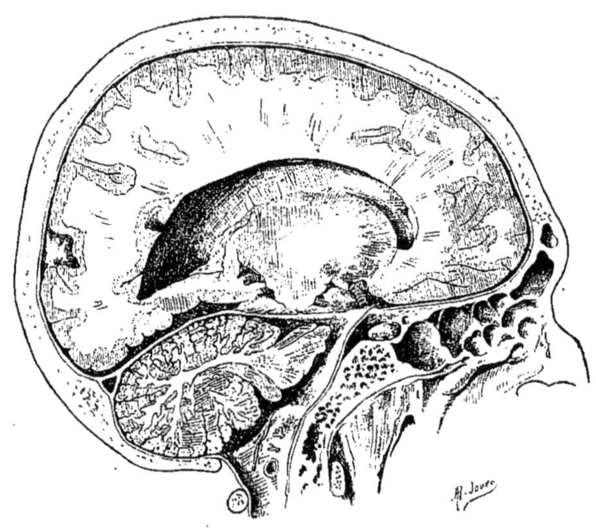

Fig. 114. — Coupe antéro-postérieure du crâne passant à environ deux centimètres du plan médian à travers le ventricule latéral (d'après Poirier).

dienne au niveau de l'étage supéro-antérieur du ventricule latéral et avec la pie-mère de la base au niveau de son étage inférieur.

Le *troisième ventricule* ou *ventricule moyen* (fig. 116) est une cavité impaire, médiane et symétrique, située entre les deux couches optiques, au-dessous du trigone, de la toile choroïdienne et des ventricules latéraux avec lesquels elle communique par les trous de Monro. C'est une fente antéro-postérieure, ou encore un entonnoir latéralement aplati, dont la base, coupée obliquement, regarde en haut et en avant, dont le sommet répond à la tige du corps pituitaire. Chacune de ses parois latérales présente un segment supérieur formé par la face interne de la couche optique avec la commissure molle ou grise et, au-dessous du sillon de Monro, un segment inférieur ou plancher formé en avant et en dedans par le losange opto-pédonculaire en arrière et en dehors par la région sus-optique. Le bord antérieur, presque vertical en bas dans la région de l'infundibulum, est constitué par la partie anté-

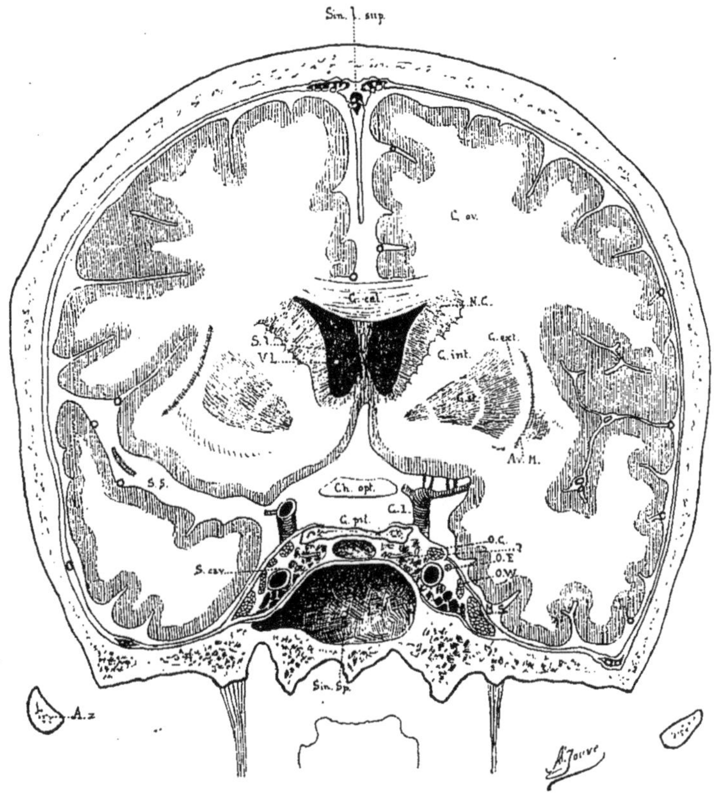

FIG. 115. — Coupe transversale du crâne au niveau du chiasma optique (d'après Poirier). *Sin. l. sup*, sinus longitudinal supérieur. — *C. ov*, centre ovale. — *C. cal*, corps calleux. — *NC*, noyau caudé. — *C. ext*, capsule externe. — *C. int*, capsule interne. — *S. I*, septum lucidum. — *VL*, ventricule latéral. — *C. st.*, corps strié. — *Av. M*, avant-mur. — *SS*, scissure de Sylvius. — *Ch. opt.*, chiasma optique. — *Cp*, corps pituitaire. — *CI*, carotide interne. — *S. cav.*, sinus caverneux. — *O. C.*, moteur oculaire commun. — *P*, pathétique. — *OE*, moteur oculaire externe. — *OW*, ophtalmique de Willis. — *MS*, maxillaire supérieur. — *Sin. sph.*, sinus sphénoïdal. — *A. z.*, arcade zygomatique.

rieure du tuber cinereum, le chiasma, la lame sus-optique, en haut dans la région thalamique par la commissure blanche antérieure et les piliers antérieurs du trigone. Le bord postérieur, oblique en bas et en avant, présente en haut dans la région thalamique, la base de la glande pinéale, la commissure blanche postérieure et l'orifice antérieur ou anus de l'aqueduc de Sylvius, dans la région de l'infundibulum un sillon qui prolonge le sillon médian antérieur de l'aqueduc, et plus en avant la substance perforée antérieure, enfin le tuber cinereum. La base est circonscrite en avant par les piliers antérieurs du trigone, en arrière par la glande pinéale et de chaque côté par les tænia thalami, où s'insère la membrane obturatrice qui ferme en haut le troisième ventricule, sous-jacente à la toile choroïdienne.

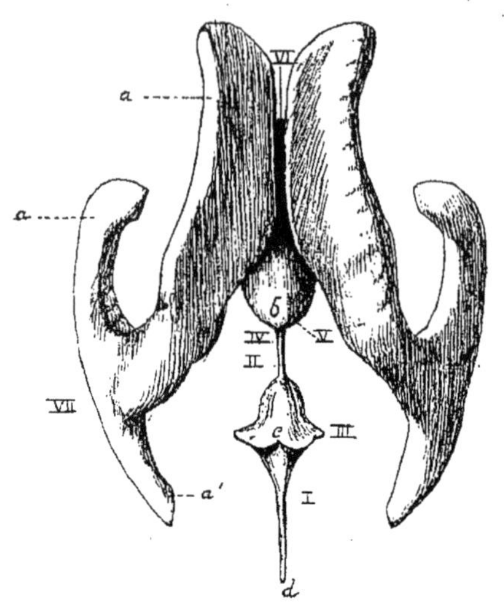

Fig. 116. — Moule des ventricules vu par sa face supérieure (d'après Testut).

a, *a'*, *a''*, les trois prolongements frontal, sphénoïdal et occipital du vertèbre latéral. — *b*, ventricule moyen ou 3ᵉ ventricule. — *c*, 4ᵉ ventricule. — *d*, canal de l'épendyme.

I, angle inférieur du 4ᵉ ventricule. — II, son angle supérieur. — III, son récessus latéral. — IV, aqueduc de Sylvius. — V, cul-de-sac sus-pinéal. — VI, vulve.

La *toile choroïdienne*, prolongement de la pie-mère, a la forme d'un triangle dont la face inférieure, plafond du troisième ventricule, repose sur la surface extraventriculaire de la couche optique et dont la face supérieure double le trigone. Sa base se confond avec la pie-mère, qui entoure la glande pinéale, et se réfléchit en haut sur le bourrelet du corps calleux, en bas sur les tubercules quadrijumeaux et donne passage aux deux veines de Galien qui, de son milieu, gagnent le sommet du triangle. Les deux bords de la toile choroïdienne sont longés par les plexus choroïdes du troisième ventricule et donnent insertion aux plexus choroïdes des ventricules latéraux.

Le ventricule moyen comme les ventricules latéraux constitue une cavité close sans communication aucune avec l'espace sous-arachnoïdien.

Établissant la communication entre les troisième (moyen) et quatrième ventricules, l'*aqueduc de Sylvius*, creusé sous les tubercules quadrijumeaux, est un étroit canal oblique en bas et en arrière, souvent même une simple fente qui s'évase pour s'ouvrir à la partie postérieure du ventricule moyen (anus) et se termine au-dessous du sommet de la valvule de Vieussens, à l'angle supérieur du quatrième ventricule. Tapissé par la membrane épendymaire, il est entouré par une mince couche de substance grise, manchon indépendant des noyaux d'origine du moteur oculaire commun et du pathétique situés au-dessous de sa face inféro-latérale.

Le *quatrième ventricule* est une cavité irrégulièrement losangique, presque verticale, aplatie d'avant en arrière, située entre le cervelet qui forme en grande partie sa paroi postérieure et la protubérance qui, avec le bulbe, constitue sa paroi inférieure.

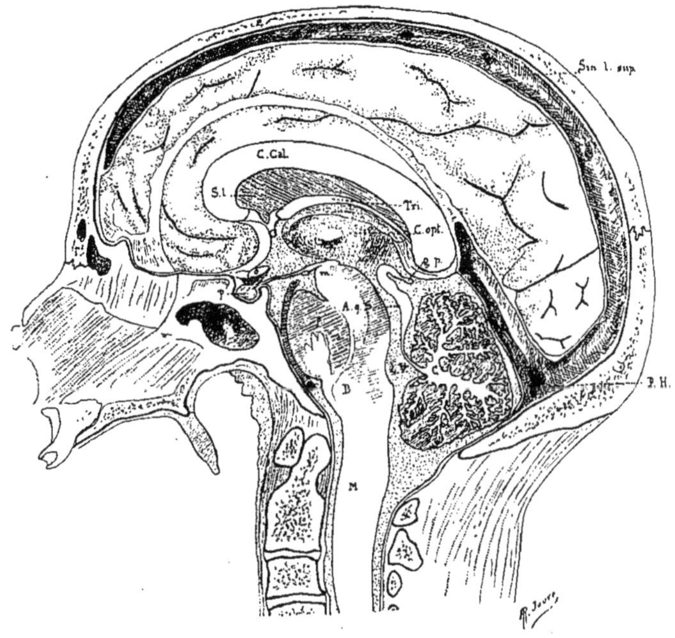

FIG. 117. — Coupe médiane antéro-postérieure du crâne (d'après Poirier).

C. cal, corps calleux. — *S. l*, septum lucidum. — *Tri*, trigone. — *C. opt*, couche optique. — *c*, cervelet. — *P*, protubérance. — *B*, bulbe. — *M*, moelle épinière. — *4e V*, 4e ventricule. — *Aq. S*, aqueduc de Sylvius. — *Sin. l. sup.*, sinus longitudinal supérieur. — *P. H*, pressoir d'Hérophile. — *o*, chiasma optique. — *m*, tubercule mamillaire. — *p*, glande pituitaire. — *g*, glande pinéale.

Communiquant en haut par l'aqueduc de Sylvius avec le ventricule moyen il se prolonge en bas par le canal épendymaire de la moelle. Ses variétés individuelles sont très grandes ; tantôt, étroit et allongé, il mesure 30 à 35 millimètres sur 10 à 20 de large, tantôt ses axes presque égaux oscillent entre 23 et 27 millimètres (fig. 118).

La face inférieure ou plancher losangique présente un sillon médian longitudinal, la tige du calamus scriptorius ; la moitié supérieure du losange ou triangle protubérantiel de chaque côté de la tige du calamus montre la saillie de l'*eminentia teres*

(2e coude du facial et noyau commun de ce nerf et de l'oculo-moteur externe), puis plus en dehors la *fossette antérieure,* enfin, dans la partie antéro-latérale, le *locus cæruleus* d'où émerge l'une des racines du trijumeau. La moitié inférieure du plancher, ou triangle bulbaire, présente le *bec du calamus,* c'est-à-dire l'élargissement de la tige au point de jonction avec le canal de la moelle ; de chaque côté les *barbes du calamus* ou *stries acoustiques* plus ou moins transversales constituent la racine vestibulaire de l'acoustique, au-dessous se voient trois taches plus ou moins triangulaires, deux blanches à base supérieure et une grise intermédiaire à base inférieure, juxtaposées de dehors à la ligne médiane; ce sont: l'*aile blanche externe* (un des noyaux de l'acoustique), l'*aile grise* (noyau sensitif des nerfs mixtes : glosso-pharyngien et pneumo-gastrique), l'*aile blanche interne* (noyau de l'hypoglosse).

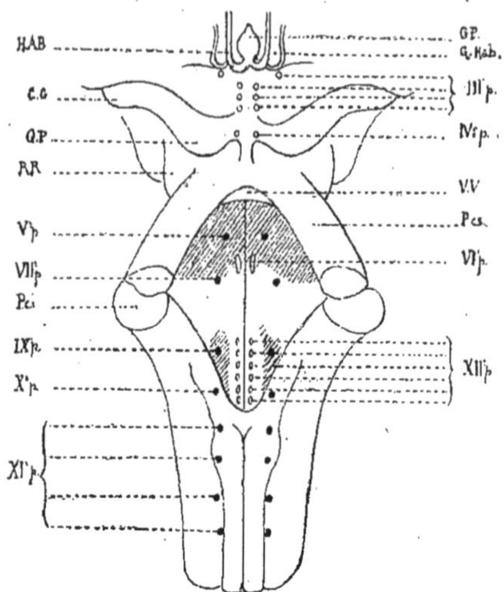

Fig. 118. — Paroi inférieure du 4e ventricule, *GP*, glande pinéale. — *HAB*, habenula. — *CG*, corps genouillé. — *QI*, tubercule quadrijumeau. — *RR*, ruban de Reil. — *Pcs*, *Pci*, pédoncules cérébelleux supérieur et inférieur. Les chiffres romains indiquent les origines des paires crâniennes.

La paroi supérieure du quatrième ventricule est (fig. 119) formée dans sa partie supérieure par la face inférieure des pédoncules cérébelleux supérieurs et la valvule de Vieussens étendue de l'un à l'autre. Sur la partie inférieure du toit du ventricule on voit l'extrémité antérieure du vermis inférieur ou luette du cervelet, l'extrémité

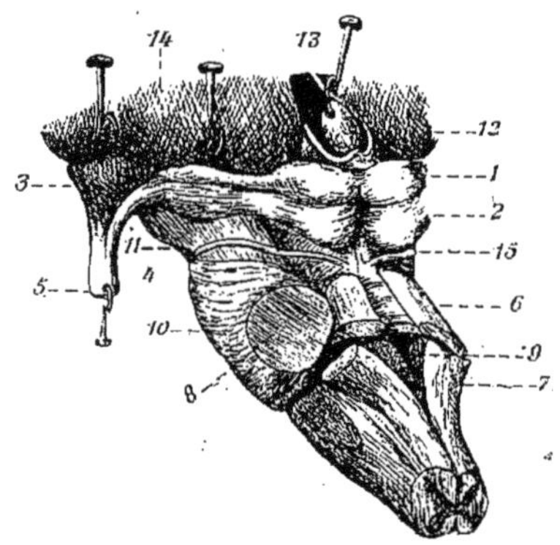

Fig. 119. — Paroi supérieure du 4e ventricule.
5. bandelette optique. — Tubercules quadrijumeaux : 1, antérieur. 2, postérieur. — Corps genouillés : 3, externe, 4, interne. — Pédoncules cérébelleux : 6, supérieur. 7, inférieur. 8, moyen. 9, 4e ventricule. 10. protubérance. 11, pédoncule cérébral. 12, glandes pinéales. 13, ventricule moyen. 14, courbe sphérique. 15, nerf pathétique.

antérieure des amygdales et la face inférieure des valvules de Tarin. En réalité, ces parties sont séparées de la cavité ventriculaire par la toile choroïdienne du quatrième ventricule doublée elle-même par l'épendyme ou membrana tectoria. Sur les parties latérales du bulbe la ligne de fusion de cette dernière membrane avec l'épendyme, qui tapisse le plancher, constitue de chaque côté le bord postérieur du ventricule. Le bord antérieur résulte de l'union des pédoncules cérébelleux supérieurs avec la protubérance annulaire.

Les angles latéraux, au niveau desquels passent les stries acoustiques, présentent les *trous de Luschka,* situés entre les lobules du pneumo-gastrique et les racines des nerfs mixtes, ils mettent en communication le ventricule avec les espaces sous-arachnoïdiens, et laissent passer les plexus choroïdes transversaux. En plus de ces orifices et aussi des communications avec l'aqueduc de Sylvius et le canal épendymaire de la moelle, le 4e ventricule présente encore le *trou de Magendie* qui, à travers la toile choroïdienne et la membrana tectoria, le fait communiquer également avec la cavité sous-arachnoïdienne (7 à 8 millimètres de long sur 5 à 6 de large).

Troubles fonctionnels provoqués par les lésions ventriculaires.

A propos de l'étude de la commotion cérébrale, nous avons signalé les lésions que le passage d'une balle dans la cavité crânienne peut provoquer à distance, en particulier sur le plancher du 4e ventricule, grâce au reflux du liquide céphalo-rachidien. Ici nous envisagerons les lésions ventriculaires sous l'action directe du corps vulnérant, c'est-à-dire l'*inondation sanguine ventriculaire,* et l'*ouverture dans cette cavité des abcès cérébraux traumatiques.*

A titre de curiosité signalons tout d'abord l'*arrêt de la balle* dans un ventricule.

Observation. — Moty[1].

Un homme se tire dans la tête une balle du poids de 5 grammes et du calibre de 7 millimètres; la plaie située à quatre travers de doigt

1. Moty, *Bulletin de la Soc. de chir.*, 13 novembre 1895, p. 660.

au-dessus et en avant du conduit auditif droit donne issue à une petite quantité de bouillie cérébrale. Coma complet, paralysie faciale incomplète à gauche, du même côté contracture et paralysie des membres et du tronc avec perte de la sensibilité, nystagmus, dilatation des pupilles ; P. entre 56 et 60. La mort survient en 48 heures. Réaction fébrile et engouement pulmonaire.

Autopsie. — Ecchymoses méningées surtout à gauche. Le projectile a traversé le pied de la 3e *frontale droite, la capsule externe, le noyau lenticulaire, la capsule interne, le noyau caudé,* la partie moyenne du *ventricule latéral droit, le ventricule moyen,* la partie postérieure du *ventricule latéral gauche.* Il a creusé un tunnel cylindrique de 2 centimètres de diamètre rempli de bouillie cérébrale.

Le *projectile est dans le ventricule moyen,* où se trouve également un caillot dur du volume d'une noisette intriqué dans la toile choroïdienne. Deux esquilles de la dimension d'une pièce de 50 centimes sont enfouies dans le tissu cérébral entre le trou d'entrée et le ventricule latéral droit. La balle de plomb, après avoir buté à gauche contre la face interne du crâne, a rétrocédé daus son trajet par ricochet et aussi par suite de la position donnée à la tête pendant la vie.

Le fait suivant de Gama est bien extraordinaire et malheureusement incomplet.

Observation. — Gama [1].

En novembre 1833, un jeune homme se suicide en se plaçant l'extrémité du canon d'un pistolet à l'angle interne de l'œil gauche. Lacauchie, qui le voit presque aussitôt, le trouve assez tranquille, avouant ingénuement l'acte qu'il venait de commettre et ne présentant qu'une légère plaie à la paupière. L'absence d'accidents faisait présumer que la balle avait pu s'arrêter dans quelque partie osseuse des environs de l'orbite, mais un stylet introduit dans la plaie fit découvrir une voie ouverte dans le cerveau où il pénètre à une grande profondeur sans faire éprouver de résistance... Des saignées générales et locales s'opposèrent à l'inflammation et, pendant quarante et un jours jusqu'au moment où survint la mort, les fonctions intellectuelles, motrices et organiques conservèrent toute leur intégrité.

La balle fut trouvée dans le 4e ventricule au-dessous de la valvule de Vieussens et entourée de la toile choroïdienne (?)

En règle générale, les lésions ventriculaires par passage d'un projectile s'accompagnent de lésions des noyaux centraux et il devient par suite difficile de leur attribuer la genèse de tel ou tel des symptômes observés. Il est toutefois évident que la mise en communication de la cavité ventriculaire avec les canaux vascu-

1. Gama, *Traité des plaies de tête,* 1835, p. 340.

laires doit entraîner, non seulement l'inondation sanguine des ventricules, mais aussi une exagération de pression dans leur intérieur. A défaut d'autres preuves cliniques de cette dernière, nous rapportons une observation de F. S. Dennis dans laquelle il est vrai il s'agit d'un choc accidentel porté sur la tête et non d'un coup de feu ventriculaire.

Observation. — Frédéric-S. Dennis [1].

Un homme, âgé de 36 ans, est frappé au côté droit de la tête par la chute d'une échelle ; pas de perte de connaissance. Une heure après son entrée à l'hôpital, le bras gauche se paralyse et plus tard la face et la jambe. On diagnostique un hématome intracrânien et six heures après l'accident, trépanation sur le centre du bras. Rien au-dessus ni au-dessous de la dure-mère, une incision dans le tissu cérébral ne montre rien, aussi l'incision est poussée jusque dans le ventricule latéral et, quand les rétracteurs sont légèrement écartés, *un caillot de sang, du volume d'un œuf de poulette, sort avec assez de force pour sauter à terre, à plusieurs pieds de la tête du patient.* Irrigation, drainage.

La paralysie ne disparaît pas, l'opéré délire et meurt dans le coma en trois jours.

L'autopsie confirme le diagnostic et décèle une grande lésion de la substance cérébrale comme cause de la mort ; ni méningite, ni suppuration.

Keen, qui relate le fait précédent, estime que les lésions traumatiques des ventricules cérébraux, même quand la substance cérébrale a subi une violence grave, ne sont pas nécessairement mortelles, car sur les 26 cas réunis par lui, 10 ont guéri. La rupture ventriculaire serait moins grave dans les fractures compliquées que dans les fractures simples. A l'appui de ce pronostic bénin nous pouvons rappeler l'observation de Christiansen (page 369) dans laquelle les deux ventricules latéraux avaient été perforés par une balle.

Trois observations de Wiemuth, il est vrai, s'élèvent à l'encontre des réserves pronostiques favorables faites par Keen.

Observation. — Wiemuth [2].

Le 6 avril 1892, une femme se tire un coup de revolver dont la balle

1. S. Dennis et Keen, in Broca, Drainage des ventricules latéraux. *Revue de chir.*, 1891, p. 50 et 51.
2. Wiemuth, Die Behandlung der Schussverletzungen. *Arch. f. klin. Chir.*, 1900, t. LX, obs. 6, p. 485 ; obs. 3, p. 484 ; obs. 1, p. 482.

entre à 5 centimètres au-dessus du méat auditif droit, (petite plaie de la grosseur d'un pois) et sort juste en face à gauche (trou de sortie des dimensions d'une pièce de deux marks donnant issue à de la sérosité sanglante et à de la bouillie cérébrale).

Perte complète de connaissance, peau froide, respiration râlante, P. petit, 60. Mort au bout de quelques heures.

On constate l'existence dans le cerveau d'un trajet en entonnoir plein de sang et de bouillie nerveuse, au pourtour œdème et nombreuses taches hémorragiques variant des dimensions d'une tête d'épingle à celles d'une lentille, quelques esquilles se trouvent implantées à 3 et 4 centimètres des parois du trajet. Tous les ventricules sont pleins de sang.

Observation. — Wiemuth[1].

Le 3 avril 1896, un homme âgé de 50 ans, est trouvé à 6 heures du matin sans connaissance, le corps très refroidi, des matières vomies dans la barbe, le pouls très irrégulier comme nombre et force des pulsations, la respiration râlante. T. 36°.

Au milieu de la tempe gauche se voit un trou cutané des dimensions d'une pièce d'un marck à bords déchirés et noircis, au fond l'os est à nu et perforé, laissant sortir du sang et du tissu cérébral.

Le pouls devient de plus en plus petit et irrégulier, la respiration prend les caractères du Cheyne Stoke. La mort arrive à 5 heures de l'après-midi.

La balle de 7 millimètres, s'est aplatie sur l'os, a broyé le lobe temporal gauche, les deux noyaux lenticulaires, et s'est arrêtée dans le corps strié droit. Elle a blessé une branche de l'artère sylvienne d'où un grand extravasat sanguin entre les méninges et dans les ventricules.

Observation. — Wiemuth[2].

Le 27 mai 1890, à 9 heures du soir, un homme se tire un coup de revolver de 7 millimètres dont la balle pénètre dans la fosse temporale droite à trois travers de doigt de l'angle externe de l'œil. Protrusion de l'œil droit, ecchymose et tuméfaction de ses paupières, hémorragie par le nez et la bouche ; perte de connaissance complète, respiration râlante. P. 80.

A 10 heures et quart, T. 41°,5, P. 128, R. Cheyne Stoke.

Mort le 28 à 4 heures du matin.

La balle, après avoir perforé obliquement à droite l'écaille et la grande aile du sphénoïde, a passé dans l'orbite juste au niveau de la fissure orbitaire supérieure et s'est implantée dans la paroi nasale droite. Dans le lobe temporal existe un trajet de la largeur d'une noisette, plein de

1. Id., *id.*
2. Id., *id.*

bouillie cérébrale avec plusieurs esquilles ; se détachant de ce trajet principal il existe à la pointe du ventricule latéral droit un petit foyer de bouillie cérébrale avec une esquille et un fragment de plomb. Le nerf optique droit est rompu.

Tous les ventricules sont remplis de sang.

Ce dernier fait démontre que l'ouverture d'un seul ventricule permet au sang, qui s'épanche dans son intérieur, de se répandre dans les autres cavités ventriculaires. De là une exagération de la tension intracrânienne et les phénomènes de compression cérébrale. La scène clinique diffère, il est vrai, de celle qui s'observe dans les cas d'*ouverture large chirurgicale des ventricules avec issue brusque de leur contenu*. Cette ouverture, nous dit Chipault [1], entraîne constamment dans un délai rapide, ne dépassant pas parfois quelques heures, la mort de l'opéré avec des phénomènes hyperthermiques et convulsifs qui ne sont point d'origine infectieuse et semblent simplement dus à la déperdition du liquide céphalo-rachidien. Lent, l'écoulement du liquide peut se produire sans incidents notables, ainsi qu'en témoigne un fait de Bouchacourt.

OBSERVATION. — BOUCHACOURT [2].

Blessé par l'explosion d'une boîte à poudre, un homme présente au côté gauche du front une large perte de substance osseuse avec issue de matière cérébrale. Après quatre jours passés sans symptômes cérébraux, il présente des phénomènes d'encéphalite qui obligent à faire sauter la suture placée pour maintenir le lambeau cutané. Il se forme alors une hernie de la grosseur d'un œuf de poule, laquelle disparaît peu à peu par sphacèle, laissant une plaie granuleuse, d'où s'échappe en un point une sérosité presque limpide ; celle-ci sort en gouttelettes et parfois presque en jets à chaque mouvement du cerveau.

La mort étant survenue au 32e jour on constata : en avant et en dedans du corps strié un trajet, long de trois à quatre lignes, qui fait communiquer le ventricule latéral avec le milieu de la plaie et laisse passer le liquide céphalo-rachidien.

Dans une intervention nécessitée par l'extraction d'une balle logée dans la corne d'Ammon, Poirier a cependant ouvert le ventricule latéral et évacué son contenu séro-sanguin. Son opéré a guéri.

1. A. Chipault, *Chirurgie opératoire du système nerveux*, 1894, p. 286.
2. Bouchacourt, *Bulletin de la Soc. anat.*, 1838, 1re série, t. I, p. 13.

OBSERVATION. — POIRIER [1].

Il s'agit d'un garçon de 15 ans qui s'était tiré un coup de revolver (calibre 8 millimètres) dans la tempe droite.

Après avoir reconnu la perforation osseuse, Poirier détache au ciseau et au maillet un lambeau osseux de 4 centimètres environ de diamètre. La dure-mère était décollée et trouée, un peu de sang entre cette membrane et l'os est évacué, puis les méninges sont incisées circulairement et quelques caillots sous-dure-mériens enlevés. La 2e circonvolution temporo-sphénoïdale présente dans sa partie moyenne un orifice cratériforme à bords déchiquetés et contus. Après avoir nettoyé sous un filet d'eau stérilisée et évacué quelques caillots et des parcelles de tissu cérébral broyé, le chirurgien introduit sans violence dans le trajet, le petit doigt qui, arrivé à une profondeur de 2 centimètres environ, fait jaillir un flot de sang et de liquide ; c'était l'épanchement ventriculaire soupçonné. Ayant laissé le doigt en place pour permettre l'évacuation, Poirier l'avança davantage, tant la voie lui paraissait libre, et put ainsi reconnaître et explorer avec le bout du petit doigt la corne d'Ammon, paroi interne de la corne sphénoïdale du ventricule dans lequel il était. Il sentit avec l'extrémité du doigt un corps dur dans l'épaisseur de la corne d'Ammon et avec une pince hémostatique, glissée le long du doigt, il put saisir et ramener le projectile.

La *présence du pus* dans les ventricules peut, comme chez un blessé de Wiemuth, n'être qu'une manifestation de la méningo-encéphalite suppurée. Dans l'observation, que nous allons rapporter, cette dernière complication provenait de l'infection par une balle qui avait largement fait communiquer les fosses nasales et la cavité crânienne; malheureusement la localisation ventriculaire de la suppuration échappe à l'analyse clinique faute de renseignements.

OBSERVATION. — WIEMUTH [2].

Le 26 décembre 1894, un homme se suicide en se tirant un coup de feu dans la bouche, il n'avait pas perdu connaissance, mais n'est observé que trois jours plus tard. Il est alors privé de conscience, il se tourne et se retourne sur son lit qu'il cherche à quitter. P. irrégulier, 120-140, T. 39°,4. Les extrémités et le visage sont cyanosés ; les paupières violacées ne peuvent être ouvertes, l'odeur de la bouche est fétide et sur le palais osseux un peu à droite de la ligne médiane existe un trou irrégulier.

1. Poirier, in Chipault, *Chirurgie opératoire du système nerveux*, 1894, p. 286.
2. Wiemuth, *Archiv. f. klin. Chirurg.*, 1900, t. LX, obs. 4, p. 484.

La mort arrive au bout de quelques heures.

Le maxillaire supérieur droit, la lame criblée, la selle turcique sont en grande partie broyés ; le lobe frontal droit est creusé d'une cavité remplie par une masse putride, méningite suppurée diffuse, plus ancienne à la base ; les ventricules contiennent du pus vert, quelques esquilles dans le lobe occipital droit, pas de balle.

Autrement l'*inondation purulente* des ventricules est la conséquence de l'ouverture dans leur intérieur d'un abcès du cerveau et le moment de la rupture s'annonce par une aggravation caractéristique des symptômes, comme on peut l'observer dans le cas suivant.

Observation. — Otis [1].

Le caporal James D. N..., le 13 décembre 1862, eut le cuir chevelu déchiré par une balle au niveau de la partie antérieure du pariétal gauche. Après évacuation le 19, il est vu : il peut marcher et, comme il accuse n'avoir eu qu'une perte de connaissance de courte durée, on admet une simple lésion du cuir chevelu. Quelques jours plus tard surviennent des convulsions du côté droit, l'attaque dure une heure environ ; le blessé à la suite peut encore marcher.

Le 18 ou le 19 *janvier* 1863, les convulsions se reproduisirent, devinrent fréquentes et le blessé tomba dans le coma avec contracture permanente du côté droit ; il répondait encore aux questions par oui et par non. La pupille droite était dilatée, le pouls lent et intermittent. On enleva quelques esquilles dont une implantée dans le cerveau, mais les symptômes précédents s'aggravèrent jusqu'à la mort le 30 janvier.

A l'autopsie, on trouva un gros abcès qui occupait presque tout le lobe antérieur de l'hémisphère gauche, pénétrait dans le ventricule gauche et, à travers le septum lucidum rompu, s'ouvrait dans le ventricule droit. Les portions inférieures des méninges étaient enflammées.

1. Otis, *History of the war of the rebellion. Surg. Part*, vol. I, p. 250.

XVIII

RÉGION OPTO-PÉDONCULAIRE. — PROTUBÉRANCE. BULBE.

ANATOMIE

Région opto-pédonculaire. — De forme losangique la région opto-pédonculaire est limitée en avant par le chiasma optique et les deux bandelettes optiques qui en arrière, à la limite postérieure formée par les pédoncules cérébraux émergeant de la protubérance, se superposent sur ces derniers.

Le *chiasma* et les *bandelettes optiques* nous sont connus en tant que constitution, origines et prolongements antérieurs par les deux nerfs optiques, leur physiologie également a été étudiée. Signalons que, au-dessus du chiasma, une mince lame de substance grise, sous-jacente au bec du corps calleux et interposée entre ses deux pédoncules antérieurs, ferme en avant le troisième ventricule, c'est la lame grise sus-optique.

Entre la bandelette optique en avant et le bord supérieur de la protubérance en arrière, le *pédoncule cérébral* limite avec son congénère le triangle postérieur du losange opto-pédonculaire. Les pédoncules, recouverts par la pie-mère sur leur face inférieure ou face libre, présentent une disposition fasciculée.

Au centre, dans sa moitié antérieure, notre région est occupée par le tuber cinereum, la tige et le corps pituitaire, dans sa moitié postérieure par les tubercules mamillaires et l'espace perforé postérieur.

Le *tuber cinereum* ferme en arrière et en bas le troisième ventricule; c'est une lame de substance grise qui, au delà de ses limites apparentes : chiasma, bandelettes optiques et tubercules mamillaires, se continue en arrière avec la substance grise qui tapisse l'espace interpédonculaire et en avant avec la lame sus-optique et les *espaces perforés antérieurs*. Déprimée elle constitue l'infundibulum du ventricule ou la tige du corps pituitaire qui, par son extrémité inférieure pleine, s'implante sur le *corps pituitaire* ou *hypophyse*. Celui-ci, logé dans la selle turcique dans un dédoublement de la dure-mère avec la ceinture que lui forment les sinus caverneux et le sinus circulaire, est une petite masse ovoïde dépassant quelque peu un centimètre dans son diamètre transversal le plus grand. Il est constitué de deux lobes : le postérieur, le plus petit, seul renferme des éléments nerveux ; l'antérieur, diverticule du pharynx primitif, présente une structure glandulaire.

Résumant les recherches de nombreux auteurs, Soury[1] estime que la glande pituitaire, comme le corps thyroïde, exerce une

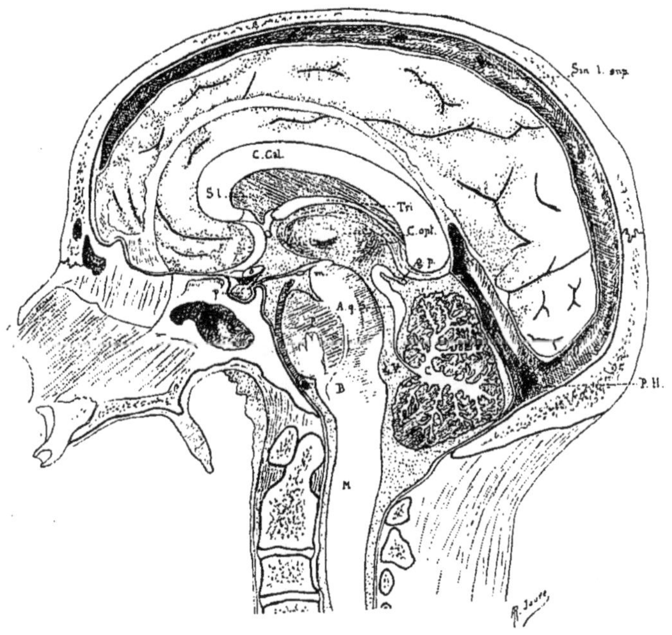

Fig. 120. — Coupe médiane antéro-postérieure du crâne (d'après Poirier).

C. cal, corps calleux. — *S. l*, septum lucidum. — *Tri*, trigone. — *C. opt*, couche optique. — *c*, cervelet. — *P*, protubérance. — *B*, bulbe. — *M*, moelle épinière. — *4e V*, 4e ventricule. — *Aq. S*, aqueduc de Sylvius. — *Sin. l. sup.*, sinus longitudinal supérieur. — *P. H*, pressoir d'Hérophile. — *c*, chiasma optique. — *m*, tubercule mamillaire. — *p*, glande pituitaire. — *g*, plande pinéale.

action trophique importante sur le système nerveux central : assimilation de l'oxygène du courant sanguin, destruction des produits de déchet résultant de l'activité fonctionnelle des tissus nerveux. De là résulte que la destruction de cet organe sera fatale à la vie de la cellule nerveuse et cette influence néfaste se traduira par : 1° une dépression et une apathie plus ou moins profonde (la lésion primitive portant sur l'activité des centres nerveux) ; 2° un affaiblissement général de la musculature ; 3° un

1. Soury, *Le système nerveux central*, 1899, p. 801.

trouble des sensations de coordination et d'équilibration ; 4° des contractions irrégulières des muscles (spasmes) et des convulsions ; 5° de l'hypothermie ; 6° une destruction des tissus du corps en relation avec la dénutrition rapide du système nerveux central ; 7° de la polypnée compensatrice ou des attaques de dyspnée ; 8° une déchéance rapide de l'organisme, la mort.

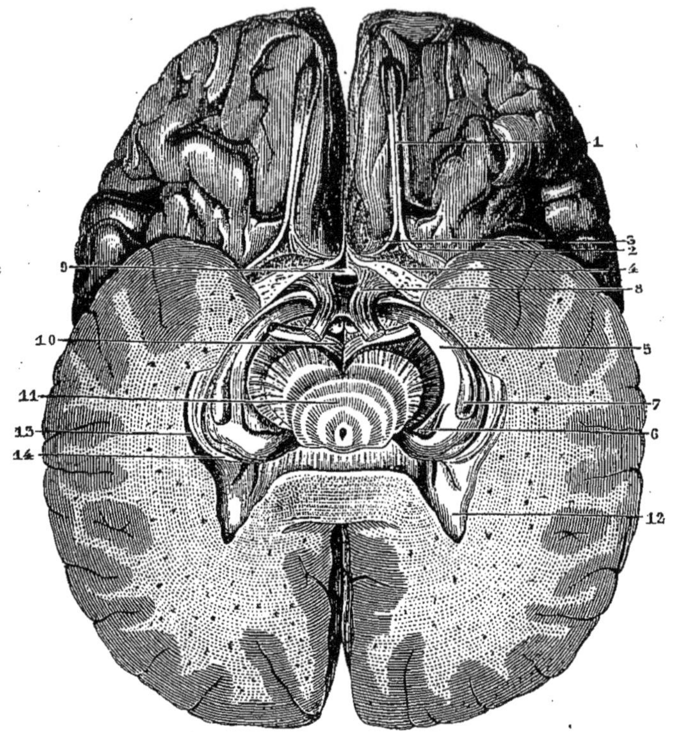

FIG. 121. — Région opto-pédonculaire (d'après Vicq-d'Azyr et Foville).

1, nerf olfactif. — 2, racine blanche externe. — 3, racine blanche interne. — 4, quadrilatère perforé. — 5, bandelette optique. — 6, corps genouillé interne. — 7, corps genouillé externe. — 8, racine grise du nerf optique. — 9, commissure antérieure et troisième ventricule. — 10, origine du nerf moteur oculaire commun. — 11, coupe de la protubérance annulaire au niveau des pédoncules cérébraux. — 12, prolongement postérieur des ventricules latéraux. — 13, origine du prolongement sphénoïdal des ventricules latéraux. — 14, bandelette demi-circulaire.

Situés de chaque côté de la ligne médiane, les deux *tubercules mamillaires*, arrondis, d'un demi-centimètre de diamètre environ, sont sous-jacents à la commissure grise de la base, laquelle forme la paroi inférieure du troisième ventricule. Leur centre est constitué par un noyau de cette substance grise et leur périphérie d'une couche de substance blanche, qui provient des piliers antérieurs du trigone et du faisceau de Vicq d'Azir. A propos de l'appareil de l'olfaction, nous avons noté que le tuber cinereum, comme les tubercules mamillaires, entraient dans sa constitution.

Enfin, tout à fait en arrière, l'espace interpédonculaire est fermé par l'*espace perforé postérieur*, dont les orifices laissent passer les artères lenticulo-optiques et dont chacun des bords latéraux est séparé du pédoncule cérébral voisin par le sillon du nerf moteur oculaire commun.

Cette région opto-pédonculaire repose sur le centre de l'étage moyen du crâne, et de ce fait présente des rapports chirurgicaux importants. Sus-jacente à la selle turcique, elle se trouve ainsi au-dessus des deux sinus sphénoïdaux, à travers lesquels le trajet du projectile vient la mettre en communication avec les fosses nasales ou le pharynx, d'où des dangers d'infection. De plus, cette selle turcique, non seulement loge le corps pituitaire, mais elle est pour ainsi dire transformée en un lac sanguin par la présence du sinus circulaire, des deux sinus caverneux et des deux carotides internes, que revêtent latéralement les tissus nerveux superposés : moteur oculo-externe, pathétique et moteur oculaire commun, et aussi les trois branches émanéesdu ganglion de Gasser. Telle est notre région comme encadrée par le cercle artériel de Willis; inutile par suite d'insister sur les dangers des lésions vasculaires à son niveau (fig. 122).

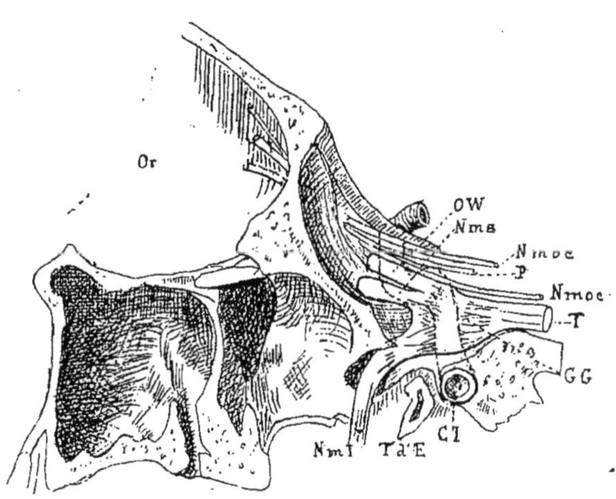

Fig. 122. — Vue latérale et rapports de la selle turcique.
N. moc., nerf oculo-moteur commun. — *N. moe.*, oculo-moteur externe. — *P*, pathétique. — *OW*, nerf ophtalmique de Willis. — *Nms*, nerf maxillaire supérieur. — *T*, trijumeau. — *GG*, ganglion de Gasser. — *Nmi*, nerf maxillaire inférieur. — *CI*, carotide interne. — *T. d'E.*, trompe d'Eustache. — *Or*, orbite.

Protubérance. — Intermédiaire aux pédoncules cérébraux et au bulbe, la protubérance latéralement se prolonge par les deux pédoncules cérébelleux moyens; par sa face postérieure elle forme la partie supérieure du plancher du 4ᵉ ventricule (déjà décrit p. 484). La face inférieure, presque verticale, est séparée de la gouttière basilaire par un vaste confluent sous-arachnoïdien et le tronc artériel basilaire logé dans le sillon médian ; latéralement elle présente l'émergence du trijumeau (fig. 123).

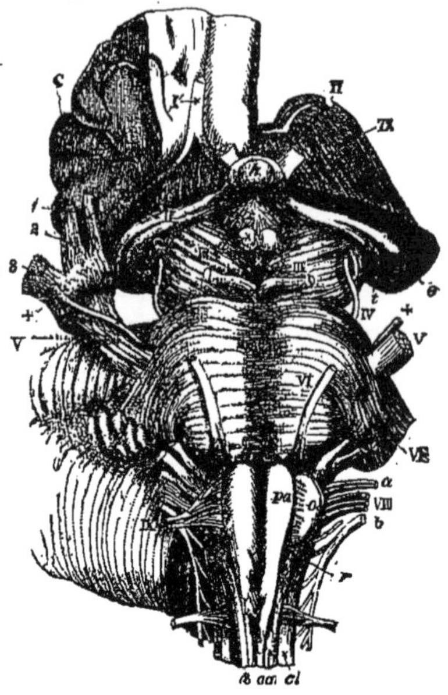

Fig. 123. — Région opto-pédonculaire, Protubérance, Bulbe, Origine apparente des nerfs crâniens.

I', nerf olfactif. — II, nerf optique. — II', bandelette optique, avec *i* et *c*, les corps genouillés interne et externe. — *h*, glande pituitaire. — *t. c*, tuber cinereum et infundibulum du troisième ventricule. — *a*, tubercule mamillaire. — *P*, pédoncule cérébral. — *th*, couche optique. — III, nerf oculo-moteur commun. — IV, nerf pathétique. — V, nerf trijumeau avec + sa petite racine. — VI, nerf oculo-moteur externe. — VII, nerf facial (*a*) et auditif (*b*). — VIII, *b*, nerf spinal. — IX, nerf hypoglosse. — *PV*, protubérance annulaire. — *fl*, lobule du pneumogastrique. — *pa*, pyramide antérieure. — *o*, olive. — *d*, sillon antérieur et *cl*, cordon latéral de la moelle. — L'hémisphère est enlevé à gauche, le lobule de l'insula est laissé à droite.

Bulbe. — Séparé de la protubérance par le sillon bulbo-protubérantiel, le bulbe, dont la longueur approche de 3 centimètres, se continue avec la moelle au niveau de la limite inférieure de l'entre-croisement des pyramides. Sa face postérieure a été décrite comme plancher du 4ᵉ ventricule. Par rapport aux parois du canal crânio-rachidien, ses limites répondent, la supérieure à la partie moyenne de la gouttière basilaire, l'inférieure à la partie moyenne de l'apophyse odontoïde (fig. 117).

La face antérieure présente sur la ligne médiane le *sillon médian antérieur* entre les deux pyramides antérieures que limitent en dehors le *sillon collatéral antérieur* ou sillon pré-olivaire, lequel répond à la ligne d'émergence des racines antérieures des nerfs rachidiens et laisse échapper une douzaine de filets qui convergent et forment la racine du grand hypoglosse ou 12ᵉ paire.

Chacune des deux faces latérales, limitée par les deux sillons collatéraux antérieur et postérieur, est constituée par un cordon de substance blanche, le *faisceau latéral du bulbe,* lequel en haut est en partie masqué par une saillie oblongue, l'*olive* et, un peu en arrière de celle-ci, le *tubercule cendré de Rolando.* Du *sillon collatéral supérieur* émergent de bas en haut le spinal (11ᵉ paire), le pneumo-gastrique (10ᵉ paire) et le glosso-pharyngien (9ᵉ paire). Au-dessus et en dedans de ce dernier, du sillon *bulbo-protubérantiel*, s'échappe l'auditif (8ᵉ paire), plus en dedans d'abord l'intermédiaire de Wrisberg, puis le facial (7ᵉ paire) ; enfin le moteur oculaire externe (6ᵉ paire) s'échappe plus près encore de la ligne médiane antérieure entre la pyramide et la protubérance (fig. 125).

Lésions de la région opto-pédonculaire.

Nous ne saurions donner une description d'ensemble des lésions que peut faire subir aux divers éléments de la face inférieure du cerveau le passage d'un projectile, d'autant que son action vulnérante intéresse, en sus du squelette de la base du crâne, des organes (vaisseaux et nerfs) nombreux et variés. Il est cependant certains groupes de désordres anatomiques, et par suite certains complexus cliniques, qui méritent d'arrêter l'attention. Dans un chapitre précédent nous avons envisagé les désordres de l'*appareil de l'olfaction* ; il nous faut maintenant considérer les troubles produits par les traumatismes de la région opto-pédonculaire. En général la lésion est alors complexe, c'est-à-dire que le projectile a lésé simultanément une autre région cérébrale : entré au niveau des parois latérales de la voûte, il a lésé d'abord l'écorce de la surface convexe avant d'atteindre notre région ; inversement, pénétrant par les fosses nasales ou le pharynx, il la traverse et va au delà porter son action destructive. En dehors même de toute pénétration, un gros projectile frappant le vertex provoque à distance des fractures de la base, et ces dernières se présentent

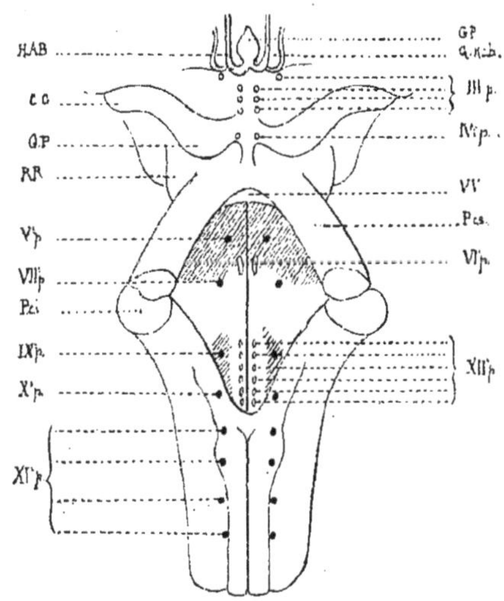

Fig. 124. — Quatrième ventricule et bulbe.
GP, glande pinéale. — *HAB*, habenula. — *CG*, corps genouillé. — *QI*, tubercule quadrijumeau. — *RR*, ruban de Reil. — *Pcs Pci*, pédoncules cérébelleux supérieur et inférieur. Les chiffres romains indiquent les origines des paires crâniennes.

tantôt comme des irradiations de fissures parties des trous d'entrée ou de sortie d'une balle qui a traversé la voûte, tantôt comme des lésions à distance provoquées par ce projectile.

1° Lésions des bandelettes optiques.

L'étude que nous avons faite des troubles visuels par lésion

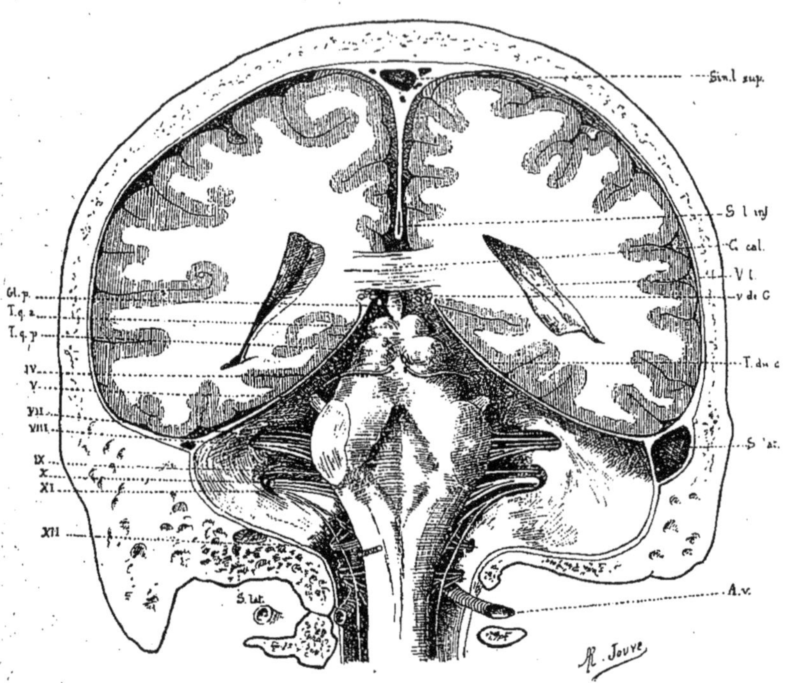

Fig. 125. — Face postérieure de la coupe transversale du crâne passant à droite par le bord antérieur de l'apophyse mastoïde et à gauche un peu en arrière d'elle (d'après Poirier).

des centres occipitaux nous dispensera de revenir sur le symptôme *hémianopie* qui caractérise la section de la *bandelette optique*. Ici nous relatons un coup de feu dans lequel la lésion de ce tractus visuel paraît être donnée comme ayant provoqué une véritable *photophobie*.

Observation. — Savariaud[1].

Le 1er novembre 1894, vers 5 heures et demie du soir, un homme

1. Savariaud, *Bulletin de la Soc. anat.*, 1894, p. 775.

ivre se tire dans la tête une balle (du calibre de 3 millimètres), qui pénètre au-dessus et en avant du conduit auditif droit. A 11 heures on constate: hémiplégie droite intéressant les deux membres et la face, sensibilité obtuse de ce côté. *Myosis* bilatéral très prononcé. Coma. Incontinence d'urine. P. 64.

Le lendemain matin même état. Les réflexes cutanés sont longs à se produire ; sous le chatouillement de la plante droite le membre réagit tardivement, le pincement de la peau détermine des mouvements des membres du côté opposé. Légère contracture à droite. Du côté gauche hyperesthésie se traduisant par de la contracture, de la carphologie, des réflexes exagérés.

Les deux paupières sont fermées, la gauche plus énergiquement que la droite, et, lorsqu'on la soulève, elle se referme énergiquement. La droite est plus paresseuse et l'œil droit est le siège d'une sécrétion muco-purulente.

Le myosis est très prononcé des deux côtés, mais les yeux ne sont pas déviés et la pupille se cache sous la paupière supérieure, lorsqu'on essaie de la soulever.

Incontinence d'urine. Réflexe crémastérien aboli des deux côtés; R. stertoreuse, P. bondissant, 106, T. 39°. On suppose une hémorragie comprimant les deux hémisphères.

Intervention sans anesthésie. Le trou d'entrée, net, rond, du diamètre de 50 centimes, est élargi et le doigt reconnaît dans le cerveau un trajet où l'on place une mèche.

Mort neuf heures après l'intervention.

Autopsie. — Perforation de l'écaille, pas d'épanchement subdural, un peu de sérosité sanglante dans l'arachnoïde, caillot dans l'espace sous-arachnoïdien, accompagnant les artères des faces externe et interne des hémisphères, plus marqué à la base, envahissant les ventricules et s'étendant jusqu'au bulbe.

La balle, après avoir perforé transversalement la pointe du lobe sphénoïdal droit, a rasé la face inférieure au niveau de l'espace interpédonculaire, entamant l'écorce cérébrale et déchirant l'arachnoïde. La *bandelette optique droite* et l'origine des artères cérébrales antérieure et moyenne droite ont été complètement détruites.

Continuant son trajet oblique en haut et en arrière, la balle a perforé la couche optique gauche à sa partie inférieure, a détruit la partie voisine du noyau lenticulaire du corps strié et la capsule interne dans presque toute sa hauteur. Elle s'est arrêtée dans l'hémisphère gauche après un trajet de 4 centimètres de long et 2 centimètres de large. Si elle avait continué sa route, elle serait arrivée au centre de la zone rolandique gauche.

Dans ce cas les lésions de la capsule interne gauche rendent compte de l'hémiplégie droite. La lésion du lobe sphénoïdal droit et l'hémorragie diffuse à la surface du cerveau expliquent bien la contracture et l'hyperesthésie du côté gauche.

De la section de la bandelette optique droite dépend la *photophobie* intense du côté gauche, moindre à droite et le *myosis* bilatéral. On sait en effet que les lésions du nerf optique donnent lieu à des sensations lumineuses. Les deux yeux du blessé réagissaient contre une sensation de lumière trop intense. Le gauche, qui reçoit la presque totalité de la bandelette optique droite, contractait plus énergiquement son iris et son orbiculaire par action réflexe.

Ici nous devons à Delorme[1] d'intéressantes considérations anatomiques sur la vulnérabilité des voies optiques dans les coups de feu transversaux de la région qui nous occupe :

« Une balle, qui traverse la partie antéro-supérieure des temporaux bien horizontalement, doit léser les deux nerfs optiques ou leur chiasma; mais que celle-ci, au lieu de parcourir un trajet bien horizontal, suive dans la cavité crânienne un trajet un peu oblique de bas en haut ou de haut en bas, un seul de ces nerfs sera intéressé et la cécité ne sera accusée que d'un côté. La carotide interne située sur un plan un peu inférieur aux nerfs optiques peut échapper au traumatisme dans les coups de feu bien horizontaux. Ces artères sont très exposées dans les traumatismes du chiasma. Elles ne le sont plus dans les coups de feu qui intéressent les bandelettes optiques, par contre les communicantes sont menacées. »

L'observation de Savariaud prouve l'exactitude de ces données, en particulier pour ce qui est des lésions artérielles concomitantes de l'atteinte de la bandelette. De plus ce fait établit aussi combien les désordres peuvent être complexes et c'est cette particularité que font ressortir les paragraphes suivants.

2° Fausses hémiplégies alternes.

Sous la dénomination de *fausses hémiplégies alternes* nous classons des complexus cliniques caractérisés par la paralysie d'un ou de plusieurs nerfs crâniens et la paralysie des membres du côté opposé. H. Larrey, chez les blessés par éclats d'obus, qu'il eut à soigner lors du siège d'Anvers, note que « le phénomène qui s'est offert le plus communément, c'est l'abolition des

1. Delorme, *Traité de chirurgie d'armée*, t. II, p. 549, note 2 (Paris, F. Alcan).

sens correspondants au côté blessé de la tête et la paralysie du côté opposé, paralysie du mouvement plus encore que du sentiment. Ce phénomène était primitif et plus instantané que persistant ». (H. Larrey [1].)

D'après les observations relevées, les fausses hémiplégies alternes nous paraissent pouvoir être distinguée en *fausses hémiplégies protubérantielles* et *fausses hémiplégies pédonculaires.*

a) Fausse hémiplégie protubérantielle. — L'hémiplégie alterne du type Millard-Gubler est caractérisée par la *paralysie des membres d'un côté du corps* et *celle de la face du côté opposé*; selon les cas la sensibilité est intacte ou non. La paralysie faciale présente les réactions électriques de la paralysie périphérique. La lésion causale a détruit, après son entre-croisement, le nerf facial (noyau ou filets radiculaires) en même temps qu'elle a lésé le faisceau moteur des membres au même niveau, c'est-à-dire bien au-dessous de l'entre-croisement des pyramides. Si cette lésion est étendue, l'hémiplégie Millard-Gubler peut se compliquer de paralysie de la 6e *paire (désordres moteurs de l'œil)* ou de paralysie de l'*hypoglosse (dysarthrie).* Si le ruban de Reil est intéressé, outre l'hémiplégie alterne, il y a *hémianesthésie alterne.* Enfin on peut observer une *anesthésie de la moitié correspondante de la face,* lorsque les filets radiculaires de la grosse racine du *trijumeau* ou le noyau de cette dernière participent à la lésion.

Nous empruntons à Reeb un exemple de *fausse hémiplégie protubérantielle*; l'observation, bien que sommaire, permet de supposer une *lésion de la zone motrice droite* et du *tronc du facial du même côté.*

Observation. — Reeb [2].

B..., frappé le 25 août 1870 par un éclat d'obus sur la bosse frontale, présente une fracture comminutive du frontal avec issue de bouillie cérébrale ; quelques esquilles sont extraites et un pansement simple appliqué ; coma complet et résolution des membres. Pendant quatre jours on entretient un écoulement de sang au moyen de sangsues

1. H. Larrey, Histoire chirurgicale du siège de la citadelle d'Anvers. *Mém. de méd. milit.*, 1833, t. XXXIV, p. 209.
2. Reeb, in Chenu, *Rapport... sur les blessés de* 1870-71, p. 361.

appliquées quatre par quatre derrière les oreilles, puis on donne du calomel à doses fractionnées.

Au bout de dix jours le coma cesse, mais il existe une *paralysie du côté droit de la face* avec *chute de la paupière supérieure* et une *paralysie complète du bras gauche, incomplète du membre inférieur gauche.*

En *septembre,* érysipèle de la face ; guérison de la plaie.

Dans les premiers jours d'*octobre,* formation d'un trajet fistuleux et extraction d'une petite esquille ; la paralysie tend à diminuer.

Le 30 *octobre,* le blessé peut marcher avec des béquilles.

En *novembre,* la paralysie faciale, jusque-là stationnaire, s'améliore.

Le 7 *novembre,* la plaie s'ouvre, donne issue à du pus, puis se ferme, mais le 14 *novembre,* B... reste couché, présente un peu d'hébétude qui dégénère rapidement en coma.

Mort le 15 *novembre,* au 82e jour de la blessure.

Autopsie. — Cicatrisation de la plaie du cuir chevelu, réparation osseuse de la fracture au-dessous de laquelle existe un abcès du cerveau qui communique avec les ventricules cérébraux. Dans l'abcès une petite esquille de la table interne.

La ptosis de la paupière chez le blessé de Reeb dénote une atteinte du moteur oculaire commun et, il faut bien le reconnaître, sur ce point encore la description clinique est insuffisante.

Pour nous en tenir au facial, le nerf était-il intéressé dans son *trajet intrapétreux* ? Faute de savoir comment se comportait le facial supérieur, faute aussi de savoir si le blessé a présenté des troubles du goût et de l'ouïe, la réponse est impossible. Par contre l'hémiplégie alterne gauche, vu le traumatisme frontal, s'explique aisément par une lésion de la *région rolandique droite* c'est-à-dire du même côté que le tronc facial.

Très intéressante également est une observation qui nous a été communiquée par Jaboulay, bien que l'intervention n'ait pu préciser le siège des lésions, la radiographie cette fois a fourni une des données du problème à résoudre.

Observation. — Jaboulay (inédite).

X..., 29 ans, hypochondriaque et irritable, peut-être syphilitique, a été enfermé pendant trois mois après une période de surmenage intellectuel (idées de grandeur, idées religieuses, violences) ; quelques mois plus tard, le 12 juin 1901, à la suite de chagrins intimes, il se tire une balle de revolver dans la bouche. Epistaxis, coma pendant quinze jours, mais déjà au bout de deux jours le blessé aurait compris les offres de boire ou manger et manifesté son assentiment ou son refus par des signes légers de la main.

La troisième semaine, le blessé ouvre les yeux et progressivement retrouve l'usage des membres supérieur et inférieur gauches. *Le côté droit complet* et la *moitié gauche de la face* restent paralysés.

Au mois d'*août*, le côté paralysé redevient susceptible de quelques mouvements qui s'accentuent progressivement et lui permettent de marcher. A plusieurs reprises il a ressenti des secousses dans les membres paralysés.

L'aphasie a persisté complète depuis le coma ; elle ne permet que quelques interjections : oh bien ! — oh mais ! — maman. Il n'y a pas d'alexie. Le blessé écrit de la main gauche difficilement ou plutôt il dessine des lettres : il a besoin d'un modèle pour écrire les chiffres.

L'hémiplégie droite améliorée permet au blessé de saisir et de porter de la main droite des objets peu pesants ; il marche avec l'aide d'une canne. La langue est déviée du côté gauche ; la paupière supérieure du côté gauche (paralysie faciale) a conservé ses mouvements. La sensibilité est fortement diminuée dans tout le territoire paralysé ; il y a diminution de l'acuité auditive à gauche. La vision de l'œil gauche est perdue, il existe une atrophie blanche de la papille ; les mouvements de l'œil sont conservés, dilation de la pupille qui ne réagit ni à la lumière ni à l'accommodation. L'intelligence est intacte.

L'examen local montre sur la voûte palatine l'orifice d'entrée de la balle. La radiographie sur deux plans (de profil et de face) localise la *balle sur la selle turcique,* un peu à gauche de la ligne médiane.

Le 20 *décembre* 1901, on constate l'absence de tout symptôme de paralysie faciale : le blessé cligne sans peine les paupières et peut maintenir les yeux fermés. Il ne peut siffler, mais c'est qu'il ne se souvient plus, il ne sait plus répéter l'acte. Il n'y a pas de différence de l'olfaction d'un côté à l'autre ; les odeurs sont bien senties.

Le 17 *décembre,* Jaboulay pratique la trépanation sur le trajet de l'artère sylvienne ; augmentation du liquide céphalo-rachidien, qui produit une rétraction du cerveau par compression périphérique ; mais aucune trace d'hématome.

La perte de la vision de l'œil gauche comme aussi l'affaiblissement de l'ouïe du même côté et l'arrêt de la balle un peu à gauche de la selle turcique font penser à une lésion du *facial dans le rocher,* un trait de fracture parti du trou d'entrée ayant intéressé cet os et le canal optique. Pour ce qui est de l'hémiplégie, faut-il admettre une lésion de la *capsule interne,* ou plutôt, comme le malade avait de l'aphasie et non de la dysarthrie, n'est-il pas plus probable qu'il s'est agi d'une *lésion, sous-corticale* peut-être, liée à la blessure de l'*artère de l'hémorragie cérébrale de Charcot* ?

b) Fausse hémiplégie pédonculaire. — D'un côté du corps il existe une *hémiplégie totale,* c'est-à-dire comprenant les membres et la face et *du côté opposé le moteur oculaire commun est paralysé*. Tel est le type caractéristique, auquel est réservé le nom de *syndrome de Weber*, c'est l'hémiplégie alterne supérieure ou pédonculo-protubérantielle. La lésion intéresse le faisceau moteur non encore entre-croisé, d'où hémiplégie totale du côté opposé et, à sa sortie du névraxe, le nerf moteur oculaire commun qui se rend à l'œil du côté de la lésion.

Le complexus clinique n'est pas toujours complet; au lieu d'une paralysie totale du moteur oculaire commun intéressant toute la musculature extérieure et intérieure de l'œil qu'il anime, il peut se faire que le nerf étant incomplètement lésé, la musculature intérieure seule, ou la musculature extérieure seule ou enfin quelques muscles de celle-ci soient seuls paralysés.

En outre, l'hémiplégie pédonculaire parfois n'est pas purement motrice, elle intéresse aussi la *sensibilité*. Ceci s'explique, car si, au niveau du pédoncule cérébral, le faisceau moteur, placé dans le pied, est nettement séparé par toute l'épaisseur du locus niger du faisceau sensitif (ruban de Reil) qui occupe l'étage supérieur, l'agent vulnérant peut léser le premier faisceau sans intéresser les deux.

Nous devons au Pr Grasset une observation de coup de feu du crâne suivi de *paralysie de l'oculo-moteur gauche* et d'*hémiparésie droite*; ainsi que nous le rapportons, notre savant confrère donne de ce fait une explication anatomique qui ne rentre pas tout à fait dans le cadre de l'hémiplégie pédonculaire médicale. Il admet bien une *lésion du nerf oculo-moteur commun*, lésion directement produite par le projectile et une lésion, celle-ci *secondaire*, soit du *pédoncule*, soit de la *région rolandique*.

Observation. — Grasset [1].

Un homme se tire deux coups de revolver dans la bouche, le 1er août 1885, le soir il est dans un coma complet qui dure deux jours, la paupière supérieure gauche est paralysée et la pupille dilatée. Bientôt on constate une diminution de la sensibilité à la face du côté gauche dans les zones de l'ophtalmique et du maxillaire supérieur, cette anesthésie aurait duré trois mois environ.

Deux ou trois mois après l'accident, la force du bras droit diminue assez rapidement, puis surviennent des fourmillements, des élancements, de l'anesthésie. En même temps l'ouïe s'affaiblit à droite et de

1. J. Grasset, *Leçons de clinique médicale*, novembre 1886-juillet 1890, p. 66.

plus la mémoire était notablement diminuée, il y avait confusion des objets et surtout de leurs noms.

En *septembre* 1886, la parésie s'étend au membre inférieur droit qui devient le siège de douleurs et de sensations analogues à celles du membre supérieur.

Le 12 *janvier* 1887, Grasset voit le blessé. L'attention se porte tout d'abord sur les yeux dont l'ouverture est inégale, le plus grand est tantôt le gauche, tantôt le droit. Au repos le droit est presque normal, le gauche presque entièrement fermé, il y a ptosis de la paupière supérieure. A d'autres moments l'œil est le plus ouvert, mais alors les plis du front sont très marqués au-dessus de lui ; par la contraction volontaire et forcée du muscle fronto-sourcilier, le facial supplée l'oculo-moteur paralysé. Outre le ptosis, l'œil gauche est en strabisme externe et l'examen décèle la paralysie des filets de l'oculo-moteur qui innervent les muscles droits supérieur, inférieur, interne et petit oblique. De plus, la mydriase relève de la même cause ainsi que la paralysie de l'accommodation. Enfin la diplopie, et même la vision monoculaire, entraîne des vertiges. Quand le blessé fixe un objet avec l'œil malade, il localise mal la place de l'objet vu, et par le toucher il va trop à droite ou à gauche. Il en est de même pour la marche par rapport aux points où il veut placer le pied. Le sujet par suite doit sans cesse corriger ses impressions. Puis les fausses localisations finissent par lui donner la même sensation que si les objets eux-mêmes se déplaçaient ; d'où le vertige, allant quelquefois jusqu'aux vomissements.

Le bras et la jambe droits sont faibles, leur sensibilité est diminuée, ils sont le siège de fourmillements. Le blessé traîne la jambe.

A l'examen de la bouche on relève deux cicatrices à la voûte palatine, une à droite de la ligne médiane à peu de distance de l'arcade dentaire, l'autre à gauche près de la ligne médiane dans la direction de l'apophyse basilaire de l'occipital. Il est probable que cette plaie a laissé passer la balle qui a pénétré dans le crâne, l'autre projectile serait tombé du nez dans le pharynx et aurait été avalé quelques jours après l'accident.

Le blessé de Grasset présentait donc une *paralysie de l'oculo-moteur gauche* et une *hémiparésie droite,* donc une *paralysie alterne.* La vraie paralysie alterne de Gubler, il est vrai, porte sur le facial d'un côté et sur les membres de l'autre ; elle résulte d'une lésion siégeant dans la partie inférieure ou bulbaire de la protubérance, c'est-à-dire en un point situé au-dessous de l'entre-croissement du facial. Dans le cas actuel la paralysie de l'oculo-moteur commun a tous les caractères d'une paralysie périphérique, elle est à gauche ; celle des deux membres est à droite et de cause centrale. Pour préciser le siège de la lésion, écrit le professeur de Montpellier, il faut se rappeler l'anatomie de la 3e paire. L'origine du nerf est dans un noyau gris situé au-dessous de l'aqueduc de Sylvius, s'étendant en avant jusqu'à la moitié de l'aqueduc et en arrière au-dessous de la substance grise du plancher du 4ᵉ ventricule jusqu'au noyau du pathétique. De cette origine, il se dirige, sans s'entre-croiser, vers le bord interne du pédoncule correspondant, où huit à dix filaments forment l'origine apparente du nerf au niveau du locus niger. Il se porte en avant et en dehors, vers les apophyses clinoïdes postérieures, perfore la dure-mère, pénètre dans le sinus caverneux, de là dans l'orbite, par la partie la plus large de la fente sphénoïdale ; puis il se divise. La lésion est quelque part sur ce trajet.

Au contraire, pour les membres, la lésion est au-dessus de l'entre-croisement, c'est-à-dire quelque part dans la région de la protubérance, des pédoncules et de l'hémisphère ; elle n'a pas été produite par la balle, puisque l'hémiparésie a débuté deux ou trois mois après l'accident. C'est une lésion secondaire dans le développement ultérieur de laquelle les antécédents du sujet et spécialement l'alcoolisme peuvent être intervenus. Entre autres hypothèses à faire sur ce point, il y en a deux à garder : 1° la lésion peut être très voisine de la première altération, être le résultat d'une propagation de voisinage et siéger alors dans la région du pédoncule ou du mésencéphale adjacente ; ce serait alors une méningo-encéphalite de propagation ; ou bien 2° par l'intermédiaire de la lésion du vaisseau compris dans la première altération, il s'est développé un foyer de ramollissement dans la région de la sylvienne de l'hémisphère gauche ; ce foyer se propageant de bas en haut dans la zone motrice expliquerait successivement les troubles aphasiques, la parésie du membre supérieur, puis du membre inférieur droits (Grasset).

Ce serait encore une erreur que de parler d'hémiplégie pédonculaire chez le blessé de Marvaud. Ici il s'agissait d'une lésion directe de la *région motrice gauche* d'où une hémiplégie droite et d'une lésion à distance de l'*oculo-moteur gauche*. Le succès dû à l'intervention chirurgicale dans ce cas est particulièrement remarquable.

OBSERVATION. — MARVAUD [1].

Un homme, âgé de 18 ans, reçoit dans la soirée du 3 juillet 1875, presque à bout portant un coup de fusil dont la balle lui creuse sur la

1. Marvaud, Contribution à l'histoire du trépan. *Société de chir.*, 26 janvier 1876, p. 97.

région temporale gauche et en arrière de l'oreille, un sillon long de 8 centimètres et large de 3 centimètres, mettant à nu l'écaille sur laquelle existe une fêlure horizontale. Le blessé fait quelques pas, puis tombe sans connaissance, visage pâle, yeux fermés, sensibilité paraissant abolie ; des mouvements convulsifs de temps à autre surtout dans les membres inférieurs ; la main gauche se porte vers la blessure ; P. petit, lent, dépressible ; R. pénible et stertoreuse ; chaleur normale.

Le 6 *juillet,* persistance de la perte de connaissance, moindre fréquence des mouvements convulsifs plus répétés à gauche ; toutes les cinq minutes la main gauche est portée vers la blessure et cherche à arracher le pansement, déglutition possible. L'ouïe est revenue ; à l'appel de son nom, le blessé ouvre l'œil droit, la paupière gauche reste immobile.

Le 12 *juillet,* les convulsions ont disparu, hémiplégie complète droite ; persistance du mouvement automatique de la main gauche, mais moins fréquent. Intelligence engourdie, marmottement de paroles incompréhensibles. R. plus libre.

Le 18 *juillet,* du côté de *l'œil gauche* : chute de la paupière, strabisme externe, dilatation de la pupille. A droite, paralysie et anesthésie de la face, impossibilité de tirer la langue et d'avaler, les membres droits sont complètement paralysés et insensibles au toucher. à la douleur, à l'électricité (qui fait contracter les muscles), selles et urines involontaires. Intelligence affaiblie, le blessé indifférent, parle par monosyllabes, répond péniblement aux questions, 18 quand on lui demande son âge, 7 quand on lui demande combien il a de frères, puis pendant dix minutes 7 encore à toutes les autres questions. P. 88, T. 37°,5.

Trépanation au-dessus de la fissure, la dure-mère est intacte, et après incision ne trouvant aucune lésion le chirurgien s'arrête ; le lendemain nouvelle couronne de trépan en avant de la première et mise à nu de la dure-mère sur la largeur d'une pièce de 5 francs. « Je pus introduire le doigt au-dessous des bords de la perte de substance osseuse et ... en retirai trois esquilles (provenant de l'écaille) deux petites et une grosse d'une longueur de 2 centimètres. Quelques instants après le blessé ouvrait l'œil gauche, le prolapsus de la paupière supérieure et le strabisme avaient disparu ; l'expression de la physionomie avait changé tout à coup ; les mouvements qui se manifestèrent subitement dans la main droite jusqu'à ce moment inerte et paralysée attirèrent également l'attention. »

Le soir, P. 108, T. 38°,4, un peu de fièvre les jours suivants.

L'amélioration continue progressivement, le lendemain rétablissement des mouvements de la langue, le membre supérieur droit a recouvré la sensibilité et la motilité, la jambe reste paralysée ; l'incontinence des matières et de l'urine persiste quelque temps, au bout de quelques jours l'élocution devient plus facile et les réponses plus satisfaisantes, mais le blessé avait des hallucinations ; il lui semblait être dans la maison de ses parents et avoir sa mère auprès de lui. Sommeil calme et paisible ; appétit très bon.

10 *août*. — La plaie est presque fermée, trace légère de la paralysie faciale quand le blessé rit, membre supérieur droit revenu à l'état normal, l'inférieur conserve encore une sensibilité engourdie avec mouvements d'extension difficiles ; marche avec une canne en traînant la jambe.

22 *septembre*. — Le blessé quitte l'hôpital ne se plaignant plus que d'un peu de raideur de la jambe.

3° Hémiplégie et hémianopie.

Une atteinte de la face inférieure du cerveau par une balle peut provoquer entre autres la lésion d'une *bandelette optique* et, ainsi que nous l'avons déjà signalé, cette lésion se traduit par un symptôme très caractéristique : l'*hémianopie*. Or, il peut arriver, comme chez un blessé d'Eulenbourg, que ce désordre fonctionnel se complique d'une *hémiplégie*. Dans le cas visé le complexus clinique avait été provoqué par un projectile qui, entré dans la *région temporale droite,* était allé s'arrêter près de la *selle turcique*.

Observation. — Eulenburg [1].

Le 10 juin 1896, un garçon de 18 ans reçoit une balle de revolver (calibre 7 millimètres) qui pénètre 3^{cm},5 au-dessus et 2 centimètres en avant de l'insertion du pavillon de l'oreille droite. Les jours suivants par la plaie, issue de matière cérébrale. La connaissance est conservée dans la nuit de l'accident, nombreux vomissements.

Le 3e jour on constate une *hémianopie homonyme* gauche complète ainsi qu'une *paralysie de toute la moitié gauche du corps* y compris le *demi-facial gauche* et la *vessie*.

Sept semaines plus tard : la portion inférieure du facial gauche est encore un peu faible, la langue encore déviée à gauche mais parfaitement mobile, la luette primitivement déviée à gauche est redevenue droite. Le bras gauche est encore notablement plus faible que le droit ; sans excitation motrice, la main gauche est plus froide et sue plus facilement. Dynamomètre à D. : 45 kilogrammes, à G. : 22 kilogrammes. La sensibilité est égale des deux côtés. La marche est encore incertaine ; la jambe gauche un peu raide, la flexion du genou est entravée, le talon frappe le sol le premier. La station sur la jambe gauche et la pointe du pied est impossible. Tous les mouvements propres du membre inférieur gauche isolément sont impossibles : la flexion des orteils et du pied est des plus mauvaise, celle du genou très minime, les exten-

1. Eulenburg, Kugeln in Gehirn ; ihre Auffindung und Ortsbestimmung mittels Röntgen-Strahlen Aufnahmen. *Deutsche med. Woch.*, 1896, n° 33.

seurs et les adducteurs n'ont encore que peu d'action, mais les mouvements de la hanche sont conservés presque sans trouble.

La musculature du membre est flasque. Le réflexe rotulien est exagéré. La sensibilité cutanée (électrique, moins thermique) est sérieusement atteinte sur le membre inférieur.

D'après la radiographie de son blessé, Eulenburg estime que la balle, après avoir pénétré dans la tempe droite, a traversé l'hémisphère en se dirigeant vers la base, est parvenue dans l'étage moyen au côté droit de la selle turcique en lésant la bandelette optique droite ; puis elle a dû ricocher en haut, puisqu'elle fut finalement retrouvée dans la région pariétale de l'hémisphère droit à peu de distance de la faulx du cerveau et de la voûte du crâne.

Si l'hémianopie gauche permet de supposer une lésion de la bandelette optique droite, les troubles paralytiques autorisent, vu surtout la région d'entrée du projectile, à admettre une lésion de la *capsule interne* et à chercher dans une atteinte du corps strié l'explication des vomissements et de la paralysie vésicale.

4° Hémiplégie pédonculaire et paralysie de l'oculo-moteur commun du même côté.

Duzea chez un blessé a vu un coup de feu produire la section du *pédoncule cérébral gauche* et provoquer cliniquement une *hémiplégie droite* incomplète avec *hémianesthésie* et de plus une paralysie du *moteur oculaire commun du même côté*.

Observation. — Duzea [1].

Quatre heures environ après s'être tiré un coup de revolver dans la tempe droite, un homme est apporté à l'hôpital dans le coma. Celui-ci s'est établi rapidement, à peine le blessé a-t-il dit deux ou trois paroles intelligibles pendant l'application du premier pansement.

L'orifice d'entrée du projectile est situé à la partie inférieure et moyenne de la tempe droite, à 2 centimètres environ en arrière de l'angle externe de l'œil. Il n'existe pas de trou de sortie.

La face est calme et de coloration normale sans déviation appréciable des traits. Respiration tranquille et régulière, 44 ; P. 68, avec battement du cœur assez faibles.

1. Duzea, *Lyon médical*, 14 juin 1885.

A la face la sensibilité est à peu près normale, à gauche la piqûre provoque la contraction réflexe des muscles ; du côté droit il existe un retard manifeste de la perception des sensations et la piqûre doit être plus accentuée pour causer des mouvements réflexes. Au tronc, on note la même prédominance de la sensibilité sur le côté gauche. Sur le membre supérieur droit la piqûre n'éveille aucun mouvement réflexe, mais elle en excite dans le congénère. A gauche par contre la piqûre est perçue plus rapidement et plus vivement : car elle éveille parfois une plainte sourde inarticulée et des mouvements du membre. Au membre inférieur droit la sensibilité a à peu près complètement disparu, à peine les fortes piqûres éveillent-elles quelques mouvements du côté gauche ; cependant sur les faces dorsale et plantaire du pied droit elles excitent quelques faibles mouvements des orteils. Au membre inférieur gauche la sensibilité est parfaitement conservée.

Du côté de la motilité on constate une hémiplégie droite incomplète ; les muscles du membre supérieur sont flasques, quelques mouvements inconscients et intermittents de la main et l'avant-bras. A droite le bras résiste, aussi bien dans la flexion que dans l'extension, aux mouvements provoqués. Les deux membres inférieurs sont dans l'extension et se laissent difficilement fléchir à angle droit. Les réflexes rotuliens et plantaires sont conservés des deux côtés, ils paraissent même exagérés à gauche. En portant brusquement les deux pieds dans l'extension forcée on provoque de la trépidation épileptoïde, surtout à droite. Pas d'incontinence d'urine ni des matières fécales.

Rien à l'auscultation du cœur ; un peu d'obscurité de la respiration en arrière des deux côtés sur toute la hauteur. La déglutition ne paraît pas troublée ; par moments quelques efforts de régurgitation et, la tête n'étant pas plus inclinée d'un côté que de l'autre, la salive sort par la commissure droite.

La paupière supérieure droite paraît un peu plus abaissée que la gauche ; les yeux sont à demi fermés ; on est surtout frappé de la différence énorme des deux pupilles, la gauche, contractée au maximum, mesure à peine un millimètre de diamètre, la droite au contraire mesure de 7 à 8 millimètres. L'œil droit est dévié à droite, faisant un angle de 30 degrés environ avec l'axe antéro-postérieur ; le gauche regarde directement en avant.

Blessé à dix heures du matin, le patient succombe sans avoir repris connaissance à une heure après minuit.

Autopsie. — Sous l'écaille temporale droite perforée existe en dehors de la dure-mère un très faible épanchement de sang. La balle a pénétré dans l'*hémisphère droit* à la partie moyenne de la scissure de Sylvius, à ce niveau les circonvolutions sont à peine aplaties par un léger coagulum sanguin couleur gelée de groseille. La lèvre supérieure de la scissure de Sylvius est à peu près intacte, à peine la partie superficielle de la circonvolution, située immédiatement en arrière du sillon cunéiforme, est-elle éraillée sur l'étendue d'une pièce de 50 centimes. Par contre, sur la lèvre inférieure à l'extrémité antérieure de la 2e circonvolution temporale, la substance cérébrale est comme mâchée sur une largeur de 2 centimètres et une profondeur de 2 à 3 millimètres. Les bords sont déchiquetés et à la partie centrale la dépression a bien près de 1 centimètre de profondeur. Elle est comblée par un caillot gelée de groseille.

Sur une coupe antéro-postérieure pratiquée à peu près à l'union du tiers externe et des deux tiers internes de l'hémisphère droit, on voit, tout à fait à l'angle postérieur de la scissure de Sylvius et sur la circonvolution de sa lèvre inférieure, un espace à bord postérieur nettement circulaire correspondant à une dépression dont l'axe s'incline en bas, en arrière et en dedans. Tout autour la substance cérébrale est injectée, mais non dilacérée. Sur la lèvre supérieure de la scissure, mais un peu plus en avant, existe une ecchymose devenue noire, de la largeur d'une pièce de 50 centimes. La teinte ecchymotique se prolonge même en haut dans un petit sillon normal d'environ 1 centimètre de longueur.

Sur une coupe pratiquée presque contre la face interne de l'hémisphère droit, on retrouve le trajet suivi par la balle indiqué par une petite échancrure située à la partie inféro-antérieure du pédoncule cérébral. En arrière et au-dessous, intégrité complète des fibres pédonculaires et protubérantielles. La lésion du pédoncule cérébral de ce côté est donc insignifiante. Mais sur la coupe médiane, c'est-à-dire sur la scissure interhémisphérique, le *pédoncule cérébral à sa partie moyenne est sectionné d'avant en arrière dans sa moitié antérieure*; la moitié ou plutôt le tiers postérieur paraît intact. Le bord supérieur de la protubérance est intact. L'espace laissé vide par la dilacération est rempli par un caillot sanguin. Le plancher du 4e ventricule ne présente aucune lésion.

Sur la partie interne de l'*hémisphère gauche* se retrouve le trajet suivi par la balle qui, marchant d'avant en arrière, de haut en bas et de droite à gauche, immédiatement au-dessus de la protubérance, a détruit la plus grande partie du *pédoncule cérébral gauche*, ne laissant en arrière, et tout à fait dans un point correspondant au cul-de-sac supérieur du 4e ventricule, qu'une bandelette de tissus sains ayant tout au plus 1 ou 2 millimètres d'épaisseur. Aucune trace d'épanchement sanguin dans le 4e ventricule. Dans l'anfractuosité du sillon tracé par la balle, et après avoir enlevé le caillot qui la comble, on sent avec un stylet et même on aperçoit un corps dur, noirâtre qui n'est autre chose que le projectile.

Sur une coupe pratiquée à un peu moins de 1 centimètre en dehors de la précédente, nous retrouvons le trajet de la balle plus large (environ 1 centimètre et demi de circonférence) que sur les coupes précédentes. Il est à bords circulaires, mais déchiquetés surtout en arrière, dans la direction des fibres du pédoncule cérébelleux supérieur, qui à ce niveau est presque complètement sectionné, à part une petite bandelette située en haut et en arrière.

La partie gauche et la plus externe des fibres pédonculaires est détruite dans ses deux tiers postéro-supérieurs. A peine une bandelette de 1 millimètre d'épaisseur sépare la lésion des tubercules quadrijumeaux.

Enfin sur la tranche externe de cette même coupe nous trouvons en arrière et au-dessus de la protubérance, en avant de la partie gauche du lobe antérieur du cervelet, une loge à coupe ovalaire d'environ 2 centimètres de long sur un demi de large, bordée en haut et en dehors, en somme sur toute sa face interne, par la pie-mère et l'arachnoïde qui la séparent des circonvolutions de la face postéro-inférieure du cerveau, c'est-à-dire de la partie antérieure du sillon qui sépare cette face du cervelet. Ces circonvolutions sont du reste absolument intactes. Cette fosse ovalaire est remplie par un caillot sanguin au milieu duquel est logée la balle qui a conservé sa direction, c'est-à-dire son plus grand axe correspondant au plus grand diamètre de la loge.

Sur toutes les coupes que nous venons d'étudier, on ne trouve aucune lésion. Examen absolument négatif également du côté des circonvolutions.

Nous voyons donc en résumé que la balle, après avoir pénétré dans la scissure de Sylvius, progressant d'avant en arrière et presque horizontalement, est allée couper le pédoncule cérébral gauche dans sa presque totalité, effleurant à peine la partie la plus interne du pédoncule cérébral droit. On comprend dès lors l'*hémiplégie droite* incomplète et l'*hémianesthésie* constatée du même côté.

Resterait à expliquer la *paralysie du moteur oculaire commun droit* qui s'est traduit pendant la vie par la dilatation de la pupille et le strabisme interne.

Nous ne pouvons guère admettre ou plutôt supposer pour cela qu'une destruction de ce nerf dans son trajet intra-pédonculaire précisément dans l'éraillure que nous avons constaté sur la partie interne du pédoncule cérébral droit. Il n'existe pas en effet de lésion extra-cérébrale des différents nerfs crâniens.

5° Lésions des deux pédoncules cérébraux

Un blessé traité dans mon service du Val-de-Grâce nous fournit un exemple de lésions des *deux pédoncules cérébraux*.

Observation. — Toubert [1].

Le 2 janvier 1900 dans la soirée, est apporté dans mon service au Val-de-Grâce, un soldat qui s'est tiré dans la tempe droite un coup de revolver du calibre 7 dont la balle pèse 3 grammes.

A 3 centimètres au-dessus du milieu du zygoma, il existe une petite

1. Toubert, *Gazette des hôp.*, 12 décembre 1901, p. 1373.

plaie circulaire de 3 à 4 millimètres de diamètre que mon collègue le professeur agrégé Toubert se décide à explorer.

Le blessé, dans le coma presque absolu, sous l'action du brossage de la région fait effort pour s'asseoir. Les paupières retombent sur les globes oculaires, les pupilles ne réagissent pas à la lumière, la droite est en mydriase, la gauche moyennement dilatée, le globe oculaire gauche est légèrement dévié en dehors, la commissure labiale droite est très légèrement abaissée. P. fort, régulier, à 60. R. irrégulière avec arrêts de dix à quinze secondes, bruyante, stertoreuse par moments.

Sous le chloroforme une incision verticale met à découvert l'écaille qui présente, 1 centimètre et demi au-dessous et en avant de la plaie cutanée, un trou circulaire, comme à l'emporte-pièce, dont le fond est fermé par la rondelle détachée et enfoncée. La table externe était de niveau avec la table interne du reste de la calotte. Après agrandissement du trou osseux l'esquille qui a 7 à 8 millimètres de diamètre est enlevée; c'est un disque régulier avec biseau, taillé aux dépens de la face externe, et subdivisé par trois fissures radiées en trois petits fragments à peu près libres. De la brèche osseuse sort un peu de sang, et au fond le tissu cérébral est animé de battements. Tamponnement et pansement. P. 72, R. régulière mais bruyante, pupilles toujours immobiles. A noter au cours de l'opération deux secousses dans le membre supérieur droit.

Nuit assez bonne, calme, sauf un peu d'agitation vers 5 heures du matin.

3 *janvier*. — Huit heures du matin, P. 113, T. 40°, R. 35, bruyante, stertoreuse, pupilles égales moyennement dilatées, secousses par intermittences dans le membre supérieur droit. Sensibilité diminuée ; la traction sur les poils du thorax provoque des mouvements de défense des deux côtés du corps, réflexe nauséeux conservé.

Au pansement un peu de pulpe cérébral sort de la plaie, le blessé s'agite, veut s'asseoir, il remue les membres toutefois moins à gauche qu'à droite. Bien qu'il ait souillé son lit, la vessie est distendue et l'analyse de l'urine décèle $3^{gr},96$ de sucre par litre et $0^{gr},96$ d'albumine. T. s. 38°,5.

4 *janvier*. — T. m. 37°,5, T. s. 37°,8, P. 90, R. 30, pupilles égales, insensibles à la lumière, strabisme divergent de l'œil gauche, sensibilité moins obtuse, mouvements de défense.

5 *janvier*. — T. m. 40°,1, T. s. 40°, P. 128, état général grave, dyspnée, râles humides à la base gauche. Mort dans la nuit à 10 heures et demie.

Autopsie. — La perte de substance crânienne correspond à la grande aile du sphénoïde, en arrière et au-dessus du ptérion ; les bords en sont nets, sans fêlures ; la branche antérieure de la méningée moyenne se trouve distante de 1 centimètre.

La dure-mère présente une perforation à bords ecchymotiques, irréguliers, d'un calibre inférieur au trou osseux, pas d'hématome extra ou sous-dural, pas de méningite.

La pointe antérieure du lobe sphénoïdal en contact avec l'orifice osseux présente une zone de contusion cérébrale, qui se continue par un trajet en canal voisin de la surface inférieure jusqu'à la partie moyenne de la bandelette optique droite où ce trajet n'est plus qu'une gouttière laquelle se prolonge, oblique en bas et en arrière, abrasant la bandelette optique droite, la partie correspondante du pédoncule cérébral droit et coupant les trois nerfs moteurs de l'œil droit. Au delà la balle a simplement frôlé le pédoncule gauche et s'est arrêtée au contact de la bandelette optique gauche qui paraît intacte. Macroscopiquement les coupes du cerveau ne décèlent rien par ailleurs.

Dans le thorax on trouve une broncho-pneumonie des deux tiers inférieurs du poumon gauche.

Dans ce cas, ainsi que le fait remarquer Toubert, la *mydriase* notée à droite s'explique par la lésion de l'oculo-moteur droit : l'*immobilité des pupilles* par la destruction de la bandelette optique droite et la contusion de la gauche, d'où la suppression de la sensibilité visuelle des deux rétines.

Par contre on serait tenté de trouver paradoxal le *strabisme externe* du globe oculaire gauche, puisque d'après l'autopsie ce sont les nerfs moteurs de l'œil droit qui seuls ont été intéressés par le projectile. Mais il convient de reconnaître que la motilité de l'œil droit ne semble pas avoir été examinée pendant la vie ; du reste la destruction de ses trois nerfs moteurs immobilisait cet œil en position moyenne, sa situation par rapport à l'œil gauche n'appelait pas l'attention. Quant à la déviation en dehors de ce dernier, on peut la rattacher à une lésion de son nerf moteur oculaire commun près de son origine dans son trajet pédonculaire.

Le strabisme externe de l'œil gauche demande à être rapproché des *secousses spasmodiques* notées à plusieurs reprises dans le *membre supérieur droit* : ce complexus clinique en effet, rappelle dans une certaine mesure le syndrome de Weber (hémiplégie totale d'un côté avec paralysie du moteur oculaire commun du côté opposé), et peut être attribué à la lésion, à l'irritation des fibres du pédoncule gauche au contact duquel le projectile s'est arrêté.

Enfin la *parésie légère du côté droit de la face* et l'*hémiplégie gauche* caractérisent l'hémiplégie alterne du type Millard-Gubler et trahit l'abrasion du pédoncule droit par le projectile (Toubert).

Lésions du bulbe.

Si *a priori* les coups de feu intéressant le bulbe ne semblent pouvoir présenter d'autres particularités que la mort immédiate, cependant ils offrent parfois un certain intérêt en raison de l'état spécial du cadavre. Celui-ci est en *état de spasme.*

Spasme cadavérique. — Dans la mort brusque par lésion du bulbe il se produit une raideur musculaire spéciale qui fige le corps dans l'attitude qu'il a au moment où le coup est reçu. Ce phénomène est connu sous le nom de *spasme cadavérique.* De l'étude qu'il en a faite, Mazellier[1] conclut qu'il est dû 1° à une lésion du bulbe laquelle, par l'excitation qu'elle produit, rend durable la contraction existant au moment de la mort, et 2° à l'action propre de la moelle qui, séparée des centres supérieurs par la destruction des faisceaux pyramidaux dans le bulbe, renforce et prolonge la contracture.

Le spasme peut être *généralisé* à tout le corps ou *localisé* à certains groupes musculaires, lorsque ceux-ci étaient contractés au moment de la blessure ; c'est ainsi en particulier que le spasme localisé à la main est fréquent chez les suicidés. Voici des exemples empruntés à la pratique civile et rapportés par Ét. Martin[2].

Observations. — Martin.

Un militaire se suicide en se tirant un coup de revolver d'ordonnance dans la région temporale droite. On trouve le cadavre debout devant une glace, la main gauche reposant sur la cheminée, la main droite tenant encore l'arme dirigée du côté de la plaie.

Un individu reçoit à bout portant un coup de feu qui l'atteint à l'angle interne de l'orbite. « J'étais à ce moment à vingt mètres du lieu où se passait l'événement. L'individu s'affaissa sur le trottoir et roula ensuite sur le dos ; les bras étaient tendus en avant, dans l'attitude de la défense. La mort avait été instantanée et le cadavre était dans un état de spasme tel, qu'on pouvait le faire tourner indifféremment d'un côté ou d'un autre en le saisissant par un bras, comme s'il se fût agi d'un morceau de bois. A l'autopsie on trouva que le bulbe avait été perforé et disloqué ; la balle, après avoir sillonné la base du crâne, était venue se loger dans une des fosses cérébelleuses. »

Lacassagne trouva le cadavre d'un suicidé allongé sur un lit, entièrement recouvert par les couvertures, les deux bras relevés en l'air armés chacun d'un pistolet ; celui-ci, quinze jours environ après la mort,

1. F. Mazellier, Du spasme cadavérique. *Thèse*, Lyon, 1897.
2. Et. Martin, *Archives d'anthropologie criminelle*, 1896 et 1897.

était encore solidement tenu, l'index sur la gâchette ; seul le pistolet de la main droite était déchargé et la balle avait traversé le crâne.

Plus intéressants encore sont les cas de spasme cadavérique observés chez les tués sur les champs de bataille. L'attitude de ces derniers a depuis longtemps attiré l'attention des chirurgiens militaires, et sur ce sujet voici quelques lignes empruntées à Armand[1] qui les a écrites après Magenta.

Les morts frappés à la tête étaient généralement plaqués tels quels sur le sol,... la plupart avaient leur arme à la main. Les blessures atteignant le cerveau, qui le désorganisent au point de faire cesser la vie sur le corps, produisent ce remarquable effet de contraction des membres, que la main qui tient même une arme homicide n'a pas le temps de la lâcher.

Un chasseur à pied avait les bras levés en avant, l'un en raccourci, l'autre projeté et les poings fermés ; il avait combattu corps à corps dans une lutte suprême. A Ponte Vecchio di Magenta, un hussard hongrois, tué avec son cheval, était resté à peu près en selle, couché sur le côté droit, portant la pointe du sabre en avant, dans la position du cavalier qui charge. Son front était percé d'une balle, son cheval était aussi touché à la tête ; les deux morts avaient été simultanées... A Melegnano, théâtre du combat du 8 juin, plusieurs soldats français chargeant à la baïonnette, étaient tombés frappés mortellement par la mitraille et restés tels quels, c'est-à-dire face contre terre, arme aux poings, baïonnette en avant.

Au cours de la guerre de 1870-71 Rossbach[2] eut l'occasion de voir un spectacle extraordinaire qu'il décrit en ces termes :

Un groupe de six militaires déjeunait, assis dans un enfoncement de terrain ; un obus éclate et les tue tous. Vingt-quatre heures après, l'un d'eux, qui avait eu tout le crâne et la face, à l'exception de la mâchoire inférieure, enlevés par l'obus, fut trouvé tenant encore dans sa main librement levée un gobelet d'étain et l'approchant de cette mâchoire, seul vestige de toute sa tête. Il n'était pas tombé, parce que son corps avait été maintenu debout par les cadavres de ses camarades.

Sans conteste le fait le plus extraordinaire est celui que Brinton[3] rapporte entre plusieurs autres observés sur des tués de la Guerre de Sécession.

1. Armand, *Rec. de mém. de méd. milit.*, 1860, 3e série, t. III, p. 5.
2. Rossbach (J.-M.), Ueber eine umittelbar mit dem Lebendsende beginnende Todtenstarre. *Virchow's Archiv*, vol. LI, 1870, p. 558.
3. Brinton, *Allgem. med. Central Zeitung*, 1871, n° 12 ; *Gazette méd. de Strasbourg*, 1872.

Les troupes du Nord tombent à l'improviste sur un groupe de cavaliers des États du Sud, en train de se reposer, et leur envoient une décharge de coups de fusil. Cependant tous purent sauter à cheval et s'échapper, sauf un, qui resta debout, le pied gauche dans l'étrier, le pied droit à terre ; la main gauche tenait la crinière du cheval, la droite serrait la carabine dont la crosse était appuyée sur le sol. La tête était tournée du côté de l'ennemi. On lui crie de se rendre ; pas de réponse ; les Nordistes s'approchent et trouvent un homme mort, dans un état de rigidité complète. On eut beaucoup de peine à détacher de la main gauche la bride et de la main droite la carabine... Le mort avait été frappé de deux balles dont l'une avait traversé la poitrine et l'autre avait pénétré dans la tempe. Le cheval était resté tranquille, parce que le cavalier, dans sa précipitation, avait oublié de détacher le lien qui le fixait au piquet.

Frappante également est chez certains tués l'*expression de la physionomie,* car grâce au spasme cadavérique des muscles de la face elle reflète encore l'image de la vie telle qu'elle se présentait lorsque l'homme a été frappé. C'est ainsi que dans une lettre de Périer à Boudin[1] nous lisons à propos des tués de la bataille de l'Alma :

Quelques-uns semblaient avoir la parole sur les lèvres et sourire au ciel dans une sorte de béatitude exaltée. L'un de ceux-ci attira toute mon attention : il était couché un peu sur le côté, les genoux fléchis, les mains levées et jointes, la tête renversée en arrière et l'on eût dit qu'il murmurait une prière suprême.

Mazellier étudiant la *pathogénie* du spasme cadavérique reconnaît que trois éléments sont nécessaires à sa production : 1° Une *mort instantanée* ; 2° une *lésion* ou une *irritation intense des centres nerveux moteurs* ; 3° une *contraction musculaire au moment de la mort.*

La *lésion* doit intéresser les centres moteurs ou les fibres qui en émanent ; une lésion des autres parties des hémisphères serait sans action sur le système musculaire. *A priori* le spasme doit donc s'observer lorsque la balle détruit dans l'encéphale l'une des parties suivantes : zones motrices corticales, faisceaux moteurs de la capsule interne, pédoncule cérébral, bulbe et protubérance, peut-être même le cervelet.

Mais l'on sait d'autre part que l'*instantanéité* de la mort est

1. Périer, in J.-C. Chenu, *Rapport au Conseil de santé sur les résultats du service médico-chirurgical aux ambulances de Crimée,* 1865, p. 631.

une condition essentielle de la production du spasme, et cette considération permet de préciser davantage le siège que devra occuper la blessure : c'est le *bulbe*, et pour être plus exact, le *plancher du quatrième ventricule* où se trouvent les centres présidant à la vie organique qu'il faut exciter pour amener une mort immédiate. La destruction du bulbe en effet entraîne la mort foudroyante, tandis qu'il n'en est pas de même de celle du cervelet. La section de la moelle, elle aussi, même immédiatement au-dessous du bulbe ne provoque pas le spasme cadavérique, la preuve en est fournie par les décapités. Seul le bulbe réunit les deux conditions nécessaires à la production du phénomène : il renferme les centres indispensables à la vie, il renferme toutes les fibres des faisceaux pyramidaux. La simple section d'une moitié du bulbe produit une contraction durable dans les membres correspondants, à plus forte raison l'excitation et la destruction brutale que produit une balle est-elle capable de frapper de spasme des muscles déjà contractés. La vie cesse brusquement et les attitudes ne sont pas détruites par des mouvements agoniques.

Pour Mazellier, le bulbe détruit et le spasme provoqué, c'est à la *moelle* qu'il convient d'attribuer la persistance des contractures. Séparée de l'encéphale, la moelle exerce librement sur les muscles son action excito-motrice, et, comme celle-ci ne disparaît pas instantanément, comme la moelle survit un certain temps au *moi*, le spasme se prolonge. Il ne nous paraît pas en effet utile d'invoquer, comme le propose Longmore[1], la venue de la *rigidité cadavérique*.

La question du spasme cadavérique n'est pas aussi simple que nous venons de l'exposer et, si le foudroiement par destruction du bulbe fige le tué dans l'attitude qu'il avait au moment de la blessure, pareil phénomène a été relevé dans d'autres circonstances. Boudin[2] rapporte le cas de huit moissonneurs foudroyés par un coup de tonnerre et transformés en statues : l'un tenait un verre, l'autre buvait, celui-ci mangeait, celui-là mettait la main au plat. Un fait tout à fait analogue a récemment été rapporté par G. Dary[3].

1. T. Longmore, On the perpetuation of attitude and facial expression which is occasionfally met with in soldiers who have been killed by gunshot on fields of battle. *Army medical department*. Report for the year 1870, p. 283.
2. J.-C. Boudin, *Traité de géographie et de statistique médicales*, 1857, t. I, p. 519.
3. G. Dary, *A travers l'électricité*, 1901, p. 57.

Le 27 juin 1891, quatre moissonneurs sont foudroyés pendant leur repas. Ils étaient morts, les muscles raidis, le corps pétrifié, gardant la position dans laquelle ils avaient été frappés ; l'un tenait une prise de tabac entre ses doigts, un second caressait son chien (foudroyé également) d'une main, tandis que de l'autre il lui offrait un morceau de pain ; le troisième buvait, la tête renversée ; quant au dernier, il bourrait sa pipe.

Dans les cas de fulguration l'on peut encore invoquer, comme cause du spasme cadavérique, la mort instantanée par lésion de tout le système encéphalo-rachidien et du bulbe en particulier. Ce dernier organe est encore en cause, lorsque l'ictus apoplectique mortel résulte d'une *inondation ventriculaire*. C'est ce qui existait chez un vieillard vu par Martin Raguet, lequel vieillard avait été trouvé en pleine rigidité, à genoux sur sa descente de lit, les mains et la face appuyées sur le sol. De même Armand cite deux blessés morts d'hémorragie cérébrale et gardant leur pipe à la bouche.

Si dans tous ces cas l'explication du spasme cadavérique, telle que l'a donnée Mazellier, est encore de mise, elle devient insuffisante pour rendre compte des faits de spasme sans lésion du bulbe. Nous avons eu l'occasion de voir un sous-officier qui s'était suicidé assis sur le bord de son lit en se tirant un coup de mousqueton dans la région cardiaque. Le *cœur* était réduit en bouillie et la *moelle* coupée à hauteur du centre de la région dorsale. Tombé à la renverse le cadavre tenait par le canon l'arme qui était implantée dans la plaie thoracique.

Faut-il dans ce cas invoquer le traumatisme médullaire et rappeler que Falk[1] dans de nombreuses expériences put maintenir des animaux dans des positions invraisemblables pendant six à sept heures en ajoutant aux diverses blessures une irritation de la moelle ? Sans rejeter cette explication il convient de faire observer cependant que Brinton a vu le spasme cadavérique survenir après une blessure du cœur et que Longmore en rapporte également un exemple.

Le Dr Mackinnon, étant de service dans les tranchées de Sébastopol, entra des premiers dans le Redan. Là, un des objets qui attira son attention fut un officier russe, assis tout droit sur un gabion, les deux bras croisés sur la poitrine et les yeux fermés. Le croyant endormi, le doc-

1. Falk, *Deutsche militarärtz. Zeitschr.*, 1873.

teur lui mit la main sur l'épaule et reconnut qu'il était mort et rigide. Il avait eu le côté gauche de la poitrine frappé par une balle.

Enfin il est encore quelques cas de spasme cadavérique cités par Rossbach qui ne sauraient être confondus avec les précédents. Il semble en effet qu'il ne s'agisse pas de morts instantanées : un blessé a pu prendre dans son sac son pansement et le portrait de sa femme, il a joint les mains et les a élevées comme dans l'attitude de la prière. Mais, vu le manque de données précises sur la nature des blessures dans ces cas, nous nous bornerons à les enregistrer.

XIX

RÉGION CÉRÉBELLEUSE

L'étude anatomique des organes contenus dans la loge cérébelleuse ne saurait longuement nous retenir malgré leur impor-

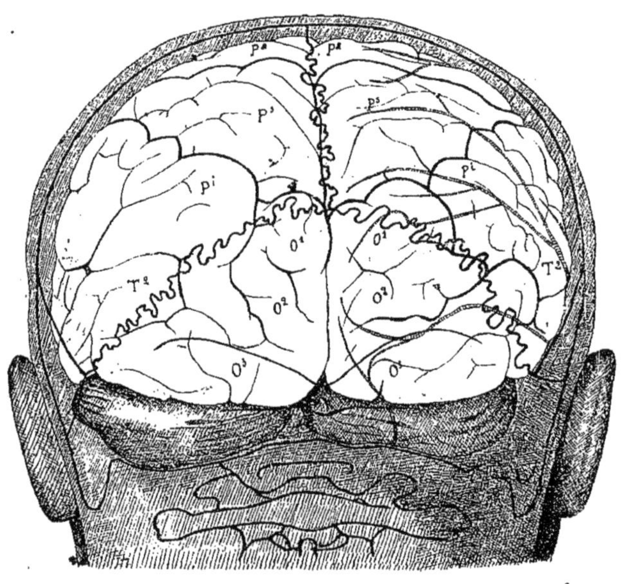

FIG. 126. — Face postérieure du cerveau et du cervelet.

tance physiologique. La rareté, et plus encore la gravité de leur atteinte dans les coups de feu, les relègue au second plan; leur physiologie par contre donne lieu au point de vue chirurgical à des considérations intéressantes. Nous avons du reste déjà eu l'occasion d'en parler à propos des lésions du quatrième ventricule et du bulbe.

ANATOMIE DU CERVELET

Organe impair, le cervelet occupe la plus grande partie de la loge cérébelleuse. Sous-jacent à la *tente* dure-mérienne qui le sépare des lobes occipitaux, il repose sur les deux dépressions

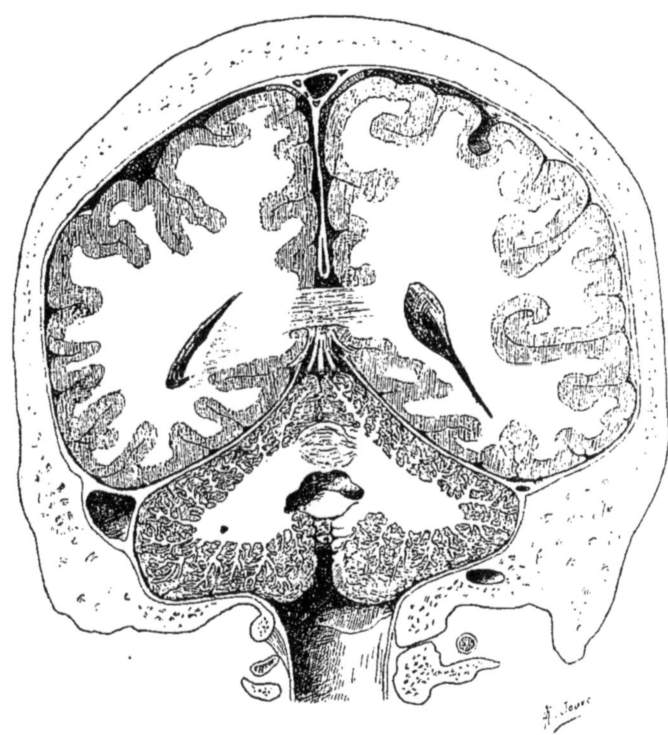

FIG. 127. — Face antérieure de la coupe transversale du crâne passant à droite par le bord extérieur de l'apophyse mastoïde et à gauche un peu en arrière d'elle (d'après Poirier).

inférieures de la coquille occipitale, en arrière et en dedans des deux rochers et des deux mastoïdes, au-dessus du trou occipital vers lequel il plonge avec le bulbe rachidien, et dont le rebord souvent s'imprime en sillon sur sa face inférieure. A cheval pour ainsi dire sur le bulbe et la protubérance, le cervelet se trouve séparé par ces organes de la gouttière basilaire.

Il est constitué de deux parties latérales symétriques, les *hémisphères cérébelleux,* réunies par une partie qui, en raison de son aspect strié est dit *vermis* ou encore lobe moyen : cette dernière représente la partie fondamentale du cervelet.

Masse blanche centrale recouverte de substance grise, le cervelet laisse voir sur ses coupes sagittales les sections artificielles des divers lobes et lobules qui constituent dans leur ensemble la figure décrite sous le nom d'*arbre de vie*. En plus, sur une coupe horizontale, on perçoit l'existense de divers amas de substance grise : a) *corps dentelé* au centre de l'hémisphère; b) *noyaux*

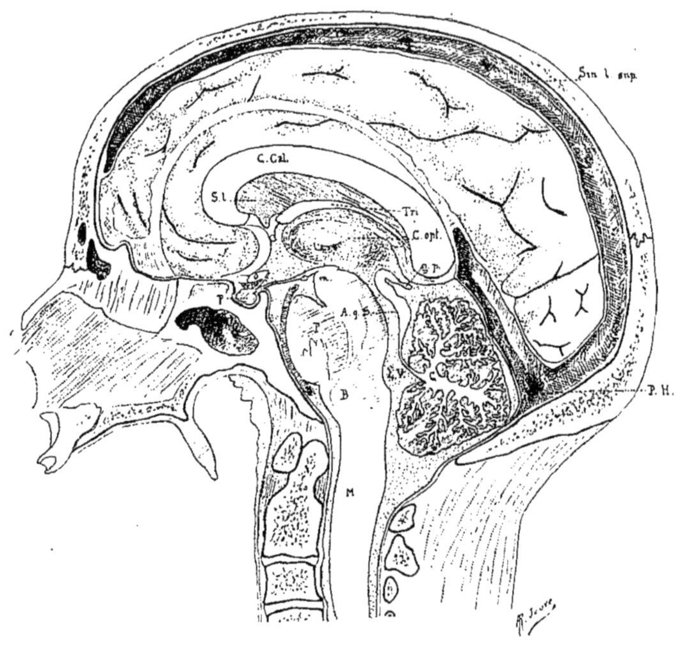

Fig. 128. — Coupe antéro-postérieure du crâne.

dentelés accessoires, petites masses placées en avant et en arrière du précédent ; c) *noyau du toit,* placé en avant de chaque côté de la ligne médiane du vermis.

Six gros cordons, trois de chaque côté, relient le cervelet aux autres portions du névraxe. Les deux *pédoncules cérébelleux supérieurs,* sortis du noyau dentelé, montent vers les tubercules quadrijumeaux, s'entre-croisent au-dessous, gagnent l'étage du pédoncule supérieur correspondant, puis le noyau rouge de la calotte.

Nés de l'écorce cérébelleuse, les deux *pédoncules cérébelleux moyens* entrent dans la protubérance et se subdivisent en fibres de la protubérance ou du pédoncule cérébral, fibres en anse pour l'hémisphère du côté opposé, fibres cérébrales qui, en s'entre-croisant remontent au cerveau.

Les *pédoncules inférieurs* proviennent aussi de l'écorce cérébelleuse et gagnent le bulbe (corps restiforme) dans lequel leurs fibres s'entre-croisent et se terminent.

Physiologie du cervelet.

Luciani[1] attribue au cervelet, par rapport au reste du système nerveux, le rôle d'un *organe auxiliaire* qui exercerait sur l'appareil neuro-musculaire une triple influence sthénique, tonique et statique. Bechterew[2] partage cette opinion, du moins en ses propositions fondamentales pour ce qui concerne le rôle du cervelet dans le *tonus* et l'*énergie de la contraction musculaire*. Ayant déja eu l'occasion à propos de l'étude des contracture[3] d'aborder cette question, nous n'y reviendrons pas ici, et nous nous bornerons à considérer l'action du cervelet dans la conservation de l'*équilibre* et dans les associations musculaires qui se rattachent à cette fonction.

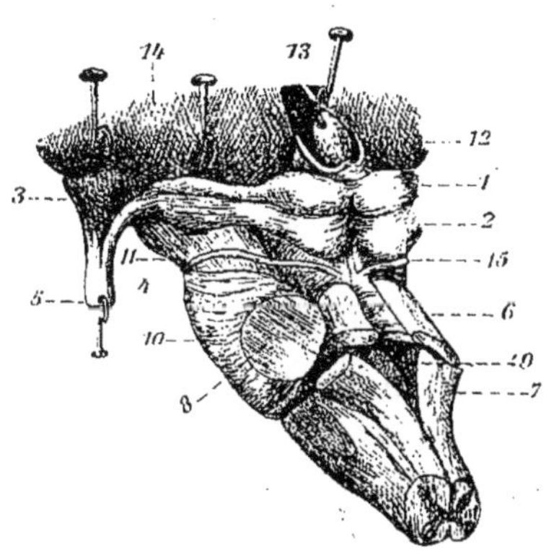

Fig. 129. — Pédoncules cérébelleux. 6. P. supérieur. — 8. P. moyen. — 9. P. inférieur.

Flourens[4] a démontré expérimentalement que les animaux privés de cet organe sont incapables de conserver leur station normale; ils tombent ou bien l'axe de leur corps s'incurve dans un sens déterminé ; on observe en même temps presque toujours de la divergence des axes oculaires avec nystagmus.

1. Luciani, Les récentes recherches sur la physiologie du cervelet. *Arch. ital. de biol.*, XXIII, p. 217, 1898.
2. Bechterew, *Les voies de conduction du cerveau et de la moelle*, édit. franç., p. 490, 1900.
3. Voir p. 297.
4. Flourens, *Recherches expérimentales sur les propriétés et les fonctions du système nerveux*, 1842.

Suivant Bechterew les phénomènes observés après les lésions partielles du cervelet ne résulteraient pas uniquement de la simple abolition de la fonction, mais en grande partie de la dysharmonie apportée par le traumatisme dans l'activité des portions restantes de l'organe.

Au point de vue de l'équilibration en particulier, il existe une union fonctionnelle intime entre les canaux semi-circulaires du labyrinthe membraneux (voir nerf vestibulaire), la substance grise du 3e ventricule, la surface du corps d'une part et le cervelet d'autre part : de leur action commune résulte le maintien de l'équilibre. Le centre cérébelleux reçoit de tous ces organes des impulsions centripètes qui s'y réfléchissent par des voies centrifuges spéciales. En tant qu'organe central de l'équilibration, le cervelet doit en effet être immédiatement relié aux organes qui entrent en jeu dans la marche et jouer un rôle important dans la station debout.

L'activité essentielle aux organes de l'équilibration n'est pas simplement réflexe ; les lésions du cervelet et du labyrinthe membraneux chez l'homme ne produisent pas uniquement des troubles de l'équilibration, elles s'accompagnent en outre toujours de troubles cénesthésiques graves et de phénomènes de vertige, symptômes que l'on peut reproduire à volonté par l'application transversale d'un courant constant sur la région cérébelleuse. Comme ces symptômes ne trouvent aucune explication dans les troubles moteurs qui accompagnent ces lésions pathologiques, l'existence du vertige démontre que les organes de l'équilibre sont destinés, outre leur rôle réflexe, à jouer le rôle de conducteurs intermédiaires pour la perception des sensations qui nous renseignent à tout moment sur la situation et les mouvements de notre corps dans l'espace. Ces sensations qui, de concert avec le sens musculaire, forment le fond de notre représentation de l'espace, doivent certainement être amenées à l'écorce cérébrale, siège de la conscience, par des voies cérébelleuses centripètes spéciales. Mais d'autre part, la sphère de la conscience dite volontaire n'est pas sans influence sur la conservation de l'équilibre. Bien plus, le fonctionnement de l'appareil réflexe de l'équilibration peut s'accompagner jusqu'à un certain point de sentiment de volonté, de même que les modifications imprimées consécutivement à l'activité consciente. Ce fait qui nous est enseigné par l'observation journalière démontre que les hémisphères cérébraux doivent être mis en relation avec le cervelet, organe central de l'équilibre, par des voies centrifuges (Bechterew).

Nous ne saurions omettre de rappeler les idées de Courmont[1] sur les fonctions du cervelet. Pour ce physiologiste le cervelet serait un *organe de sensibilité* capable d'exciter ou de paralyser le cerveau en tant qu'organe moteur, comme les parties sensitives de la moelle agissent sur ses parties motrices. A l'état normal le cervelet est un élément de *coordination* et d'*équilibre* ; ses blessures, en troublant les réactions sensitivo-motrices propres à l'encéphale, produisent l'incoordination, comme la sclérose de la moelle postérieure engendre l'ataxie. En troublant d'un seul côté l'équilibre de ces réactions constantes et réciproques, qui unissent à l'état normal les deux cerveaux et les deux cervelets, les blessures expérimentales du cervelet, et surtout de ses pédoncules, déterminent immédiatement, quand elles ne produisent pas l'incoordination, des mouvements de rotation.

De plus Courmont attribue au cervelet des *fonctions psychiques*. Les émotions, c'est-à-dire les phénomènes de sensibilité psychiques, persistent chez les animaux qui ont subi l'ablation des hémisphères cérébraux en conservant la protubérance, le bulbe et le cervelet. Par contre les lésions du cervelet s'accompagnent parfois de troubles considérables de la sensibilité psychique, l'intelligence ou plus exactement la raison restant intacte. En un mot on peut dans la conception de l'encéphale admettre que le cervelet et le cerveau ont à connaître des sensations, le premier pour s'en émouvoir, l'autre pour les juger. Le cervelet en tant que psychique serait l'excitant naturel du cerveau psychique. C'est une force vive, active et inconsciente irradiée du cervelet qui donne à nos opérations psychiques la lenteur ou l'énergie. L'homme dit de pure raison est souvent apathique. L'homme de sentiment est curieux et inquiet.

Morat et Doyon[2] enfin comparent en ces termes les fonctions du cervelet et du cerveau. a) *Ablation du cervelet. L'animal privé de cervelet, mais ayant conservé son cerveau, a toute sa sensibilité et toute sa spontanéité.* Aussitôt dissipé le choc opératoire, il se plaint, pousse des cris et s'agite presque continuel-

1. F. Courmont, *Le cervelet et ses fonctions*, 1891.
2. Morat et Doyon, *Traité de physiologie. Fonctions d'innervation*, 1902, p. 418.

lement (Luciani), essaie de se lever, de marcher sans y réussir, donne toutes les marques d'une grande inquiétude, montre qu'*il a conservé tous ses instincts et toute son intelligence.* — Il *a perdu*, d'une façon qui est à ce moment complète, *sa fonction d'équilibration*, ou, autrement dit, la faculté qu'il avait d'orienter la situation de son corps par rapport à la direction de la pesanteur, dans la station debout et dans la progression.

b) *Ablation du cerveau. L'animal privé de ses hémisphères cérébraux, mais ayant conservé son cervelet,* a un tout autre aspect: *il a perdu toute conscience claire* de ce qui se passe autour de lui et *toute spontanéité*. Il est immobile dans son attitude, n'évite aucun danger, ne recherche, ni ne prend aucune nourriture, même mise à sa portée immédiate ne manifeste, ni instinct, ni intelligence, ni sensibilité proprement dite. *Il a conservé pleinement sa faculté d'équilibration* ; l'oiseau décérébré reste debout, immobile sur ces pattes ; jeté en l'air, il étend les ailes et se soutient par leur battement, pour retomber à terre. L'impulsion volontaire est supprimée, mais l'excitation automatique qui naît du mouvement commencé se fait régulièrement jusqu'à ce que, ayant pris à nouveau contact avec le sol, l'animal reprenne son immobilité.

Disons encore que d'après Babinski[1] le cervelet possède une fonction spéciale qui a pour objet dans les actes volitionnels d'*arrêter brusquement les impulsions motrices* et *d'en imprimer de nouvelles aussitôt après* ; ce n'est en effet qu'à ces conditions que des mouvements peuvent se succéder avec rapidité. La titubation cérébelleuse, les troubles de l'écriture sont dus en partie à la perturbation de cette fonction que l'on peut dénommer « *diadococénésie* », néologisme tiré de deux mots grecs, dont l'un veux dire: successif, et l'autre: mouvement.

Récemment Duret[2], à propos des manifestations des tumeurs du cervelet, remarque que dans l'économie encéphalique le cervelet joue un rôle astatique et dynamique. Ses lésions se traduisent donc : 1° par des troubles de l'équilibre; 2° par des troubles dynamiques — asthénie (diminution de l'énergie des contractions) — atonie (flaccidité des muscles) — astasie (trouble de la fonction astatique équilibratrice).

1. Babinski, Sur le rôle du cervelet dans les actes volitionnels nécessitant une succession rapide de mouvements. *Société de neurol.*, 6 novembre 1902.

2. Duret. Les manifestions des tumeurs du cervelet. *Revue neurologique*, 1903, p. 945.

Il est un centre d'*énergie* et de *renfort* pour tous les mouvements. On le compare à un gros ganglion placé en arrière du centre cérébro-spinal, comme les ganglions rachidiens près de la moelle épinière, qui produit sans cesse de l'influx nerveux destiné à fournir de *potentiel* l'appareil neuro-musculaire, à maintenir son tonus, et dans une certaine mesure sa *vie trophique*.

D'autre part il contribue à *fusionner* et à *coordonner* les mouvements musculaires, principalement dans la marche, la station.

D'après Thomas il est un *organe annexe* des voies de la *sensibilité* qui reçoit des excitations périphériques et des impressions centrales, il est sous l'influence de ces diverses excitations le siège d'une *réaction*.

Les effets des lésions cérébelleuses unilatérales sont *directs*, à la moitié droite du corps répond l'hémisphère droit du cervelet — le vermis et le lobe médian aux deux côtés.

Symptomatologie des coups de feu du cervelet.

Nous avons relevé dans l'histoire chirurgicale de la guerre de Sécession : trois observations de coups de feu du cervelet et une quatrième dans laquelle la lésion de cet organe est pour le moins probable. Ces quatre cas se terminèrent par la mort.

Observations. — Otis [1].

Z.-B. H... est blessé le 25 avril 1864 par une balle qui, entrée à gauche un peu en avant de la protubérance occipitale, se dirige en dedans et en bas à travers le cervelet et sort en perforant la portion droite de l'occipital sans léser le sinus latéral. Après avoir été traité dans un hôpital de campagne, le blessé fut admis le 1er mai à l'hôpital de Little-Rock où il arriva dans le coma et mourut au bout de quelques heures.

Dans un autre cas, la balle passe d'un angle latéral de l'occipital à l'autre, et, cette fois encore, le coma est le seul symptôme signalé. Blessé le 27 *juin*, le patient mourut le 2 *juillet*.

Chez un troisième patient, le projectile pénètre dans l'une des mastoïdes, se dirige en haut et en arrière et sort juste au-dessus du pressoir d'Hérophile en ouvrant le sinus ; hémorragie abondante, coma et mort au bout de huit heures.

1. Otis, *The med. and Surg.* History of the war of the Rebellion. Surgical Part. vol. II, p. 211.

Le quatrième fait est plus complexe. La balle entre au milieu du front et sort à l'union des lignes demi-circulaires inférieures avec la crête de l'occipital ; des caillots et de la bouillie nerveuse s'échappent de la plaie de sortie. Le blessé semble conscient et le témoigne par ses gestes ; il ne peut parler, mais mange et boit sans difficulté. Le lendemain de la blessure, à intervalles de une heure ou deux, il lance de tous côtés ses bras et ses jambes, si bien qu il fallut les lui attacher. Le troisième jour, il poussait par moments des cris perçants et s'agitait, puis par moments il était lucide, reconnaissait les personnes, prenait de la nourriture et satisfaisait avec décence à ses besoins naturels. Enfin le coma s'établit peu à peu et la mort survint 62 heures après la blessure.

D'après la direction suivie par la balle et en raison des mouvements désordonnés des membres, on admit une blessure du cervelet ; malheureusement l'autopsie ne fut pas pratiquée.

De ces blessures de guerre nous pouvons en rapprocher une autre relatée par le Rapport allemand sur la guerre de 1870-71 et dans laquelle, comme dans les faits précédents, la survie a été de courte durée.

Observation. — Sanitats-Bericht[1].

Le sous-officier P. H... est blessé le 18 *août* 1870 par un éclat d'obus qui lui enlève la paroi osseuse de l'occiput et fait une perte de substance de la largeur de la main, mettant à nu le cervelet recouvert de ses méninges. La mort survint le 21 *août*.

Il est fâcheux que, non seulement les symptômes de la blessure, mais la cause de la mort, n'aient pas été donnés.

Conner[2] enfin rapporte, d'après S. W. Gross, une blessure du cervelet intéressante non seulement par la survie de cinq jours, mais encore par la précision des données anatomiques : malheureusement nous n'avons pu nous procurer l'observation complète.

Observation. — S.-W. Gross.

A la fin du second jour après la blessure, le blessé avait toute sa raison ; il ne se plaignait d'aucune douleur dans la tête et ne présentait aucune souffrance particulière, ses pouces étaient en adduction et fortement fléchis dans la paume des mains. Il dit qu'il souffrait d'un

1. *Sanitäts Bericht über die Deutschen Heere im Kriege gegen Frankreich* 1870-71, B. III, Spec. Th. I. Verwundungen des Kopfes und Rumpfes, p. 60.
2. P.-S. Conner, *Encyclopédie intern. de chir.*, t. II, p. 655.

priapisme persistant, que nous constatâmes en effet. Il n'y avait pas d'autres symptômes généraux ; l'homme avait bon appétit et *marchait continuellement*... Le matin du 11 *avril*, nous le trouvâmes couché et mort dans sa tente. La voûte du crâne ayant été enlevée, nous vîmes la balle quelque peu déformée, en contact avec le corps denté de l'hémisphère latéral droit du cervelet. Une petite esquille gisait dans le trajet de la plaie ; les lésions morbides se bornaient à une légère ecchymose du cervelet et à la présence d'une petite quantité de sérum sanguinolent à la base de l'organe.

Un fait que nous empruntons à Duplouy tendrait à établir que les coups de feu du cervelet sont parfois d'une bénignité telle qu'ils ne provoquent aucun désordre fonctionnel.

Observation. — Duplouy [1].

Une femme de 41 ans est trouvée dans un fossé ivre-morte et baignant dans son sang ; elle est portée à l'hôpital où elle arrive en pleine connaissance, mais furieuse de s'être manquée, bien qu'elle se soit servie d'un revolver du calibre de 7 millimètres en prenant soin d'écarter l'oreille droite avec la main gauche avant de tirer. Elle est tombée immédiatement sans connaissance.

Dans la région temporo-occipitale droite existe une sorte de champignon mollasse, rosé, de la grosseur d'une châtaigne, hernie de substance nerveuse retenue par un pédicule extrêmement mince ; très diffluente, elle se détache sous un filet de solution antiseptique et on recueille ainsi 7 grammes de matière nerveuse. A un centimètre en arrière du pavillon droit, à deux et demi au-dessus du sommet de la mastoïde, existe une plaie petite, d'où s'échappe un peu de sang veineux ; le crâne a été troué comme à l'emporte-pièce.

De l'inspection de cette plaie et de l'attitude de la blessée, lorsqu'elle l'a reçue, on peut conclure que la balle a traversé le cervelet d'avant en arrière et de bas en haut pour aller se loger dans l'*hémisphère cérébelleux droit* et s'arrêter au contact de la table interne de la fosse cérébelleuse.

La première nuit seule fut marquée par une agitation notable. P. 50, T. ne dépassa jamais 37°,5. Deux jours après la blessure, on recueillit encore 4 grammes de substance cérébelleuse, puis au bout de quinze jours la femme quitta l'hôpital absolument guérie. Elle a été revue un an après l'accident ; sa guérison ne s'était pas démentie.

Plus remarquable est un officier, dont parle S. S. Gross [2]. Blessé à la bataille de Wagram, il vécut jusqu'à un âge avancé et,

1. Duplouy, *Congrès français de chirurgie*, 1893, p. 714.
2. S.-S. Gross, *A system of surgery*, 1882, t. II, p. 73.

cependant à son autopsie on trouva une *balle* dans le lobe gauche du cervelet. Par contre moins heureuse fut la blessure d'un homme dont S. W. Gross (cité par S. S. Gross) fit également l'autopsie. Il avait conservé pendant six mois dans le cervelet, sans en éprouver de gêne, une *balle* du poids de 30 grammes, puis, ce projectile ayant provoqué de la suppuration, quelques jours plus tard le blessé mourait subitement.

Bien qu'il ne s'agisse pas d'un coup de feu nous rapportons une observation empruntée par Thomson à Brown-Séquard.

OBSERVATION. — BROWN-SÉQUARD[1].

Un homme fait une chute d'une hauteur de cinq mètres, l'occiput porte sur une barre de fer. Immédiatement le blessé éprouve un léger étourdissement, remonte de la cale du navire dans laquelle il était tombé, gagne à pied l'hôpital, éloigné de 500 mètres, monte à l'étage pour se coucher et meurt dans la nuit.

A l'autopsie, une effusion sanguine sous la dure-mère à la surface de l'hémisphère gauche se prolongeait en bas et en avant autour du lobe antérieur et en arrière sur la base du crâne jusqu'à une déchirure qui intéressait le *lobe gauche du cervelet* sur ses faces postérieure et inférieure : verticale, longue de 4 centimètres, profonde de un et demi, tout à fait loin de la protubérance ou du pédoncule cérébelleux.

Ce cas est intéressant par l'absence de phénomène d'incoordination des mouvements ; or la même constatation fut faite chez un officier de police qui, frappé à l'occiput par une balle, put marcher sur son assaillant et le saisir ; il avait cependant une *balle dans le cervelet*. En voici l'autopsie :

OBSERVATION. — THOMPSON[2].

Il existait à la région occipitale une petite plaie située à $2^{cm},5$ au-dessous et à droite de la protubérance occipitale ; à l'entrée de l'orifice osseux sous-jacent se trouvait un morceau de plomb, la moitié d'une balle de revolver. Le crâne ouvert, apparut une grande suffusion sanguine entre la dure-mère et le pariétal droit par suite de la blessure d'un vaisseau méningé. Le *lobe droit du cervelet* en regard de la lésion osseuse était sur une profondeur de $1^{cm},5$ réduit en bouillie, qui renfermait quelques débris d'os et de plomb. Le reste de la balle, qui s'était divisée en perforant l'os, fut retrouvé à la partie inférieure du

1. Thomson, On a case of pistol-shot wound of the cerebellum, *The Lancte*, 1884, t. II, p. 361.
2. Id., *ib.*

lobe antérieur de l'hémisphère cérébral gauche, la base tournée en dedans et la surface de section en dehors. Malgré des coupes minutieuses il fut impossible de déceler la moindre trace de son passage dans le cerveau, aussi l'auteur admet-il que ce culot du projectile a dû épouser la courbe intérieure du crâne et passer entre la dure-mère et la table interne. Au niveau du pariétal droit la présence de sang en abondance entre l'os et la membrane fibreuse permet de croire que le projectile a disséqué pour ainsi dire son trajet et a en ce point lésé un rameau de la méningée.

Seul un fait de Makins fait allusion à un *mouvement de rotation* exécuté par le blessé avant de mourir.

OBSERVATION. — MAKINS [1].

Chez un soldat placé dans la position du tireur couché, un projectile abrase la plus grande partie de la région occipitale : aussitôt le blessé *s'assied* et *tourne rapidement trois ou quatre fois* avant de tomber mort.

On ne peut que regretter l'absence d'autopsie.

Pour Gall [2] « les maladies et les lésions du cervelet ont sur les *parties génitales* une influence aussi bien prouvée que l'est l'influence des maladies et des lésions de ces dernières sur le premier ». Allant même plus loin, Gall admet qu'une lésion de l'hémisphère cérébelleux droit retentit sur le testicule gauche et vice versa. Nous n'avons pas à défendre ces hypothèses physiologiques que l'on tient actuellement pour erronées ; nous nous bornerons à rapporter les faits qui paraissent parler en leur faveur. Ils ont été en particulier fournis par D. Larrey, dont le fils H. Larrey [3], à propos des blessés du siège d'Anvers, écrit : « Dans quelques cas de contusions ou de plaies contuses de la région occipitale, il est survenu, soit immédiatement, soit peu d'instants après, vers les parties génitales des effets sympathiques, caractérisés par des érections douloureuses. J'ai eu deux fois surtout la certitude de ce fait, et quelques autres blessés m'ont dit avoir éprouvé la même sensation ; mais je regrette de n'avoir pu en constater toutes les nuances, savoir si ces érections étaient toujours douloureuses, instantanées, durables ou récidivées,

1. Makins, *Surgical experiences in South Africa* (1899-1900), p. 250.
2. Gall, *Sur les fonctions du cerveau*, 1825, t. III, p. 315-302-303.
3. H. Larrey, Histoire chirurg. du siège de la citadelle d'Anvers. *Rec. de mém. de méd. milit.*, 1833, t. XXXIV, p. 264.

suivies ou non de désirs vénériens, proportionnées aux lésions de l'occiput, etc.»

A Larrey père Gall emprunte les deux observations suivantes comme preuve des lésions de déficit provoquées du côté des organes génitaux par les lésions cérébelleuses.

Observation. — D. Larrey [1].

Larrey a montré un blessé jugé dans le cas de réforme pour une faiblesse générale de tous les organes et notamment pour la *nullité d'action des parties génitales*. Ce sujet avait été blessé à la nuque par un éclat d'affût de canon à la prise d'Alexandrie pendant la campagne d'Égypte. Il avait alors 18 ans. Après une suite d'accidents graves, qui accompagnèrent cette blessure et pour lesquels il resta à l'hôpital trois ou quatre mois, ses parties génitales tombèrent dans un état d'*atrophie*, il perdit avec leurs fonctions physiques l'érection du membre viril et le désir de voir des femmes. Ce jeune homme est resté imberbe, frêle, décoloré, faible, languissant et parlant comme une femme. A 32 ans il ne paraissait en avoir que 18.

Observation. — D. Larrey.

Aug. F..., maréchal-des-logis, reçut au combat de Benevante une balle de mousquet qui traversa d'un côté à l'autre les attaches des muscles extenseurs de la tête, en effleurant les bosses occipitales inférieures, très saillantes chez ce sujet, lesquelles furent dénudées des attaches aponévrotiques... Le blessé éprouva d'abord des douleurs vives à l'occiput, de la pesanteur et un engourdissement dans les membres inférieurs ; la vue et l'ouïe s'affaiblirent au point qu'il pouvait à peine distinguer les gros objets et entendre les sons les plus aigus. Les testicules se réduisirent et tombèrent dans un état d'*atrophie* ; le membre viril se flétrit aussi et resta sans action. Cependant les plaies se détergèrent, les accidents locaux se dissipèrent et le blessé se trouva guéri avant le 50e jour.

Bien qu'il s'agisse d'une blessure par arme blanche le fait suivant rapporté par D. Larrey mérite d'être relaté comme exemple d'*inflammation du cervelet*.

Observation. — D. Larrey.

Un chasseur à cheval, d'une forte constitution et très passionné pour les femmes, reçoit au combat de Benevante un coup de sabre qui lui coupe la peau et toute la partie saillante de l'occipital jusqu'à la dure-

1. D. Larrey, *Clinique chirurgicale*, 1829, t. I, p. 303.

mère dont une petite portion entaillée laisse à nu le lobe droit du cervelet. Le plus léger attouchement de cet organe provoque des vertiges, des syncopes, et des mouvements convulsifs, mais pas de douleur. Dans les premiers jours, perte de la vue et de l'ouïe du côté blessé, douleurs vives sur le trajet de l'épine dorsale et une sorte de fourmillement dans les testicules qui diminuèrent très rapidement de volume. En moins de quinze jours le testicule droit est réduit au volume d'une petite fève des marais et « ce militaire perdit bientôt, même l'idée et le souvenir des jouissances qu'il avait goûtées auprès d'un grand nombre de femmes ».

De nouveaux symptômes d'inflammation se développèrent : les douleurs de la tête et de l'épine faisaient jeter au malade des cris lugubres : il était constamment courbé dans son lit et couché sur le même côté de la blessure ; le moindre mouvement lui donnait des convulsions et, lorsqu'il se levait pour remplir ses fonctions alvines, il tombait dans des syncopes effrayantes,... l'opisthotonos s'empara du sujet et il mourut trente-neuf jours après l'accident.

L'autopsie montra une grande perte de substance de l'occipital, un trou de la dure-mère en regard du centre du lobe cérébelleux droit lequel était affaissé et de couleur jaunâtre, sans suppuration ni épanchement. Les moelles allongée et épinière étaient d'un blanc terne, d'une consistance plus ferme que dans l'état naturel et réduites d'un quart de leur volume : les nerfs qui en émanent paraissaient également atrophiés à leur origine.

Baudens par contre rapporte le cas d'un blessé chez lequel la lésion du cervelet provoqua un phénomène d'excitation, des *érections*.

Observation. — Baudens [1].

Le 19 juin 1830, un homme est frappé par une balle qui pénètre au niveau de la bosse frontale droite, laboure obliquement de bas en haut et d'avant en arrière le sommet du lobe antérieur droit du cerveau, rencontre la voussure du crâne qu'elle contourne pour arriver jusqu'au cervelet dans la substance duquel elle fut trouvée au milieu d'un foyer de suppuration, le blessé étant mort le 28, après neuf jours de survie. Il n'avait pas présenté de paralysie, une fois disparus les signes de commotion, mais avait été tourmenté par la permanence presque continuelle des *érections* qui disparurent la veille de la mort.

La même constatation avait été faite par Quesnay [2] chez un blessé dont les lobes droits du cerveau et du cervelet avaient été

1. Baudens, *Cliniques*.
2. Quesnay, *Mém. de l'Acad. de chir.*, t. I, p. 312.

perforés par une balle. Après cessation des accidents de commotion le patient sans cesse en érection se masturbait constamment pour « se soulager ». Il mourut au bout de trois jours.

De ces observations, peut encore être rapproché un fait rapporté par Otis.

Observations. — Otis[1].

1er septembre 1864, le lieutenant W.-H. C... fut frappé par une balle qui pénétra 2cm,5 au-dessus de l'apophyse mastoïde d'un côté et sortit du côté opposé, mettant à nu la lésion du cerveau. Le lendemain, il fut admis à l'hôpital tout à fait inconscient, avec la respiration stertoreuse : dans la soirée, il est conscient, agité, se plaignant d'avoir perdu la vue et de ne pouvoir lever la tête. Vers minuit *il se mit à crier*, ce qu'il fit pendant trois semaines sans cesser même durant ses moments de sommeil.

Le 20 *septembre*, il devint subitement tranquille et calme, répondant aux questions avec à-propos. Pendant quelques jours le côté gauche paraît paralysé, le blessé ne peut se servir de sa main, ni de sa jambe, la face est tirée à droite et la déglutition paraît quelque peu gênée ; les sécrétions sont normales, mais il existe un *priapisme constant avec émissions séminales*. Tous ces symptômes cependant s'amendèrent, mais dès que le blessé put quitter le lit il parut incapable de diriger ses mouvements, le *pouvoir de la volonté sur la motilité semblait perdu*. Cet état toutefois s'améliora rapidement.

Le 30 *octobre* 1884, la pupille de l'œil gauche était dilatée en permanence et insensible à l'action de la lumière.

Non seulement il est fâcheux que cette observation n'ait pas été poursuivie plus longtemps, mais de plus elle ne saurait être donnée sans réserve comme un exemple de blessure du cervelet, puisque la position du trou de sortie n'est pas précisée et que, à son propos, l'auteur parle même de l'existence d'une lésion du cerveau. De ce fait on pourrait même soutenir que les désordres de l'appareil génital peuvent être le résultat d'un traumatisme cérébral, et, de même chez le blessé de Baudens, cette hypothèse serait défendable puisque le patient est mort de méningo-encéphalite. Mieux vaut rester sur la réserve et attendre de nouvelles données cliniques et physiologiques. En effet à l'encontre de l'influence du cervelet sur les fonctions génitales, nous citerons, d'après S. S. Gross, le fait de cet officier, lequel blessé à

1. Otis, *The med. and Surg. History of the war of the Rebellion*, Surgical Part, p. 139, vol. II, p 208.

Wagram garda de longues années une balle dans le lobe gauche du cervelet et malgré cela conserva longtemps sa puissance virile.

Des vertiges.

Si nous signalons dans ce chapitre les *vertiges* comme symptômes des coups de feu de tête, c'est simplement parce que l'étude du cervelet complète celle des diverses régions cérébrales qu'il nous est utile de connaître pour saisir la pathogénie de ce désordre fonctionnel. Il ne relève pas en effet, comme on va le voir, des seules lésions du cervelet.

Parmi les symptômes dont se plaignent certains blessés, « les vertiges » sont un de ceux sur lesquels nous sommes fort peu renseignés. C'est que, en effet, comme le disait Lasègue, le vertige est fort difficile à décrire parce qu'il est un symptôme purement subjectif. Ses modalités cliniques du reste sont variées, ainsi que Weill [1] nous en fournit la notion en définissant le vertige « un état dans lequel le malade a des sensations d'instabilité de son propre corps, qui lui paraît animé d'oscillations, de mouvements, de déplacement rectiligne ou circulaire, dans lequel le sol paraît s'effondrer ou balancer comme la surface de la mer, qui provoque des mouvements apparents dans les objets que nous voyons et qui s'accompagne parfois de véritables mouvements de titubation ou de chutes. Mais, quelles que soient les sensations illusoires qui se présentent au malade, celui-ci garde sa connaissance complète et peut toujours rendre compte de ce qu'il a éprouvé. »

Ce qui domine dans le vertige c'est la conscience d'un trouble de la coordination locomotrice (H. Jackson)[2], la conscience de l'équilibration désordonnée (Stéphen Mackenzie)[3]. Grainger Stewart[4] encore définit le vertige : le sentiment de l'instabilité de notre position dans l'espace relativement aux objets environnants. Grasset[5] enfin fait remarquer que le vertige est une sensation fausse de déplacement du corps ou des objets environnants, une sensation de désorientation, à laquelle s'ajoute la sensation de déséquilibre.

1. Weill, Des vertiges. *Thèse d'agrégation*. Paris, 1886.
2. H. Jackson, cité par Barker, On vertigo. *Brain*, 1884-1885.
3. Stephen Mackenzie, art. Vertige. *Dictionn. de Quain*, 1882.
4. Grainger Stewart, *Clinical lectures on giddiness*, 1884.
5. Grasset, *Les maladies de l'orientation et de l'équilibre*, 1901.

Or l'orientation est une sorte de jugement, conscient ou non, résultant d'une série de sensations qui nous renseignent sur la position de notre corps dans l'espace, sur la position des objets environnant les uns par rapport aux autres et par rapport à notre corps. (Grasset). L'équilibre est la conséquence et la résultante de l'orientation ; d'après les sensations d'orientation, des ordres (conscients ou automatiques) vont influencer les contractions, les relâche-

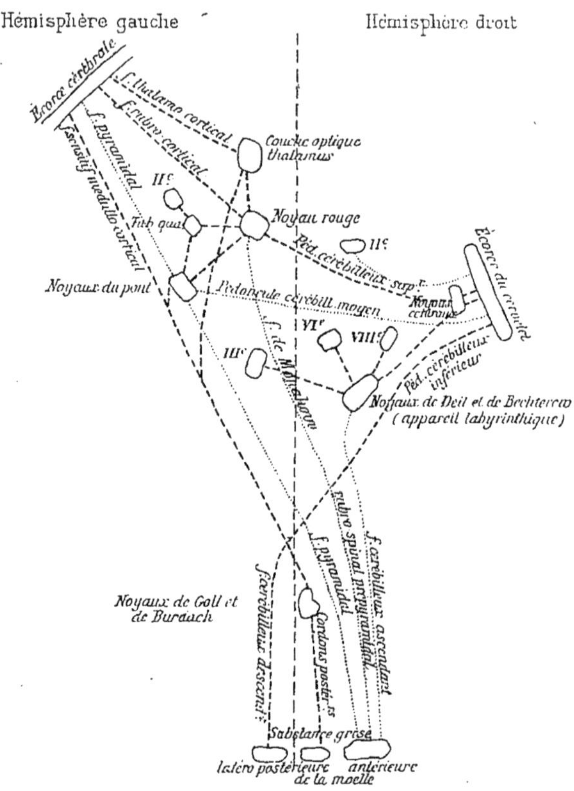

Fig. 131. — Appareil nerveux de l'orientation et de l'équilibre (Grasset).

ments et le tonus musculaire. Le résultat de l'exécution de ces ordres est l'équilibre, soit des diverses parties du corps les unes par rapport aux autres, soit du corps entier dans l'espace environnant (Grasset).

Pour le professeur de Montpellier ces deux fonctions se complètent : l'une centripète d'orientation, l'autre centrifuge d'équilibre. A la première il distingue trois voies principales — voie centripète : 1° voies kinesthésiques (du sens musculaire) et voies de la sensibilité tactile ; 2° voies de l'appareil labyrinthique : 3° voies optiques ; ces deux dernières se dédoublent, les unes servant à la transmission centripète des impressions sensorielles, auditives ou visuelles, les autres à la transmission centripète des sensations kinesthésiques de la tête (positions et mouvements) ou des sensations kinesthésiques oculaires (accommodations, mouvements de la statique oculaire).

Ces données physiologiques doivent servir de guide dans l'analyse du symptôme « vertige » au point de vue de la localisation de la lésion causale. Elles nous incitent à incriminer suivant le cas un désordre de l'une ou l'autre des dépendances des appareils nerveux de l'orientation et de l'équilibre dont nous empruntons le schéma à Grasset (fig. 131). Or, en raison même de la nature des traumatismes de nos blessés, la lésion pourra intéresser : *a)* l'écorce de la zone périrolandique et d'une partie du lobe pariétal ; *b)* la couche optique ; *c)* l'écorce du cervelet ; *d)* les terminaisons intra-labyrinthiques ou le tronc du nerf cochléo-vestibulaire (acoustique = n. cochléaire ou sensoriel auditif et n. vestibulaire ou n. kinesthésique de la tête) ; *e)* les voies sensorielles optiques et les troncs des trois nerfs oculo-moteurs.

Les faits nous manquent pour étudier le vertige provoqué par les coups de feu du *cerveau* ou du *cervelet* ; peut-être chez nos blessés s'agit-il le plus souvent de lésions irritatives, ou encore de simples troubles circulatoires. Le vertige en effet est donné comme symptôme aussi bien de la congestion que de l'anémie, il traduit un trouble de l'irrigation sanguine du cerveau.

Si dans la pratique médicale le *vertige cérébelleux* se présente comme le plus fréquent de tous ceux que provoquent les affections de l'encéphale, la chirurgie d'armée ne nous en fournit aucune observation.

Enfin, des vertiges de cause *visuelle* ou *auditive* nous aurons surtout lieu de rechercher ceux que provoquent les paralysies des nerfs de la 3e et de la 6e paire, ou les lésions du labyrinthe par fracture du rocher et par ces excitations sonores, dont nous avons parlé à propos de l'action exercée sur les oreilles par les détonations des armes à feu.

Au total, l'étude des vertiges provoqués par les coups de feu de l'encéphale est encore à faire.

XX

TROUBLES TROPHIQUES DANS LES COUPS DE FEU CRANIO-ENCÉPHALIQUES.

Le cerveau exerce une grande influence sur les échanges matériels de l'organisme ; il contribue avec les centres nerveux inférieurs à régler la nutrition par son action sur la décomposition des albumines et par suite sur la rénovation continue des éléments constitutifs des tissus. Cette influence, qualifiée de *trophique*, est commune à tous les centres nerveux. Les centres spinaux exercent leur action sur les territoires limités auxquels se distribuent leurs nerfs, tandis que les hémisphères cérébraux agissent, probablement par l'intermédiaire des centres du mésocéphale, en réglant le métabolisme du corps tout entier. Cette action paraît avoir lieu, que la conscience existe ou non, par l'effet des excitations qui, de la périphérie, se propagent sous forme d'ondes continues jusqu'à l'écorce cérébrale le long des nerfs de sensibilité (Soury)[1].

La fonction trophique se réalise au moyen du mécanisme suivant :

Le cerveau intact — ainsi que d'autres centres nerveux le peuvent faire dans des limites moins étendues, les centres de la moelle épinière par exemple — envoie aux tissus sous forme de *tonus chimique* un afflux continu de stimulations, qu'il reçoit luimême de la périphérie sous forme d'excitations sensorielles, sensitives, musculaires, viscérales, lesquelles n'ont pas besoin d'être perçues par la conscience, et, quand elles le sont, constituent cet ensemble de sensations obscures que nous percevons dans nos états de bien-être et de mal-être général, ainsi que dans la capacité fonctionnelle de nos appareils de sensibilité et de mouvement.

1. Soury, *Système nerveux central*, p. 1302.

Cette onde réflexe incessante est précisément celle qui par l'activité dans laquelle elle maintient tous les éléments de l'organisme accélère puissamment les échanges chimiques dans les tissus. Elle manque ou est décidément incomplète, lorsque manque une partie du système nerveux aussi importante que les hémisphères cérébraux, et l'on conçoit comment les échanges peuvent alors devenir pour ainsi dire torpides et cela, non pas tant pour les processus d'oxydation des substances non azotées, qui servent surtout à maintenir la température nécessaire à la vie animale, que pour ce qui a trait à la nutrition des éléments propres des tissus, dont le renouvellement plus ou moins rapide nous est indiqué par la quantité d'azote éliminée (Soury).

Au total, si nous sommes loin de connaître le mécanisme intime de l'action trophique normale des centres nerveux, peu renseignés aussi nous nous trouvons sur les désordres trophiques que produisent leurs lésions. Les *modifications de la température* du *pouls* et de la *respiration*, les *troubles des excrétions*, *sueurs* et *urines*, les *altérations de structure des tissus* consécutifs aux coups de feu de tête vont nous arrêter un instant.

1° MODIFICATIONS DE LA TEMPÉRATURE, DU POULS ET DE LA RESPIRATION.

a) TEMPÉRATURE. — La régulation thermique, écrit Guyon[1], nous apparaît comme une conséquence de l'équilibre des différentes fonctions solidarisées par l'intermédiaire du système nerveux qui, en réglant leur activité réciproque, peut seul maintenir dans un égal rapport la production et la perte de chaleur. On conçoit ainsi qu'une lésion de l'axe cérébro-spinal soit capable de rompre cet équilibre et, selon le sens de la modification survenue, vienne donner lieu à une élévation ou à un abaissement de la température centrale.

L'expérimentation, comme la clinique, a bien établi que les traumatismes cérébraux peuvent être suivis d'une *hyperthermie* plus ou moins accentuée. Celle-ci se manifeste soit après une période d'abaissement primitif (en général beaucoup plus courte que dans l'hémorragie cérébrale), soit d'emblée, c'est-à-dire assez tôt pour

1. Guyon, *Thèse*, Paris, 1893.

que l'abaissement primitif, s'il se produit, passe inaperçu. Elle ne se montre pas seulement à la période ultime, parfois elle la précède de plusieurs jours ; enfin elle peut apparaître en dehors de l'état comateux.

Quant à localiser dans l'encéphale les régions dont les traumas modifient la température du corps, nous ne saurions encore le faire avec toute la précision désirable. La réaction thermique en effet constitue un phénomène si inconstant après la lésion des territoires qui peuvent la provoquer, que Guyon se demande si on peut considérer ces territoires comme des *centres thermogènes* proprement dits. Mieux vaut, suivant cet auteur, admettre qu'il existe un centre thermogène intracérébral dont nous ignorons le siège. Allant même plus loin, Guyon, après avoir constaté que les piqûres des régions périphériques des hémisphères provoquent une élévation de température bien inférieure à ce qu'elle est, lorsque le stylet a pénétré dans le ventricule latéral, se demande « si, au lieu d'attribuer l'influence hyperthermisante d'une piqûre cérébrale à la lésion d'un centre thermogène hypothétique, il n'est pas possible d'admettre avec autant de vraisemblance qu'il s'agit d'une action réflexe exercée sur le bulbe et la moelle par l'excitation des parois ventriculaires ».

Quoi qu'il en soit, pour nous en tenir aux faits constatés, nous dirons que Hitzig, après lésion de l'écorce cérébrale (en particulier sur la région de la scissure de Rolando et l'enceinte de la fosse de Sylvius), a constaté une élévation de la température des extrémités du côté opposé. Ott, de plus, signale le noyau caudé comme centre vaso-moteur des parties de toute la moitié opposée du corps et, d'après Aronsohn, Sachs, Girard, une lésion irritative du corps strié et des parties sous-jacentes de la base du cerveau provoquerait de l'hyperthermie. Girard note même une augmentation concomitante de l'oxygène absorbé, de l'acide carbonique exhalé et de l'azote éliminé.

La couche optique lésée dans ses régions antérieures ou moyennes, il se produirait une élévation générale de la température, en particulier dans les extrémités antérieures.

La piqûre des tubercules quadrijumeaux provoquerait l'hyperthermie des extrémités postérieures. Celle du tuber cinereum serait suivie d'une élévation de température tant interne qu'externe.

Enfin la substance grise de la partie antérieure du plancher du 4e ventricule serait le centre de la *polypnée* et par suite un *centre modérateur de la température,* centre réflexe qui, lorsque la température du corps est élevée, excite les centres thermolytiques, dont l'effet est d'abaisser cette température par une déperdition de chaleur due à l'innervation réflexe des nerfs vaso-moteurs, des muscles de la respiration et des glandes sudoripares. L'ablation de ce centre agit sur la température en diminuant les mouvements respiratoires.

Il convient encore de rappeler que des effets vaso-moteurs ont été notés dans l'excitation des pédoncules cérébraux, de la partie latérale de la calotte, du pont de Varoles, de l'olive supérieure, et celle-ci, pour certains physiologistes, serait peut-être le centre réflexe commun de tous les nerfs vaso-moteurs du corps, au moins de ceux des parties externes.

De ces données encore floues, il importe que le chirurgien retienne l'intérêt que présente la constatation des modifications thermiques survenues dans la courbe du blessé et que, le cas échéant, il s'efforce de localiser la lésion anatomique, cause probable du phénomène. A ce propos voici un premier fait.

Observation. — Ott [1].

Un homme se tire un coup de pistolet dans le côté droit de la tête. A son entrée à l'hôpital il est dans le coma ; respiration irrégulière, pouls 52, fort, régulier ; pupille droite dilatée, pupille gauche rétrécie, toutes deux insensibles à la lumière. On procède presque aussitôt à l'extraction de la balle. La température qui était de 37°,2 se met à monter immédiatement après l'opération, atteint en quelques heures 40°,1 et 40°,25 une demi-heure avant la mort qui a lieu 12 heures après l'opération.

La balle n'a pas perforé la dure-mère ; l'extrémité antérieure du lobe moyen de l'hémisphère droit est fortement contuse, de même que la 3e circonvolution frontale. La blessure affecte toute l'épaisseur de la substance grise.

Si dans ce cas l'élévation de la température peut être attribuée à la lésion des *couches corticales,* une autre explication est acceptable chez le blessé de Mouchet. Il s'agirait peut-être chez lui de lésions des *noyaux centraux*.

1. Ott, *Brain*, 1889, p. 434.

OBSERVATION. — MOUCHET [1].

Un homme est atteint par une balle de revolver qui pénètre dans la tempe droite à deux travers de doigt en arrière de l'apophyse orbitaire externe et à la même distance au-dessus de l'arcade zygomatique. Léger écoulement sanguin par la plaie.

Le blessé est dans la résolution la plus complète. Pas de paralysie, pas de contracture, la sensibilité est diminuée. Coma. Respiration régulière, un peu plus fréquente. P. 66. Les pupilles sont inégales, la gauche un peu dilatée, perte du réflexe lumineux des deux côtés.

Pendant les premières heures, évacuations involontaires des fèces et des urines. Celles-ci ne renferment ni sucre, ni albumine, mais des urates. Quelques vomissements alimentaires.

Deux heures après le premier examen, R. 40, irrégulière, prend peu à peu le rythme de Cheyne-Stokes, il y a des périodes de pause respiratoire durant une quinzaine de secondes à peu près égales. La température commence à monter, 38°,6, P. 88.

Le lendemain matin le coma persiste, T. 40°, P. 150, R. fréquente, stertoreuse, plus régulière, sueurs abondantes. Le blessé a eu plusieurs évacuations alvines, il urine constamment sous lui, les pupilles sont égales, très contractées.

A 4 heures de l'après-midi, au moment de la mort, T. 42°,4 ; P. aussi fréquent, pupilles punctiformes.

Autopsie. — Perforation de l'écaille temporale droite, à deux travers de doigt au-dessous de la ligne courbe temporale supérieure, léger épanchement sanguin entre la dure-mère et l'os, dû à la lésion d'une branche de la méningée, hémorragie considérable à la surface de tout l'hémisphère droit à la base comme à la convexité.

Sur l'hémisphère gauche, épanchement sanguin dans la zone rolandique.

La balle entrée par le pied de la 3e frontale droite (trou à loger le pouce) est sortie au niveau du lobule du pli courbe, à un travers de doigt en arrière de la pariétale ascendante, à deux travers au-dessus de la terminaison de la scissure de Sylvius. A cet endroit la balle aplatie fait saillie à la surface du cerveau. Il existe un épanchement pie-mérien abondant sur toute la partie supérieure du lobe pariétal et se poursuivant un peu sur la face interne de l'hémisphère cérébral gauche en arrière du lobe paracentral.

Le corps calleux a été dilacéré à sa partie moyenne. Rien dans le bulbe, ni dans le 4e ventricule, légère vascularisation du cervelet.

Malgré les détails de l'autopsie on doit regretter qu'elle n'ait pas été plus complète au point de vue de la localisation possible

1. Mouchet, *Bull. de la Soc. anat.*, février 1893, p. 134.

dans les noyaux centraux d'une lésion cause provocatrice de l'hyperthermie. De plus, nous sommes encore en droit de réclamer plus qu'un simple examen macroscopique ; il est bien à désirer que de pareils cas soient l'objet d'une étude histologique avec coupes multiples. De l'hyperthermie observée chez le blessé de Mouchet, il convient de rapprocher les troubles observés du côté de la circulation et de la respiration.

A propos du blessé qu'il a opéré dans mon service (page 513), Toubert nous dit : « L'hyperthermie considérable (40 degrés), subite et éphémère, notée douze heures après le traumatisme, n'est guère explicable que par l'hypothèse de l'excitation des centres thermogènes encéphaliques. Battle insiste sur la coexistence de cette ascension thermique avec les lésions de la base du cerveau. Cependant des faits de ce genre, sans être exceptionnels, ne sont pas sans doute d'observation courante puisque Guyon n'en rapporte que 28 cas après troubles cérébraux dont 2 seulement après traumatisme par projectile.

« Cette hyperthermie n'était certainement pas due à l'*infection,* puisque l'autopsie a démontré l'absence de réaction des méninges. Elle n'est pas vraisemblablement attribuable à la broncho-pneumonie constatée par des signes pulmonaires objectifs le quatrième jour après le traumatisme, puisque pendant tout le troisième jour le blessé était redevenu apyrétique. »

Dans l'étude des modifications apportées par le traumatisme encéphalique à la température (comme aussi à la circulation et à la respiration), le clinicien doit s'attacher surtout à relever celles qui se montrent dans les *premières heures de l'accident.* Plus tard, en effet, intervient un élément dont l'importance, variable suivant les cas, ne doit pas être négligée, c'est l'*infection.* A l'action du traumatisme sur les centres nerveux s'ajoute alors celle de toxines diverses, et la solution du problème s'en trouverait faussée, s'il n'en était tenu compte.

b) CIRCULATION. — Quant à l'influence de l'écorce et des ganglions de la base sur l'activité du cœur, écrit Soury[1], l'effet le plus net, obtenu au cours des expériences de Bechterew et de Mislawski, consista, après excitation de l'aire motrice de l'écorce cérébrale, dans une accélération notable du pouls, et cela, aussi

1. Soury. *Système nerveux central,* p. 1259.

bien lorsque, le *gyrus sigmoïde* étant stimulé en arrière ou en avant du sulcus cruciatus; la pression était élevée ou abaissée. Les autres territoires corticaux n'ont pas répondu à l'excitation par des réactions de cet ordre. De nouvelles recherches persuadèrent les auteurs qu'en excitant l'écorce des régions antérieures on provoque, outre l'accélération ordinaire du pouls, un ralentissement plus ou moins sensible, primitif ou secondaire des pulsations. La section du nerf vague a naturellement pour effet d'abolir complètement l'action d'arrêt que l'excitation corticale détermine sur l'activité cardiaque.

Après ablation des différentes couches du cortex les mêmes physiologistes ont vu l'excitation directe d'un point déterminé de la *substance blanche* dans la région antérieure de la *couronne rayonnante*, correspondant au siège de la circonvolution centrale antérieure, produire non seulement un ralentissement extrême du pouls, mais, avec une durée d'excitation suffisante, un arrêt complet du cœur en diastole. La stimulation des territoires antérieur et postérieur de la couronne rayonnante détermine une élévation plus ou moins considérable de la pression, mais sans influence appréciable sur l'activité cardiaque. Un effet analogue à celui obtenu par la stimulation du territoire de la couronne rayonnante correspondant à la frontale ascendante est obtenu par l'excitation de la portion externe de la *couche optique*.

Ainsi donc, dans l'écorce des régions antérieures des hémisphères, outre les voies nerveuses influençant la pression sanguine, il en est qui, les unes accélèrent, les autres arrêtent l'activité du cœur. Celles qui inhibent l'activité cardiaque suivent la portion antérieure de la couronne rayonnante et font sans doute partie de la radiation cortico-thalamique. L'influence d'arrêt partie de l'écorce des hémisphères du télencéphale atteint le cœur en passant par le thalamus.

c) Respiration. — Déjà nous avons été amené à parler des désordres de la respiration provoqués par la commotion et la compression encéphaliques; en particulier, nous avons rapporté les belles recherches de Duret. Si nous revenons sur cette question, c'est pour rappeler qu'en clinique désordres de la température, du pouls et de la respiration de règle marchent de pair. Les observations relatées dans les pages précédentes au besoin en fourniraient la preuve. De plus, il n'est pas sans intérêt pour le clinicien de se pénétrer des quelques données physiologiques qui suivent. Les premières sont déduites par Schukowski[1] d'une série d'expériences faites sur le chien :

1° Ce n'est qu'en excitant certains points de l'écorce situés dans la région antérieure du cerveau, dans le *lobe frontal* et dans la *région motrice*, qu'on détermine des mouvements de la respiration.

2° Il existe dans l'écorce cérébrale un *centre d'accélération de la respiration*, localisé dans la partie antéro-externe du gyrus precruciatus, et un *centre de ralentissement* et d'*arrêt* des mouvements de la respiration en expiration non loin du centre de l'orbiculaire de l'œil. Un *troisième* centre de même nature semble avoir été trouvé sur la convexité du lobe frontal : on peut aussi provoquer en excitant ce centre un arrêt des mouvements de la respiration.

3° Après ablation de ces *trois centres corticaux*, le rythme et le caractère antérieur des mouvements de la respiration demeurent conservés, aussi bien que les réflexes respiratoires dûs à des excitations de la peau, des muqueuses et des organes des sens. Ces faits induisent naturellement à croire que ces *centres corticaux ne sont pas des centres réflexes, mais qu'ils sont très vraisemblablement subordonnés à la volonté et qu'ils prennent part, en outre, aux états affectifs qui sont accompagnés d'un changement dans le rythme et le caractère de la respiration.*

4° L'ablation des hémisphères cérébraux jusqu'aux ganglions sous-corticaux détermine une modification dans le rythme et le caractère des mouvements de la respiration.

5° La piqûre et l'excitation électrique des *ganglions sous-corticaux* sont suivies de phénomènes moteurs provoqués et par l'excitation des faisceaux de fibres conductrices et par celles de certains centres spéciaux profondément situés. Si l'on excite la substance grise du *segment antérieur du thalamus opticus* et la *cauda corporis caudati*, les mouvements de la respiration s'arrêtent. La piqûre de la *partie moyenne du thalamus jusqu'à la paroi du 3e ventricule* produit la respiration de Cheyne Stokes qui cesse dès que l'aiguille est retirée. Enfin, la piqûre de la *région postérieure du thalamus* est suivie de mouvements rares et profonds de la respiration ; sous l'influence de la stimulation électrique, la

1. Schukowski, in Soury, *Système nerveux central*, p. 1201.

respiration est dans ce cas plus fréquente et plus profonde. L'excitation superficielle des parties latérales des *tubercules quadrijumeaux antérieurs* a pour effet une pause en inspiration dans les mouvements de la respiration.

Mais la respiration est intimement liée à la *phonation* et les muscles du larynx, comme ceux du thorax, remplissent un double rôle, ils sont respirateurs et phonateurs. De là des centres différents. Simon et Horsley ont, en effet, établi que chez les jeunes singes l'activité fonctionnelle des centres respirateurs est largement représentée, tandis que celle de la phonation ne l'est que très imparfaitement, particularités bien naturelles, en rapport avec les nécessités du développement physique du sujet d'une part et l'état rudimentaire de son éducation de l'autre.

Ainsi donc, dualité de fonction musculaire et dualité de centres, mais pour nous en tenir ici à ce qui a trait à la respiration, nous dirons avec Grosmann [1], dans un acte normal de respiration, les muscles du thorax et du diaphragme reçoivent leur stimulation de la moelle cervicale, ceux du larynx du noyau du vague situé dans la partie inférieure de la moelle allongée, ceux du nez du facial siégeant dans la partie supérieure de la moelle allongée. Dans son ensemble, le centre de la respiration se compose de ces trois parties. Ce n'est que par la synergie de ces noyaux que la respiration normale est possible et deux au moins doivent rester reliés entre eux pour que cette fonction continue. L'importance exceptionnelle du vague s'explique par son siège *intermédiaire* aux deux autres noyaux.

Au noyau du thorax, au noyau du vague et au noyau du facial arrivent, écrit Grossmann, des excitations chimiques et réflexes dont la sommation détermine l'impulsus moteur de la respiration. Cet impulsus actionne les muscles de ces trois noyaux simultanément, parce que ces noyaux sont en rapport fonctionnel et reliés au moyen de fibres intercentrales. Si l'un des noyaux est isolé des deux autres, les deux noyaux demeurés en connexion sont encore capables de sommer leurs excitations assez régulièrement pour produire des mouvements rythmiques de la respiration. Au contraire, si chacun des trois noyaux cesse d'être relié avec les autres, il n'est plus capable en général de sommer ses excitations et de provoquer les mouvements rythmiques qui en sont l'effet.

1. Grossmann, in Soury, *Système nerveux central*, p. 1195.

Résumant l'innervation de l'appareil de la respiration Déjerine écrit[1] :

Il existe dans la *bulbe* un centre respiratoire, double et bilatéral, situé vers la pointe du V du calamus scriptorius, au niveau de l'origine du pneumogastrique. Il se compose de deux portions distinctes : l'une présidant à l'inspiration, l'autre à l'expiration. Ce centre bulbaire est influencé par diverses impressions sensitives (voies centripètes) dont la voie principale est le pneumogastrique, et aussi par les centres cérébraux de la phonation et de la respiration qui sont localisés dans l'opercule frontal et rolandique. D'autre part, le centre bulbaire commande aux *centres médullaires* d'innervation des muscles respirateurs qui siègent entre la 8e paire dorsale et la 4e paire cervicale ; parmi ces centres médullaires qui président aux actes moteurs de la respiration (voies centrifuges), le plus important est celui du nerf phrénique.

Mais, en sus de ces centres bulbo-médullaires, nous venons de voir qu'il en existe dans le *cerveau*. Celui-ci joue un rôle important dans la respiration, et les troubles respiratoires, observés après nombre de blessures par coup de feu de l'encéphale, viendront à l'appui des démonstrations expérimentales le jour où les cliniciens apporteront à leur recherche tout le soin désirable. Ils pourront se laisser guider par les notions suivantes que nous empruntons à Déjerine.

Dans les affections destructives (hémorragie, ramollissement) ou compressives (tumeurs, épanchements) du cerveau, la respiration devient lente et profonde, stertoreuse, c'est-à-dire que le voile du palais passivement agité par le passage de l'air produit le ronflement. Souvent aussi, dans le coma d'origine cérébrale on observe la respiration de Cheyne-Stokes, caractérisée par des pauses respiratoires durant quelques secondes et suivie de reprises qui augmentent de force et de fréquence pour diminuer ensuite et aboutir à un nouvel arrêt de la respiration. Ce signe est généralement précurseur de la mort.

Parfois, dans l'hémiplégie d'origine cérébrale on note que les muscles respiratoires thoraciques du côté malade se contractent moins énergiquement que ceux du côté sain. D'autre part, quel-

1. Déjerine, in Bouchard, *Traité de pathol. gén.*, t. V, p. 1018.

ques observations permettent de rattacher la paralysie des muscles innervés par le nerf récurrent à une lésion cérébrale.

2° Troubles des sécrétions : sueurs, larmes, salive et urine.

Peut-être la recherche systématique des troubles dans les sécrétions des diverses glandes donnerait-elle chez les blessés par coup de feu de l'encéphale des résultats intéressants. Ceux-ci du reste sont déjà entrevus pour ce qui est de la sécrétion urinaire.

Sueur. — L'influence des centres nerveux sur la sudation est indiscutable, il existe des centres sudoraux dans le cerveau et la moelle épinière, de plus les glandes sudorales sont innervées par les fibres du sympathique. Bien connue du clinicien est la sueur froide plus ou moins profuse qui couvre le corps du blessé en état de shock ; en outre, à la suite de certaines interventions sur le cerveau, l'opéré présente une sudation qui frappe l'attention. Certaines affections cérébrales elles aussi provoquent des sueurs abondantes et, chez nos blessés le même symptôme pourrait être relevé.

Sécrétion sébacée. — Chez un suicidé, dont nous avons rapporté l'observation le troisième jour de la blessure on constatait une hypersécrétion sébacée de la face et du tronc. La figure était huileuse, une feuille de papier à cigarette posée sur la peau se couvrait de matières grasses. Cette hypersécrétion a persisté jusqu'à la mort survenue au bout de huit jours. Le trajet de la balle qui avait subi un ricochet, intéressait les deux lobes fronto-pariétaux dans leur profondeur.

Larmes. — La sécrétion lacrymale est régie par trois centres associés entre eux : 1° un *centre réflexe bulbo-médullaire,* longue colonne grise motrice étendue de l'éminentia teres jusqu'au niveau de la cinquième cervicale, colonne d'où émanent de haut en bas, le facial, le glosso-pharyngien, le pneumogastrique, le spinal et qui se continue avec les cornes antérieures de la moelle (fig. 131). Les connexions des différents noyaux de ce centre expliquent très bien les associations cardiaques et respiratoires de la lacrymation.

2° Un *centre de coordination réflexe thalamique* ; à propos des lésions de la couche optique, nous en avons déjà signalé les désordres d'après Brissaud.

3° Un *centre psychique télencéphalique* que Laffay[1] est tenté de rattacher au centre cortical du facial supérieur sur la deuxième frontale. Pour cet auteur la sécrétion intermittente des glandes à larmes se fait *a)* par le trijumeau, qui transmet les impressions centripètes, et apporte vraisemblablement les fibres vaso-dilatatrices ;

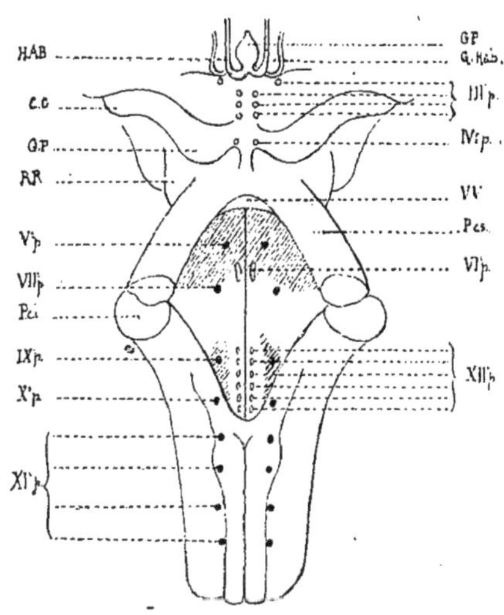

Fig. 131. — Centre réflexe bulbo-médullaire de la sécrétion lacrymale.

GP. glande pinéale. — *HAB*, habenula. — *CG*, corps genouillé. — *QI*, tubercule quadrijumeau. — *RR*, ruban de Reil. — *Pci*, *Pcs*, pédoncules cérébelleux supérieur et inférieur. Les chiffres romains indiquent les origines des paires crâniennes.

b) par le grand sympathique, qui contient des fibres centrifuges excito-sécrétoires comme pour la sécrétion de la sueur ;

c) par le facial, dont les fibres arrivent chez l'homme à la glande par le temporo-malaire, en passant préalablement par le ganglion sphéno-palatin.

d) Cette sécrétion est régie par les trois centres signalés plus haut.

De ces notions il découle que les traumatismes crâniens, qu'ils portent sur l'écorce, la couche optique, voire encore les centres bulbo-médullaires et aussi les troncs nerveux peuvent retentir sur la sécrétion lacrymale.

Pour ce qui est de l'influence possible des traumatismes cérébraux sur la sécrétion lacrymale, nous rappelerons que l'excitation directe de la couche optique à sa partie inféro-interne, près de la commissure grise, est suivie de la sécrétion des larmes des deux côtés (prédominance du côté opposé), avec dilatation des pupilles et protrusion des globes oculaires.

1. A. Laffay, Recherches sur les glandes lacrymales et leur innervation. *Thèse*, Bordeaux, 1896.

De plus Bechterew et Mislawsky[1] ont provoqué la sécrétion des larmes en excitant l'écorce du gyrus sygmoïde, dans la scissure interhémisphérique, c'est-à-dire en portant l'excitateur sur la partie interne des circonvolutions antérieure et postérieure de ce gyrus ; l'excitation de la convexité du gyrus n'a qu'une très faible action, et en dehors de lui, rien ne se produit dans ce sens. L'effet est bilatéral, mais moindre du côté excité. En même temps on observe la dilatation des pupilles, la saillie des globes oculaires et le retrait de la troisième paupière ; phénomènes toujours plus prompts sur le côté opposé à l'excitation.

Salive. — Moins encore que la sécrétion de la sueur et des larmes, celle de la salive a attiré l'attention chez nos blessés. Cependant l'*hypersécrétion salivaire*, le *crachement* incessant ou encore l'*absence de salive*, sont des symptômes connus de certaines affections mentales ; Bacchi, Bochefontaine, Lépine ont du reste établi l'existence de centres corticaux influençant la sécrétion salivaire.

Urine. — Nullement renseignés sur les *modifications quantitatives* de l'excrétion urinaire, nous ne possédons pas d'analyse complète des urines émises par un blessé atteint de coup de feu de l'encéphale; du reste un seul examen ne suffirait pas et la question mériterait d'être élucidée par toute une série de recherches, non seulement chez le même patient, mais aussi chez des blessés différents par leurs lésions anatomiques.

Que les urines en cas de traumatisme cérébral contiennent du *sucre* et de l'*albumine*, c'est là une notion courante ; et, pour expliquer ce désordre, l'on invoque l'existence des différents centres découverts par Cl. Bernard sur le plancher du quatrième ventricule. On sait en effet que la piqûre de ce plancher, entre les racines des nerfs acoustiques et celles des nerfs pneumo-gastriques, fait apparaître le sucre dans l'urine ; un peu plus haut la piqûre s'accompagne de *polyurie*, un peu plus haut encore, elle produit de l'albuminurie.

La grande objection que l'on oppose à ces expériences physiologiques, c'est que, si elles produisent des modifications dans la composition de l'urine, celles-ci sont passagères : les physiolo-

1. Bechterew et Mislawsky, in Morat et Doyon, *Traité de physiologie. Fonctions d'innervation*, 1902, p. 503.

gistes n'ont jamais, paraît-il, provoqué un véritable diabète. A cela on répond que la durée prolongée de l'effet pathologique est due à la persistance de la cause. La lésion accidentelle des centres nerveux n'est pas passagère comme la piqûre expérimentale, elle demeure comme une épine irritante au milieu des tissus.

D'autre part, une remarque clinique intéressante, c'est la rareté de la coexistence de l'albuminurie avec le diabète traumatique. Brouardel et Richardière[1] n'en signalent qu'un cas qui se rapporte du reste à une commotion médullaire dans la région lombaire. Le blessé de Toubert (page 513) nous en fournit un exemple bien plus probant, puisque chez lui la balle avait parcouru en le contusionnant l'espace interpédonculaire très près de la protubérance annulaire, c'est-à-dire en un point assez proche de la partie du plancher du quatrième ventricule où naissent les pneumo-gastriques.

Il serait toutefois contraire aux faits de vouloir toujours rattacher ces désordres urinaires à une lésion du quatrième ventricule. Brouardel et Richardière supposent que « le diabète précoce en raison de sa courte durée et de sa mobilité correspond probablement à un trouble plutôt fonctionnel que matériel ; la deuxième forme (diabète tardif) serait au contraire plutôt en rapport avec une lésion matérielle profonde ».

Nombreux sont encore les physiologistes qui s'accordent pour reconnaître qu'il n'existe pas qu'un seul *centre de sécrétion urinaire* et que des lésions fort différentes par leur nature et par leur siège peuvent produire une exagération de la quantité des urines. Non seulement le plancher du quatrième ventricule peut être lésé, non seulement la glycosurie succède à la lésion des cordons postérieurs ou antérieurs de la moelle; mais encore, dans l'écorce des hémisphères existent des centre d'où partent des filets nerveux excito-sécrétoires, qui jouent vis-à-vis du rein le rôle de la corde du tympan à l'égard de la glande sous-maxillaire. L'on comprend qu'ils réagissent soit sous l'irritation directe du trauma, soit secondairement par suite de l'inflammation (Maucotel[2]).

Enfin Borchard[3] propose une autre explication de la glycosurie

1. Brouardel et Richardière, *Ann. d'hyg. et de méd. lég.*, 1888, t. XX, p. 418.
2. Maucotel, *Thèse*, Paris, 1883.
3. Borchard, *LXXIVe réunion des naturalistes et médecins allemands*, 21 au 27 septembre 1902.

et de l'albuminurie traumatiques ; pour lui, ces phénomènes seraient sous la dépendance des troubles circulatoires que les traumatismes crâniens provoquent souvent du côté des reins.

Au point de vue clinique, le diabète, suivant le moment de son apparition après le traumatisme, peut être précoce ou tardif; de plus il est insipide ou sucré. Pour Jodry[1], le pronostic du diabète insipide est bénin ; lorsque l'affection ne guérit pas, elle ne constitue qu'une légère infirmité, sans retentissement aucun sur l'état général. Le pronostic du diabète sucré précoce est beaucoup plus grave ; la guérison n'a lieu que dans les deux cinquièmes des cas ; lorsqu'elle arrive, il peut persiter une polyurie simple pendant les premiers mois qui suivent la disparition du sucre. Le pronostic du diabète sucré tardif est identique à celui du diabète ordinaire; il dépend de l'évolution rapide ou lente de la maladie (guérisons excessivement rares).

3° Altération de structure des tissus.

Les échanges chimiques dans l'intimité des tissus du corps humain sont réglés par le système nerveux central. Il est vrai que, d'après les constatations faites par Belmondo sur des pigeons décérébrés, les hémisphères ne paraissent pas exercer d'une manière directe leur influence trophique ou régulatrice d'échanges ; ils agiraient par l'intermédiaire des centres nerveux mésencéphaliques. Quoi qu'il en soit, les lésions par coup de feu de l'encéphale retentissent sur la nutrition des tissus, et y provoquent des *altérations de structure*. Dans la pathogénie de ces dernières il importe sans doute de faire jouer un rôle important aux causes secondes, aux agents extérieurs qui mettent à profit l'affaiblissement des moyens de résistance des tissus dont la nutrition est troublée.

Faute de documents cliniques l'étude de ces désordres trophiques ne saurait encore être entreprise. Comme *lésions cutanées* nous avons trouvé relaté des *escarres*, des *ulcérations*. C'est ainsi que Schwartz[2] signale sans aucun détail une malade qui à la suite d'un coup de feu du crâne a présenté des troubles tro-

1. Jodry, *Thèse*, Lyon, 1897.
2. Schwartz, *Société de chir.*, 8 juin 1892.

phiques consistant en ulcérations serpigineuses siégeant sur le trajet du sciatique.

A ce fait, le lecteur doit pouvoir en joindre quelques autres, mais ils sont trop peu nombreux et trop incomplets pour qu'il soit légitime d'en déduire quelque rapport entre la nature de la lésion nerveuse et le siège de l'altération trophique. Toutefois, à en juger par la prédilection, au moins apparente, de l'escarrification pour la région fessière, il est indiqué de mettre ici en relief la compression subie par les tissus comme adjuvant du désordre nutritif de cause nerveuse directement attribuable au traumatisme.

Si, à propos des coups de feu du trijumeau nous avons pu donner quelques indications sur les troubles trophiques qui parfois en sont la conséquence, les rapports qui peuvent exister entre les modifications subies par le *tissu musculaire* et les lésions des centres corticaux, qui tiennent ces muscles sous leur dépendance, n'ont pas attiré l'attention des observateurs.

Par contre les *lésions pulmonaires*, consécutives aux traumatismes du crâne et de l'encéphale, ont fait l'objet de recherches intéressantes. Les physiologistes ont provoqué dans l'appareil pulmonaire des *ecchymoses*, des *apoplexies*, de l'*œdème*, de l'*emphysème* (Brown-Séquard, Nothnagel [1]). Les médecins également ont contasté dans les affections cérébrales qui sont du ressort de la pathologie interne : la *pneumonie*, l'*apoplexie*, la *congestion*, l'*œdème*, l'*emphysème du poumon* et des *ecchymoses sous la plèvre*. Par suite les chirurgiens à bon droit devront rechercher ces désordres à titres de complication des coups de feu de l'encéphale. S'ils s'en rapportent aux données expérimentales, ils les observeront peu de temps après l'accident et ordinairement dans le poumon situé du côté opposé à la blessure encéphalique ; celui-ci de plus serait toujours le plus sérieusement touché quand les deux poumons sont atteints.

Sur la pathogénie de ces désordres les auteurs sont loin d'être d'accord. D'après Brown-Séquard la déchirure des vaisseaux pulmonaires et l'hémorragie consécutive sont dues à la rupture des capillaires par excès de pression sanguine. Les veinules contractées ne peuvent livrer passage au sang, qui s'y précipite sous l'action de la vis a tergo liée à la contraction des petites artères ;

1. Navarre, *Thèse*, Paris, 1876. De quelques lésions pulmonaires consécutive aux traumatismes du crâne et de l'encéphale.

aussi les capillaires se laissent déchirer. Pour Vulpian, loin de résulter d'une contracture vasculaire, les lésions seraient la conséquence de la paralysie de quelques nerfs vaso-moteurs [1].

Est-il du reste nécessaire d'invoquer un trouble proprement dit de la circulation pulmonaire, ne peut-il s'agir d'un désordre des échanges nutritifs du tissu des poumons ? En tout cas les altérations vasculaires à la suite des traumatismes cérébraux ne se limitent pas au seul appareil respiratoire, on retrouve la congestion sanguine ou l'hémorragie, presque avec la même fréquence, dans le *foie,* les *reins,* la *rate,* la *muqueuse gastrique* [2]. Nous aurons à les rechercher chez nos blessés.

Interprétant les lésions thoraciques constatées chez le blessé qu'il a opéré dans mon service, Toubert écrit :

« La broncho-pneumonie suppurée à marche très rapide qu'il a présenté peut s'expliquer par deux hypothèses. Ou bien elle existait avant la blessure crânienne ; mais alors on s'explique difficilement l'apyrexie complète du troisième jour qui a suivi la blessure. Ou bien, elle a évolué après le traumatisme encéphalique, et ce dernier a dû jouer un rôle dans son apparition.

« On connaît bien en clinique les broncho-pneumonies suppurées consécutives aux lésions destructives du pneumogastrique à la région du cou [3]. La physiologie les a expérimentalent reproduites [4]. Un traumatisme cérébral assez proche des origines bulbaires de ce nerf pourrait à la rigueur être considéré comme capable de déterminer les mêmes lésions.

« Mais on connaît aussi depuis longtemps les désordres pulmonaires à marche rapide, évoluant du côté opposé à la lésion cérébrale, après des affections spontanées ou traumatiques de l'encéphale. Notre observation est à rapprocher de celles de la thèse de Navarre, relative l'une à un cas de commotion cérébrale sans fracture, les deux autres à des fractures étendues de la base. Elle a même plus de précision, puisque les lésions trouvées chez notre blessé étaient très proches du pont de Varole. Or c'était par l'excitation mécanique de ce point de la base du cerveau que Brown-Séquard réalisait facilement les lésions pulmonaires.

1. Pinel, *Thèse*, Paris, 1876. De l'hémorragie pulmonaire et de l'hémoptysie en rapport avec les lésions du cerveau.
2. Guyon, *Thèse,* Paris, 1893.
3. Jeannel, *Encyclop. intern. de chir.*, t. V, p. 760.
4. Beaunis, *Société de chir.*, 1885.

« La seconde lésion trouvée chez notre malade, l'emphysème du médiastin antérieur, propagé à la racine du cou reste inexplicable. Pas de plaie pénétrante des voies aériennes, pas de fracture de côtes, pas de déchirure pulmonaire visible, pas de contusion pulmonaire possible par la première balle qui n'avait même pu perforer la peau près du mamelon gauche. Il est vrai que Brown-Séquard a obtenu expérimentalement, et Navarre a constaté à l'autopsie d'un de ses sujets, comme unique lésion, de l'emphysème pulmonaire sous-pleural. Mais notre blessé présentait de l'emphysème dans le médiastin antérieur et nullement sous la plèvre : le cas n'est donc pas tout à fait comparable. »

Dans une observation de Wiemuth (page 314) c'est à la suite d'une lésion d'un lobe temporal et des parties extérieures du cerveau que l'on voit survenir dans les poumons des foyers pneumoniques, nouvelle preuve de l'obscurité qui règne encore entre la relation des lésions cérébrales et la venue des troubles trophiques pulmonaires.

XXI

TOPOGRAPHIE CRANIO-CÉRÉBRALE

Dans l'établissement de la *topographie crânio-cérébrale* nous suivrons la méthode de Chipault parce qu'elle permet de déterminer *proportionnellement au volume et à la forme du crâne*, non seulement un ou deux points de repère, mais tous les points que l'on a intérêt à relever.

Comme points de repère principaux, Chipault admet :

1° Le *nasion* qui se trouve sur la ligne médiane antéro-postérieure à son point de coupure par la ligne horizontale tangente à la partie supérieure des arcades orbitaires.

2° L'*inion* ou protubérance occipitale externe que l'on obtient en suivant les crêtes occipitales supérieures droite et gauche et en réunissant par une horizontale les sommets de chacune des deux courbes. Le point, où cette horizontale coupe la ligne médiane antéro-postérieure, précise l'inion sur la saillie osseuse normalement plus ou moins appréciable.

3° Le *point malaire*, bord supérieur du tubercule postérieur de l'apophyse orbitaire externe, est situé à peu près à mi-chemin 1° de l'angle que fait le bord postérieur du malaire avec l'arcade zygomatique et 2° de l'angle qu'il forme en se continuant avec la crête temporale : le doigt sent à son niveau une saillie en suivant de haut en bas le bord supérieur de l'apophyse orbitaire externe.

Ces trois points précisés, Chipault trace la *ligne naso-iniaque*, et sur elle :

correspondant à ses 45 centièmes à partir du nasion, se trouve le point prérolandique, terminaison supérieure du sillon prérolandique ;

1. Chipault, *Chirurgie opératoire du système nerveux*, 1894, p. 120.

correspondant à ses 55 centièmes, le point rolandique, terminaison supérieure du sillon de Rolando ;

correspondant à ses 70 centièmes, le point suslambdoïdien ou sylvien, où aboutira le tracé de la ligne sylvienne émanée du point de repère latéral ;

correspondant à ses 80 centièmes le point lambdoïdien, aboutissant de la ligne parallèle sylvienne (sillon parallèle temporal);

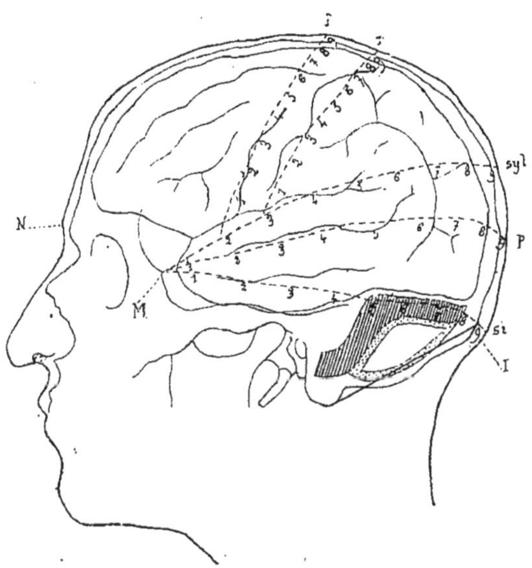

Fig. 133. — Procédé crânio-topographique de Chipault.

N, point nasal. — *M*, point malaire. — *I*, inion. — *pr*, point prérolandique et *2pr*, ligne prérolandique. — 2, point rolandique et *3p*, ligne rolandique. — *sl*, point sus-lambdoïdien et *Msl*, ligne sylvienne. — *l*, point lambdoïdien et *Mp*, ligne parallèle. — *si*, point sus-iniaque et *Msi*, ligne temporo-sinusale.

correspondant à ses 95 centièmes, le point sus-iniaque, aboutissant de la ligne temporo-sinusale, qui coupe dans sa partie antérieure le lobe temporal et se superpose dans sa partie postérieure au sinus latéral.

Pour obtenir les chiffres centimétriques correspondant dans un cas donné à chacun des cinq points précédents, il suffit de multiplier la longueur naso-iniaque, mesurée sur le sujet, par le chiffre de centièmes du point cherché (55 par exemple, s'il s'agit du point rolandique) et de considérer les deux derniers chiffres du total comme des décimales. Soit par exemple 30 comme distance naso-iniaque, la distance du nasion au point rolandique sera $38 \times 55 = 16{,}50$.

Le point de repère latéral — bord supérieur du tubercule posté-

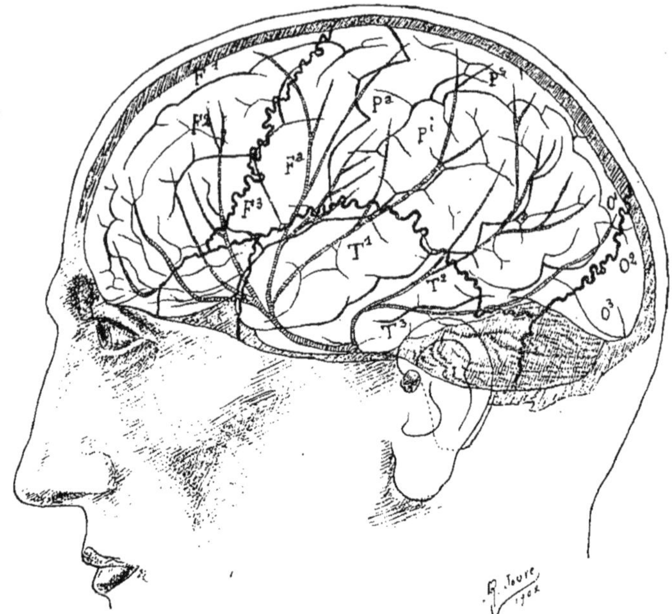

Fig. 133. — Circonvolutions de la face latérale du cerveau.

rieur de l'apophyse malaire — est ensuite précisé, puis réuni

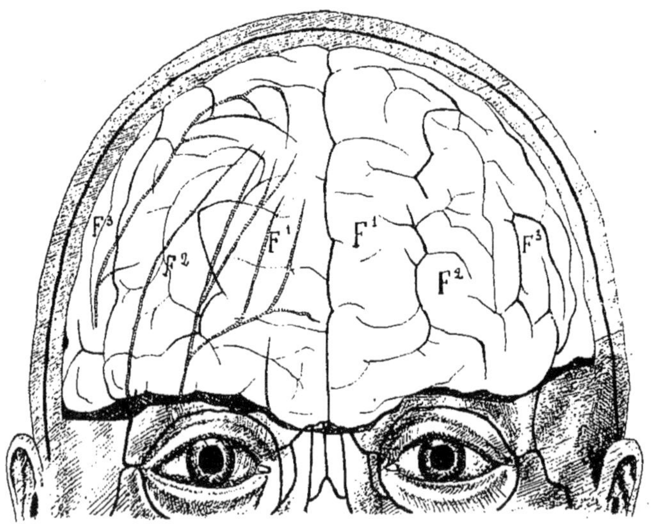

Fig. 134. — Région préfrontale.
Circonvolutions de la face antérieure du cerveau.

avec les points susiniaque, lambdoïdien et suslambdoïdien. Ainsi se trouvent dessinés : la ligne temporo-sinusale, le sillon parallèle temporal et la scissure de Sylvius.

La *ligne sylvienne* est ensuite divisée en dixièmes et un trait réunit la jonction des 2e et 3e dixièmes avec le point prérolandique. Cette ligne prérolandique commence à la naissance de la fente verticale sylvienne, la suit, puis correspond dans ses deux tiers supérieurs au sillon prérolandique. Un second trait, parti de

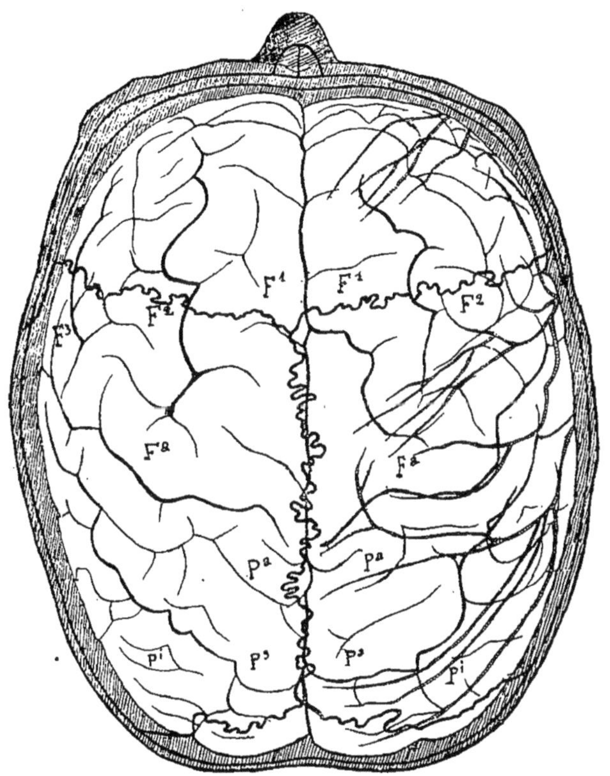

Fig. 135. — Circonvolutions de la face convexe du cerveau.

la jonction des 3e et 4e dixièmes, aboutit au point rolandique et trace le *sillon de Rolando*.

La division de chacune de ces lignes en dixièmes, comme le montre la figure 132 permet de préciser sur chacune d'elles la position exacte des principaux points anatomiques et physiologiques de l'endocrâne.

Grâce à ces donnés, le clinicien peut dessiner sur le cuir chevelu rasé les diverses circonvolutions des faces convexes du cerveau. Mais une fois ce revêtement écarté, il importe au chirurgien de reporter par la pensée ce dessin sur le crâne lui-même. A cet effet les *sutures* doivent lui servir de points de contrôle.

On notera tout d'abord que l'os pariétal déborde le lobe du même nom, en avant où il recouvre la frontale ascendante, en bas où il déborde sur le lobe temporal, comme en arrière sur le lobe occipital.

Le sillon prérolandique d'après Horsley se trouve immédiatement en arrière de la suture fronto-pariétale. Le sillon de Rolando, à son origine éloigné du bregma de 5 centimètres, des-

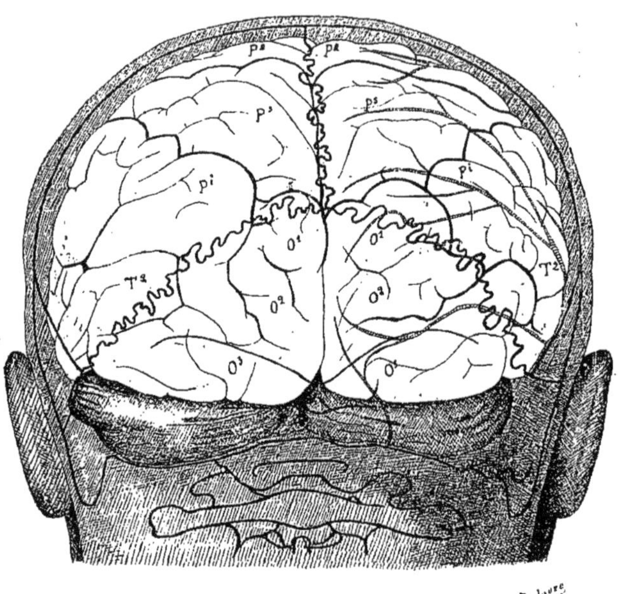

Fig. 136. — Circonvolutions de la face postérieure du cerveau.

cend vers la suture précédente dont il est distant en bas de 2,5 à 3 centimètres, son extrémité inférieure s'arrêtant à 1,5 centimètre au-dessus du sommet de la suture temporo-pariétale.

A son extrémité antérieure, la scissure de Sylvius correspond à l'angle postérieur du ptérion, plus loin elle suit la suture temporo-pariétale sur une longueur de 4 à 5 centimètres, puis va se terminer un peu au-dessous et en arrière de la bosse pariétale.

Enfin la scissure perpendiculaire externe naît au-dessus du lambda et, comme son nom l'indique, perpendiculaire à la ligne naso-iniaque, elle trace sur la pariétale un trajet fort court.

La ligne courbe supérieure dessine la limite entre le lobe occipital et le cervelet.

Aire corticale des ganglions centraux. — Les *couches optiques* et le *corps strié* d'après Poirier se projettent sur la surface convexe de l'hémisphère entre trois plans : un plan frontal vertico-transversal passant à 18 millimètres en arrière de l'apophyse orbitaire externe, rase la tête du noyau ventriculaire du corps strié : un autre plan frontal postérieur, passant par l'extrémité de la ligne rolandique, donne approximativement la limite postérieure de la couche optique ; enfin un plan horizontal, passant environ à 45 millimètres au-dessous de la convexité de la tête, donne la limite supérieure des noyaux gris.

Féré[1] donne des indications à peu près identiques.

Aire corticale de la capsule interne. — D'après Chipault et Demoulin[2], la partie du cortex qui correspond à la *capsule interne* est inscrite dans un rectangle limité par deux lignes verticales et deux lignes horizontales : les lignes verticales passent, l'antérieure à 1 centimètre en avant du pied des deuxième et troisième frontales, la postérieure à 1 centimètre environ en arrière de la pointe de la circonvolution pariétale inférieure ; les lignes horizontales passent, la supérieure un peu au-dessous de la partie la plus élevée de cette même circonvolution, l'inférieure au niveau du cap de la troisième frontale. Le quadrilatère ainsi délimité a, sur un cerveau d'adulte, et mesuré en projection sur une surface plane, environ 5 centimètres d'avant en arrière et 3 centimètres de haut en bas : l'aire corticale de la capsule interne, variant peu relativement aux circonvolutions, mais présentant, cela se conçoit,

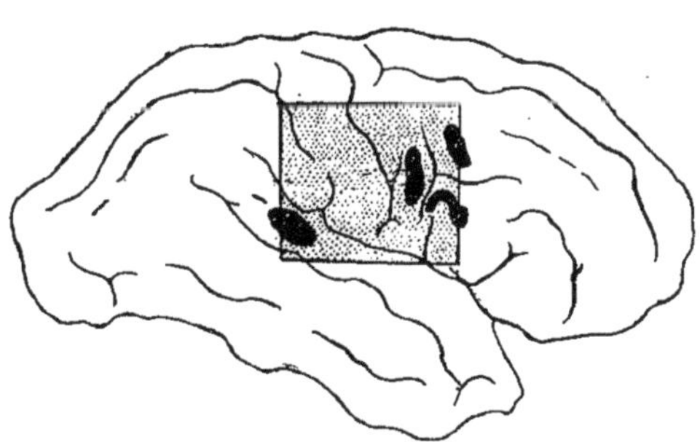

Fig. 137. — Face externe d'un hémisphère montrant en pointillé l'aire corticale de la *capsule interne* et en noir les points de choix où l'on doit faire pénétrer le bistouri pour arriver jusqu'à elle sans léser de vaisseaux (A. Chipault).

1. Féré, Note sur quelques points de la topographie du cerveau. *Bulletin de la Soc. anat.*, 1875, p. 828.
2. Chipault et Demoulin, *Travaux de neurologie chirurgicale* (1875), p. 174.

des dimenssions centimétriques assez différentes suivant les sujets.

La partie centrale de cette aire corticale de la capsule est ravinée par des sillons profonds qui décollent les circonvolutions et que recouvrent des vaisseaux volumineux ; c'est donc à ses limites seulement, ou même un peu au delà de ses limites, qu'il faut plonger le bistouri pour arriver jusqu'à la capsule interne sans avoir d'hémorragie grave. Il est dès lors nécessaire de prendre comme point de repère chirurgical, non l'ensemble de cette aire corticale, mais plus précisément les circonvolutions où l'on doit faire pénétrer sa pointe. Ce sont : 1° si l'on veut atteindre le bras antérieur de la capsule, son genou et la moitié extérieure de son bras postérieur, le pied des troisième et deuxième frontales et la partie adjacente de la frontale ascendante ; 2° si l'on veut atteindre la partie postérieure du bras postérieur de la capsule, la première temporale au-dessous de la naissance de la deuxième pariétale. Dans tous les cas, on dirigera le bistouri vers le méat auditif du côté opposé et on l'enfoncera de 5 à 6 centimètres. A cette profondeur on atteindra la capsule, sans avoir rencontré de vaisseau et en ayant lésé aussi peu que possible les fibres sous-corticales parallèles à peu près à la direction de l'instrument qui aura pénétré parallèlement à la crête des circonvolutions.

Topographie des ventricules latéraux. — La topographie des ventricules latéraux, d'après Poirier[1], serait établie par quatre plans, deux horizontaux et deux frontaux. Le plan horizontal supérieur passe à 5 centimètres au-dessus de l'arcade zygomatique, le plan horizontal inférieur à 2 centimètres au-dessus de la même arcade ; le premier de ces plans rase la face supérieure de la corne frontale, le second rase la paroi inférieure de la corne temporo-sphénoïdale. Des deux plans frontaux, l'antérieur mené perpendiculairement à l'apophyse zygomatique, à l'union du tiers antérieur et des deux tiers postérieurs de cette apophyse, affleure la pointe de la corne frontale ; le postérieur qui passe à 5 centimètres en arrière du sommet de l'apophyse mastoïde, limite la corne occipitale.

La pointe de la corne frontale du ventricule est, sur une ligne horizontale et antéro-postérieure à 4 centimètres de l'endocrâne,

1. P. Poirier, *Traité d'anatomie médico-chirurgicale*, 1892, p. 178.

et à 5 centimètres de la peau frontale ; c'est-à-dire qu'un instrument enfoncé directement d'avant en arrière devra pénétrer à une profondeur de 5 centimètres pour atteindre le ventricule. La pointe de la corne occipitale se rapproche davantage de la paroi osseuse ; elle est en moyenne à 3 centimètres de l'endocrâne et à 4 de la peau. La portion principale de la cavité ventriculaire, ainsi que la corne frontale, se trouve à une profondeur de 6 à

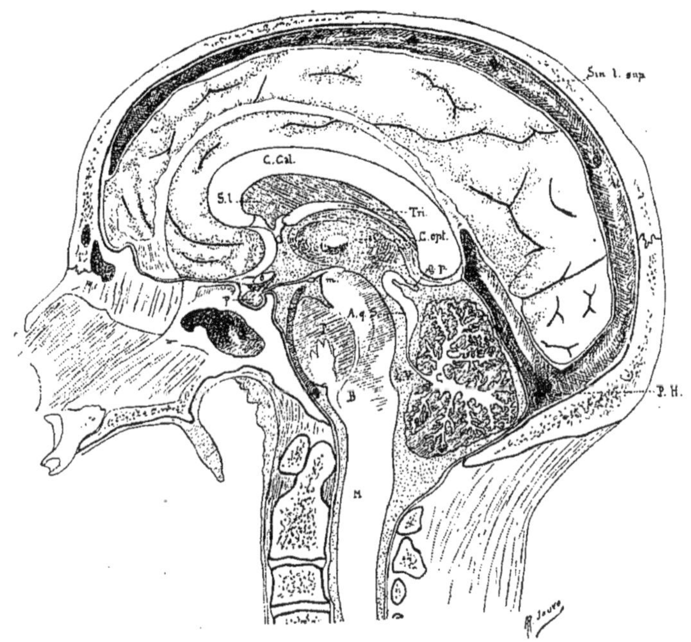

Fig. 138. — Coupe antéro-postérieure du crâne. — Confluents basilaires du liquide céphalo-rachidien et sinus veineux.

7 centimètres, tandis que les cornes occipitale et temporale ne sont pas à plus de 4 centimètres de la peau.

La corne temporale mérite d'être étudiée spécialement, car elle constitue le lieu d'élection de la ponction ventriculaire. Elle se termine à environ 2 centimètres de la pointe du lobe temporal ; l'épaisseur de l'écorce, formée par la deuxième circonvolution temporo-sphénoïdale et le tapis de Reil, varie de 3 à 4 centimètres. Une couronne de trépan placée à 4 centimètres au-dessus du conduit auditif externe mettra à nu la circonvolution en bon point pour que le trocart enfoncé perpendiculairement à la surface de l'écorce trouve à 4 centimètres la cavité ventriculaire.

XXII

RECONSTITUTION DU TRAJET INTRA-CRANIEN SUIVI PAR UN PROJECTILE.

L'ensemble des constructions précédemment indiquées permettant de dessiner sur le cuir chevelu les diverses scissures et circonvolutions de la face convexe des hémisphères et l'aire de

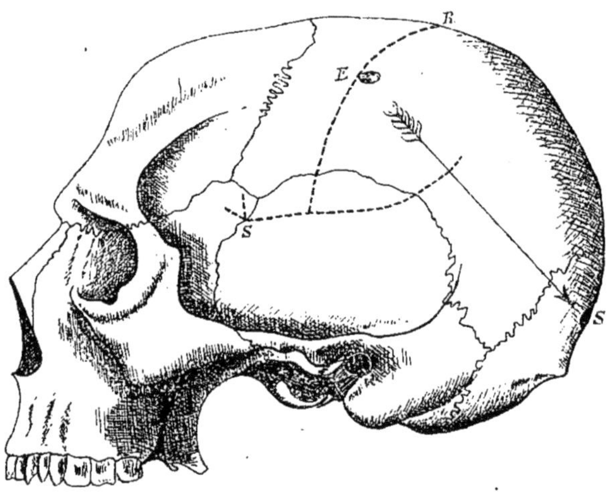

Fig. 139. — *E*, trou d'entrée. — *S*, trou de sortie de la balle. — *R*, ligne de Rolando. — *S*, ligne de Sylvius.

projection des noyaux centraux, le clinicien peut dans un certain nombre de cas prendre une idée des désordres provoqués par le contact superficiel d'un projectile. Mais, en présence d'une lésion produite par une balle qui a tracé dans la masse nerveuse même un trajet plus ou moins long, il convient de faire quelque chose de plus. Grâce aux points repères et aux lignes repères indiquées, on précisera d'abord la position du trou d'entrée et du trou de sortie, si l'un et l'autre se trouvent sur la voûte crânienne ; dans le cas contraire, si par exemple il y a eu pénétration dans la face, la lésion sera repérée et par rapport aux données précédentes et par rapport à des points repères choisis pour la circonstance. Cela fait, une tête de cadavre, aussi fraîche que possible et injectée, sera choisie, et, grâce aux constatations faites, les plaies crâniennes y seront reportées. Une étroite couronne de trépan sera appliquée sur les points ainsi relevés, et un stylet sera conduit de l'un à l'autre ; il précisera le trajet suivi par le projectile chez le blessé. Une fois le cerveau extrait, une coupe, menée aussi proche que possible du plan horizontal en guidant le couteau sur le stylet, fournira une vue d'ensemble des régions centrales intéressées dans le traumatisme, puis, après reposition

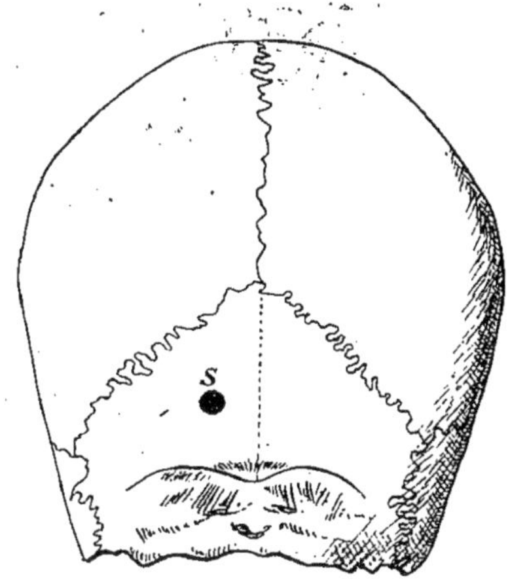

Fig. 140. — Trou de sortie.

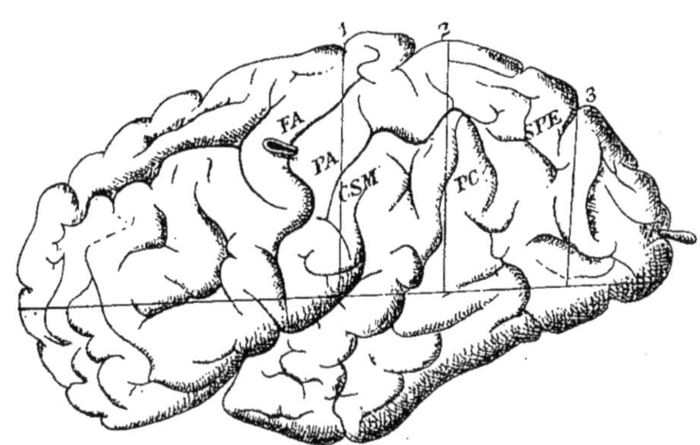

Fig. 141. — *FA*, frontale ascendante. — *PA*, pariétale ascendante. — *CSM*, circonvolution supra-marginale. — *PC*, pli courbe. — *SPE*, scissure perpendiculaire externe. — Face externe du cerveau. — 1, 2, 3, lignes des coupes crâniennes.

des deux segments cérébraux ainsi obtenus, des coupes verticales, menées suivant les indications particulières du cas donné, renseigneront sur les rapports du trajet avec les divers centres corticaux.

Les figures ci-jointes, que nous avons quelque peu modifiées, montrent, d'après B. Harman et A. Bradburne, ce que donne comme précision un pareil examen. Il convient, cela va sans dire, de rapprocher les symptômes observés chez le patient et les lésions produites sur le sujet, bien entendu sans vouloir faire cadrer coûte que coûte les résultats obtenus. L'observation suivante, à laquelle se rapportent les figures, au besoin prouverait qu'il faut parfois rester dans le doute.

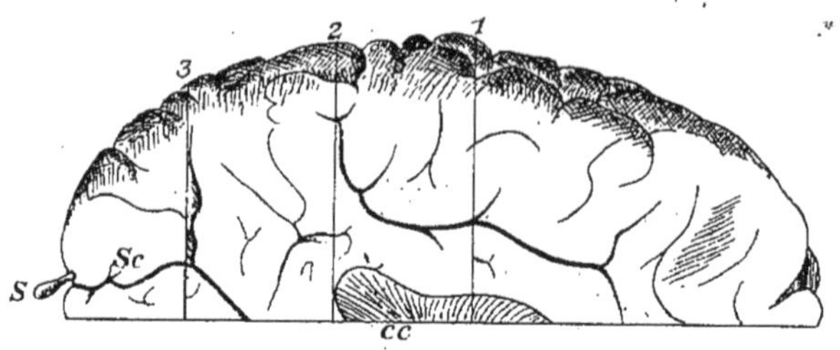

Fig. 142. — Face interne du cerveau.
S, trou de sortie. — *SC*, scissure calcarine. — *CC*, corps calleux. — 1, 2, 3, lignes des coupes examinées.

Observation. — Bishop Harman et A. Bradburne[1].

Un soldat anglais est atteint le 10 décembre 1901, pendant son sommeil par une balle perdue (Mauser ou Lee Metford) et reste sans connaissance pendant une quinzaine de jours.

Il présente 1° une cicatrice d'entrée sur le pariétal gauche correspondant à un point situé sur la circonvolution pariétale ascendante juste derrière le sillon prérolandique à hauteur du sillon intermédiaire aux 1re et 2e circonvolutions frontales, et 2° une cicatrice de sortie sur l'occipital au niveau de la scissure calcarine (fig. 139 et 140).

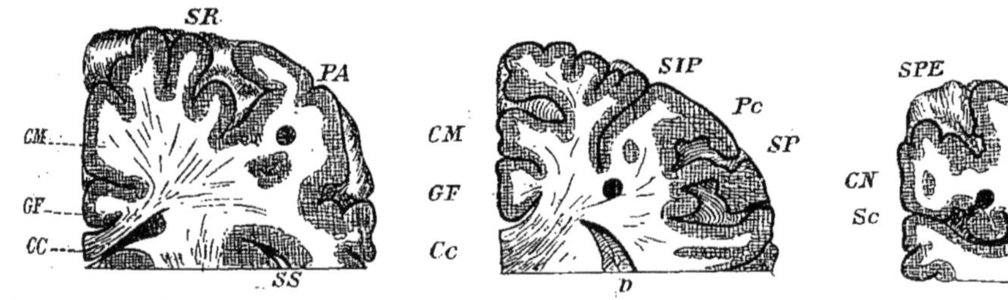

Fig. 143. — Coupes transversales (à travers la pariétale ascendante). Fig. 144. — (à travers le pli courbe). Fig. 145. — (à travers la scissure perpendiculaire externe).
SR, sillon de Rolando. — *SS*, scissure de Sylvius. — *CC*, corps calleux. — *GF*, gyrus fornicatus. — *CM*, circonvolution marginale. — *PA*, pariétale ascendante.

Le trajet passe successivement dans la pariétale ascendante, les cir-

1. B. Harman et A. Bradburne. *The Lancet*, 16 mai 1903, p. 1361.

convolutions supra-marginales, le gyrus angulaire et dans l'extrémité postérieure du lobe occipital (le trou de sortie se trouve à l'angle postéro-inférieur de la circonvolution occipitale médiane, à son union avec le cunéus).

Il a dû couper la plus grande partie des communications de la pariétale ascendante (fig. 143) ; plus profond sous le gyrus angulaire il en a fait autant pour les communications de cette aire corticale, enfin sur la coupe menée par la scissure perpendiculaire et le coin on voit la lésion intéresser les communications du coin et du cortex occipital avec la radiation occipito-thalamique de Gratiolet (fig. 145).

Lorsque le blessé reprit connaissance, il était paralysé du côté droit et ne pouvait voir les objets situés sur sa droite.

En *février* 1902, il ne restait plus qu'une certaine faiblesse du bras

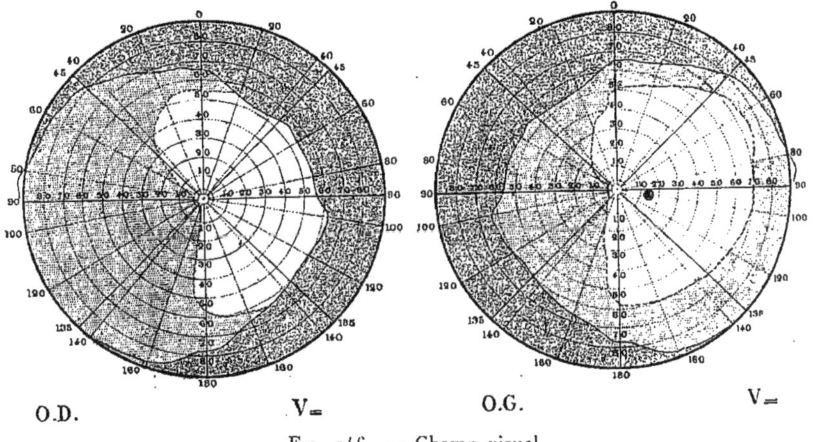

Fig. 146. — Champ visuel.

droit avec exagération des réflexes extenseurs et une certaine flaccidité de la face ; la parole n'était pas toujours nette et parfois il y avait perte du mot propre. L'acuité visuelle des deux yeux était normale. La moitié droite des deux champs visuels était supprimée, mais de plus pour l'œil gauche *la moitié externe conservée était limitée par une zone aveugle* (fig. 146) surtout large au niveau de la limite temporale. A droite on ne notait rien d'analogue pour la moitié nasale conservée dans le champ visuel. A l'ophtalmoscope la rétine paraissait plus rouge, les veines légèrement engorgées, les artères un peu floues et tortueuses au niveau des zones aveugles. Papille et macula normales, réflexes pupillaires normaux. Pas de réaction pupillaire hémiopique et aucune indication de cécité verbale.

Nous ne voulons pas revenir ici sur quelques points d'interprétation difficile que soulève cette observation, il suffira de remarquer que le trajet reconstitué semble établir l'atteinte d'un seul centre visuel calcarinien, alors que les champs visuels indiquent que les deux ont souffert. Peut-être s'agit-il d'une lésion à distance du centre droit par transmission de l'ébranlement dû au passage du projectile. La même explication du reste serait de mise pour expliquer l'hémiplégie observée temporairement, alors que seule, en un point, la circonvolution pariétale ascendante avait été perforée.

Lorsque le projectile est resté logé dans l'intérieur du crâne, la

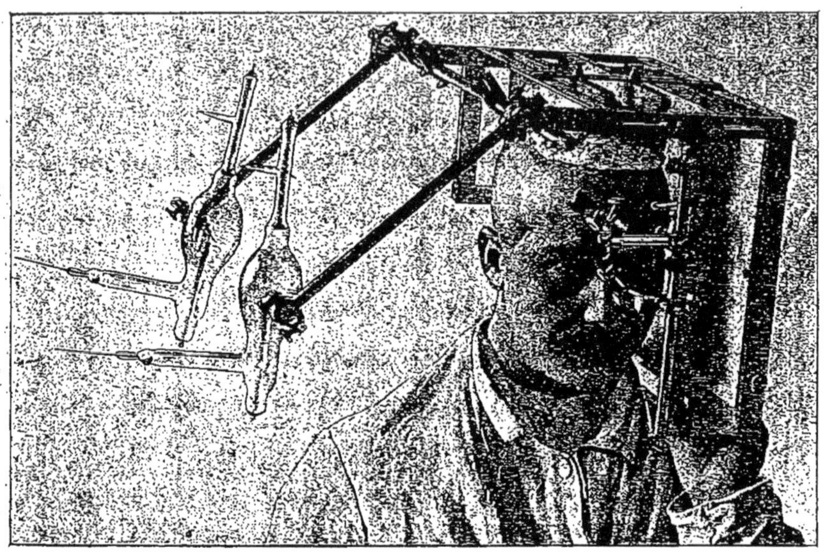

FIG. 147. — Appareil de Contremoulins. — Prises de deux images successives du projectile.

détermination radiograhique de sa position fournira désormais un précieux renseignement pour le clinicien d'abord, pour l'opérateur ensuite. En effet, une fois connu le point d'arrêt de la balle, le clinicien possède un élément capital pour discuter son trajet profond, et l'opérateur un guide fidèle pour procéder, s'il y a lieu, à son extraction.

Sans doute il peut suffire pour obtenir une indication d'une certaine valeur de prendre deux radiographies du crâne dans deux directions perpendiculaires, l'une antéro-postérieure, l'autre transversale. Mais, si l'on veut une indication réellement mathématique du siège de la balle, nulle méthode ne l'emporte sur celle de M. Contremoulins dont voici la description[1].

1. Th. Tuffier, Recherche des projectiles dans le crâne par la radiographie et l'appareil de Contremoulins. *Presse médicale*, 1899, t. II, p. 353.

Étant donnée une tête qui contient un projectile, il s'agit de déterminer l'emplacement de celui-ci. Sur cette tête on fixe une sorte de casque composé d'un bâti métallique, portant d'un

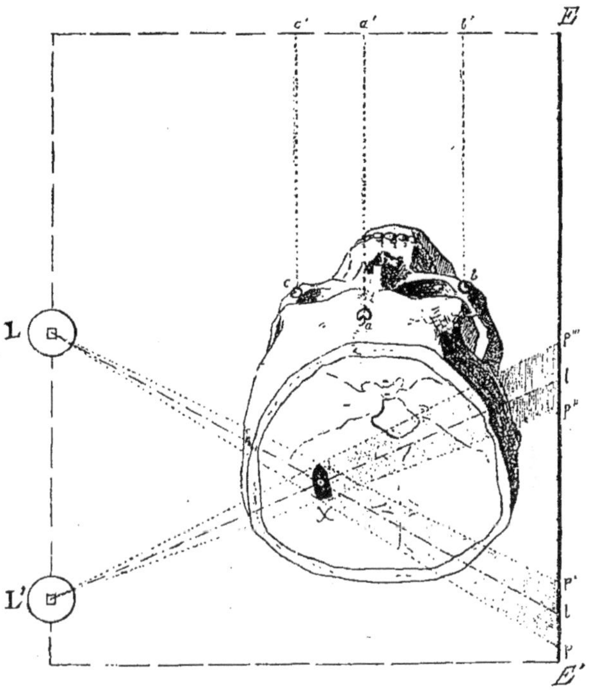

Fig. 148. — Schéma montrant un crâne ouvert, contenant une balle.

L'immobilité du crâne étant obtenue dans une sorte de cadre représenté en plan, si deux tubes de Crookes sont placés à une certaine distance l'un de l'autre sur l'un des côtés de ce cadre, en *L* et *L'*, par exemple, et si le côté opposé est occupé par une plaque sensible *EE'*, il suffira d'actionner le tube *L* pour obtenir la projection de la balle sur cette plaque sensible en *PLP'*. Remplaçant ensuite cette première plaque sensible par une seconde et actionnant le tube *L'*, on obtiendra une deuxième projection de la même balle en *P'' L' P'''*. Dès lors il n'y aura plus qu'à rejoindre par des fils tendus (après enlèvement du cadre) les centres des projections de la balle (*L* et *L'*) et les foyers d'émission des rayons X. — Le point d'entre-croisement des fils indiquera exactement l'emplacement du centre de la balle par rapport aux trois points de repère *a*, *b*, *c*, c'est-à-dire par rapport aux extrémités de trois tiges qui déterminent les points *a*, *b*, *c'*. — Les trois tiges représentées schématiquement par les lignes pointillées *aa'*, *bb'*, *cc'*, constituent à elles seules un dispositif distinct, relié à l'ensemble de l'appareil et complété par une quatrième tige dont la pointe peut venir relever, après enlèvement du crâne, le point d'entre-croisement des fils. — Ce système de tiges est dénommé *compas-repère*. Il porte à lui tout seul toutes les indications nécessaires pour la recherche chirurgicale du projectile, c'est-à-dire les trois points de repère *a*, *b*, *c*, et le point d'entre-croisement des fils X, qui est l'emplacement précis de la balle par rapport à ces trois points.

côté un châssis radiographique, de l'autre deux tubes de Crookes. Ce dispositif est rendu solidaire du crâne par un scellement plâtré des plus simples. A l'avant de cet ensemble est fixé une colonne rigide sur laquelle peuvent s'orienter en tous sens trois tiges métalliques. Ces tiges, terminées à l'une de leurs extrémités par un méplat, portent une encoche, servant à prendre trois points de repère sur la face. Partant des indications qui précèdent, la situation de la balle par rapport aux points de repère est ainsi déterminée : dans le châssis une première plaque est mise et avec l'un des tubes, on fait une radiographie du crâne.

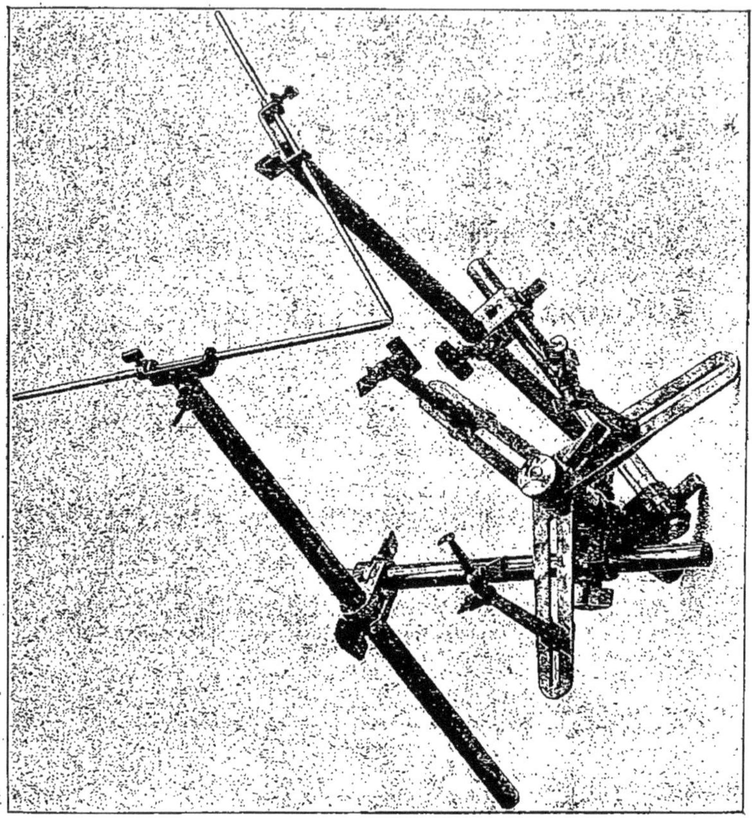

FIG. 149. — Appareil de Contremoulins muni des deux aiguilles dont la pointe de rencontre indique la position du projectile.

Aussitôt après cette première radiographie, une seconde plaque est substituée à la première dans le même châssis, et à l'aide du second tube, cette seconde plaque est impressionnée comme la première. Le projectile produit donc deux images distinctes et, quand la tête du patient est retirée de ce dispositif, il devient possible de schématiser dans l'espace, à l'aide de ces fils les axes des faisceaux de rayons interceptés par le corps étranger cherché. Lorsque les deux radiographies sont faites, le malade est débarrassé de tout le dispositif radiographique, qui est alors mis en réserve. Le malade est immédiatement tatoué sur les trois points du visage où reposaient les méplats du compas-repère, et après cette opération liberté complète peut lui être rendue jusqu'à l'intervention chirurgicale. L'ensemble du travail de détermination exige vingt minutes au maximum. Pour tendre les fils qui donneront l'indication du centre du projectile par rapport aux points de la face, deux conditions sont nécesssaires : 1° que ces fils puissent partir du centre de la projection sur la plaque radiographique ; 2° qu'ils aillent aboutir au sommet du cône de projection de chaque faisceau de rayon X. Voici comment est faite la détermination de ces deux points : 1° pour la plaque radiographique on transporte l'image obtenue sur une feuille de zinc qu'on peut alors perforer parfaitement. Il va de soi que le transport et que le repérage sur la plaque métallique est rendue rigoureusement précis par des repères spéciaux du châssis, où les images ont été reçues ; 2° avec la même sûreté les foyers des tubes sont déterminés, et on leur substitue des œilletons métalliques qui peuvent recevoir les fils venant de la plaque métallique. L'intersection des fils donne donc dans l'espace la position exacte du centre de la balle et cela, par rapport aux trois points de la face qui représentent les méplats du compas-repère. Mais il est aisé, en ajoutant une branche à ce compas, de relever la croisée des fils à l'aide d'une aiguille coulissant dans un guide-aiguille dont on peut limiter la course par une bague. Tel est en somme le compas d'opération (Tuffier).

XXIII

TRAITEMENT

Les *indications thérapeutiques immédiates,* qui découlent de toute blessure par coup de feu du crâne et de l'encéphale, se rangent sous deux rubriques distinctes. Les unes en effet visent les *désordres mécaniquement* provoqués par l'agent vulnérant. Les autres ont trait aux conditions d'*infection locale* et *générale* qu'il a créées.

Ultérieurement, le chirurgien devra s'efforcer de remédier aux *lésions,* traces des altérations d'ordre mécanique ou infectieux, subies par l'appareil crânio-encéphalique.

Pour ce qui est de la réparation des désordes mécaniques de l'encéphale, nous devons faire un aveu d'impuissance. La destruction cellulaire ou la rupture des fibres par le projectile, constituent des lésions irréparables. Non seulement la chirurgie ne peut avoir à leur sujet aucune prétention thérapeutique, mais encore la nature elle-même se montre, semble-t-il, impuissante à les restaurer. De cette dernière toutefois, le rôle n'est pas complètement nul. Si les exemples de guérison attribuable à quelques suppléances fonctionnelles constituent l'exception, si de règle le trouble de la fonction est définitif quand, à notre idée tout au moins, le tissu nerveux a été détruit, nombreux aussi sont les cas où, l'altération du tissu n'ayant pas été complète permet sa restauration naturelle. Qu'il s'agisse alors de modifications transitoires dans la composition chimique des neurones, dont la nutrition a été troublée par les lésions du milieu liquide qui les enserre, la chose est possible.

Plus évidente pour le chirurgien se montre l'action néfaste des troubles de la circulation sanguine de l'encéphale : paralysie vasculaire ou hémorragie, et cependant ces désordres encéphaliques diffus, au total, offrent un pronostic moins fâcheux que celui de la plupart des lésions nerveuses localisées. Parfois elles évoluent vers une guérison incomplète et laissent des traces fonctionnelles indélébiles; d'autres fois elles s'effaceront complètement; mais dans l'un et l'autre cas quelle influence peut avoir l'intervention chirurgicale? L'on est tenté de répondre qu'elle ne peut rien, sinon aggraver la situation, cela en particulier lorsque l'on songe aux conséquences si funestes des évacuations imposées aux blessés en temps de guerre. Les simples trépidations, qu'impriment à l'encéphale traumatisé les moyens de transport, quels qu'ils soient, prolongent pour ainsi dire l'action mécanique vulnérante du projectile et exagèrent les désordres diffus qu'il a causés. L'expérience de toutes les campagnes est là pour le démontrer. L'encéphale blessé doit même être tenu pour fort susceptible; Baudens[1] en effet rapporte d'après Pasquier que, pendant le siège de Gênes qui dura trois mois, sur trois cents blessés à la tête il en restait en traitement entre soixante et quatre-vingts très malades, lorsque la marine anglaise commença le bombardement de la place. L'hôpital était situé près de la plage et la commotion de l'air fut si violente que tous ces malheureux succombèrent, sans en excepter un seul, au bout de quelques heures.

Dans le choix de ses procédés d'action le chirurgien devra se rappeler cette susceptibilité de l'encéphale traumatisé.

L'action chirurgicale trouve cependant à s'exercer primitivement dans les traumatismes que nous étudions. Il est même presque inutile de discuter sa légitimité dans les cas où, quel que soit le désordre anatomique, le blessé est en état de *commotion encéphalique,* dans les cas où le diagnostic posé se résume anatomiquement dans un *enfoncement crânien,* une *contusion du crâne avec esquilles saillantes de la table interne* ou encore avec *épanchement sanguin.*

Enfin la conduite chirurgicale peut encore être active, quand le chirurgien constate une *lésion ouverte intéressant l'enveloppe crânienne et son contenu.*

Traitement de la commotion encéphalique.

Le traitement de la commotion encéphalique se trouve fort bien

1. Baudens, *Cliniques des plaies d'armes à feu,* 1836, p. 84.

résumé par les conseils que Polis[1] déduit de ses recherches expérimentales.

Dans les traumatismes violents à la suite de coups de feu la paralysie du centre respiratoire est subite, et alors la *respiration artificielle* seule est capable de réveiller l'excitabilité des centres et de rappeler le blessé à la vie. Il faut la continuer, tant que le cœur y répond par un renforcement de ses contractions. Sans doute, dans beaucoup de cas, le résultat final sera réduit à rien, le blessé succombant à l'épuisement nerveux ou aux accidents d'encéphalite ; cependant il y aura des cas qui guériront.

En outre, par suite de l'influence de la pression sanguine sur les phénomènes de commotion cérébrale, il est indiqué de stimuler l'action du cœur et de *relever la pression sanguine* : excitants externes et internes ; frictions chaudes, éther, camphre, caféine. Il faut surtout proscrire l'emploi de la glace sur la tête immédiatement après le traumatisme qui a amené la perte de connaissance et la résolution musculaire. Dans les commotions graves un excellent moyen de relever la pression sanguine dans le crâne c'est l'autotransfusion, c'est-à-dire la ligature des membres après expression centripète. La transfusion hypodermique ou intraveineuse a également une très grande valeur.

Traitement préventif des accidents infectieux.

Avant d'indiquer quelle conduite doit tenir le chirurgien à l'égard des désordres anatomiques, il importe de l'éclairer sur ce que celle-ci doit être en tant qu'elle vise la prophylaxie des accidents infectieux. A notre époque, dès qu'il y a solution de continuité des téguments, le conseil de *désinfecter la blessure* est aussitôt donné.

Or nous ne devons pas hésiter à reconnaître que la désinfection réelle des blessures qui nous occupent, quand elles ont été infectées, est irréalisable. Les tissus atteints, sinon le cuir chevelu et le crâne, mais la pie-mère, l'arachnoïde, le tissu cérébral offrent un terrain favorable à une fort dangereuse pullulation microbienne, et de plus nous savons que les agents vecteurs de l'infection ont pu être projetés dans l'intimité même de ces tissus.

1. Polis, *Sur la commotion cérébrale, Rev. de chirurg.*, 1894, p. 730.

En pratique par suite, désinfecter la blessure consiste ici à raser et nettoyer le cuir chevelu au pourtour du ou des orifices qu'il présente, à la débrider pour mettre à nu la lésion crânienne. Si celle-ci est pénétrante, elle sera au besoin élargie, afin de permettre l'abord du foyer nerveux sous-jacent. Mais ensuite, comme manœuvre de désinfection, peut-on faire plus qu'enlever derrière le trou d'entrée du crâne peut-être quelques esquilles, quelques grains apparents de sable osseux, parfois quelques cheveux, un caillot, quelques débris de tissu nerveux, et cela en limitant l'exploration aux tout premiers centimètres du trajet ? Vu l'action nuisible des antiseptiques sur le tissu nerveux, leur emploi est contre-indiqué ; il ne saurait du reste être question de lavage, d'irrigation de la plaie. Un drain, un faisceau de crin de Florence sera engagé dans les orifices du trajet, et les plaies cutanées d'entrée et de sortie, celle-ci quand elle existe, seront après réunion partielle des incisions de débridement, maintenues doucement tamponnées à la gaze aseptique sèche pour assurer le drainage.

Makins conseille de tailler sur le cuir chevelu un lambeau dont le trou du projectile occupe le centre, puis l'orifice osseux, mis à nu, de l'élargir avec une pince-gruge ou une tréphine. La brèche ainsi faite permet d'enlever toutes les esquilles déprimées, voire aussi celles qui, enfoncées même à 2 et 3 centimètres de profondeur, sont reconnues par l'exploration digitale. Au point de vue de la bouillie nerveuse on débarrassera la plaie de tout ce que le lavage entraînera, et la cavité ainsi produite se remplira de sang. Le lambeau sera ensuite suturé, l'orifice du projectile assurant le drainage.

Pas n'est besoin d'insister sur ce que ces interventions offrent d'incomplet comme manœuvre de désinfection. Au total, l'aide que le chirurgien apporte ainsi à la nature sera souvent fort modeste, et son utilité peut même à juste titre être discutée dans les cas qui après leur emploi guérissent sans incident. Cependant, comme l'expérience des dernières campagnes n'a nullement démontré que cette pratique fût nuisible, voire même inutile; il convient de l'adopter. L'intervention secondaire en effet, c'est-à-dire l'intervention destinée à lutter contre les accidents d'une infection déjà en cours, donne de règle des résultats trop aléatoires pour que l'on puisse faire fonds uniquement sur elle.

Traitement primitif des lésions cranio-encéphaliques.

De ce qui vient d'être dit à propos de l'intervention chirurgicale en tant que manœuvres de désinfection primitive, il ressort que le chirurgien sera d'ordinaire de règle naturellement amené à mettre à jour la lésion crânienne provoquée par le projectile. Mais alors se pose, tout au moins dans certains cas, l'ancienne question de la « *trépanation préventive* ». Le crâne mis à découvert n'offre pas de solution de continuité ouvrant la boîte crânienne, faut-il trépaner et de visu s'assurer de l'intégrité ou de l'altération des tissus profonds ? Ici encore tout précepte impératif d'intervention ou d'abstention serait une erreur chirurgicale. Au chirurgien il appartient de juger le cas particulier qui lui est offert. Sa conduite devra varier suivant les conditions du milieu présent, c'est ainsi que le chirurgien d'hôpital pourra se montrer plus interventionniste que le chirurgien du champ de bataille ; toutefois, si l'on se reporte aux opinions émises par certains, il y aurait lieu de réagir contre les excès actuels de la trépanation primitive.

Pour nous, en l'absence d'une indication crânienne, le chirurgien basera sa conduite sur les indications encéphaliques. A lui de diagnostiquer, d'après les symptômes constatés, l'existence d'une irritation corticale par des esquilles de la table interne ou la compression de l'encéphale par une collection sanguine. Parfois encore, une fissure sur la table externe, une dépression de la paroi crânienne sans ouverture évidente lui permettront de localiser le point de contact du projectile et de soupçonner le siège dans la profondeur de la lésion maxima. A noter que, au point de vue thérapeutique, la rapidité du diagnostic n'offre à vrai dire d'importance que dans les cas d'hémorragie intracrânienne. La temporisation de règle est légitime jusqu'à ce que la scène clinique soit bien nette. En effet, s'il importe d'agir vite pour prévenir dans la mesure du possible la dissémination des germes, comme pareil danger n'existe pas, dans le cas de lésions fermées le chirurgien doit prendre sôn temps et se laisser guider par les symptômes constatés plutôt que par la prévision des désordres possibles.

L'intervention est indiquée ; l'*ouverture de la boîte crânienne* en constitue le premier temps ; trépanation véritable, c'est-à-dire perte de substance artificielle, ou bien mobilisation temporaire d'un volet crânien, tels en sont les modalités. Si l'on prévoit une lésion profonde, limitée, et, si une dépression superficielle, une fissure apparente permettent avec les symptômes cliniques de bien la localiser, il suffira d'enlever une couronne de trépan, avec la gouge ou d'élargir avec la pince-gouge l'orifice crânien. Cela permettra d'*extraire une esquille* déprimée de la table interne, d'ouvrir un *foyer sanguin* situé sur le trajet de l'un des sinus veineux de la voûte, voire même un hématome de la méningée moyenne. Toutefois, surtout dans ce dernier cas, l'intervention ainsi conduite peut être insuffisante et ne pas permettre l'*hémostase*. Alors apparaît l'utilité de la *crâniectomie* ; au niveau de la fosse temporale la mobilisation d'un lambeau ostéo-cutané trapézoïdal à base cutanée inférieure est chose aisée et préférable même aux divers procédés de simple trépanation tels que ceux de Vogt et de Krönlein.

D'après Vogt pour lier la *méningée moyenne* on appliquera le trépan ou même on agira avec le ciseau et le maillet au point d'intersection de deux lignes, l'une horizontale passant à deux travers de doigt au-dessus de l'arcade zygomatique, l'autre verticale, tracée à un travers de pouce en arrière de l'apophyse sphéno-frontale du malaire.

Krönlein, dans les cas d'hématome de la face temporale, conseille de pratiquer successivement deux ouvertures sur la ligne horizontale prolongeant le bord supérieur de l'orbite, la première à trois ou quatre centimètres en arrière de l'apophyse orbitaire externe du frontal, la seconde à l'intersection de cette ligne et d'une verticale passant immédiatement derrière la mastoïde.

Au cas où, après enlèvement d'une couronne du trépan, le chirurgien s'aperçoit qu'il n'est pas tombé sur le foyer sanguin, il lui reste la ressource de décoller la dure-mère et de creuser ainsi une voie de recherche qui, le conduisant à l'hématome, lui permettra de faire en bonne place une nouvelle trépanation.

La collection sanguine ouverte sera évacuée avec précaution, non seulement afin de ne pas augmenter les désordres sous-jacents, mais aussi pour ne pas rappeler l'hémorragie en cas d'hémostase spontanée. Le caillot enlevé, la poche spontanément revient sur elle-même, et sa cavité sera doucement tamponnée avec une mèche de gaze iodoformée ou aseptique. Au bout de 48 heures celle-ci sera en partie extraite, puis supprimée après cinq ou six jours.

Si, le caillot enlevé, le sang repart, alors le chirurgien appréciera le jour que lui donne la crâniectomie ; grâce à elle, il peut voir et saisir entre deux anses de fil le point artériel blessé ; au besoin, si la lésion siège à la base, il lui est possible de soulever la dure-mère et le cerveau de façon à mettre à nu le trou sphéno-épineux et d'y comprimer le tronc artériel au moyen d'un clou à tête plate et à pointe courte. Le trou étant régulièrement calibré, le clou y entre sans peine en froissant et oblitérant l'artère ; le trou étant vertical, le clou, du reste piqué dans les parties molles et appuyé contre la paroi par la pression des méninges réappliquées, n'a plus aucune tendance à s'échapper dans la cavité crânienne. Cette hémostase centrale bien faite, il sera bon d'y ajouter avec l'aiguille de Reverdin, une ligature du tronc artériel à quelques centimètres au-dessus pour éviter l'issue du sang venu par les anastomoses périphériques. Ajoutons, dit Chipault, que lorsqu'on n'a pas trouvé le point saignant au trou sphéno-épineux, il suffit de retirer peu à peu l'écarteur méningo-cérébral ; on a ainsi toutes les chances de voir, à un moment donné, du sang sourdre d'un point des vaisseaux qui se découvrent : il suffira de placer une ligature au-dessus et au-dessous de ce point.

Bien exceptionnellement en clinique d'armée une pareille intervention sera nécessaire ; en tout cas, elle serait à préférer à la ligature extra-crânienne de la carotide externe et à plus forte raison de la carotide primitive.

Si l'intervention a mis à découvert une *déchirure d'un sinus,* son oblitération sera obtenue en comblant sa lumière avec un faisceau de catgut, mieux peut-être encore avec une fine lanière de gaze que le pansement tiendra en place. Du reste une pince à forcipressure à l'occasion pourra être laissée à demeure, si après arrêt du sang la pose d'un fil sur le sinus lésé ne réussit pas.

En cas de lésion d'un *sinus,* c'est le plus souvent en retirant une esquille osseuse que le chirurgien est tout à coup surpris par un énorme jet de sang. Alors il fait comme il peut, un tampon sous le bout du doigt arrête ou modère l'hémorragie et donne le temps d'élargir la brèche osseuse de manière à pouvoir traiter le sinus comme une veine. Si enserrer entre deux fils le point qui donne n'est pas possible, on pratiquera la ligature ou mieux la suture latérale de la paroi sinusale.

Lorsqu'il y a eu ouverture par le projectile de la cavité crânienne, les conditions sont tout d'abord différentes selon que la lésion osseuse est ou non abordable pour le chirurgien. Elles varient de plus selon que la balle a causé une fracture tangentielle ou qu'elle a pénétré, voire même perforé la région.

Les coups de feu inabordables intéressent la *base du crâne*. Sans doute la chirurgie moderne est assez sûre d'elle-même pour mettre largement à découvert une lésion des *voûtes orbitaires* ; il ne lui serait pas non plus impossible de se créer une voie vers la profondeur des *régions ethmoïdienne, sphénoïdale, pétro-mastoïdiennes,* voire encore d'explorer la *concavité de l'occipital.* Mais à titre d'interventions primitives de pareilles opérations ne sont pas légitimes, parce qu'elles resteraient sans effet curateur.

Si la blessure causée par le projectile a mis en communication la cavité arachnoïdienne avec la cavité infectée du naso-pharynx, le chirurgien ne peut faire plus qu'une désinfection, précaire il est vrai, des fosses nasales et du pharynx par des irrigations et des insufflations de poudre antiseptique.

S'il y a lésion de l'un ou l'autre des *troncs vasculaires ou nerveux* qui sillonnent la base crânienne ou la base cérébrale, elle échappe à une action directe ; tout au plus la voie latérale, temporale ou occipitale, permettra-t-elle d'en approcher. Or des dégâts existants, que peut-on réparer ?

En réalité, l'activité chirurgicale primitivement s'exercera sur la seule voûte crânienne ; c'est à travers elle que passe la voie d'élection pour agir, quand il y a lieu, dans la profondeur de l'encéphale. Or, si nous supposons cette voûte fracturée par un choc tangentiel, ou trouée par la balle qui, à l'entrée comme à la sortie, peut l'avoir lésée, alors primitivement le chirurgien est amené à constater les dégâts osseux, au cours de son essai de désinfection. Qu'il se reporte aux descriptions anatomiques précédemment données, qu'il parcoure les nombreuses observations rapportées et le lecteur sera édifié sur les manœuvres de relèvement ou d'extraction des esquilles déprimées ou obliquement chassées sous l'os intact dans la direction suivie par le projectile qui a frôlé le crâne. La balle est-elle arrêtée sur le bord du trou crânien ou, parfois sectionnée et cachée non loin de la lésion osseuse, mi-partie sous le cuir chevelu, mi-partie dans le foyer de la fracture, elle sera facilement sentie et enlevée. Le caillot sanguin, qui masque la dure-mère sur une plus ou moins grande étendue, sera essuyé, la déchirure de la membrane fibreuse, au besoin quelque peu élargie, permettrait le drainage du foyer de bouillie sanguine et nerveuse sous-jacent. Mais, si la dure-mère n'est pas déchirée, sauf accidents de compression par un épanchement sanguin sous-jacent, mieux vaut respecter son intégrité.

Nous voyons cependant que Lamphear [1] dans un cas d'hémiplégie et d'aphasie par hémorragie cérébrale n'a pas hésité à trépaner son malade pour enlever un caillot ayant plus de $2^{cm},5$ de long et siégeant à près de 2 centimètres au-dessous du cortex, qui dilacéré subit une perte notable de substance cérébrale. L'opération aurait eu un résultat favorable.

La *balle* a pénétré directement à travers la voûte crânienne, mais elle a été arrêtée par la résistance de la dure mère ; elle sera enlevée avec les débris qu'elle a peut-être entraînés. Si elle a pénétré plus profondément, alors, ainsi que nous l'avons dit à propos de la prophylaxie des désordres infectieux, le nettoyage du foyer nerveux superficiel réclame un soin particulier, par contre l'exploration à l'aveugle du trajet profond n'est pas à conseiller.

La question se posera tout à l'heure du moment propice pour la recherche du projectile et des esquilles perdues dans la profondeur de l'encéphale. Avant de la traiter, signalons encore que primitivement le chirurgien peut être sollicité d'intervenir en un point où siège la *lésion crânienne de sortie de la balle*. Arrêté sous l'os qu'il a fracturé, sous le cuir chevelu qui a eu raison de son dernier effort, le projectile sera extrait par une incision du cuir chevelu, voire encore à travers l'orifice laissé par l'extraction des esquilles ou le trou d'une trépanation guidée par la lésion osseuse.

C'est ainsi que German [2], chez un homme qui s'était tiré un coup de revolver dans la bouche, enleva une balle logée à gauche de la ligne médiane et un peu en arrière de la suture fronto-pariétale sous une fracture étoilée de la voûte.

Si la balle s'est d'elle-même échappée par un trou de sortie, cette plaie sera pansée sinon désinfectée. Le cuir chevelu sera largement rasé à son pourtour, et son débridement sera réclamé moins par la crainte d'agents infectieux dont la présence est peu

1. Lamphear. *Journ. of the Americ. med. Assoc.* 1889, I, p. 147.
2. German, *Pacific med. Journal*, avril 1890.

probable que par le désir d'extraire quelques débris osseux libérés et de réduire quelques esquilles déplacées.

Nous ne saurions ici discuter à nouveau[1] le traitement qui convient dans les cas où l'*exophtalmos-pulsatile* décèle une lésion du sinus caverneux et la carotide interne. Les observations précédemment rapportées (page 90) ont montré les résultats de la ligature de la carotide primitive. Les troubles cérébraux qui peuvent être la conséquence du trouble de la circulation sont connus, inutile de les rappeler. Nous rapporterons seulement une observation intéressante pour nous, parce qu'elle comble une lacune de notre description des coups de feu de la base du cerveau ; c'est un cas d'exophtalmos pulsatile à la suite d'un double *anévrysme artériel* pur de la carotide dans son trajet intracrânien.

Observation. — Harold et Barnard[2].

A la suite d'une tentative de suicide par coup de pistolet dans la bouche, un homme, âgé de 40 ans, présenta une ophtalmoplégie externe gauche avec exophtalmos pulsatile, paralysie faciale gauche, hémorrhagie et écoulement de liquide céphalo-rachidien par l'oreille gauche.

La compression de la carotide primitive diminuant les battements et l'exophtalmie, le vaisseau est coupé entre deux ligatures, l'inférieur lâche et le bout artériel est difficilement resaisi. Les battements et l'exophtalmie disparaissant immédiatement, reparaissent un peu, puis s'effacent définitivement, en dix jours — la paralysie et la cécité persistent.

Deux mois plus tard signes d'irritation cérébrale ; la radiographie montre la balle dans la fosse cérébrale moyenne ; une trépanation de l'écaille la fait saisir au milieu de pus et d'esquilles du tegmen tympani ; drainage ; hernie cérébrale ; mort au bout de deux mois et demi.

A l'autopsie dans le lobe temporo-sphénoïdal gauche, abcès indépendant de la collection basilaire. Le trajet du projectile est entièrement situé dans l'épaisseur du crâne, il existe *deux sacs anévrysmaux*, un au premier angle de la carotide dans la portion pétreuse du temporal, l'autre au second coude à l'extrémité postérieure du sinus caverneux. Tous deux sont remplis par un caillot solide. *On ne découvre pas de communication artério-veineuse* et il n'existe pas d'engorgement veineux dans les veines ophtalmiques et les sinus caverneux.

1. Nimier et Despagnet, *Traité d'Ophtalmologie* (Paris, F. Alcan, 1894) p. 911.
2. *The Lancet*, 9 janvier 1904, p. 97.

Extraction des projectiles arrêtés dans l'intérieur du crane.

Admettons que le projectile est resté logé dans l'intérieur du crâne, et demandons-nous quel doit être à son égard la conduite du chirurgien. La radiographie depuis quelques années a complètement modifié sur ce point les conditions de la thérapeutique chirurgicale.

Nos devanciers en étaient réduits à confier à la nature ou plus exactement à l'*action de la pesanteur* le soin de favoriser la sortie des projectiles arrêtés dans le cerveau. Imposer au patient une *position de la tête* telle que la balle pût tomber d'elle-même vers son trou d'entrée était une règle dont à l'occasion le chirurgien devra se souvenir. Entre autres exemples en effet, voici, d'après Otis [1], l'autopsie d'un homme qui, blessé le 7 janvier, meurt le 14.

La balle entrée en plein front a traversé toute la longueur de l'hémisphère gauche, son trajet est facile à reconnaître par son aspect noir, escharifié, irrégulier, il va se terminer sur l'occipital sans déchirure des membranes, ni fracture.

Tout l'encéphale, sauf le voisinage immédiat du trajet paraît normal.

La cavité crânienne et le cerveau minutieusement explorés ne renferment pas le projectile.

A Larrey nous devons une observation d'extraction d'une balle *par controuverture*, le point de trépanation ayant été précisé par le sondage de la plaie.

Observation. — Larrey [2].

Un soldat dans la première révolte du Caire reçut à la tête un coup de feu. La balle, après avoir percé le frontal à sa partie moyenne près du sinus, se porta obliquement en arrière entre le crâne et la dure-mère et marcha ainsi le long du sinus longitudinal jusqu'à la suture occipitale où elle s'arrêta... Le blessé rapportait toujours la douleur au point diamétralement opposé à l'entrée de la balle et tous les autres signes ne laissaient aucun doute sur sa présence dans l'intérieur du crâne. J'introduisis une sonde de gomme élastique dans le trou de l'os

1. Otis, *The med. and surg. history of the war of the Rebellion*, Surg. Part, vol. I, p. 201.
2. D. Larrey, *Mémoires et Campagnes*, t. II, p. 139.

frontal et la fis parcourir sans peine le trajet jusqu'à la balle que je reconnus à sa résistance et à ses inégalités. Je mesurai extérieurement à l'aide de mon instrument le chemin qu'elle avait parcouru, je me décidai alors à mettre à découvert le point du crâne correspondant au corps étranger. Je fis une contre-ouverture au moyen d'une large couronne de trépan ; le pus sortit en quantité et il me fut facile de saisir et d'extraire la balle qui dépassait la dure-mère et comprimait le cerveau. Rien ne s'opposa plus à la guérison.

C'est en plein cerveau que Fluhrer conseille d'introduire la sonde pour suivre, le cas échéant, le trajet creusé par le projectile.

Observation. — Fluhrer [1].

Un homme se tire une balle au milieu du front, le 24 janvier 1884, reste sans connaissance pendant trois quarts d'heure, revient chez lui à pied puis en voiture, il ne peut parler, mais sait ce qu'il a besoin de dire. Quelques heures plus tard semi-conscience, hémiplégie motrice et sensitive de la moitié droite du corps sauf la tête, hyperesthésie du côté gauche surtout sur le cuir chevelu, P. 100, T. 38°.

Une incision découvre le trou du frontal ; du sinus longitudinal s'écoule une abondante hémorragie, l'exploration du trajet de la balle avec une sonde conduit à travers le lobe frontal gauche sur la paroi latérale du crâne en un point où une couronne de trépan fut enlevée ; après élargissement on reconnaît un point de contusion sur la surface du cerveau, dû au ricochet du projectile dont la seconde partie du trajet est suivie par une sonde ; la balle est extraite à 2cm,5 de profondeur. L'opération dura 4 heures.

Six mois plus tard le blessé était donné comme guéri.

La pratique de Flurher est d'autant plus curieuse qu'il avait eu affaire à un *trajet brisé* et qu'après avoir mis à nu le point de ricochet, il dut sonder à nouveau pour trouver le projectile.

Son procédé a réussi entre les mains de Tefft, en tant qu'extraction de la balle, mais cette fois l'opéré est mort.

Observation. — Tefft [2].

Enfant, 12 ans, reçoit, le 4 juillet 1893, à courte distance, une balle de pistolet (calibre 22) ; vu une heure plus tard, il saigne beaucoup, est en état de shock, sans connaissance ; balle entrée dans le frontal, à 2cm,5 au-dessus du rebord orbitaire gauche, et à même distance de la ligne médiane.

1. Fluhrer, *New-York med. Journal*, 1885, t. XLI, p. 345-354.
2. J.-E. Tefft, *New-York med. Record*, 1894, p. 495.

Deux heures et demie après l'accident, sans exploration préalable, la plaie est ouverte, les esquilles extraites. Une sonde de Nélaton pénètre par son propre poids dans le cerveau, se dirigeant en arrière et un peu en bas ; elle est arrêtée, à 21 centimètres de profondeur, par l'occipital (à gauche). En regard de ce point, on place une couronne de trépan, de 2 centimétres, la dure-mère apparaît noire; incisée, elle laisse écouler un peu de sang coagulé, et l'on voit l'extrémité de la sonde; la balle n'apparaissant pas, une nouvelle couronne est enlevée; au total, la brèche osseuse mesure 3cm,8 sur 2 centimètres. Par cet orifice, on explore, et l'on trouve la balle environ 3cm,8 au-dessous du point de trépanation, environ à 2 centimètres de la surface du cerveau. Elle pèse 23 grains.

Fièvre pendant trois jours, puis état normal jusqu'au 8e ; alors, alternatives d'agitation et de somnolence, température, pouls plus rapide, pupilles dilatées, perte de connaissance ; mort dans le coma, 12 jours après l'accident.

Léger fungus cérébral à chacun des orifices du trajet, qu'une sonde suit facilement ; pas d'abcès. L'autopsie n'indique pas d'autres lésions.

Il faut toutefois convenir que ce procédé est quelque peu aveugle. Sans doute Fluhrer conseille d'employer une sonde en aluminium, cylindrique et d'un assez fort calibre pour qu'elle suive le trajet et y progresse par son propre poids, la tête du sujet étant dans ce but placée en position convenable.

Pour notre part il nous a été donné de voir un chirurgien sonder ainsi un trajet creusé par une balle à travers le maxillaire supérieur, engager sa sonde sans aucune résistance jusqu'au contact de l'occipital et, bien qu'elle eût été guidée par le canal rigide du massif osseux de la face, la sonde passa à côté du projectile resté sur la base crânienne, ainsi que l'autopsie le démontra.

Stewart, dans un cas où la sonde avait rencontré la balle avant de heurter la paroi crânienne, a, suivant le conseil de Bryant[1], modifié quelque peu le procédé de Flurher pour déterminer le point où le trépan devait créer une contre-ouverture.

OBSERVATION. — STEWART[2].

Un blessé se tire dans la région temporale une balle. Le jour même mise à nu du trou osseux, qui laisse voir une plaie de la dure-mère d'où s'échappent quelques caillots et de la bouillie cérébrale. Une sonde de

1. Bryant, *New-York med. Journal*, 1888, p. 480.
2. Stewart, *New-York med. Journal*, avril 1898, p. 506.

Flurher introduite s'enfonce transversalement et à 10 centimètres rencontre le projectile. La sonde téléphonique de Gardner vérifie le contact. Au pavillon de la sonde de Flurher est attaché un cordonnet de soie dont le bout libre est ensuite promené sur la tête suivant des directions différentes, mais parallèles à la portion intérieure de la sonde. Les lignes ainsi tracées se coupant sur le côté opposé du crâne en un même point; une couronne du trépan y est enlevée. La localisation ainsi obtenue était si exactement en regard du bout de la sonde que la balle située à 2cm,5 au-dessous de l'écorce cérébrale fut extraite sans difficulté.

Le blessé succomba à l'infection.

Cette observation fait allusion à l'emploi d'une *sonde téléphonique* pour vérifier le contact de la sonde et du projectile; nous estimons inutile d'insister sur l'utilisation de cet instrument, ou encore de la *balance d'induction* de Hughes, de l'*appareil Trouvé;* la *radiographie* les a rendus inutiles.

Lorsque le chirurgien, après avoir pris connaissance de la position radiographique du projectile, détermine la région crânienne qui lui livrera passage; puis, le malade endormi et en position convenable, le compas repère est placé sur la tête du sujet, les trois branches du trépied venant prendre appui aux points exacts marqués par le tatouage; la tige indique exactement la direction à suivre; la distance qui sépare la pointe de cette tige de la bague de butée montre à quelle profondeur il est nécessaire de pénétrer (fig. 150).

Connaissant ainsi: 1° le point d'entrée choisi dans le crâne; 2° la longueur et la direction du trajet à parcourir sur le cerveau, le chirurgien est littéralement guidé par la tige indicatrice du commencement à la fin de son intervention.

Sans doute radiographier un crâne quelques heures au plus après l'accident est souvent possible pour les blessures de la pratique civile. Mais alors l'on est en droit de se demander si l'opération radiographique, par les deux manipulations qu'elle exige, n'est pas susceptible d'être nuisible. D'une manière générale nous ne le croyons pas, sans méconnaître que les résultats obtenus parfois seront sans valeur, du fait du blessé, si on n'a pu obtenir une immobilité suffisante. Tout en préconisant l'examen aussi primitif que possible, afin que le chirurgien en une seule séance désinfecte et simplifie la lésion, nous remarquerons que le plus souvent jusqu'ici les chirurgiens ont recouru plus ou moins tardivement à la radiographie.

Un premier point à signaler c'est que toute recherche du projectile est fautive, s'il n'a pas fourni son image : la clinique,

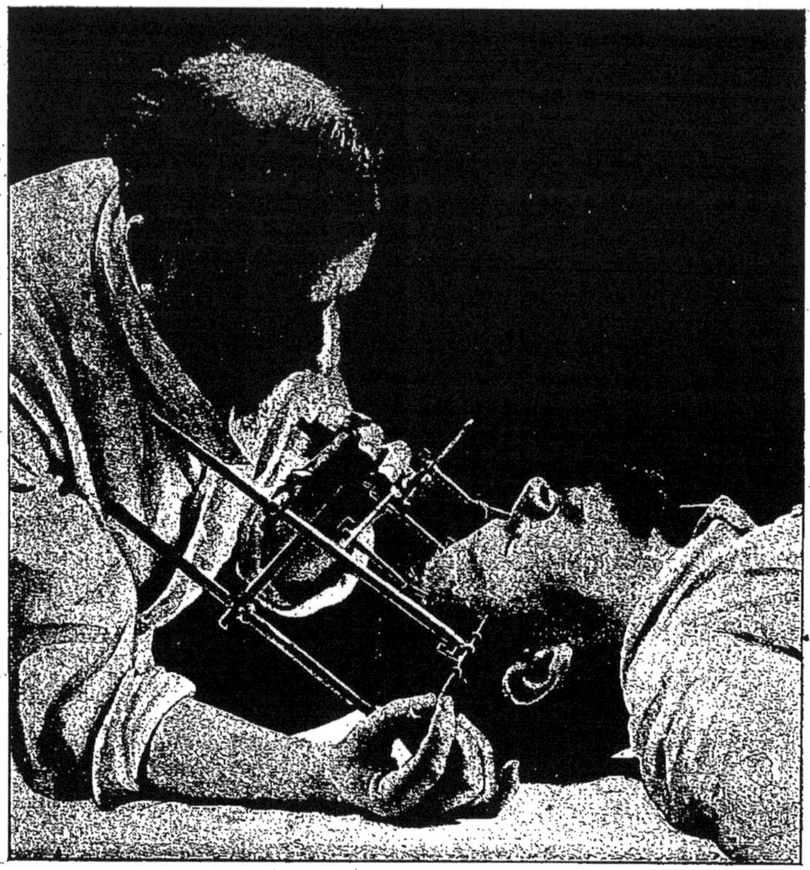

Fig. 150. — Appareil de Contremoulins.

quelque précis que soient les renseignements qu'elle fournit, ne saurait suffire :

Observation. — G. Fowler [1].

Un homme, en novembre 1891, reçoit une balle qui lui fracture le malaire droit, pas de perte de connaissance; mais, comme la respiration devient de plus en plus pénible, on pratique la trachéotomie et de la trachée on enlève deux grosses molaires.

1. G. Fowler, *Fifth annual proceedings of the Ass. of milit. Surg. of the Cin Sbr.*, mars 1875.

Trois jours plus tard : hémiplégie gauche, stupeur, diplopie, paralysie faciale gauche ; l'on suppose le projectile logé près de la capsule interne.

Six mois plus tard l'on note encore les mêmes paralysies et de plus la perte du goût, Newton estime que le projectile a sectionné les deux troncs des 6e et 7e paire, puis est allé se loger dans l'encéphale produisant de l'hémiplégie par compression.

En 1894 surviennent des convulsions débutant par le bras gauche, et l'on pratique dans la zone rolandique une trépanation qui permet d'ouvrir un kyste rempli de liquide clair, mais sans montrer de vestige du projectile... Vingt-huit heures après l'opération, la paralysie a diminué dans la main gauche, le goût est revenu. Le 9e jour le blessé meurt de méningo-encéphalite et l'autopsie démontre que *la balle n'avait pas pénétré dans le crâne.*

L'examen radiographique loin de conduire à l'extraction dans certains cas détournera de l'entreprendre. La pratique de Küttner au cours de la guerre gréco-turque en fournit un exemple.

Observation. — Kuttner[1].

Un fantassin turc avait été blessé à Domokos par une balle de fusil entrée au-dessus de l'angle interne de l'œil. Perte de connaissance immédiate. Au réveil : hémiplégie. Quarante-cinq jours après : température normale, céphalalgie modérée, étourdissements, hémiplégie droite avec intégrité du facial et de l'hypoglosse, parole normale, légère diminution des réflexes : sensibilité, mictions et défécations normales ; pas de troubles visuels ; l'intelligence est altérée pour la mémoire des faits récents.

La radiographie fit constater qu'il se trouvait deux parcelles de la balle au-dessous de la voûte orbitaire et qu'en outre dans la fosse cérébrale postérieure, en arrière du rocher, siégeait la balle elle-même la base tournée vers l'occiput.

Le résultat de cette épreuve fut qu'on renonça à toute intervention, l'extraction de la balle n'aurait pas en effet amendé les désordres fonctionnels présentés par le blessé. De même ont agi Brissaud et Londe[2] lorsqu'ils eurent constaté, grâce à la radiographie que chez leur patient l'hémiplégie persistante n'était pas d'origine corticale, mais bien d'origine capsulaire et provoquée par l'interruption des fibres nerveuses que le passage du projectile avait sectionnées. Pour une raison analogue Eulenburg[3]

1. Küttner, *Beitr. z. klin. Chir.*, XX, 1898, p. 193.
2. Brissaud et Londe, *Bulletin de l'Acad. des Sciences*, 8 juin 1896.
3. Eulenburg, *Deutsche med. Wochensch.*, n° 33, 1896.

s'abstint dans un cas. D'autres fois enfin l'abstention fut décidée en raison des troubles mentaux présentés par le blessé (Nélaton[1]).

Des faits précédents nous devons conclure que les chirurgiens se sont abstenus d'intervenir, parce que l'extraction de la balle n'eût provoqué aucune amélioration des troubles fonctionnels présentés par leurs blessés, autrement dire parce que la radiographie ne décelait aucun rapport entre le siège actuel du projectile et les symptômes cliniques de la lésion de l'encéphale. Or, en parcourant les observations d'extraction de balles et aussi d'esquilles, l'on est de suite frappé du fait que ce sont surtout les extractions de corps étrangers superficiellement situés qui amènent des changements immédiats dans le tableau clinique, que l'extraction soit précoce ou tardive. Cette donnée est d'autant plus intéressante que, en pareil cas, l'intervention chirurgicale, guidée par la radiographie, ne comporte pas de dilacérations nerveuses importantes.

Quant aux projectiles situés dans la profondeur même de la masse cérébrale, il faut reconnaître que de règle il ne traduisent leur présence par aucun désordre spécial, sauf peut-être dans certains cas par de la céphalée. En réalité la seule raison d'intervenir que l'on doive invoquer, c'est la possibilité de la venue plus ou moins précoce d'accidents infectieux, accidents à l'abri desquels ne saurait mettre, il est vrai, d'une façon absolue l'enlèvement du corps étranger. Cependant cette pratique est incontestablement légitime, sous la réserve toutefois que l'acte chirurgical ne provoque pas par lui même dans le tissu nerveux des désordres immédiats ou des cicatrices ultérieures.

Sur ce point malheureusement nous ne sommes pas suffisamment renseignés. Les observations publiées trop souvent se bornent à noter les résultats primitifs et l'opéré est perdu de vue. Bien ancienne est la statistique de Hühne[2] qui, en 1892, réunissant soixante observations de projectiles logés dans le crâne, relève une mortalité de 59, 5 pour 100 dans les 36 cas où le corps étranger fut abandonné à lui-même, tandis que la mortalité ne fut que de 16, 33 pour 100 dans 24 cas traités par l'extraction. Du reste les faits de coups de feu du cerveau offrent tellement de dissemblances que l'interprétation des résultats ne saurait découler de leur simple numération.

1. Nélaton, *Société de chirurgie*.
2. Hühne, *University med. Magazin*, mai 1892.

Dans son travail de 1900 notre ami Laval[1] relate huit interventions pour projectiles intracérébraux avec cinq succès en tant qu'extraction du projectile.

Les balles siégeaient dans le lobe frontal (Le Dentu et Remy[2], Remy[3]), le lobe temporal (Tuffier[4], Braatz[5], Reynier[6]) et sur le corps calleux (Barker[7]).

Dans un cas, Reynier échoua chez un jeune homme de 18 ans qui s'était tiré un coup de pistolet Flobert dans la tempe droite. L'appareil de Contremoulins localisait la balle à la partie moyenne de l'hémisphère gauche à 7 centimètres de profondeur. Aidé du compas indicateur, le chirurgien trépane la fosse temporale gauche treize jours après l'accident, il sent le projectile au point répéré, mais tous les efforts faits pour le saisir restèrent infructueux, il glissa dans le ventricule latéral où il fut abandonné.

Parmi les cinq autres observations, celle de Remy fut marquée par une hémorragie énorme qu'arrêta le tamponnement, mais pendant dix jours il persista un abondant écoulement de liquide céphalo-rachidien avec troubles nerveux assez accusés. La balle était en plein lobe frontal dont elle fut retirée et le blessé guérit.

La thèse de Galès[8] nous a fournit huit autres observations de même nature.

Delens et Peyrot[9], balle logée dans la partie postérieure du lobe occipital; — Julliard[10], balle entrée par l'apophyse orbitaire du frontal gauche et logée à un centimètre au-dessous de l'écorce cérébrale à droite; — Lewschin[11], balle entrée au front et arrêtée dans le lobe occipital droit à deux centimètres et demi de sa face inférieure; — Lucas[12], balle entrée à la partie supérieure droite de l'occipital, divisée en deux fragments dont un reste au niveau de la plaie osseuse et l'autre

6. Laval, La radiographie appliquée aux projectiles logés dans la tête. *Gazette hebdom. de méd. et de chir.*, 3 juin 1900, p. 517.
2. Le Dentu et Rémy, *Bulletin de l'Acad. de méd.*, 23 novembre 1897.
3. Ch. Rémy, *Bulletin de l'Acad. de méd.*, décembre 1897.
4. Tuffier, *Presse médicale*, 20 décembre 1899.
5. Braatz, *Centralbl. f. Chirurg.*, 8 janvier 1898.
6. Reynier, *Société de chirurgie.*
7. Barker, *Arch. f. clin. Chirurg.*, 1899, p. 220.
8. Galès, Contribution à l'étude de la radiographie appliquée aux projectiles logés dans la tête. *Thèse*, Paris, 1901.
9. Delens et Peyrot, *Société de chir.*, 7 novembre 1900.
10. Julliard, *Revue méd. de la Suisse romande*, 1899, p. 8.
11. Lewschin, *Centralbl. f. Chirurg.*, 25 août 1900.
12. Lucas, *British med. Journal*, 1899.

logé près du vertex; — Malapert, Mauclaire et Contremoulins[1], balle entrée dans la région temporale droite et arrêtée au milieu de l'extrémité postérieure de la 2e circonvolution frontale gauche à deux ou trois centimètres de la paroi crânienne; — Mondot[2], la situation intra-cérébrale du projectile dans la région temporale droite n'est pas précisée; — Péraire[3], même remarque; — Voisin et Monod[4]: balle dans la partie gauche du centre ovale à quatre centimètres dans la profondeur de la 3e circonvolution frontale gauche à la partie la plus postérieure et au tiers inférieur de la frontale ascendante.

Si nous nous limitons à ces faits c'est que la localisation du corps étranger dans l'intérieur du cerveau y a été faite avec une précision suffisante pour permettre au chirurgien de l'enlever en produisant le minimum de dégâts. Or, il faut bien le reconnaître, l'utilité de l'acte opératoire, n'y est pas établie d'une façon indiscutable, aussi nous demandons à l'avenir de nous révéler:

1° Si le séjour des balles dans la profondeur du cerveau entraîne des accidents qui nécessitent de poser leur extraction comme une règle générale.

2° Si cette extraction par elle-même ne comporte aucun risque de trouble fontionnel;

Sur ce dernier point seule l'observation suivante de Barker et Chipault nous renseigne quelque peu et nous regrettons que notre distingué confrère n'exprime pas d'une façon plus explicite son jugement sur la question. Nous y relevons cette particularité que, bien que située profondément entre les deux hémisphères sur le corps calleux, la balle à vrai dire n'était pas intracérébrale au sens propre du mot, et par suite le chirurgien n'a pas eu à dilacérer le tissu nerveux pour la saisir et l'extraire. La pathogénie des accidents fonctionnels observés après l'acte chirurgical reste par là même obscure.

Observation. — Barker[5] et Chipault.

20 *novembre* 1898. — Un Russe âgé de 29 ans, se tire deux coups de revolver de petit calibre, 7 millimètres (poids de la balle 3 grammes), dans la bouche, et va à pied au poste de police, la connaissance est

1. Malapert, Mauclaire et Contremoulins, *Société de chir.*, 9 janvier 1901, p. 20.
2. Mondot, *Congrès français de chir.*, 1899.
3. Peraire, *Société anatom.*, 22 février 1901, p. 132.
4. Voisin et Monod, *Société méd.* Paris, 23 avril 1898, in *France méd.*, 1898, p. 289.
5. E. Barker, Revolverschuss in den Mund. *Arch. f. klin. Chir.*, 1899, t. LIX, p. 220.

complète, épistaxis violente par la narine droite, tamponnement, douleur insignifiante dans la moitié droite de la tête, pupilles égales, pas de paralysie, sauf faiblesse de la paupière droite qui était ecchymosée. Dans le palais osseux, à 5 centimètres des incisives et un peu à droite, trou rond.

Au 5e jour, X... paraissait tout à fait gai, un peu de mal de tête dans la tempe droite. P. R. T., presque normaux.

6 *décembre*. — Soit 18 jours après la blessure X... commence à vomir.

16 *décembre* (28e jour). — On remarque pour la première fois une paralysie de la jambe et du bras gauches.

19 *décembre*. — La paralysie est complète.

Au 32e jour, la parésie de la jambe gauche empêche la station et la marche, le bras gauche sans force ne peut être détaché du plan du lit. Les pupilles petites, égales, réagissant bien. Dans l'OD papilles tuméfiées avec hémorragie, peu de chose à gauche. Réflexe du genou un peu exagéré des deux côtés, on relève aussi le clonus du pied gauche. Aucun trouble intellectuel. Les vomissements persistent jusqu'au 41e jour.

La T. s'élève à 38° jusqu'au 66e jour, l'état s'améliore, pas de convulsions; T. redevient normale; la céphalalgie diminue ainsi que l'hémiplégie gauche qui permet la station et la marche.

Surtout intéressante est la diminution de la saillie papillaire.

La *radiographie* montre une *balle dans le milieu du cerveau sur le corps calleux* : *une autre enclavée dans le sphénoïde.*

La première, d'après les recherches sur le cadavre et la mensuration de la radiographie, doit se trouver à mi-distance de l'angle nasal et de la protubérance occipitale externe à 4cm,5 environ de profondeur sous le vertex ; l'auteur croit qu'elle a dû aller heurter contre la voûte, puis retomber dans la grande scissure interhémisphérique.

Le blessé rapporte qu'après le premier coup de feu il ressentit un coup sur le vertex.

Le 25 *janvier*. — 66e jour après la blessure, à 10 heures du soir, étant au lit, le blessé eut une attaque épileptique qui dura environ 5 minutes et parut intéresser également les deux côtés du corps, les membres, pas le visage ; elle fut précédée d'une sensation de froid et d'un frisson. Avant la perte de connaissance le blessé éprouva une grande angoisse, T. 38°,2.

A l'arrivée du médecin le patient est couché sur le côté droit, respiration stertoreuse, pupilles également dilatées, un peu d'écume sanglante sur les lèvres, fournie par une blessure sur le côté gauche de la langue ; réflexe du genou exagéré à G., normal à D.

26 *janvier*. — Se trouve bien, T. m. 37°,6, s. 38°,2.

27 *janvier*. — 68e jour, à 2 heures du matin et à 3 h. 15 de l'après-midi, 2e et 3e attaques de même durée et précédées d'un frisson, convulsions beaucoup plus accentuées dans le bras gauche.

28 *janvier*. — A nouveau convulsions qui permettent de constater le début des mouvements dans le bras gauche, puis extension à la jambe

gauche ; les membres droits se meuvent en même temps, mais moins ; la tête, comme les yeux, est tournée à droite; perte de connaissance.

Opération. — Large crâniectomie temporaire sur la voûte, ouverture à droite de la dure-mère, grande tendance à la hernie pendant les efforts de respiration et de mouvement.

« J'introduis, écrit Barker, une sonde le long de la fente du cerveau vers le point où je supposais être la balle et tombai sur elle, mais toutes les tentatives pour la saisir restèrent infructueuses; elles furent gênées par la tendance à la hernie cérébrale sous l'influence des tendances aux vomissements et causèrent une perte de substance nerveuse. Enfin *le petit doigt fut introduit entre la faux et l'hémisphère et sans aucune peine la balle fut saisie avec une pince.*

« Je craignais de me servir du doigt à la vue de la forte saillie des circonvolutions mises à nu ».

La perte de sang fut minime, on ne constata pas d'apparence d'exsudat; la plaie fut fermée sans drainage. Guérison par première intention. Le soir de l'opération le patient a toute sa conscience, mais jusqu'au milieu du lendemain perte complète de sensibilité et du mouvement à gauche, sauf le visage ; au 3e jour la sensibilité revient, mais pas de localisation de piqûre d'épingles.

Le lendemain de l'opération les fléchisseurs et les extenseurs des doigts gauches commencent à se mouvoir un peu, surtout ceux du pouce et de l'index. Un peu de force aussi dans le poignet, tandis que la jambe reste tout à fait sans mouvement. La sensibilité de la moitié gauche du tronc et de la jambe est incomplète. Si le membre supérieur gauche est posé sur la poitrine, alors le patient sent chaque attouchement de la moitié externe du dos de la main sur la peau de la poitrine. La sensibilité tactile de la moitié externe du dos de la main est presque normale. Si l'on pique avec une aiguille le côté gauche du tronc, le patient la reporte à droite. Au genou gauche le patient ne sent rien. On constate des troubles de la sensibilité au froid et au chaud du côté gauche ; état normal à droite ; le sens musculaire perdu aussi à gauche.

4 à 5 vomissements, pas de convulsions.

3e *jour* de l'opération : état général excellent, la jambe gauche commence à se mouvoir, les troubles de sensibilité moins prononcés, la langue un peu tirée à droite, la pupille gauche plus dilatée que la droite.

5e *jour.* — Le progrès continue ; sensibilité presque, sinon tout à fait normale ; sens musculaire absent à gauche.

9e *jour.* — Les muscles de la moitié gauche du tronc sont moins forts que ceux de droite.

8 *février* (15e jour). — X... se plaint d'un peu de douleur à la face interne du genou gauche, dans l'épaule et le coude du même côté.

Au 19e *jour* le patient accuse avoir éprouvé à 6 heures du matin quelques petites contractions dans le bras gauche pendant une demi-minute; il croit se rappeler avoir senti la semaine précédente quelques petites secousses dans les muscles du mollet gauche. Les douleurs précédentes persistent lors des mouvements ; la névrite optique est presque disparue.

Au 20e *jour*, pour la première fois supination de l'avant-bras et un peu plus tard flexion du couche.

Au 24e *jour*, le goût est presque normal, la localisation toujours troublée, pas de douleur dans les membres, mais un peu d'engourdissement; X... ne peut encore mouvoir l'épaule gauche, ni étendre le coude, cette extension a lieu le 28e jour et les mouvements de l'épaule commencent le 32e.

L'amélioration se poursuit et fin mars X... peut marcher dans la salle ; il persiste encore de la faiblesse du côté gauche, les orteils gauches ne se meuvent pas ; aucun trouble intellectuel ; pas de troubles importants de la vue.

Le 15 mai 1899 le blessé va bien ; la jambe gauche est encore un peu engourdie.

Chipault[1] écrit à propos du même blessé :

Il y a onze mois, le 20 novembre 1898, disais-je en présentant le malade à la Société de neurologie en novembre 1899, le malade que voici se tira dans la bouche deux balles de revolver de petit calibre : des radiographies furent faites et démontrèrent que l'une des balles se trouvait dans le sphénoïde, l'autre au-dessus du corps calleux, entre la face interne des deux hémisphères. Il n'y eut pas d'accidents immédiats, mais en janvier survinrent de légers symptômes d'hémiplégie gauche, ainsi que quelques crises d'épilepsie jacksonnienne à début par le bras gauche qui décidèrent Barker, de Londres, qui traitait alors le blessé, à extraire la balle située au-dessus du corps calleux le 26 janvier. Cette intervention fut suivie d'une hémiplégie gauche avec atteinte seulement légère de la face, hémiplégie qui était en voie d'amélioration lorsque le 19 octobre dernier (1899), elle devint totale et presque complète avec œdème trophique de la main en même temps que survinrent des crises d'épilepsie généralisée à début par le bras gauche, se répétant tous les quarts d'heure jour et nuit. Le malade fut alors vu par MM. Brissaud et Tollemer qui me l'adressèrent. Il y avait 65 heures que ses crises duraient (il en avait eu dans ce laps de temps plus de 250), l'hémiplégie était complète, l'hébétude profonde, la température à 38°,2 lorsque j'intervins le 22 octobre au matin. Après résection crânienne, je libérai des adhérences œdémateuses interhémisphériques jusqu'au corps calleux, et, pour éviter l'épanchement de sang osseux à la surface du cortex, rabattis la dure-mère tout autour de l'orifice et la suturai au périoste. Dans les premières vingt-quatre heures qui suivirent, il n'y eut que neuf crises : depuis il n'y en eut plus aucune. La température, dès le lendemain, était redevenue normale et l'œdème trophique avait disparu. L'hémiplégie elle-même s'est dissipée en huit

1. A. Chipault, *L'état actuel de la chirurgie nerveuse*, 1902, t. I, p. 168.

jours ; dès le deuxième jour du côté de la langue, le troisième, le quatrième et le cinquième du côté de la face et du bras, enfin du côté de la jambe. La marche n'est plus gênée que par des rétractions tendineuses, de la trépidation épileptoïde et de l'atrophie, tous symptômes d'origine pyramidale qui existaient avant la période critique que vient de traverser le malade.

Ce résultat si remarquable ne s'est malheureusement pas maintenu et au bout de trois mois les crises ont reparu.

Comme autre exemple d'extraction du projectile suivie de désordres nerveux heureusement amendés, nous citerons le fait suivant d'hémianopie.

OBSERVATION. — HENSCHEN [1].

Un homme âgé de 33 ans, le 12 août 1895, reçoit dans l'œil gauche

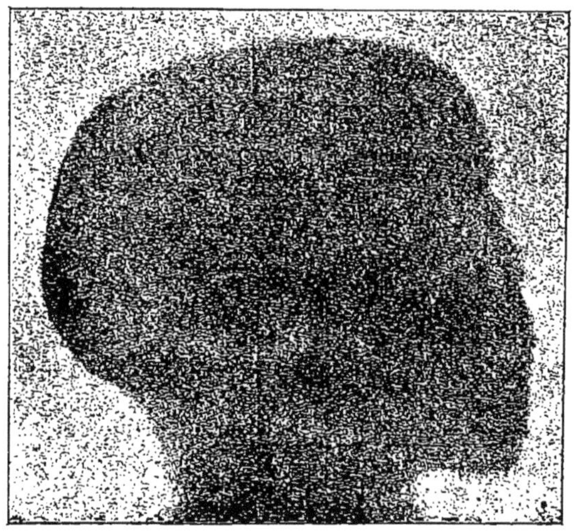

FIG. 151. — Radiographie (Henschen).

une balle de revolver et reste sans connaissance pendant trois semaines.

Revenu à lui, il ne peut ni parler ni comprendre ce qu'on lui dit, il est paralysé du côté gauche. Progressivement la compréhension et la parole revinrent, l'état du blessé s'améliora jusqu'en août 1896, époque où apparut une douleur dans le côté gauche de l'occiput pour laquelle il consulta.

Le 6 *septembre* 1896, légère aphasie sensorielle et motrice, difficulté de la lecture et de l'écriture spontanée. L'odorat est complètement perdu, mais la mémoire des odeurs est bonne.

1. Henschen, *Vortrag auf dem XII mediz. Kongresse in Moskau.*

L'œil gauche a été énucléé. Le champ visuel de l'œil droit est normal, mais il existe une légère diminution de l'acuité visuelle dans le quadrant inférieur gauche ; la réaction pupillaire est normale ainsi que les 3e, 4e et 6e paires.

La sensibilité du côté gauche de la face dans tous ses modes est diminuée. Parésie de la moitié gauche de la face. Des deux côtés l'ouïe est bonne. Le goût est subjectivement diminué mais pas objectivement, c'est plutôt une conséquence du trouble de l'odorat.

10e paire normale ; 11e, l'épaule gauche est abaissée ; 12e, la langue est déviée à gauche.

Du côté des nerfs spinaux : la sensibilité dans tous ses modes, sauf

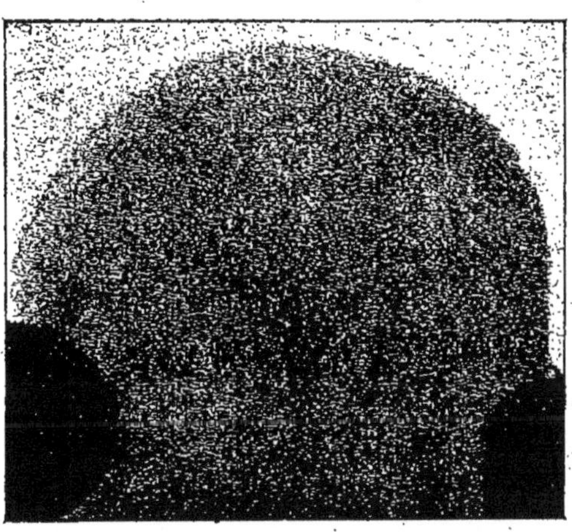

Fig. 152. — Radiographie (Henschen).

la sensibilité musculaire, est diminuée d'une façon appréciable. Il existe une hémiplégie gauche. Les réflexes tendineux sont exagérés à gauche ; on trouve des troubles trophiques et vaso-moteurs du côté gauche comme chez les hémiplégiques.

Le 15 *janvier* 1897, les douleurs de tête sont devenues plus violentes ; l'aphasie et les troubles de la sensibilité et de la motilité se sont un peu améliorés.

La balle ayant été repérée, Lennander taille un lambeau à la Wagner, au-dessous la dure-mère adhère à la pie-mère, la coloration des circonvolutions est plus foncée, le cerveau un peu moins élastique et à 1 centimètre de profondeur l'aiguille sent la balle qui, encapsulée, est extraite sans difficulté. Elle se trouvait à 4cm,5 à droite de la ligne médiane correspondant à la 2e circonvolution occipitale, à la limite de la circonvolution angulaire, un peu plus haut que la scissure calcarine.

La plaie opératoire guérit en 11 jours.

L'opération eut pour effet de provoquer une hémianopie gauche avec zone aveugle périphérique de la moitié droite, trouble fonctionnel dont on peut suivre la rapide régression sur les champs visuels relevés les 3, 4, 9, 11 et 17 février 1897.

Nous ne rappelerons pas les observations déjà citées de *recherches infructueuses* d'une balle logée dans la profondeur de l'encé-

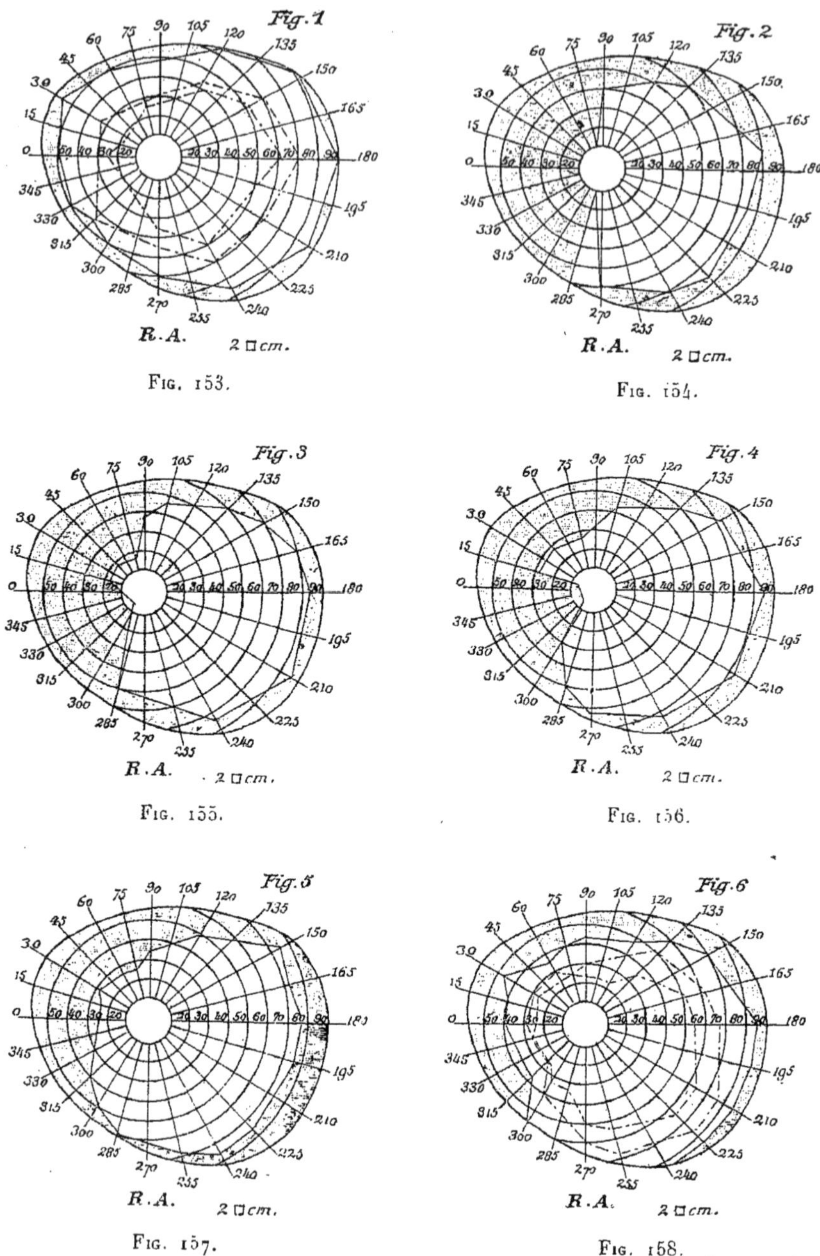

Fig. 153. Fig. 154.

Fig. 155. Fig. 156.

Fig. 157. Fig. 158.

phale; pas plus que certains faits de projectiles qui saisis sont allés *se perdre* dans les cavités ventriculaires. Un chirurgien prévenu et guidé (fig. 150) par l'aiguille de l'appareil de Contremoulins a toutes les chances pour éviter pareils accidents. Il en est un toutefois auquel il doit prendre garde, c'est le *déplacement* possible du corps étranger par le martèlement de la voûte crânienne, lors de la taille du lambeau osseux dans la crâniectomie.

Observation. — Calegari [1].

Calegari a pratiqué une crâniectomie à la Wagner pour extraire un projectile qui, logé dans le crâne avait provoqué de l'aphasie et des douleurs continuelles dans la région temporale. D'après la radiographie il se trouvait placé à 15cm,7 de la glabelle, à 8cm,3 de l'angle de la suture lambdoïde et à une profondeur d'environ 2 centimètres sous le cuir chevelu. La balle ne fut pas trouvée au point indiqué ; mais un nouvel examen la montra déplacée de 3 centimètres en bas et de 4 centimètres en arrière ; elle reposait sur la tente du cervelet.

Des observations de projectiles logés en plein tissu nerveux il convient de rapprocher, au point de vue chirurgical, ceux qui sont venus s'arrêter entre la face inférieure du cerveau et la base crânienne. Après ce que nous avons dit à propos du fait de Barker et Chipault, nous n'insisterons pas sur l'extraction des balles arrêtées dans la commissure interhémisphérique.

De plus nous sommes maintenant en mesure d'éliminer de notre sujet les projectiles logés dans l'épaisseur même des os de la base. La radiographie actuellement donne en effet des images plus précises que celles obtenues à son début par Remy et Contremoulins chez un de leurs premiers blessés.

La pose avait duré huit heures, et le projectile, qui sur l'épreuve semblait reposer dans la fosse orbitaire entre le cerveau et le nerf optique, lors de l'intervention se trouva en dehors de la cavité crânienne, séparé du cerveau par le nerf optique et le paquet vasculo-nerveux de la fente sphénoïdale. Cette erreur toutefois mérite encore d'attirer l'attention, car sera-t-il toujours possible de spécifier si le projectile est logé entre la dure-mère et le cerveau c'est-à-dire facile à extraire une fois saisi ou s'il est solidement enclavé dans le squelette ?

Nous ne croyons pas devoir discuter ici les voies d'approche pour saisir une balle arrêtée contre l'apophyse crita galli (Doyen), sur une bosse orbitaire (Tuffier). Eviter l'ouverture du sinus

1. Calegari, *Giorn. med. del reg. exercito*, 31 juillet 1901, p. 681.

frontal et passer par l'extrémité antérieure de la fosse temporale après avoir rabattu un volet convenable, nous semble le procédé de choix. De même c'est encore après crâniectomie latérale que le chirurgien explorera le plancher de la fosse sphénoïdale. Les difficultés que présentent l'abord du ganglion de Gasser sont assez connues pour établir qu'il ne s'agit pas d'une intervention toujours simple.

Traitement des accidents infectieux.

Un chapitre sur le *traitement général* applicable à un blessé porteur d'une *plaie infectée* du crâne et de l'encéphale à notre époque semble être un hors-d'œuvre. Nous n'en sommes pas encore revenus de la condamnation portée contre les pratiques anciennes, et cependant le chirurgien n'est plus hypnotisé par la seule crainte de l'ensemencement microbien, il sait quelle est l'importance du *terrain*. Le rendre stérile serait un résultat aussi idéal que d'y détruire les germes ensemencés ou en voie de développement. Si l'avenir nous réserve la réalisation de ces desiderata, au passé nous devons demander compte de sa conduite chirurgicale pour la connaître, sinon pour l'imiter.

Legouest[1] dans le cas où la blessure est enflammée, où elle devient le siège d'une hernie cérébrale, conseille, en sus des fomentations émollientes locales, de pratiquer une saignée du bras, qu'on fait suivre d'une application de sangsues à la région mastoïdienne, puis de provoquer quelques évacuations alvines par un lavement légèrement purgatif.

Contre l'encéphalite, notre maître formule ainsi le traitement adopté par les chirurgiens en Angleterre et en France.

« Les chirurgiens anglais, d'après les préceptes de Guthrie, ont presque exclusivement recours aux saignées générales qu'ils mettent libéralement en usage. Ils pratiquent la saignée du bras, le sujet étant debout ou assis, si cela est possible, afin d'amener plus facilement la syncope, et ils la renouvellent aussi souvent que les accidents reparaissent et aussi longtemps qu'ils persistent. Deux, trois, quatre, cinq saignées et plus, de 300 à 400 grammes chacunes, pratiquées dans les vingt-quatre heures et continuées les jours suivants, en nombre et en abondance selon

1. Legouest, *Traité de chirurgie d'armée*, 2e édit., 1872, p. 238.

les indications, ont donné des résultats satisfaisants et amené des guérisons.

« En France on insiste beaucoup moins sur la saignée générale, et on emploie de préférence les évacuations sanguines locales d'après la méthode de Gama. Des sangsues sont appliquées en permanence au-dessous des apophyses mastoïdes, de manière à provoquer un écoulement de sang continu : dès que les sangsues appliquées tout d'abord se détachent ou que les piqûres qu'elles ont faites ne saignent plus, elles sont remplacées par d'autres. Le nombre des sangsues doit être diminué ou augmenté, suivant les indications fournies par la marche des accidents : dix, vingt, trente, quarante piqûres de sangsues doivent être maintenues béantes et saignantes autour de la base du crâne ou sur le trajet des jugulaires, aussi longtemps que la maladie résiste, c'est-à-dire pendant une période de trois à quinze jours environ. Lorsque le front a perdu sa chaleur, que la physionomie est redevenue calme et tranquille, le sommeil paisible et l'intelligence lucide, l'écoulement de sang est graduellement modéré et suspendu. Des boissons délayantes, des applications froides sur la tête, des sinapismes ou des vésicatoires promenés sur les extrémités, la privation d'aliments et le repos absolu complètent le traitement.

« Le calomel administré à dose altérante, le tartre stibié donné selon la méthode rasorienne, les révulsifs sur le tube intestinal, sont prescrits par un grand nombre de chirurgiens, comme adjuvants du traitement par les évacuations sanguines. L'émétique à haute dose, par l'action sédative qu'il exerce sur la circulation, continue avantageusement l'effet des évacuations sanguines devenues impossibles. »

On ne peut manquer d'être frappé par le contraste que présente cette activité thérapeutique et notre abstention à peu près complète. Des recherches actuellement en cours sur les modifications présentées par les éléments figurés du sang au cours des infections, comme aussi sur celles qu'y provoquent les divers sérums autorisent à croire que cette fois encore nos devanciers avaient tout au moins eu l'intuition du but à atteindre. Saurons-nous trouver les moyens d'y parvenir ?

A défaut d'un traitement général nous n'avons même pas à proprement parler un traitement local efficace à opposer à l'invasion microbienne. Les chirurgiens n'ont pas encore tenté contre la méningo-encéphalite traumatique le procédé de la méthode antiseptique préconisé dans le cas de péritonite : l'*ouverture large de la séreuse et sa toilette*. Les larges crâniectomies, actuellement acceptées par beaucoup, cependant auraient dû, semble-t-il, pousser dans cette voie. S'il n'en a rien été, il convient peut-être d'en chercher la raison, en dehors même de la gravité possible de l'intervention, dans l'échec habituel des tentatives de désinfection secondaire du péritoine où l'action chirurgicale trouve un accès relativement commode.

D'autre part nous ne possédons pas d'agent susceptible de diffuser dans le liquide qui baigne l'encéphale et ses enveloppes pour le rendre stérile devant l'ensemencement des bacilles de la suppuration. Enfin, nous ne constatons pas que la désinfection du milieu nerveux encéphalique soit provoquée par l'écoulement du liquide céphalo-rachidien ; le *lavage* ainsi obtenu, si tant est que le mot lavage soit de mise ici, reste insuffisant.

La vulgarisation de la *ponction lombaire* avait pu à ce propos, faire naître quelques espérances; jusqu'ici elle ne s'est montrée que d'une efficacité bien restreinte. Graff[1] cependant, dans un cas de coup de feu du cerveau avec phénomènes de compression cérébrale, a répété à plusieurs reprises cette ponction lombaire qui aurait été utile en diminuant l'œdème collatéral au niveau de la lésion encéphalique. Peut-être cette même action trouverait-elle son utilité en cas d'inflammation encéphalique avec accidents de compression.

La pratique médicale incite encore à attribuer à la ponction lombaire en sus de cette influence thérapeuthique une certaine importance *diagnostique*. L'examen du liquide extrait devrait renseigner sur l'*état d'infection* du contenu crânien. Bien qu'ayant trait à un accident de la pratique civile le fait suivant est assez suggestif.

Observation. — Tuffier et Milian[2].

Chez un blessé, atteint de fracture du crâne par accident d'automobile, macroscopiquement au 5e jour le liquide céphalo-rachidien était rouge, au 6e couleur chair, au 10e jaune verdâtre, ce qui permettait d'affirmer la résorption progressive de l'« ecchymose céphalo-rachidienne ».

Microscopiquement et par numération des éléments cellulaires on constatait de même cette résorption progressive du sang épanché, au

1. Graff, *Beiträge z. klin. Chir.*, t. XXII, f. 2.
2. Tuffier et Milian, *Bull. et Mém. de la Soc. anat.*, juin 1901, p. 431.

8e jour le nombre des hématies était de 9 587 par millimètre cube et celui des leucocytes était dans la proportion habituelle des éléments figurés du sang, ce qui montrait qu'il n'y avait *pas trace d'infection*. Au 10e jour le nombre des hématies n'était plus que de 192 par millimètre cube, celui des leucocytes.

L'*ensemencement* du liquide céphalo-rachidien à chaque ponction nous a permis d'affirmer ce que la formule leucocytaire faisait prévoir, à savoir l'absence d'infection du liquide.

En regard de cette observation qui mérite l'attention, nous devons en placer une qui malheureusement établit que la ponction lombaire est infidèle en tant que moyen de diagnostic de l'infection, tout au moins si l'on ne pratique pas l'ensemencement du liquide extrait et que l'on se borne à en constater l'aspect normal.

OBSERVATION. — GÉRARD-MARCHANT [1].

Une femme âgée de 28 ans, le 7 décembre 1901, se tire dans la nuit une balle de revolver au niveau de la tempe droite. Perte de connaissance, légère hémorragie et issue de matière cérébrale par la plaie. — Sous anesthésie, débridement de la plaie, la substance cérébrale bat, pas trace de la balle. Drainage.

Les jours suivants l'état devient plus satisfaisant. La température, d'abord à 39°, retombe à la normale.

Le 14 *décembre, sept jours après l'accident,* on pratique une *ponction lombaire* qui donne trois tubes de liquide céphalo-rachidien transparent *citrin* : les trois échantillons sont identiques.

La situation fut bonne jusqu'au 17 *décembre*. A cette date la température remonte brusquement à 40°,3 avec des périodes d'agitation violente alternant avec des périodes de coma. Mort le 18 dans le coma.

A l'autopsie, hémisphère cérébral droit normal ; le gauche très congestionné, diffluent, sa surface est parcourue par des traînées de pus jaune vert.

Le projectile, entré par la région temporale droite, a traversé de part en part les lobes frontaux droit et gauche près de leur face inférieure, se dirigeant de droite à gauche, un peu de bas en haut et d'avant en arrière.

Arrivée sur la face endocrânienne du temporal gauche, la balle a ricoché sur l'os, se dirigeant en arrière, et est rentrée dans l'hémisphère gauche. Elle y a décrit un second trajet curviligne à concavité dirigée à gauche, oblique en bas et en arrière. On trouve enfin le projectile très déformé à la surface du lobe occipital gauche. La continuité des deux trajets était établie par une déchirure ovalaire de la dure-mère.

Les autres parties du cerveau sont saines, les ventricules n'ont pas été touchés par la balle et ne renferment pas de sang.

1. Gérard-Marchant, *Société de chir.*, 12 février 1902, p. 188.

Ce fait établit que, malgré une importante lésion cérébrale, il n'y a pas eu mélange de sang au liquide céphalo-rachidien et que ce dernier est resté clair malgré la méningite. Il est fâcheux que l'ensemencement du liquide extrait n'ait pas été fait.

Contre la *lésion infectieuse* apparente au niveau de la solution de continuité du crâne, le chirurgien est encore bien désarmé. S'il s'agit d'une *hernie* de matière cérébrale ramollie, suppurante, un simple pansement protecteur est de mise; il est en effet nuisible de comprimer pareille tuméfaction qui a perdu droit de domicile dans le crâne. L'exciser serait s'exposer, sinon à une hémorragie peut-être abondante, tout au moins à la reproduction de la hernie. Or l'on n'oubliera pas l'observation que cite Lorin d'un blessé chez lequel d'excision en excision on finit par atteindre le corps calleux. La destruction par le fer rouge ou les caustiques ne paraît même pas bien utile. Cependant deux blessés de Crimée après évacuation sur Constantinople ayant été atteints d'accidents graves de pourriture d'hôpital, M. Perrin[1] leur cautérisa à l'acide sulfurique la substance cérébrale herniée et les guérit. Ce fait prouve tout au moins la tolérance du tissu pour les caustiques énergiques.

Si l'infection aboutit à la formation d'un *abcès,* avant même qu'il ait eu le temps de se collecter, le chirurgien doit avoir tenté à nouveau la désinfection de la ou des plaies cérébrales superficielles. C'est à dire rouvrir la brèche du cuir chevelu, élargir celle que présente le crâne, débrider la dure-mère, extraire tout ce qui se présente comme corps étrangers, voire même les chercher dans la profondeur par quelques ponctions avec le stylet, ou mieux en se guidant sur les données d'une radiographie, enlever toute la bouillie sanguine et nerveuse que détache un filet d'eau chaude stérilisée, tamponner doucement la cavité ainsi produite avec une lanière de gaze absorbante.

Si l'*abcès* est déjà formé, son ouverture s'impose et s'il siège au voisinage du trou d'entrée ou de sortie du projectile, il est facile à trouver. Mais la clinique nous a montré l'abcès paraissant tardivement et encore se développant dans la profondeur même du cerveau. L'on conçoit alors que la difficulté thérapeutique se résume en une difficulté diagnostique. Il semble, en effet, que le cerveau tolère bien les incisions chirurgicales conduites en

1. M. Perrin, in Bauchet, *Thèse d'agrégation,* Paris, 1860, p. 38.

connaissance des noyaux centraux, des voies nerveuses et des vaisseaux à respecter.

Chipault[1], dans le but d'ouvrir un abcès qu'il supposait situé dans le genou et la partie antérieure du bras postérieur de la capsule interne, décrit ainsi son intervention :

Je plongeai dans la crête de la frontale ascendante, au niveau de l'extrémité inférieure du sillon de Rolando, un bistouri à bord convexe et tranchant dont je dirigeai l'extrémité vers le méat auditif du côté opposé jusqu'à une profondeur de 4^{cm},5, puis, j'incisai sur une longueur de 1^{cm},5 cette épaisse tranche cérébrale. L'instrument n'avait ressenti ni défaut, ni excès de résistance ; rien ne sortit par l'orifice, même après avoir écarté les lèvres du puits avec une pince à disséquer introduite fermée dans sa profondeur, puis légèrement ouverte ; le petit doigt, l'explorant à son tour, n'y rencontra rien d'anormal. Les mêmes manœuvres furent répétées à 2 centimètres plus haut sur la même circonvolution frontale ascendante, puis sur le pied de la 2e frontale.

La mort étant survenue sept jours après l'opération, on put constater que la plaie opératoire était cicatrisée, il n'y avait pas trace d'hémorragie ni de méningite. « Les incisions faites dans la substance cérébrale étaient béantes sans aucune trace de réunion ».

Lorsque le chirurgien a mis à nu la région de l'écorce sur laquelle il suppose l'existence d'un abcès, il ira à sa recherche par une ponction. La lame d'un bistouri étroit constitue le meilleur instrument de recherche ; et, dès qu'on voit sourdre du pus, l'incision sera prolongée de façon à permettre son évacuation et la mise en place d'un drain en caoutchouc rouge sans trous latéraux dont on diminuera peu à peu la longueur. Une ou deux fois par jour on lavera la poche avec de l'eau bouillie tiède et, à chaque pansement, conseille Chipault, on mobilisera doucement le drain par un très minime mouvement de va-et-vient, pour éviter la formation des adhérences.

Dans les observations précédemment rapportées le lecteur a trouvé des exemples d'ouverture d'abcès traumatiques développés plus ou moins rapidement après le traumatisme.

Traitement des lésions cicatricielles.

Les lésions cicatricielles, limitées au *cuir chevelu* après une

1. Chipault, *Travaux de neurol.*, 1895, p. 170.

plaie par coup de feu, fourniront bien rarement au chirurgien l'indication d'intervenir. La seule à vrai dire intéressante serait l'existence d'*accidents épileptiques*. Alors, sans trop s'attarder aux petits moyens, tels que les pointes de feu, les injections cocaïniques, il convient d'exciser la cicatrice. Si le crâne mis à nu paraît indemne, on se contentera de réunir la plaie, car il est logique d'escompter le résultat favorable de cette suppression de la lésion considérée comme cause de l'épilepsie réflexe. Le crâne, par contre, est-il lésé, alors l'intervention sera poussée plus loin; la dure-mère sera mise à nu, voire encore incisée afin de permettre l'exploration de l'écorce et de la couche sous-corticale comme nous le dirons plus loin. Sans doute dans certains cas cette conduite permettra au chirurgien de reconnaître l'existence, dans l'un ou l'autre de ces divers plans, d'une lésion cicatricielle, cause véritable des troubles fonctionnels; mais aussi pareille satisfaction peut lui échapper. Une observation de Bergmann (page 278), nous a montré chez un blessé de 1870 l'absence de toute lésion profonde sous-jacente à la cicatrice du cuir chevelu et le doute ici est d'autant moins possible que l'autopsie du sujet vint corroborer la donnée de l'exploration chirurgicale.

Dans d'autres cas une lésion *crânienne* existe plus ou moins fusionnée avec la cicatrice du cuir chevelu. Ce sera un foyer d'ostéite guéri par soudure cutanée, puis crânienne et osseuse. Ce sera encore un épaississement osseux avec exostose de la table interne (Obs. de Reclus et Féré, page 294), ou encore des adhérences de cette table et de la dure-mère. Plus souvent peut-être en chirurgie d'armée les troubles fonctionnels (épilepsie ou contracture) sont-ils liés aux cicatrices complexes résultant d'un coup de feu avec perte de substance. Celle-ci est, avons-nous dit, fermée par une membrane fibreuse dont les couches profondes présentent des aréoles kystiques ou de véritables kystes, à contenu séro-sanguin. Des esquilles, des fragments de projectile parfois aussi, compliquent encore la lésion que le chirurgien simplifie en enlevant tout jusqu'au cortex.

Le cortex mis à nu par simple incision de la dure-mère ou après excision des tissus cicatriciels qui le masquent, est lui-même altéré. Alors c'est un foyer de ramollissement qu'il s'agit de curetter, c'est un ancien foyer hémorragique (Obs. Fredet, page 293), ou une cavité kystique (Obs. Loison, page 268), qui seront évidés et excisés jusqu'au tissu d'apparence saine, afin de remplacer une cicatrice irritante par une cicatrice non irritante.

Autrement, le cortex mis à nu est sain, alors se pose la question de savoir s'il convient de fermer simplement la plaie ou de faire plus. Toujours, le chirurgien devra s'assurer, par une ponction ou une petite incision exploratrice, qu'il n'existe pas de lésion sous-corticale susceptible d'expliquer le trouble fonctionnel constaté et, de règle, il s'agit d'épilepsie : ce serait un kyste, un abcès qu'il faudrait ouvrir et drainer. Mais il ne trouve rien ; faut-il alors exciser la portion de l'écorce mise à nu pour supprimer l'épine épileptogène possible et obtenir que les adhérences post-opératoires se fassent non pas avec l'écorce, mais avec la couche blanche sous-corticale moins sensible ? Raymond nous donnera tout à l'heure la réponse.

Un premier point à relever c'est que l'excision n'a de raison d'être tentée que sur le centre cortical dont relève physiologiquement le « *signal symptôme* ». Or, il convient de le préciser, car dans le cas d'épilepsie suite de coup de feu, il n'y a pas toujours, nous l'avons vu, coïncidence exacte entre la lésion cicatricielle, trace de la blessure, et le centre sus-visé. Par suite, avec Chipault[1], convient-il de reconnaître deux temps à l'excision des centres corticaux : un temps d'*exploration électrique* de la surface cérébrale destiné à préciser le siège exact du centre cherché et un temps d'*excision*.

L'excitation sera faite sous une narcose superficielle et, comme Parker et Gotch, on utilisera le courant faradique interrompu fourni par le chariot ordinaire de Dubois-Raymond à circuit primaire parcouru par un courant dû à un gros élément Daniell ; les électrodes en relation avec le circuit secondaire seront formées de deux aiguilles de platine à pointes mousses séparées l'une de l'autre de 2 millimètres. Les auteurs précédents durent amener la bobine secondaire à 5 centimètres du zéro, distance à laquelle le courant fut ultérieurement trouvé à peine supportable à la pointe de la langue. Lorsque le courant suffisamment fort, suffisamment longtemps appliqué, a rencontré le centre malade, des mouvements se produisent, identiques à ceux qui marquent le début de l'attaque d'épilepsie jacksonnienne et même celle-ci se produit parfois tout entière, tandis que l'excitation des centres

1. Chipault, *Chirurgie opératoire du système nerveux*, 1894, t. I, p. 297.

sains environnants provoque seulement les mouvements dépendant de ces centres.

Le centre reconnu, Angell y extirpe à la pointe du bistouri un petit cône de substance corticale, tandis que Horsley circonscrit plus largement un cube qu'il détache dans la profondeur à l'aide des ciseaux mousses, en ayant soin toutefois de ne pas supprimer la totalité du centre, pour ne pas provoquer la paralysie complète et définitive des mouvements qui en dépendent (Chipault).

Tout en reconnaissant que l'intervention avec excision des centres constitue une opération grave, récemment encore, Rasumowsky[1], après examen des faits publiés, se déclarait partisan de la méthode d'Horsley. Nous croyons sur ce point devoir faire appel à la critique que Raymond a fait des résultats fournis par la résection du centre cortical épileptogène[2]. Voici le bilan des observations qu'il a relevées (aucune n'a trait à un coup de feu) : il les répartit en trois catégories. La première comprend les cas où le siège précis du centre cortical a été déterminé avant l'extirpation, à l'aide de l'*excitation électrique* ; il en existe 15. Dans 4, l'extirpation du centre épileptogène a abouti à un insuccès thérapeutique complet ; dans 5 elle a été suivie d'une guérison complète ou prétendue telle ; un seul opéré a été suivi plus de trois ans.

La seconde catégorie comprend les cas où, avant d'opérer, on s'est simplement guidé sur les données de l'*anatomie topographique* pour délimiter le centre qu'on se proposait d'extirper ; ils sont au nombre de 4, dont 1 échec complet et 3 guérisons pour lesquelles, il est vrai, la période d'observation post-opératoire n'a pas dépassé six mois.

Une troisième catégorie comprend les cas où on a procédé à l'extirpation d'un *foyer morbide* appréciable à l'œil nu : ils ont donné 3 échecs, 3 améliorations, 6 guérisons.

« En somme, dit Raymond, sur un total de 31 cas d'épilepsie jacksonnienne d'origine traumatique, qui ont fait l'objet d'une intervention opératoire radicale — excision d'un fragment de la zone corticale, au niveau du foyer épileptogène présumé — 9 ont abouti à un échec complet, 9 ont été améliorés et 13 ont été

1. W.-J. Rasumowsky, Zur Frage der Trepanation bei corticaler Epilepsie. *Arch. f. klin. Chirurg.*, 1902, t. LXVII, p. 139.

2. Raymond, L'épilepsie partielle. Pathogénie et traitement. *Archives de neurol.*, 1901, p. 369-387.

donnés comme des exemples de guérison, sous toutes réserves, car dans 3 cas seulement la période d'observation post-opératoire a dépassé trois ans. Certes, ce résultat est loin d'être brillant, il est loin de répondre aux expériences que l'on était en droit de concevoir, du jour où il fut démontré que l'épilepsie Bravais-Jacksonnienne se comportait dans ses allures de la même façon que l'épilepsie expérimentale, provoquée en appliquant l'excitateur électrique sur un territoire de la zone rolandique, et où il fut établi que l'extirpation de la zone rolandique empêchait l'excitation électrique du cerveau d'aboutir à une attaque convulsive. Sera-t-on plus heureux dans l'avenir, quand on aura formulé avec plus de rigueur les indications de l'opération radicale préconisée par Horsley, quand on aura modifié la technique opératoire, de façon à obtenir une extirpation complète des centres qu'on se propose de supprimer? Une circonstance me rend perplexe, la voici : l'extirpation d'un centre moteur n'entraîne pas de paralysie durable de la partie qui est censée tirer son innervation motrice du centre extirpé ; elle entraîne des désordres moteurs qui relèvent de l'incoordination plutôt que de la paralysie et qui en tout cas se dissipent au bout de quelque temps. Qu'est-ce à dire? C'est qu'à la longue les centres extirpés sont suppléés dans leurs fonctions par d'autres territoires de l'écorce. Et alors je me demande si, de même qu'il se fait une suppléance des fonctions normales, il ne se ferait pas, dans les cas d'épilepsie partielle, corticale, une suppléance pathologique, une transmission du pouvoir épileptogène à d'autres territoires de l'écorce? Déjà un auteur allemand, Fraenkel, avait prétendu que lorsque l'épilepsie partielle a duré un certain temps, des centres épileptogènes secondaires ont pris naissance, au voisinage du centre primitif. Plus récemment, un auteur américain, Putnam, a prétendu qu'après une certaine durée d'une épilepsie partielle il s'établit un état épileptogène de tout le cerveau, qui ne saurait plus être influencé par une intervention opératoire limitée à une portion de l'écorce grise. La remarque suivante mérite également d'être prise en considération : assez souvent, dans les cas d'épilepsie partielle d'origine traumatique, on a trouvé en état d'intégrité apparente le territoire de la zone rolandique qu'il y avait tout lieu de considérer comme le point de départ des attaques. Chez les deux malades que j'ai fait opérer, la confirmation de l'intégrité apparente du fragment extirpé a été fournie par les résultats de l'examen histologique. Notez bien qu'il n'existait pas de lésion de surface, du côté des méninges ou de la paroi crânienne, susceptible de rendre compte des attaques, en conséquence d'une irritation exercée sur la zone rolandique. Force est donc d'admettre que le traumatisme, même quand il s'exerce sur la portion du crâne qui correspond à la zone rolandique, peut engendrer une épilepsie partielle corticale, sans occasionner des lésions appréciables de l'écorce de la zone motrice. Il faut donc admettre que l'épilepsie corticale développée dans ces conditions dépend d'altérations purement dynamiques. Vraisemblablement ces altérations dynamiques ne sont pas limitées à un territoire circonscrit de l'écorce ; elles atteignent simplement leur maximum d'intensité dans le territoire qui correspond au groupe de muscles par lequel débutent les attaques. Supprimer ce territoire ne saurait dès lors aboutir à la suppression des attaques » (Raymond).

Dans le but de prévenir les inconvénients qui résultent parfois de l'existence d'une *brèche crânienne,* les chirurgiens peuvent avoir recours à l'*ostéoplasie crânienne.* Si l'on s'en rapporte à la rareté des observations de coup de feu dans lesquels cette intervention a été utilisée, l'on est en droit de douter de son utilité.

Une observation de Makins fournit un exemple de fermeture du trou crânien par une *plaque de platine* qui fut tolérée.

Observation. — Makins [1].

Un blessé de Pieter's Hill présente une fracture en gouttière sur la face externe du lobe frontal juste au-dessus de la scissure de Sylvius, avec lésion au niveau de l'extrémité inférieure de la frontale ascendante. La perte de connaissance disparut après l'extraction d'esquilles, mais il persista une hémiplégie complète. Un mois plus tard, *subitement,* l'homme put remuer son membre inférieur et plus tard la paralysie diminua.

Onze mois après la blessure, un matin pendant qu'il s'habillait il eut subitement une attaque convulsive, qui débuta dans le bras paralysé, puis devint générale, un coin dût être placé entre les dents pour éviter les morsures de la langue.

La cicatrice de la blessure très déprimée et pulsatile était peu ou pas douloureuse, le blessé n'accusait aucune douleur. Il persistait une légère trace de la paralysie faciale, la marche était bonne, mais avec le pied tombant, le bras gauche était contracturé, la main pouvait difficilement saisir un objet, le coude fléchi se laissait étendre aux trois quarts, l'épaule pouvait être légèrement mise en abduction. La sensi-

1. Makins, *Surgical experiences in South Africa,* 1899-1900, p. 292.

bilité était émoussée sur le côté gauche de la face et du cou ; la sensibilité cutanée était perdue sur la main et la moitié inférieure de l'avant-bras ; l'aisselle gauche présentait une lacune identique. Sur le reste du membre la sensibilité était meilleure du côté de la flexion que de l'extension. Par ailleurs elle était peu modifiée, sauf que le contraste entre la sensibilité sur le dos et la plante du pied était plus marqué que de coutume.

La température de l'aisselle insensible était de 1 degré supérieure à celle prise du côté opposé. Légère exagération du réflexe du genou gauche.

15 *décembre.* — Une incision pratiquée au niveau de la perte de substance du crâne montre la peau adhérente à la dure-mère et au-dessous de celle-ci une vaste lacune arachnoïdienne traversée de tractus connectifs, sans revêtement épithélial et en libre communication avec l'espace sous-arachnoïdien. Après avoir trépané sur la partie postérieure de la cicatrice osseuse et constaté l'absence de lésions sous-jacentes, Makins ferma la plaie sur une *plaque obturatrice en platine.* Rien à noter sauf le lendemain soir, T. 37°,7, P. maximum 75.

Le second soir, alors que l'opéré semblait dormir, survint une attaque convulsive généralisée, débutant par la face et accompagnée de miction involontaire ; elle dura un quart d'heure, puis le malade resta quelques instants inconscient.

Le troisième matin, deux attaques semblables, la première sévère avec défécation involontaire.

Trois mois plus tard il n'avait pas eu de nouvelles crises, se sentait très bien ; le membre supérieur était un peu moins contracturé ; la marche s'était un peu améliorée.

La fermeture de la brèche crânienne était parfaite.

Par contre, nous avons précédemment rapporté (page 69) le cas du blessé de Dupont, chez lequel une *plaque d'aluminium* placée sur une brèche crânienne provoqua de telles douleurs qu'elle dut être enlevée. « En se combinant avec les traces de sublimé restant après le lavage de la plaie, l'aluminium, au dire du chirurgien belge, produisit un tel dégagement de chaleur que la lamelle ne pût être tolérée. » Pareil incident ne serait plus à craindre étant donné le conseil de ne pas utiliser d'antiseptique sur les plaies de l'encéphale.

Keen fut moins heureux, bien qu'il eût eu recours à une *implantation osseuse.*

OBSERVATION. — KEEN [1].

Soldat, 21 ans, blessé à Cuba d'un coup de feu transversal de droite

1. Keen, *Americ. Journ. of the med. Scienc.*, juillet 1901.

à gauche à la tête. Pendant six semaines perte de connaissance, puis survient de l'épilepsie ; les convulsions, localisées surtout à gauche, reviennent toutes les trois ou quatre semaines sans perte de connaissance. Un mois après la blessure, extraction d'une esquille ; plus tard 2e intervention pour fermer la perte de substance *par autoplastie osseuse,* mais l'état du patient s'aggrave, les attaques se produisent tous les 6 ou 8 jours accompagnées de violentes douleurs dans le bras et la jambe gauches, tous deux parésiés ; en outre violente céphalalgie occipitale.

Le 16 *janvier* 1901, onze mois après la blessure, l'*os implanté fut enlevé.* Depuis jusqu'au 24 *mars* 1901 (jour de l'entrée à l'hôpital) une seule attaque, mais pas d'autres améliorations. A cette date, paralysie spastique de la moitié gauche du corps, la somnolence augmente. La température auparavant élevée tombe subitement un peu au-dessous de la normale et s'y maintient. La céphalalgie et l'épilepsie reviennent. L'ouverture dans le pariétal droit mesure 5 sur 3 centimètres. Légère œdème papillaire à gauche.

Le 30 *mars* 1901, opération ; lambeau en fer à cheval dont le sommet se trouve immédiatement à gauche de la ligne médiane ; sous la dure-mère saillante l'on sent un corps dur et, après incision, paraît encapsulée dans du tissu cellulaire dense une esquille de la grosseur de la dernière phalange de l'index. Au fond de la cavité se trouve un abcès d'une contenance de 15 grammes environ. Tamponnement à la gaze iodoformée, remise en place du lambeau.

Au 2e jour enlèvement du tampon, au 11e et 15e jour le lambeau dut être un peu soulevé en raison de la rétention du pus.

Dès le 4e jour, le mouvement commence à revenir dans le bras et la jambe gauches, le 20 *avril* le blessé peut marcher.

Le 8 *mai,* il sort en bonne santé, souffrant, d'un léger mal de tête, mais on ne peut encore rien dire de l'influence de l'intervention sur l'épilepsie.

Mieux vaut encore recourir à l'*autoplastie par glissement,* c'est-à-dire chercher à recouvrir la perte de substance en empruntant aux parties voisines du crâne une partie de leur épaisseur comme le conseille Kœnig. La lamelle détachée de la table externe conserve son adhérence au lambeau du cuir chevelu mobilisé avec elle et rabattu en bonne position. Ainsi agit Wolff[1] chez un homme qui, à la suite d'un coup de feu, présentait sur le frontal une perte de substance de 2 centimètres carrés avec cicatrice adhérente à la dure-mère. Toutefois, modifiant le procédé de Kœnig, ce chirurgien avait pris deux lambeaux ostéo-périostéo-cutanés, l'un à droite l'autre à gauche de la perte de substance à combler. La guérison obtenue fut parfaite.

Dans certains cas, la dépression de la cicatrice est telle qu'il

1. Wolff, *Verh. d. deutsch. Ges. für Chirurg.*, 1891, p. I, p. 135.

nous paraît difficile de tirer parti de l'un ou de l'autre de ces procédés.

Traitement des désordres fonctionnels consécutifs aux coups de feu cranio-encéphaliques

Les blessés, dont l'encéphale a subi l'action d'un coup de feu, méritent plus ou moins le qualificatif de *cérébraux*, c'est-à-dire que chez eux le fonctionnement des centres nerveux supérieurs doit être tenu pour menacé d'une rupture d'équilibre sous l'influence d'excitations que tolérerait un système nerveux normal. De cette donnée découle pour la vie de tous les jours une série d'indications d'une hygiène spéciale. Celle-ci, pour certains de ces patients, doit être en rapport d'une part avec les *désordres fonctionnels* (mentaux, sensitifs, moteurs ou trophiques), traces de leur traumatisme, et de l'autre avec la *susceptibilité* particulière de l'ensemble de leur encéphale. Quant aux blessés en apparence complètement guéris, ils feront bien de s'astreindre, eux aussi, à ces précautions d'hygiène nerveuse générale que l'on peut résumer dans cette formule : *user modérément et surtout se garder de jamais abuser des fonctions nerveuses*. Nous ne saurions insister, tout médecin est documenté sur une pareille prescription.

Plus particulièrement intéressants sont les conseils à donner en vue de combattre les *troubles de la sensibilité*, de la *motilité* et du *langage*. Les anciens chirurgiens sur ces points étaient plus confiants que nous dans l'efficacité de leur art. Je n'en veux d'autre preuve que l'observation suivante de Hutin :

Observation. — Hutin[1].

Fr. Juan, officier, fut blessé, le 19 septembre 1793, au niveau de la bosse pariétale gauche par une balle qui pénétra et alla se loger dans les environs du corps calleux. Trouvé au bout de deux jours, le blessé était sans connaissance, la plaie fut débridée, les esquilles extraites, le cerveau faisait hernie. Tout le côté droit était paralysé, froid et teint en jaune, et la langue couverte d'un limon jaunâtre; les yeux étaient saillants, enflammés et douloureux. De tous les sens l'ouïe était le seul qui parût sain des deux côtés. Quelques gouttes d'un sang noir et épais

1. Hutin, Observations sur les coups de feu à la tête. *Recueil de la Soc. de méd.*, t. CVIII, p 338.

sortaient par le nez et le malade portait constamment la main gauche sur le lieu de sa blessure.

Les jours suivants : hernie cérébrale, enlevée chaque jour au bistouri, suppuration assez abondante, issue d'esquilles, recherche infructueuse de la balle. Au bout de huit jours le blessé revint insensiblement de son assoupissement ; mais, comme après trois semaines l'hémiplégie persistait, « nous tournâmes alors nos vues vers des moyens plus énergiques et plus efficaces ; nous fîmes administrer au blessé des *lavements irritants*, tantôt avec la décoction de tabac, et tantôt avec le tartrate de potasse antimonié ; les *frictions sèches* avec des flanelles chaudes furent fréquemment employées, de même que l'*urtication* jusqu'à l'apparition d'une grande quantité de boutons ; pendant ce temps on ne discontinua pas la *tisane amère* dans laquelle on faisait dissoudre chaque jour trois à quatre gros de sulfate de soude.

« Tous ces moyens ne produisirent point les heureux effets que nous étions en droit d'en attendre ; nous décidâmes que des *vésicatoires* seraient appliqués aux bras et aux cuisses sur le trajet des gros vaisseaux. Le succès en fut prompt et assez sensible ; nous aperçûmes un changement heureux dans toute l'habitude du corps. On seconda l'effet de ces derniers moyens par l'usage de *gargarismes forts* et *stimulants*, et l'on fit *mâcher* au malade des feuilles de raifort et de moutarde. Les vésicatoires se desséchant trop vite, malgré l'attention de les saupoudrer de cantharides de deux jours l'un, on eut recours à l'application de *sinapismes* à la paume des mains et à la plante des pieds.

« L'appétit du malade et le bon état des organes épigastriques nous déterminèrent à accorder des aliments plus solides et plus restaurants. L'extrémité inférieure commença à reprendre de l'embonpoint, elle était devenue plus sensible et exerçait quelques mouvements ; mais, la supérieure restait toujours dans le même état maigre et paralysée, nous nous vîmes forcés d'appliquer un vésicatoire sur l'origine du plexus brachial qui recouvra bientôt sa sensibilité et rendit le mouvement à ce membre. »

Le blessé fut envoyé aux *eaux thermales*. Le cinquante-sixième jour du traitement il marchait avec un bâton et un an après il fut envoyé en congé.

Dans cette curieuse observation nous releverons les excitations périphériques sur la peau (frictions, urtication, vésication) et sur la muqueuse du tube digestif (masticatoires, gargarismes, lavements irritants), faites en vue, peut-on le croire, de réveiller les perceptions de la sensibilité générale. Bien plus, les gargarismes irritants, la tisane amère, la mastication des feuilles de raifort et de moutarde, tout cela n'indique-t-il pas la préoccupation chez le chirurgien du réveil de la sensibilité gustative de son patient.

Certes, il ne serait pas difficile de se tracer un programme plus complet que l'ensemble des procédés précédents en vue de la *rééducation sensitive* et *sensorielle* des blessés porteurs de lésions cérébrales. A notre connaissance, rien à ce point de vue n'est actuellement tenté par les maîtres de la neurologie.

Par contre, on s'intéresse à la *rééducation motrice,* comme le montre M. Faure[1] dans une intéressante étude à laquelle nous allons faire quelques emprunts.

Pour bien comprendre la possibilité de cette rééducation motrice, il convient de remonter à *l'éducation motrice.* Tous ceux de nos mouvements qui ont pour but un acte un peu complexe, sont des mouvements appris. Supposons, écrit Faure, qu'un adulte normal apprenne l'escrime. Que fait-il ? Il s'applique à contracter certains muscles de façon à exécuter une série de mouvements coordonnés, reproduisant le geste que le maître d'armes fait devant lui. Il met en jeu des fibres musculaires, par le moyen de son système neuro-moteur et sous le contrôle de sa vue. Il reproduit d'abord le mouvement désiré, avec effort, avec lenteur, avec inexactitude ; puis, suivant qu'il est plus ou moins attentif, intelligent et adroit, il arrive plus ou moins vite à exécuter le même mouvement sans effort, avec promptitude et justesse. Enfin, à la longue, c'est spontanément, sans que l'attention, ni la volonté, ni l'intelligence, en apparence n'interviennent, que s'accomplit cette série de mouvements complexes et délicats qu'exige un assaut d'armes. C'est à ce moment seulement, c'est-à-dire lorsqu'il est devenu automatique, que le mouvement est bien exécuté et que la fonction nouvelle fait partie intégrante de la mécanique animale.

Pareil travail doit être entrepris chez le blessé qui, du fait de sa lésion, présente un trouble des fonctions motrices créées jadis chez lui par l'éducation. Les mécanismes moteurs automatiques sont troublés par lésion des territoires nerveux spécialisés pour leur fonctionnement, par suite, il lui faut, grâce à l'éducation, spécialiser d'autres régions de son système nerveux. L'éducation motrice en effet (Faure) ne s'adresse pas au muscle, organe de la force motrice, mais au système nerveux qui met en action cette force. Et son but est atteint lorsqu'un mécanisme étant établi et réglé dans la substance nerveuse, l'excitation d'un seul des points de ce mécanisme détermine le déclanchement de tout le système

1. M. Faure, La rééducation motrice. *Bulletin de thérapeutique,* 1902, t. CXLIII, p. 855.

moteur. La rééducation motrice (tout comme l'éducation) doit aboutir à la création de réflexes moteurs coordonnés et compliqués en vue du rétablissement d'une fonction motrice.

Les sciences biologiques démontrent qu'un courant nerveux, comme tout autre acte fonctionnel, provoque toujours par son passage une augmentation des phénomènes de nutrition ; celle-ci devient plus active dans les neurones traversés par le courant ainsi que dans le muscle qui travaille. Si, comme dans le muscle, la nutrition est accompagnée d'hypertrophie et si l'augmentation de volume a lieu ici dans le sens de la longueur du neurone, l'exercice de l'acte fonctionnel diminuera la distance qui sépare les neurones solidairement engagés dans cet acte et qui sont en contiguïté; si les répétitions de l'acte se suivent en des temps suffisamment rapprochés, les causes d'accélération de la nutrition croîtront d'autant et le système des neurones impliqués dans l'acte fonctionnel tendra toujours à former un tout plus cohérent, une sorte d'unité anatomique, dont les intervalles interneurotiques seront réduits à un minimum d'éloignement peut-être indispensable à l'exercice régulier de la fonction. Si l'on estime que la distance, qui sépare l'arborisation terminale d'un neurone des expansions protoplasmiques du neurone suivant, constitue une *résistance,* dont l'onde nerveuse ne saurait triompher sans *travail* — *travail qui est peut-être la condition de la conscience* — il suit que la conductibilité du système nerveux doit être en raison inverse des intervalles interneuroniques. L'exercice, en tendant à diminuer ces intervalles, doit donc augmenter la conductibilité des neurones et, partant, leur capacité fonctionnelle [1].

Les *divers états et degrés des mémoires et de l'association acquis avec l'âge* et *par l'exercice, tous les changements stables et progressifs de nos fonctions psychiques et de nos centres nerveux* seraient ainsi réductibles à de simples *rapports d'intervalles interneuroniques* ou de *longueur des neurones* (Tanzi).

Quoi qu'il en soit, cette hypothèse explique comment les actes habituels, devenus en quelque sorte automatiques, finissent par être inconscients quand l'intervalle interneuronique est devenu si faible qu'il n'offre pour ainsi dire plus de résistance au courant nerveux.

Pour en revenir au traitement de l'*hémiplégie* par l'éducation

1. Soury, p. 1648.

des voies nerveuses de la motilité nous pouvons résumer ainsi un travail de Lazarus[1] :

Les recherches anatomiques modernes ont démontré que les centres moteurs corticaux sont en communication non seulement avec la moelle épinière, mais aussi avec l'autre hémisphère et avec les masses grises sous-corticales : la transmission de l'excitation cérébrale peut donc se faire soit directement par la voie du faisceau pyramidal, soit indirectement par étapes. Les fibres du faisceau pyramidal de l'un des hémisphères pénètrent en outre dans les deux cordons latéraux et dans le faisceau antérieur du même côté, de sorte que si l'une des pyramides est détruite, la communication n'est pas complètement interrompue pour cela; elle se fait soit par le faisceau pyramidal direct, soit par la commissure blanche antérieure. On a enfin établi expérimentalement qu'il est possible d'exalter par l'éducation les fonctions des masses grises sous-corticales de façon qu'elles suppléent en partie aux régions de l'écorce extirpées; la communication se fait alors par l'intermédiaire du noyau rouge et du faisceau prépyramidal.

Pour tirer parti de ces différentes ressources il est nécessaire de développer ces fonctions par une éducation méthodique. On commence par inviter le malade à exécuter un mouvement simple et habituel, tel que celui de donner la main, et pour rendre l'exécution de ce mouvement plus facile, on soutient le bras, afin de compenser l'effet de la pesanteur. On répète cet exercice, jusqu'à ce que l'on constate chez le patient un effort puissant de la volonté se manifestant par une contraction des muscles de la face.

Les premières tentatives n'ont souvent qu'un effet minime, mais peu à peu le résultat s'accentue avec la répétition des exercices, il faut cependant se garder de fatiguer le malade surtout au début. On pourra aussi instituer des exercices d'imitation des mouvements, c'est-à-dire faire l'éducation des voies reliant les centres optiques aux centres moteurs. Il est de toute importance que les mouvements soient exécutés d'une façon méthodique et au commandement. Par des mouvements passifs du membre paralysé, exécutés les yeux fermés, on développe chez le patient la sensation du mouvement et le sens de l'espace; il se rend compte de la force qu'il possède encore dans le membre affecté. Peu à peu on

1. M. P. Lazarus. Sur le traitement de l'hémiplégie par l'éducation des voies nerveuses de la motilité. *Zeitschrift f. klin. méd.*, XLV, 3-4, 1902, analysé in *Semaine méd.*, 8 août 1902, p. 338.

diminue l'appui du membre, de façon à rendre l'effort dans l'accomplissement du mouvement de plus en plus considérable.

Le premier mécanisme de la motilité rétabli, il s'agit d'éduquer la coordination des mouvements. L'acte de préhension le plus simple se compose d'au moins trois combinaisons musculaires différentes : l'abduction du bras, l'extension du coude, la flexion des doigts et l'opposition du pouce. On commence par habituer le malade à exécuter ces divers mouvements dans un certain ordre et avec une énergie donnée. On arrive ainsi, après des mois d'exercices patients, à rééduquer la coordination des mouvements et à apprendre au sujet à exécuter correctement les divers mouvements les plus accessoires dans la vie de tous les jours.

La rééducation du membre inférieur se fait de la même manière.

Chez un blessé atteint d'*hémicontracture* à la suite d'un coup de feu de la région rolandique (page 304), j'ai eu recours à la *rééducation motrice des membres contracturés* : à cet effet, nous avons utilisé la mobilisation, sous ses deux formes, passive et active, des diverses jointures. Au membre supérieur les efforts, mécaniquement imprimés dans le but de mobiliser les diverses jointures, se traduisaient, pour le patient, par des sensations kinesthésiques non douloureuses. Or si, conformément aux données de la physiologie actuelle, on ne peut attribuer à ces excitations périphériques une influence sur la formation de nouveaux centres sensitivo-moteurs dans la *région détruite*, du moins il est logique d'admettre sous leur influence une modification de la spécialisation des centres existants du *côté sain*. Quoi qu'il en soit, les mouvements passifs, puis progressivement le retour des mouvements actifs, ont eu raison de la contracture musculaire. L'épaule d'abord, puis le coude, ont récupéré une grande partie de leur mobilité et, suivant la règle, au niveau du poignet et des doigts les progrès ont été moins prononcés.

Au membre inférieur, les mouvements nécessités par la marche ont pour beaucoup contribué à l'amélioration, en particulier au niveau de la hanche ou, plus exactement, dans les muscles fessiers et cruraux. Le genou lui aussi a cédé ; seuls, les muscles du pied, toujours maintenu en un léger varus équin, résistent encore. S'agit-il d'une restauration des centres corticaux correspondants ? Faut-il ici, encore, invoquer la suppléance par éducation des centres congénères de l'hémisphère droit.

En raison de notre ignorance du degré de la lésion anatomique au niveau de la moitié supérieure de la région rolandique gauche, toute réponse ferme nous est interdite.

Chez ce même blessé *la rééducation motrice verbale* a consisté dans des séances de répétitions de lettres, de mots simples ; plus tard, dans la lecture à haute voix ; et toujours, grâce à sa vie au milieu de camarades ou de sa famille, le blessé, prévenu de l'utilité de ces derniers exercices, s'est efforcé de parler avec son entourage. Le résultat obtenu fut satisfaisant. Nous nous trouvions dans des conditions particulièrement favorables puisqu'il s'agissait d'aphasie motrice corticale pure. Mais, si l'on veut se reporter aux descriptions que nous avons données des autres variétés d'aphasie, il sera facile d'en déduire les méthodes de rééducation qui conviennent à chaque cas.

TABLE DES MATIÈRES

CHARTRES. — IMPRIMERIE DURAND, RUE FULBERT.

189-04. — Coulommiers. Imp. PAUL BRODARD. — 2-04

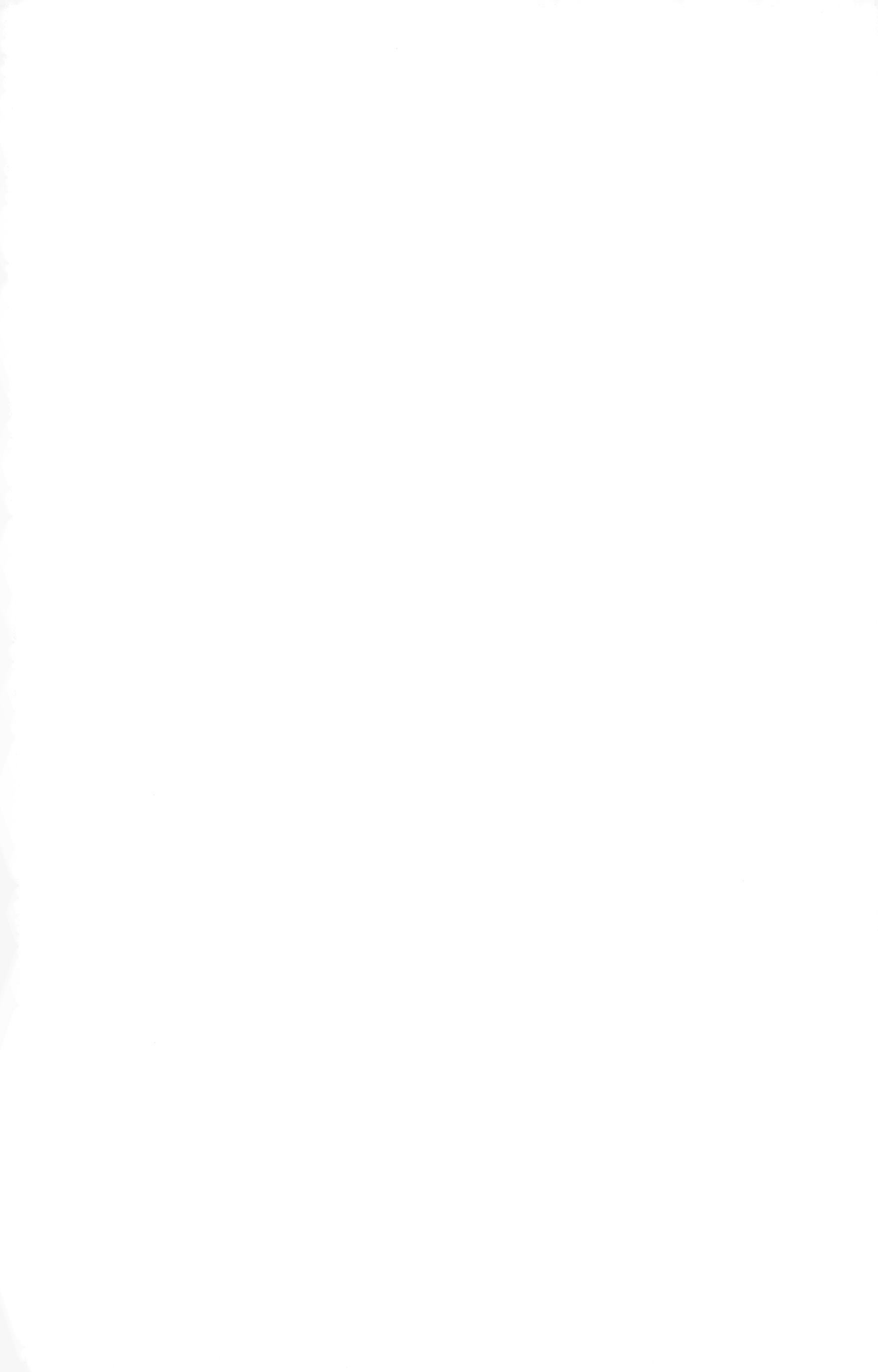

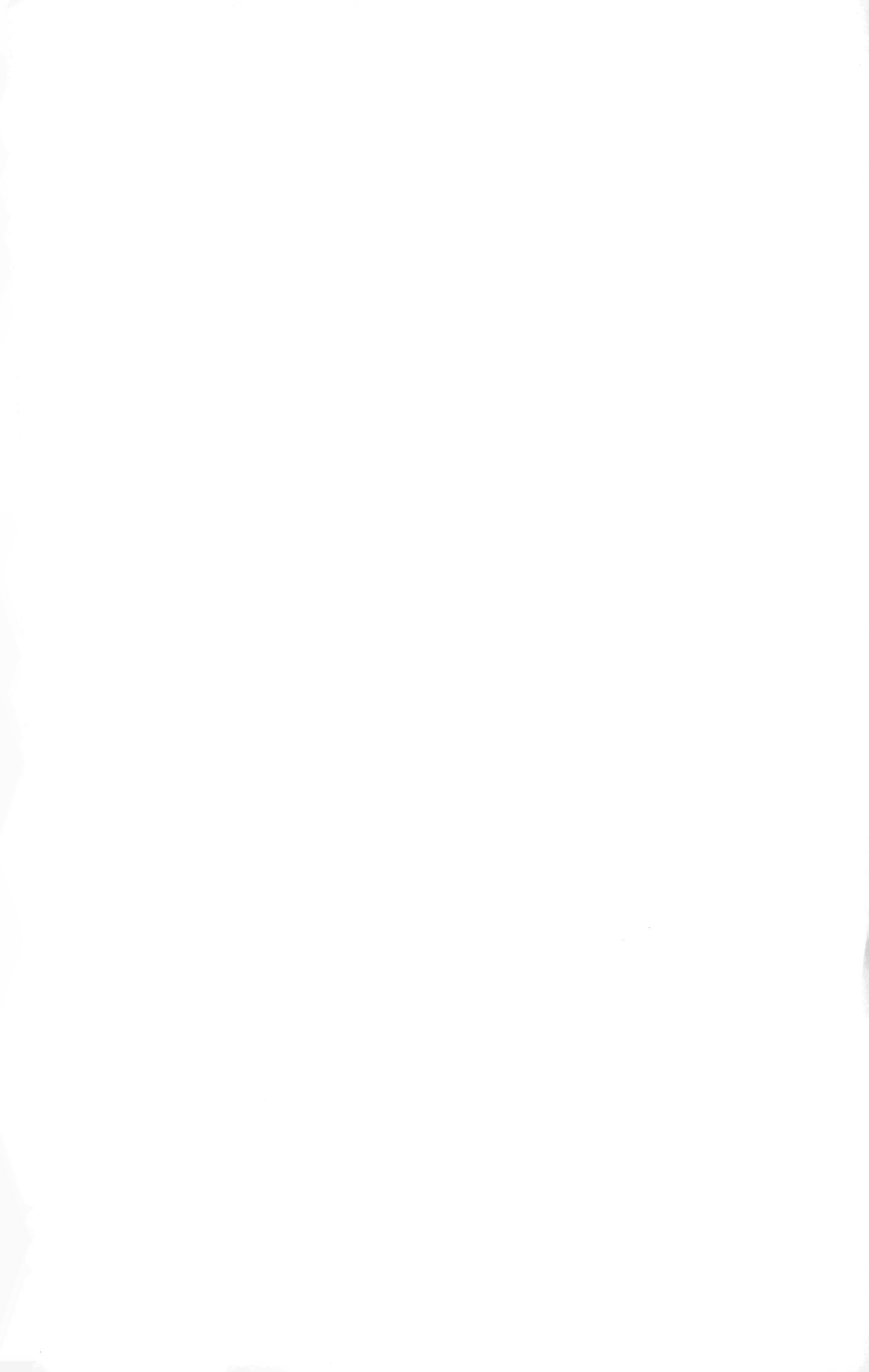

www.ingramcontent.com/pod-product-compliance
Ingram Content Group UK Ltd.
Pitfield, Milton Keynes, MK11 3LW, UK
UKHW012000240726
13965UKWH00001B/55